Good Cascade Impactor Practices,
AIM and EDA for Orally Inhaled Products

经口吸入产品的级联撞击器理论与实践

（美）特伦斯·P·图加斯（Terrence P. Tougas）
（加）乔利恩·P·米切尔（Jolyon P. Mitchell）　编著
（美）斯维特拉娜·A·利亚普斯蒂娜（Svetlana A. Lyapustina）

中国颗粒学会吸入颗粒专业委员会　组织翻译
毛世瑞　邵奇　沈丹蕾　等译

·北京·

内容简介

本书主要阐述了多种经口吸入产品（OIPs），其中包括压力定量吸入气雾剂（MDIs）、软雾吸入剂（SMIs）、干粉吸入剂（DPIs），以及吸入剂雾化系统的体外评价方法。同时本书介绍了多种经口吸入产品级联撞击器的基本理论，包括简化撞击器测量（AIM）方法和高效数据分析（EDA）法的概念等，并以已上市产品的测量结果为例，对简化的测试方法及相关指标参数选择的可靠性做了深入的剖析说明。

本书可供药物制剂研发人员尤其是经口吸入制剂研发人员、药品监管机构人员、测试仪器研发人员及高等学校药学、制药工程等专业师生参考。

图书在版编目（CIP）数据

经口吸入产品的级联撞击器理论与实践/（美）特伦斯·P·图加斯，（加）乔利恩·P·米切尔，（美）斯维特拉娜·A·利亚普斯蒂娜编著；中国颗粒学会吸入颗粒专业委员会组织翻译；毛世瑞等译.—北京：化学工业出版社，2021.10（2022.6重印）

书名原文：Good Cascade Impactor Practices，AIM and EDA for Orally Inhaled Products

ISBN 978-7-122-39312-8

Ⅰ.①经… Ⅱ.①特… ②乔… ③斯… ④中… ⑤毛… Ⅲ.①内服药-研究 Ⅳ.①R97

中国版本图书馆 CIP 数据核字（2021）第 113668 号

Translation from the English language edition：
Good Cascade Impactor Practices，AIM and EDA for Orally Inhaled Products
edited by Terrence P. Tougas，Jolyon P. Mitchell and Svetlana A. Lyapustina

ISBN 978-1-4614-6295-8

北京市版权局著作权合同登记号：01-2021-2698

责任编辑：马泽林　杜进祥　　　　装帧设计：韩　飞
责任校对：宋　玮

出版发行：化学工业出版社（北京市东城区青年湖南街 13 号　邮政编码 100011）
印　　装：北京捷迅佳彩印刷有限公司
710mm×1000mm　1/16　印张 26¼　字数 457 千字　2022 年 6 月北京第 1 版第 2 次印刷

购书咨询：010-64518888　　　　售后服务：010-64518899
网　　址：http://www.cip.com.cn
凡购买本书，如有缺损质量问题，本社销售中心负责调换。

定　　价：198.00 元　　

作者介绍

Terrence P. Tougas 博士是康涅狄格州里奇菲尔德勃林格殷格翰制药公司（Boehringer Ingelheim Pharmaceuticals，Ridgefield，CT）分析开发领域的杰出研究员，他拥有超过20年的工作经验，目前领导稳定性、提交文件和信息系统小组。他对几个新药的化学、制造和控制部分（CMC）都做出了贡献，包括肺部（定量吸入剂、吸入溶液和鼻喷雾剂）和抗病毒产品。

他是国际制药气溶胶监管与科学联盟（IPAC-RS）董事会成员和前任主席，并曾担任多个IPAC-RS工作组的组长或成员。他曾任职于指导委员会，并担任the Product Quality Research Institute（PQRI）药品技术委员会主席。最近，他帮助组建了国际制药开发创新和质量联盟（IQ），担任其第一任董事会主席，是IQ统计领导小组的成员。

他撰写了许多关于药物开发、分析化学和质量控制统计的CMC方面的出版物。他参与了色谱法和可浸出物/可萃取物的吸入产品测试的书籍的编写。他的专业背景是分析化学；他拥有马萨诸塞大学阿姆赫斯特分校的化学博士学位。

Jolyon P. Mitchell 博士是加拿大伦敦特鲁德尔国际医学中心的科学主任。他参与了多个涉及吸入式医用气雾剂输送的行业组织，特别是欧洲制药气雾剂集团（EPAG），同时担任IPAC-RS的科学顾问。他在制定一项涵盖便携式吸入器设计验证的国际标准（ISO 20072：2009）以及一项关于储物罐和保持室的加拿大标准（CAN/CSA Z264.1-02：2002）中发挥了主要作用。他目前是ISO/TC121/SC2的加拿大代表，参与正在进行的专门针对雾化系统的标准（ISO 27427）的开发。2010年，他被任命为2010—2015年任期的美国药典的专家委员会：通则-剂型的成员，他在那里担任气溶胶剂型小组委员会副主席。

他的专业是物理化学。他是英国皇家化学学会的会士，特许科学家，UK-Irish 气溶胶协会的创始会员，气溶胶学会的成员，美国气溶胶研究协会、美国药学科学家协会的会员和医用气溶胶国际学会会员。他是气雾剂医学杂志的编辑顾问委员会成员。他也是西安大略大学的兼职教授。

Svetlana A. Lyapustina 博士是 Drinker Biddle & Reath LLP 华盛顿特区办公室制药实践组的高级科学顾问。作为多学科小组的一员，Lyapustina 博士担任科学顾问和一些行业协会秘书长，包括国际制药气溶胶监管和科学协会（IPAC-RS）、国际制药开发创新和质量联盟（IQ），国际药品供应链联盟 Rx-360、生物安全联盟、纳米药物联盟和同素异形体基金会。她是产品质量研究所（PQRI）和美国药典项目组的活跃成员，也是国际标准化组织（ISO）的美国专家。Lyapustina 博士为客户提供广泛的与药物和器械产品开发、制药生产、法规遵从性、质量控制、生物等效性要求、知识产权和其他相关问题的咨询。她的教育背景是物理化学和生物物理学。她从美国、欧洲和国际的角度撰写或合作撰写了许多关于药品开发的监管和科学主题的文章，以及关于跨行业合作过程和价值的文章及演讲报告。

译者注：以上作者介绍为编写本书时的情况。

本书编写人员

A. Goodey	Merck & Co. Inc. , 556 Morris Ave, Summit, NJ 07901, USA. e-mail: adrian. goodey@merck. com
A. Silcock	Nicoventures Ltd, 25 Wootton Street, London SE1 8TG, UK. e-mail: Alan. silcock@nicoventures. co. uk
B. Morgan	GlaxoSmithKline, Zebulon Manufacturing and Supply, 1011 N. Arendell Avenue, Zebulon, NC 27597, USA. e-mail: beth. e. morgan@gsk. com
D. Solomon	Melbourn Scientific Limited, Saxon Way, Melbourn SG8 6DN, UK. e-mail: Derek. Solomon@melbournscientifi c. com
D. L. Roberts	MSP Corporation, 5910 Rice Creek Pkwy, Ste 300, Shoreview, MN 55126, USA. e-mail: droberts@mspcorp. com
G. Daniels	Inhaled Product & Device Technology, GlaxoSmithKline, Park Road, Ware, Hertfordshire SG12 0DP, UK. e-mail: geoffrey. e. daniels @gsk. com
H. Strickland	GlaxoSmithKline, N226, 1011 North Arendell, Zebulon, NC 27597, USA. e-mail: helen. n. strickland@gsk. com
J. D. Christopher	Merck Research Laboratories, Nonclinical and Pharmaceutical Sciences Statistics, 770 Sumneytown Pike, WP37C-305, West Point, PA 19486-0004, USA. e-mail: j. david. christopher@merck. com
J. P. Mitchell	Trudell Medical International, 725 Third Street, London, ON N5V 5G4, Canada. e-mail: jmitchell@trudellmed. com
J. Quiroz	Novartis Pharmaceuticals Corporation, One Health Plaza, Bldg. 438/2417B, East Hanover, NJ 07936, USA. e-mail: jorge. quiroz@novar-tis. com
M. Copley	Copley Scientific Limited, Colwick Quays Business Park, Private Road No. 2, Colwick, Nottingham NG4 2JY, UK. e-mail: M. Copley@co-pleyscientific. co. uk
M. Dey	Merck & Co. Inc. , One Merck Dr, Whitehouse Station, NJ 08889-0100, USA. e-mail: monisha. dey@merck. com

M. Svensson Emmace Consulting AB，Vinkelhaken 1D，Sodra Sandy 247 32，Sweden. e-mail：marten@emmace. se

R. Bauer MannKind Corporation，Aerosol Analysis，One Casper Street，Danbury，CT 06810，USA e-mail：rbauer@mannkindcorp. com

S. C. Nichols c/o Glebe Farm，Main Street，Willey，Rugby，Warwickshire CV23 0SH，UK e-mail：Jack _ snipe@btinternet. com

S. Holmes GlaxoSmithKline，CMC Regulatory Affairs，Five Moore Dr，3 Main 443B，PO Box 13398，Research Triangle Park，NC 27709，USA. e-mail：susan. m. holmes@gsk. com

S. A. Lyapustina Drinker Biddle & Reath LLP，1500 K Street NW，Washington，DC 20005-1209，USA. e-mail：svetlana. lyapustina@dbr. com

T. P. Tougas Boehringer Ingelheim Pharmaceuticals Inc. ，900 Ridgebury Road，Ridgefield，CT 06877-0368，USA. e-mail：terrence. tougas @ boehringer-ingelheim. com

V. Glaab Boehringer Ingelheim，Respiratory Drug Delivery，Binger Strasse 173，Ingelheim am Rhein 55216，Germany. e-mail：volker. glaab @ boehringer-ingelheim. com

本书主要翻译人员

(以姓氏笔画为序)

寸冬梅　沈阳药科大学

王兆霖　浙江知一药业有限责任公司

毛世瑞　沈阳药科大学

宁保明　中国食品药品检定研究院

李　励　江苏长风药业有限公司

李浩莹　伦敦帝国理工学院

邵　奇　上海上药信谊药厂有限公司

沈丹蕾　南京白令信息科技有限公司

侯曙光　四川普锐特药业有限公司

廖永红　中国医学科学院药用植物研究所

中文版序言

吸入给药是将气溶胶技术、适宜的药物与呼吸系统的解剖生理特点巧妙结合起来的独特的给药方法。因药物微细颗粒被直接吸入肺部而发挥作用，因此用药量小、起效快、安全性高而被历年 GINA（全球哮喘防治倡议）、GOLD（慢性阻塞性肺疾病全球倡议）推荐为防治哮喘和慢阻肺的一线给药方法。

吸入给药在我国有悠久历史，早在 1000 多年前隋朝名医崔知悌利用吸入烟雾的方法，治疗久咳不愈，又如《水浒传》“鼓上蚤”时迁就用吹入迷药的方法办成很多事。

我国自 20 世纪 60 年代以来开始研发生产吸入制剂。近年来，随着吸入制剂的特点渐被越来越多的人认识，吸入制剂研发、生产的热潮已逐渐形成。但对吸入制剂的质量研发尤其是体外空气动力学粒径分布和沉积研究还有待推进和提高。

其中，拥有高效、稳健的体外质量评价方法是吸入制剂研发的首要前提。经口吸入产品的体外特性表征参数应能预测药物粒子在人体呼吸道内的沉积与分布行为，以建立良好的体外沉积与临床疗效间的相关性。因此，对体外特性表征设备测量的精度和适用性都提出了更高的要求。目前类似的表征设备在国内尚属于技术评估阶段，且尝试开展相关领域研究的企业也缺乏参考依据。

本译著详细介绍了经口吸入产品级联撞击器的基本理论，尤其是简化的级联撞击器的设计理论基础及可行性、有效数据分析等。可帮助我国吸入制剂从业人员深入了解吸入制剂肺部沉积测试的基本理论、不同测试方法及指标参数的优势及局限性等。

本书的翻译出版将填补国内吸入制剂空气动力学粒径测试表征的基本理论与实践中文资料的空白，为我国吸入制剂的研发、质量控制、监管机构和吸入检测装备开发人员等提供深入系统的吸入制剂撞击器测试理论与实践的参考资料。相信能更好地推动我国吸入制剂的研究、高效质量控制和监管。

联合国环境署医学和化学品技术备择委员会委员

游一中

2021年春于常州

译者的话

近些年来，由于空气污染、吸烟、人口老龄化等原因，我国肺部疾病的发病率呈快速增长态势。同时，随着人们生活水平的提高，对于安全高效的药物递送系统提出了更高的要求。这是因为大多数人已经充分认识到，对于肺局部病变，与其他给药途径相比，采用经口吸入疗法属于局部定位靶向递药，可以以更小的药物剂量发挥更好的治疗效果。慢性阻塞性肺疾病（慢阻肺）全球倡议（global initiative for chronic obstructive lung disease，GOLD）中对于慢阻肺首推肺部吸入治疗。肺部吸入所涉及的剂型包括雾化吸入剂、定量吸入气雾剂、干粉吸入剂等。然而我国自主研发的肺部吸入产品非常有限，目前很多研究机构和制药企业正在着手高质量吸入产品研发。但吸入产品研发的前提条件是需要有一个与药物在患者肺部沉积行为密切相关的体外评价指标作为处方优化工具，这类似于我们需要用溶出度作为评价口服固体制剂质量的重要指标。由于吸入制剂的体外表征方法需要尽量模拟人体呼吸道的生理结构特点及患者不同吸气状态下的粒子流化行为，体系更加复杂且对方法的精度要求更加严格。目前的表征测试方法可满足相关要求但耗时耗力。寻找高效快捷的吸入制剂体外表征方法一直是吸入行业同仁的共同目标。

本译著详细介绍了经口吸入产品级联撞击器的基本理论，尤其是简化的级联撞击器的设计理论基础及可行性、高效数据分析等，并以已上市产品的测量结果为例对简化的测试方法及指标参数选择的可靠性做了深入的剖析说明。希望本书的出版能在以下方面发挥作用：①能帮助吸入制剂研发工作者系统了解吸入制剂肺部沉积测试的基本理论，为高质量制剂研发奠定理论基础；②帮助药品监管机构人员深入了解不同测试方法及指标参数的优势及局限性，为确定吸入制剂质量控制指导原则奠定基础；③为致力于研发高效便捷的吸入制剂体外表征测试仪器的机构提供前期的研究背景资料。

非常感谢被誉为“中国气雾剂之父”的游一中教授为本书作序。

本译著的版权获得得到了沈丹蕾女士、侯曙光先生、王兆霖先生及上海上药信谊药厂有限公司的帮助，译著的出版得到了中国颗粒学会吸入颗粒专业委员会的赞助，同时得到了中国颗粒学会和领域内专家的大力支持，在此一并表示衷心的感谢。希望本书的出版能推动我国吸入药物行业的快速发展。同时，我们恳请读者对书中翻译不当之处给予批评指正。

毛世瑞　邵　奇　沈丹蕾

2021 年 3 月

前言

测量经口吸入气溶胶产品的空气动力学粒径性质一直是相关领域工作人员感兴趣的话题，因为他们需要提供最终可以与人体呼吸道沉积相关的测量方法，以关联活性药物成分的临床反应。该测量方法所面临的挑战是能够满足所有需求的测量设备的选择很有限。在过去，全分辨多级级联撞击器一直是实验室进行吸入剂性能测试的主要设备，但其成功操作需要操作者具有很高的技术水平和专业知识，且测量过程费时费力。

本书是两个跨行业组织几年工作的成果：国际医药法规和科学联盟（International Pharmaceutical Consortium on Regulation and Science，IPAC-RS）级联撞击工作组和欧洲制药气雾剂组（European Pharmaceutical Aerosol Group，EPAG）的级联撞击子小组。简化级联撞击器测量方法（Abbreviated Impactor Measurement，AIM）的概念是在2000年中期提出的，当时意识到需要给级联撞击技术的用户提供机会，测量重要的基于空气动力学粒径大小的指标，而不需要确定空气动力学粒径分布。从这些发展过程中我们认识到，在产品质量环境中，与大颗粒和小颗粒组分的总和及比例相关的指标，可用于定义APSD。如果边界划分选择适当，相比于目前美国公认的方法，即通过全分辨撞击器测量每个层级收集到的活性药物的质量，然后分组累加以概括地反映粗、细和超细颗粒，能作出更好的决策。这种新方法被称为高效数据分析(efficient data analysis，EDA)，是AIM的伴随概念（尽管EDA可以应用于来自全分辨或简化撞击器测量的数据）。

由于本书中的内容处于早期研发过程，很显然，为了使AIM和EDA概念的描述更有意义，有必要将这些方法置于药典中定义的现有设备的背景下。由于这些文献资料目前分散在不同地方，不能很容易地快速查到，因此，本书有一章专门描述了其基本理论，并包括了药典装置的关键信息。该章还讨论了关于级联撞击器层级收集效率曲线性质的假设对全分辨和简化系统测量的潜在影响，以向读者保证这些基本问题已经得到解决。

除了有一章详细综述和更新了由美国产品质量研究所于2002年2月研发的被称为良好级联撞击器实践（good cascade impactor practice，GCIP）的概念外，这本书还包含了如何将AIM和EDA应用到经口吸入药品生命周期的不同阶段的信息。也有几个案例研究，说明这些概念已经被应用到评估目前市场上的产品。针对一个有趣的问题“AIM什么时候会失败?”，也通过考虑影响吸入气溶胶粒径分布的基本物理过程，以及分析与压力定量吸入器和干粉吸入器类药品案例相关的失效模式来解决。

有一个大的章节包含了自2008年以来对AIM概念进行的大量实验验证的汇编。其目的是再次为该概念的稳健性提供信心，与此同时，强调在开始实施基于AIM的方案（无论有没有EDA）时应该考虑的预防措施。

有一章论述了在吸入剂性能评估过程中，相关人员在将其中一种或两种概念作为常规方法被完全接受之前，可能需要遵循的监管要求。

在这本书的最后，有一章探讨了将来AIM的概念如何被采纳用于探索迄今为止更好的撞击器所测量的粒径与粒子在人体呼吸道沉积间的相关性。这是当前研究的一个非常活跃的话题，因为发展强大的体外-体内相关性，是对经口吸入产品提出的严峻挑战。

本书的最后一个章节，展望并提出想法，以鼓励进一步研究AIM和EDA概念的应用。

这本关于级联撞击技术的知识汇编将会引起所有参与经口吸入产品质量检测的日常管理人员的兴趣，也会激发研究人员寻求如何将AIM和EDA以新的方式应用。作者提出了新的见解，以帮助初学者和经验丰富的撞击方法用户掌握这两个概念。

与此同时，这个领域正在迅速发展，没有任何一篇发表的作品能够涵盖所有可能的角度。这本书只是朝着级联撞击器测试的各个方面，以及对药用气溶胶常规颗粒大小更深入理解的道路上迈上的一个台阶。将来的调研和出版物无疑将详细阐述本书提出的概念，并引入新的数据和考虑。因此，用于经口吸入产品的级联撞击器、AIM和EDA的目标是，为这一重要且备受争议领域的进一步工作提供有益的背景和基础支持。

在此，对编者们在每个章节的书写中所付出的努力表示衷心的感谢，这些内容信息丰富又权威，因此是一个很有价值的资源。

Terrence P. Tougas,
Jolyon P. Mitchell,
Svetlana A. Lyapustina

致谢

在此感谢未被确定为本书各章作者的组织和个人，其中包括 IPAC-RS 级联撞击器工作组和 EPAG 的撞击器小组的支持。同时感谢以下人员：

William Doub　FDA，美国

Prasad Peri　FDA，美国

Marjolein Weda　RIVM，荷兰

Anthony J. Hickey　北卡罗来纳大学教堂山分校气溶胶研究所主席，美国药典通则剂型委员会专家小组委员会，美国

Paul Curry　雅培实验室和气溶胶专家小组委员会成员，美国 USP 通则剂型委员会

Mike Smurthwaite　Westech 仪器服务，英国

Frank Chambers　科文斯，英国

David A. Lewis　Vectura，英国

Adam Watkins　Vectura，英国

Andrew D. Cooper　Mylan，UK，原辉瑞，英国

Dave Russell-Graham　Mylan，英国，原辉瑞，英国

Geoffrey E. Daniels　GSK，英国

Melanie Hamilton　GSK，英国

Fabienne Després-Gnis　Aptar 制药，法国

Gerallt Williams　Aptar 制药，法国

Philippe G. A. Rogueda　沃森制药，英国，前诺华制药，英国

Gracie Sheng	MAP 制药公司，美国
Elna Berg	瑞典 Emmace 咨询公司，前身为瑞典阿斯利康公司
Yvonne Sizer	墨尔本科学，英国
Teresa Russell	墨尔本科学，英国
Mark W. Nagel	加拿大特鲁德尔国际医疗组织
Valentina A. Avvakoumova	加拿大特鲁德尔国际医疗组织
Cathy C. Doyle	加拿大特鲁德尔国际医疗组织
Rubina S. Ali	加拿大特鲁德尔国际医疗组织
Heather Schneider	加拿大特鲁德尔国际医疗组织
Mary Devlin Capizzi	Drinker Biddle & Reath，美国
Rebekah A. Grabowski	Drinker Biddle & Reath，美国

目　录

第5章 AIM和EDA概念：二者的适用性 110

第6章 产品生命周期中的级联撞击检测 124

第1章

绪 论

Terrence P. Tougas，Jolyon P. Mitchell，Beth Morgan，Helen Strickland

摘要：本书主要阐述了多种经口吸入产品（Orally Inhaled Drug Products，OIPs），其中包括压力定量吸入气雾剂（Pressurized Metered-Dose Inhalers，MDIs）、软雾吸入剂（Soft Mist Inhalers，SMIs）、干粉吸入剂（Dry Powder Inhalers，DPIs），以及吸入剂雾化系统的体外评价方法，其中包括简化撞击器测量（Abbreviated Impactor Measurement，AIM）方法和高效数据分析（Efficient Data Analysis，EDA）法的概念。本书的主要内容是为了给需要使用这些新方法的人员提供解决相关问题的答案，即“如何操作”，同时向负责质量监管的人员证明这两种方法都是建立在完全有效的科学基础上的。在探索AIM和EDA相关的现代化检测方法之前，本书中的一个章节对应用于OIPs产品评价的级联撞击器检测方法进行了阐述，以便读者熟悉所需的背景材料。尽管AIM和EDA具有一定关联性，但并没有必要在检测中同时应用，况且AIM也不能完全替代超过全分辨级联撞击器（Cascade Impactor，CI）所测得OIPs的空气动力学粒径分布（Aerodynamic Particle Size Distribution，APSD）。

1.1 目的

OIP产品在递送过程中产生的药物气溶胶颗粒所呈现的空气动力学粒径分布（APSD）是吸入制剂体外评价的关键质量属性，该质量属性已经被该领域的研究人员广泛理解和接受[1]。这是因为OIP产品的递送需要产生具有适宜空气动力学特性的气溶胶，才能实现将吸入药物以可重现的方式通过口咽部及上呼吸道递送到肺部气道。总体而言，在实验室测得的OIP产品的气溶胶粒度特性不仅能在临床评价中起到一定的作用，更能应用于开发和生产过程中产品的质量控制（Quality Control，QC）。在实际操作中，实现数据的重现性非常困难，除了在不同的场合下同一患者的呼吸行为会存在自然差异，更主要的原因是病人与病人之间的气道直径存在显著差异，疾病的模式也存在着差异，这些因素起到的重要作用也影响了药品最终的临床表现。此外，目前常用的临床测试指标如第一秒的用力吸气量（Forced Expiratory Volume in One Second，FEV_1）与实验室常规检测方法相比，无法从根本上更精准地识别气溶胶颗粒粒度分布的微小变化。综上所述，本书的宗旨是为读者提供更适合实验室检测OIP产品气溶胶粒度特性的级联撞击器检测方法。这些方法不仅能够用于产品的QC过程，又能够适用于考察体外粒度测量与产品临床表现评价的相关性。

多级级联碰撞装置最初应用于职业卫生行业，其主要作用是从空气中采集样品进行颗粒检测。而在过去的30多年里这种方法已经被大多数行业内的专业人员所接受，并在实验室中应用于OIPs产品所产生的气溶胶的相关检测。这种方法被应用于收集吸入药物气溶胶主要是因为撞击器的粒度分布测量过程是基于空气动力学粒径分布，而不是空气中悬浮颗粒的静态物理粒径（即显微镜观察到的静态粒径）[2]。这种空气动力学粒径分布更适用于表达气溶胶颗粒在人体呼吸道（Human Respiratory Tract，HRT）内的运动和最终的沉积分布[3,4]。同时监管机构的专业人士也认为，级联撞击器对雾化后药物活性成分[Active Pharmaceutical Ingredient(s)，APIs]的收集能力更是尤为重要[5]。在这种情况下，可以更快、更有效地避免使用没有API检测能力的检测技术(表1.1)。

目前研究中使用的全分辨CI解决方案，不仅工作强度大，更需要大量的操作人员的“精准操作”，而这些必要的精准操作目前主要是人工手动操作，极易造成不可预期的误差[1]。从最初的研究到2000年中期，相关领域的专家逐渐认识到了这些问题的现实性，从而提出了推动改进级联撞击方法的备选途径。

表 1.1 对 OIPs 粒度分析的方法总结

空气动力学方法	非空气动力学方法
多级CI和多级液体撞击器： • 全分辨CIs能提供完整的APSDs，但是耗时且费力 • 简化撞击器可提高检测速度和检测量；同时降低了劳动强度，减少了操作时间。这种分析方法提供了诸如粗、细、极细颗粒（与HRT沉积有潜在的相关性）等简化的、或基于颗粒大小的APSD指标。	激光衍射法（Laser Diffractometry，LD） • 快速、分辨率高 • 可无创（不需要从OIP产生的气雾剂中提取样品） • 没有API特异性，因此不适用于API混合物或API与一种或多种赋形剂的混合物 • 是鼻喷剂大液滴粒度分析的最普适技术

续表

空气动力学方法	非空气动力学方法
飞行时间法(Time-of-flight,TOF): • 直接测量APSD、分辨率高,但是其分配权重为颗粒的数量而非质量 • 与级联撞击法相比,其检测速度较快 • 没有API的特异性,因此可能不适用于API混合物或API与一种或多种赋形剂的混合物	相位(激光)多普勒粒度分析[Phase (laser) Doppler particle size analysis,PDPA] • 在分辨率和快速检测上与LD相仿 • 没有API的特异性,因此可能不适用于API混合物或API与一种或多种赋形剂的混合物 • 复杂的信号拒绝标准使得测试的重现性差
	单颗粒光散射(光学粒子计数)(Optical Particle Counting,OPC) • 在分辨率和快速检测上与LD相仿 • 没有API的特异性,因此可能不适用于API混合物或API与一种或多种赋形剂的混合物 • 需要特定制样系统使得气溶胶以定义的速率通过检测区
—	显微图像的自动分析: • 在自动图像分析情况下分析速度中等,但是需要小心定义颗粒边界 • 与拉曼化学图像联合,可对特定的API成分进行分析

AIM的概念是众多解决方案中的一个，虽然这个概念在20世纪90年代中期[6]就确立了，但并没有得到有效的发展和应用。直到级联撞击器在HRT模拟计算中出现了显著的误差后人们才意识到AIM的作用，且对比研究发现，与在HRT各部位的粒子沉积（低）相比，各层级的粒径大小选择性更好（高）[7]。AIM就是希望通过最简单的组装形式，将级联撞击器系统组件减少到最低，同时能够保证测定的小于或大于某特定空气动力学直径（d_{ae}）更有意义并能够与API总量相关联。研究中常选择5μm左右的颗粒粒径作为标志性的边界尺寸，并用尺寸来精确定义微细颗粒和粗颗粒的质量分数，这与欧洲药典（Ph. Eur.）[8]或美国药典（USP）[9]的指导原则要求一致（图1.1）。虽然此图中描述简化装置与全分辨CI层级的截止直径（d_{50}）基本一致，但这种一致并不是必然的（即这需要将全分辨CI数据插入简化系统的d_{50}）。

基于简化AIM的系统还可以包含一个附加层级，其截止直径d_{ae}可定在1.0μm左右，以便更好地分离和测定细颗粒和超细颗粒的质量分数（图1.2）。

粗颗粒质量分数还可能包括从撞击系统的非分级组件中收集的其他活性成分（API），比如人工喉和预分离器（如果使用）。当评价附加的装置时，尤其是常用于MDIs的储雾罐及阀门配套式储雾罐（Valved Holding Chambers，VHCs）时，评估粗颗粒对气溶胶排空率的贡献是不可或缺的研究内容，具有

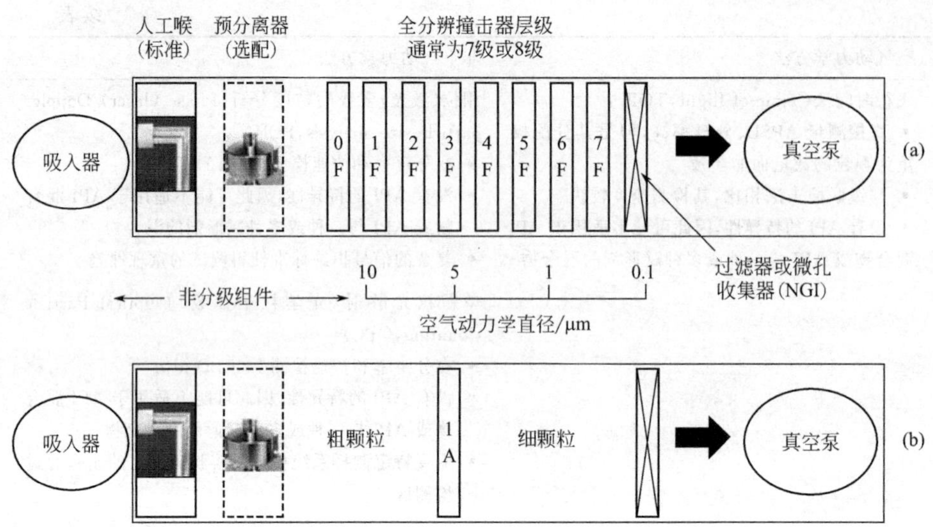

图 1.1 理想化的全分辨 CI 测量系统（a）和基本型 1 级 AIM 配置，截止直径 d_{ae} 接近 5.0μm（b）；各层级上的符号“F”和“A”分别表示全分辨和简化 CI 装置的缩写

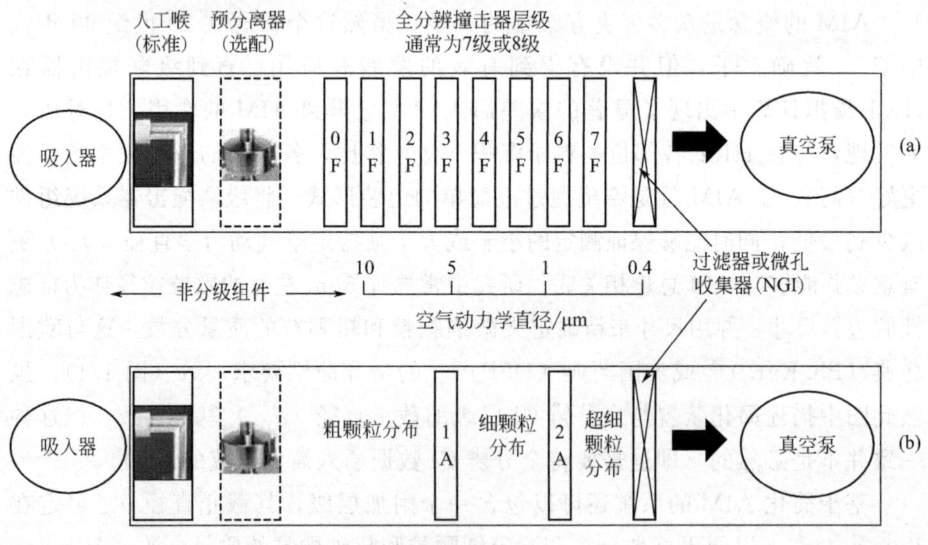

图 1.2 理想化的全分辨 CI 测量系统（a）和 2 级 AIM 配置，截止直径 d_{ae} 接近 1.0μm，用以区分超细颗粒与细颗粒，截止直径 d_{ae} 接近 5.0μm，用以区分细颗粒和粗颗粒（b）；各层级上的符号“F”和“A”分别表示全分辨和简化 CI 装置的缩写

一定的研究意义[10]。

其他改进措施包括：在第一尺寸分级之前增加一个或多个不含颗粒收集盘的“虚拟”层级，用以提高简化撞击器的内部死体积，从而使其更接近全分辨CI体系。如果雾化剂中含有低挥发性物质如乙醇，这种措施就尤为重要。第10章具体探讨了对于不同的OIPs产品可采用的基于简化撞击器的各种选择方案。

EDA这一概念与简化AIM的概念同步发展，其目的是提供比一般意义上的层级分组对APSD相关参数更有辨识度的指标，这些指标将会影响全分辨CI中所有组件的API收集和分组情况，通常可以将这些收集的API分成三个或四个相邻的粒径组，每个小组有一定粒径范围（图1.3）[11]。EDA并不能完全替代常用的CI数据分析程序，比如CI数据分析中空气动力学直径<5μm的细微粒子质量（Fine Particle Mass，*FPM*）的测定，或以减少层级数量为目的，对确定的CI中相邻层级分组，这些分组会受到呼吸道中沉积位置的影响，无法直接应用EDA数据来计算。同时在本书的第7章和第8章将明确描述与其他数据分析技术相比，EDA确实具有更有效地识别气溶胶APSD变化的能力。

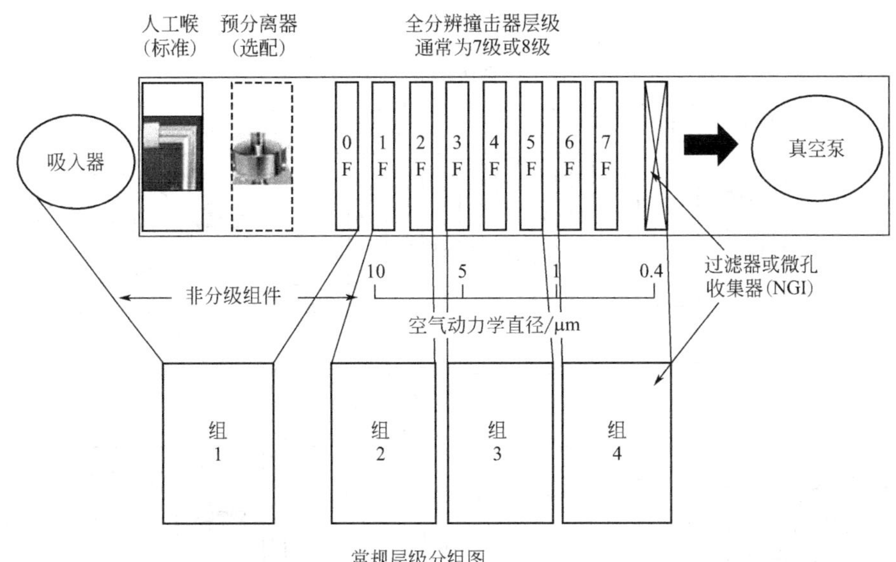

图1.3 以全分辨CI收集的API质量的典型分组：第1组是由非分级组件收集的药物，第2、3和4组定义了CI中大小分级为粗颗粒、细颗粒和超细颗粒的组分，用符号“F”表示全分辨CI装置

在 EDA 应用中，CI 装置中收集的 API 沉积数据中，部分需按照粒径大小来研究 API 的量，被定义为撞击器粒子质量（Impactor-Sized Mass，*ISM*）。从数据研究的角度来看，*ISM* 代表的是微分质量加权 APSD 的曲线下面积（Area Under the Curve，*AUC*）。需额外说明的是，传统意义上的 *AUC* 是描述形成连续曲线的两个独立变量之间关系的过程，通过这两个变量的计算拟合出的曲线。相比之下，CI 各单独层级上的 API 质量值，每个层级都有一个不同的离散边界，这些边界在微分质量加权 APSD 中两两相邻。在本书中，*AUC* 将作为一个近似值被应用于研究。在 EDA 研究中的 *ISM*，可以被通俗地定义为 OIP 产品气溶胶中需按照粒径大小来研究的 API 总质量，并用连续形式的 APSD 来表示。

ISM 可进一步细分为大颗粒质量（Large Particle Mass，*LPM*）和小颗粒质量（Small Particle Mass，*SPM*），理想情况下两者的边界固定在接近或等同于质量中值空气动力学直径（Mass Median Aerodynamic Diameter，*MMAD*）的位置，*MMAD* 代表了 APSD 的中位直径（图 1.4）。因此，*MMAD* 是 API 在 CI 撞击器各层级的质量分布函数。*LPM*/*SPM* 的比值与 *ISM* 无关，该比值对于 EDA 研究中检测 APSD 的数值向细颗粒或粗颗粒方向的变化具有一定的作用。

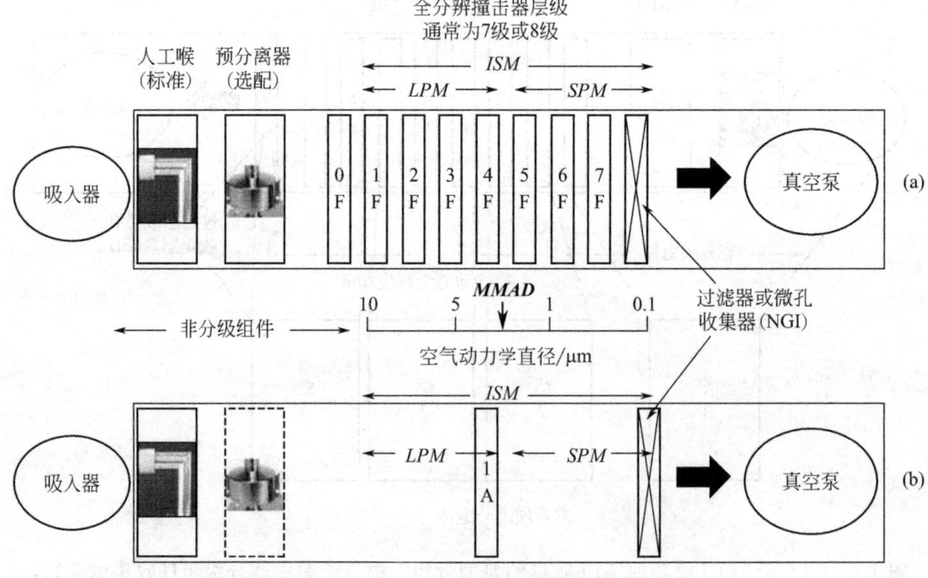

图 1.4　EDA 应用于理想全分辨 CI 及能满足基于 EDA 指标的单级 AIM 系统的对比；符号 F 和 A 分别表示全分辨和简化的 CI 装置

表 1.2 总结了在 EDA 分析中，从 OIP 产品中喷射出的气溶胶的所有指标之间的相互关系，以及它们与全分辨或简化 CI 撞击器可互通的各种测定方法之间的联系，图 1.5 给出了它们的推导总结。值得注意的是，EDA 既可以应用于全分辨 CI 数据分析，也可以应用于由简化系统进行的测试（图 1.4）。因此，EDA 既可以应用于 AIM 概念，同时又不局限于简化的 CIs 撞击器应用。

表 1.2 EDA 指标与测试方法的关系

指标	当组分测定超过以下方式获得时的指标定量方法		
	全分辨 CI 及每个沉积部位的单独分析	全分辨 CI 及所选择沉积部位的联合分析	AIM 装置及所选择沉积部位的联合分析
在单一部位的 API 沉积质量	每一个被选为 API 分析的沉积层级的实际质量测定	为联合和/或单独分析的沉积层级上的 API 的实际测定质量	为单独分析所选的简化撞击器沉积层级上的 API 的实际质量测定
分组后的层级	精确计算：选择的非筛分和筛分 CI 所测定 API 检测质量直接相加之和	为联合分析所选沉积层级上的 API 的实际测定质量	N/A
微细颗粒质量（*FPM*）	计算：截止直径（d_{50}）小于空气动力学直径 5μm（边界直径）的所有 CI 层级上沉积的 API 检测质量直接相加之和	截止直径（d_{50}）小于空气动力学直径 5μm 的所选择的用于联合分析的沉积部位的 API 实际检测质量	N/A
大颗粒质量（*LPM*）	计算：d_{50} 值大于边界直径的所有层级上沉积的 API 检测质量直接相加之和	d_{50} 值大于边界直径 5μm 的用于联合分析的沉积部位的 API 实际检测质量	d_{50} 值大于边界直径 5μm 的用于分析的简化撞击器沉积部位的 API 实际质量检测
小颗粒质量（*LPM*）	计算：d_{50} 值小于边界直径的所有沉积部位的 API 检测质量直接相加之和	d_{50} 值小于边界直径 5μm 的用于联合分析的沉积部位的 API 实际检测质量	d_{50} 值小于边界直径 5μm 的用于分析的简化撞击器沉积部位的 API 实际检测质量
撞击器粒子质量（*ISM*）	计算：d_{50} 值大于和小于边界直径的沉积部位的 API 检测质量直接相加之和	计算：大于和小于边界直径的沉积部位的 API 检测质量直接相加之和	大于和小于边界直径的简化撞击器沉积部位的 API 检测质量直接相加之和
LPM 与 *SPM* 的比值	计算：d_{50} 值大于边界直径的沉积部位 API 检测质量直接相加之和与 d_{50} 值小于边界直径的沉积部位 API 检测质量直接相加之和的比值		

续表

指标	当组分测定超过以下方式获得时的指标定量方法		
	全分辨 CI 及每个沉积部位的单独分析	全分辨 CI 及所选择沉积部位的联合分析	AIM 装置及所选择沉积部位的联合分析
AUC	API 质量分布的连续整合是 CI 校准空气动力学直径的函数	N/A	N/A
MMAD	在 CI 中，所沉积的 API 质量分数累积到 50%所对应的空气动力学直径	N/A	N/A
OIP 总的排空质量（Total Emitted Mass，*TM*）	计算：CI 系统非筛分和筛分组件所收集到的 API 质量直接相加之和		

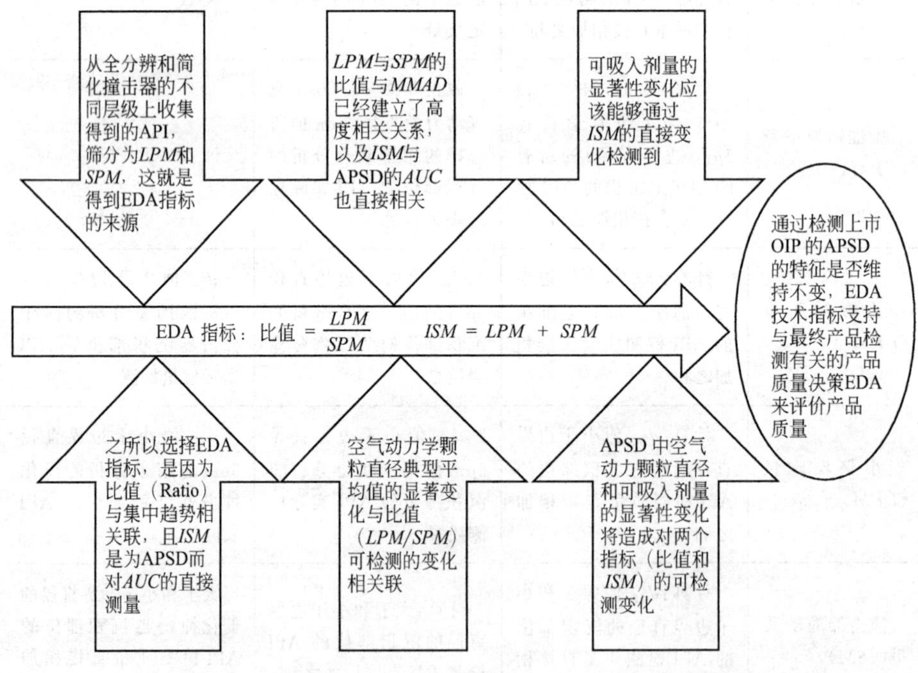

图 1.5　EDA 指标推导过程

表 1.3 提供了一个研究“路线图”，用于帮助读者熟悉与 CI 撞击器相关的每个参数采集的目的，以及各参数本身的特性（无论是直接测量的结果还是计算结果）。

表1.3 与EDA相关指标的“路线图”

测量方案	指标	主要目的	测定方法
通过全分辨撞击器分级及由单个沉积部位测定 单位API沉积质量	沉积于各CI层级上的API含量(M_i)	产品表征体外比较	收集和API分析后直接定量
	质量-权重APSD曲线(*AUC*)下的面积		作为空气动力学直径函数的APSD质量-权重的连续拟合
	空气动力学直径的质量中值(*MMAD*)		对加权APSD的集中趋势的统计，图形或数学估值对应于第50个质量百分位数的粒度大小
	从OIP产品释放出的药物总质量(*TM*)	产品表征、产品放行、体外比较	计算:从CI系统中筛分和非筛分组件中收集的API质量直接相加之和
	分组后的层级	产品放行	计算:从CI系统中相邻层级和外部组件中收集的API质量直接相加之和
通过全分辨或简化撞击器分级及由单个沉积部位测定 单位API沉积质量	大颗粒质量(*LPM*)	产品放行	计算:d_{50}值大于边界直径的层级上收集的API质量直接相加之和
	小颗粒质量(*SPM*)		计算:d_{50}值小于边界直径的层级上收集的API质量直接相加之和
	撞击器粒子质量(*ISM*)($ISM=LPM+SPM$)		计算:d_{50}值在大于和小于边界直径的层级上收集的API质量直接相加之和
	比值:LPM/SPM		计算:d_{50}值在大于边界直径的层级上收集的API质量直接相加之和与d_{50}值小于边界直径的层级收集的API质量直接相加之和的比值
通过全分辨撞击器分级及由单个沉积部位测定 单位API沉积质量	沉积在CI某一特定层级上的API质量(M_i)	产品放行	收集和API分析后直接定量
	质量-加权APSD曲线(*AUC*)下面积	N/A	N/A
	质量中值空气动力学直径(*MMAD*)	N/A	N/A
	从OIP产品释放出的药物总质量(*TM*)	产品放行	计算:CI系统中筛分和非筛分组件中收集的API质量直接相加之和
	分组后的层级		计算:从CI系统中相邻层级和外部组件中收集的API质量直接相加之和
	大颗粒质量(*LPM*)		计算:d_{50}值大于边界直径的层级上收集的API质量直接相加之和
	小颗粒质量(*SPM*)		计算:d_{50}值小于边界直径的层级上收集的API质量直接相加之和

1.2 概要

本书首先回顾了美国药典和欧洲药典中利用 APSD 来评价 OIPs 产品的所有内容（第 2 章）。第 3 章将描述 OIP 产品产生气溶胶的物理过程，以及从这些产品的气溶胶中取样检测 APSD 变化的各种方法。第 4 章从实验室主管和技术操作人员的角度对实施全分辨和撞击器测量所需采用的良好级联撞击操作规范（Good Cascade Impactor Practice，GCIP）进行了总结。第 5 章介绍了简化 AIM 和 EDA 的概念，其中详细解释了需要使用这些新方法的原因，更说明了它们是如何结合运用的。第 6 章介绍了 OIP 产品的常规生命周期，并引入了一种检测方法有助于更好地决策在何种情况下使用简化 AIM 或使用全分辨检测。第 7 章阐述了基于测量系统分析（Measurement Systems Analysis，MSA）的 EDA 理论基础。第 8 章详细说明了在 OIP 产品质量控制条件下，如何基于统计论证的方法利用 EDA 来改善决策过程。第 9 章介绍了一系列的 EDA 应用的实际案例，以便于通过最佳的实践案例来指导读者。同时，也从理论上探讨了 EDA 可能无法检测到 APSD 变化的风险。第 10 章介绍了验证简化 AIM 概念的大量实验研究结果。这些研究主要是由欧洲药用气雾剂组织（European Pharmaceutical Aerosol Group，EPAG）和国际药用气雾剂监管与研究协会（International Pharmaceutical Aerosol Consortium on Regulation and Science，IPAC-RS）下的级联撞击器工作组的成员完成的。第 11 章研究了随着简化 AIM 和 EDA 逐渐成为 OIP 产品性能检测的主流技术，需要遵循的相关法规和指南。第 12 章对如何发展应用简化撞击器这一概念提出建议，以便研究者能够获得 OIP 产品性能测试与颗粒在人呼吸道的沉积间更好的关联性。第 13 章总结了关于这两个概念在 OIP 产品检测领域中的未来发展前景。第 14 章对这两个概念在当前检测中的地位进行了一系列的总结陈述。书末还包含与 OIP 产品测试有关的符号或术语说明，及关键词索引表以帮助读者进行文档检索。

（李浩莹　译）

参考文献

1. Bonam M, Christopher D, Cipolla D, Donovan B, Goodwin D, Holmes S, Lyapustina S, Mitchell J, Nichols S, Petterson G, Quale C, Rao N, Singh D, Tougas T, Van Oort M, Walther B, Wyka B (2008) Minimizing variability of cascade impaction measurements in inhalers and nebulizers. AAPS PharmSciTech 9(2):404–413

2. Mitchell JP, Nagel MW (2003) Cascade impactors for the size characterization of aerosols from medical inhalers: their uses and limitations. J Aerosol Med 16(4):341–377
3. Rudolph G, Köbrich R, Stahlhofen W (1990) Modeling and algebraic formulation of regional aerosol deposition in man. J Aerosol Sci 21(S1):S403–S406
4. Heyder J, Svartengren MU (2002) Basic principles of particle behavior in the human respiratory tract. In: Bisgaard H, O'Callaghan C, Smaldone GC (eds) Drug delivery to the lung. Dekker, New York, NY
5. Christopher D, Curry P, Doub B, Furnkranz K, Lavery M, Lin K, Lyapustina S, Mitchell J, Rogers B, Strickland H, Tougas T, Tsong Y, Wyka B (2003) Considerations for the development and practice of cascade impaction testing including a mass balance failure investigation tree. J Aerosol Med 16:235–247
6. Van Oort M, Roberts W (1996) Variable stage-variable volume strategy for cascade impaction. In: Dalby RN, Byron PR, Farr EJ (eds) Respiratory drug delivery-V. Interpharm Press, Buffalo Grove, IL, pp 418–421
7. Dunbar C, Mitchell JP (2005) Analysis of cascade impactor mass distributions. J Aerosol Med 18(4):439–451
8. European Directorate for the Quality of Medicines and Healthcare (EDQM) (2012) Preparations for inhalation: aerodynamic assessment of fine particles, Chapter 2.9.18. In: European Pharmacopeia, 7th edn. Strasbourg, France
9. United States Pharmacopeial Convention (USP) (2012) Aerosols, metered-dose inhalers, and dry powder inhalers USP35-NF30, Chapter 601. Rockville, MD
10. Mitchell JP, Dolovich MB (2012) Clinically relevant test methods to establish *in vitro* equivalence for spacers and valved holding chambers used with pressurized metered dose inhalers (pMDIs). J Aerosol Med Pulm Deliv 25(4):217–242
11. Tougas TP, Christopher D, Mitchell JP, Strickland H, Wyka B, Van Oort M, Lyapustina S (2009) Improved quality control metrics for cascade impaction measurements of orally inhaled drug products (OIPs). AAPS PharmSciTech 10(4):1276–1285

第2章

采用惯性碰撞理论对经口吸入制剂（OIP）进行空气动力学粒径分布（APSD）测量的现有方法

Jolyon P. Mitchell, Daryl L. Roberts

摘要：AIM和EDA概念是基于层流条件下气溶胶颗粒惯性碰撞原理建立的。本章通过分析现有制药行业中广泛认可的撞击器（CI）系统，综述了影响CI系统粒度分辨能力的关键参数。由于CI系统在测量时假设每个层级颗粒收集效率曲线是各个层级标准分级粒径的阶梯函数，因此在测试时存在潜在偏差。本章节对这种潜在偏差进行了分析，并着重讨论如何移除完整CI系统中某些层级对颗粒粒径测量的影响，以达到AIM测试的目的。本章还讨论了人工喉（induction port，IP）和预分离器（preseparator，PS）这样的非粒径测量配件对CI系统颗粒粒径测试的影响。本章最后对各种常用气雾剂（MDI）吸入辅助装置，诸如储雾器（spacer）和阀门式储雾器（VHC），进行了评估。

2.1 概述

无论何种吸入剂产生的气溶胶颗粒或液滴，最终目标是让病人吸入肺部并产生疗效。对于混悬剂，其产生的可吸入液滴一般都是非均质的，因为每个液滴中可能包含一个或多个药物颗粒。为了简化概念，“颗粒”既包括固体颗粒，也包括液滴。气溶胶是一种亚稳定的物理状态，颗粒粒径分布会随时间和几个同时发生的物理过程产生持续不断的变化[1]。几个最主要的影响吸入药物（OIP）气溶胶颗粒粒径（空气动力学直径从 0.5μm 到 1.0μm）的因素如下（重要性不分先后）[2]：

1）重力沉降特性；

2）相邻面的湍流沉积；

3）颗粒-颗粒碰撞聚团（当颗粒浓度足够高时）；

4）气雾剂（MDI）气溶胶生成过程相关的高挥发性抛射剂的快速蒸发；

5）低挥发性物质的蒸发/冷凝（诸如 MDI 配方中所加入的助溶剂乙醇，以及有可能存在的环境水分）；

6）分子扩散（布朗运动）。

只有当颗粒几何粒径小于 0.5μm 时，布朗运动才会有显著的作用。上述过程对 CI 系统测量 APSD 的影响将在第 9 章（9.4 节）中讨论，并将评价 APSD 的改变能否被高效数据分析法（EDA）检测到。

本书涉及的 CI 法测定的结果是颗粒空气动力学尺寸而不是通过显微方法测量的物理（如几何）尺寸[1]。作为一般规律，空气动力学直径从 0.5μm 到 10μm 的颗粒会沉积在人体主呼吸道（Human Respiratory Tract，HRT）中，稍大的颗粒会沉积在上呼吸道（口咽处），细微颗粒会逐步沉积于 23 级支气管中，最小的颗粒最终会到达用于气体交换的肺泡。

关于气溶胶通过 HRT 的空气动力学原理在 Hinds[1] 和 Finlay[2] 的书中有详细的描述。此章节中进行的相关解释旨在为通过惯性碰撞方法测定吸入剂的气溶胶颗粒粒径提供理论基础，并阐明方法的局限性。

通常假设气溶胶颗粒通过呼吸道的运动过程符合斯托克斯（Stokes）定律，即颗粒表面气体的相对流速为 0，颗粒在静止流体内将做斯托克斯运动，其在流体（气体）中所受的阻力（F_d）包括形态力和摩擦力两部分，即：

$$F_d = 3\pi\eta_a v_t d_p \tag{2.1}$$

式中，η_a 为气体黏度，此参数是气体温度的变量；v_t 为颗粒终端速度；d_p 为颗粒等体积当量直径，如相同体积的球形颗粒的直径，同样也可以认为是球形颗粒的物理（几何）直径。颗粒从静止状态到释放时会迅速达到它们的终端速度（v_t），此时颗粒所受的作用力（F_d）与重力（F_g）相等，此处 $F_g = mg$，所以颗粒的运动速度可以由式（2.2）表示：

$$v_t = \frac{\rho_p d_p^2 g}{18\eta} \tag{2.2}$$

式中，ρ_p 为颗粒密度，kg/m^3，g 为重力加速度。

根据斯托克斯定律，呼吸道中颗粒是在一个气流停滞的环境中运动的。颗粒在此环境中运动，一个值得注意的现象是颗粒的运动速度从第 3 级支气管开始逐级递减（图 2.1）[3]。相反，在 CI 装置中，颗粒的运动速度是随着装置层级数逐级递增的。另外，通过CI装置的颗粒粒径可能会由于其组分中易挥发性物质的挥发而减小。但是在呼吸道中，由于所处的近饱和湿度环境，颗粒粒径有可能增加。虽然惯性碰撞是作为主导颗粒沉积的物理机制之一，并适用于CI装置和肺部环境。但该CI测量系统从任何角度上讲都没有模拟颗粒在肺部运动的情况。关于这方面的详细讨论将在后绪章节中展开。

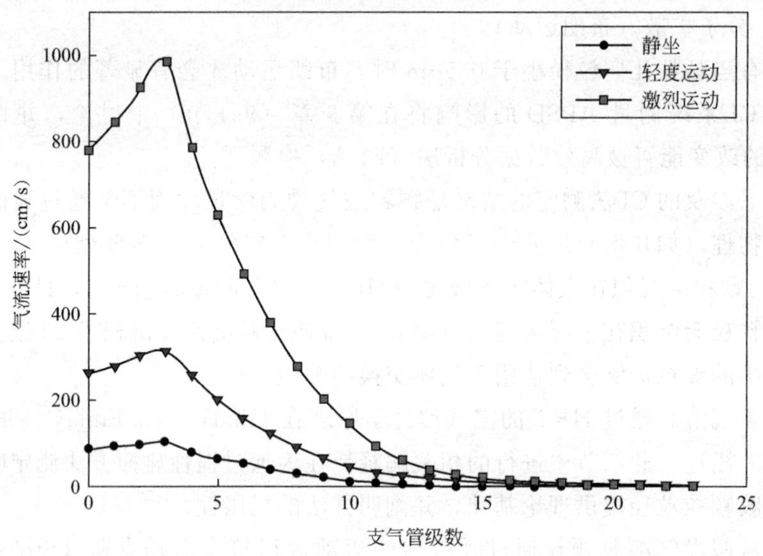

图 2.1 成人三种运动强度下颗粒运动速度与HRT中支气管级数之间关系：假设静坐时潮气量（V_t）、呼吸频率、吸气峰流速（*PIFR*）分别为$V_t=500$mL、14次呼吸/min、*PIFR*＝14L/min；轻微运动时$V_t=1291$mL、15.5次呼吸/min、*PIFR*＝40L/min；激烈运动时$V_t=2449$mL、40次呼吸/min、以及*PIFR*＝120L/min（改编自文献[3]）

空气动力学直径（d_{ae}）代表的颗粒粒径大小考虑到了在任何流场中流动时流体的密度和颗粒形状。例如在呼吸道中，颗粒的动力学粒径与d_p有关。它表示球形颗粒（颗粒形状系数，χ，密度均一，为10^3 kg/m^3）的直径，可通过以下公式表示：

$$d_{ae}=\left[\frac{\rho_p}{\rho_0\chi}\right]^{1/2}d_pC_c \tag{2.3}$$

式中，ρ_p为颗粒密度，kg/m^3；ρ_0为单位密度；C_c为坎宁安（Cunningham）滑移修正系数，它反映出由于相邻气体分子造成的颗粒“滑动”使得F_d减少。对于$d_{ae}<1.0\mu$m的颗粒，C_c可以根据克努森数（Knudsennumber，Kn_p）来描述，其中颗粒粒径（d_p）是与颗粒周边气体分子平均自由程长度

（λ）有关[1]，关系如下：

$$Kn_{p}=2\lambda/d_{p} \tag{2.4}$$

以及当颗粒粒径大于几微米时，C_c 的参数值逐渐接近于 1，通常可以忽略，除非当颗粒粒径质量分布（APSD，API 质量与 d_{ae}[1] 的积分曲线或微分曲线）中存在大量粒径小于 0.5μm 颗粒。

$$C_c=1+0.5Kn_{p}[2.34+1.05\exp(-0.195Kn_{p})] \tag{2.5}$$

多层级 CI 测试方法将吸入剂产生的气溶胶颗粒质量测量与其空气动力学直径联系起来了。因此这种方法已经广泛被药典[4,5] 和各国药品监管机构[6,7] 接受，用来作为测量这些气溶胶颗粒粒径的标准方法。其他测量颗粒粒径的方法还包括在加速模式下测量颗粒飞行时间（time of flight，TOF）等。此种近似实时的测试方法能快速提供吸入剂颗粒粒径大小的信息[8]。但其局限性在于无法基于精确且被广泛接受的定量分析方法（如装备有高精度定量分析单元的高效液相色谱，根据 API 紫外光、可见光或荧光波长特征来进行定量分析）确定处方中所含 API 的质量[9]。而吸入剂气溶胶颗粒中 API 质量被各国药品监管机构[6,7] 认为是至关重要的。所以本章，包括整本书的重点在于介绍以 CI 为基础测量吸入剂气溶胶中颗粒粒径的方法。

2.2 级联撞击器不是人体呼吸道的体外模拟

人们经常错误地认为多级 CI 装置测量的 APSD 数据能够直接反映气溶胶颗粒被吸入后在人体呼吸道的分布情况（图 2.2）。

如果 CI 装置能够模拟吸入颗粒在人体肺部分布的话，通过 CI 方法得到的数据就能够在吸入药物（OIPs）临床功效和产品安全性研究中提供可靠的数据。然而，首先要认识到的是 CI 装置根本不能模拟人体肺部环境，因为当颗粒进入肺部以后，有多种作用机理来决定吸入颗粒在肺部呼吸道（HRT）中的分布。若将 ACI 作为一种具有代表性的多层级 CI 装置来看，当把 ACI 层级颗粒收集效率曲线与根据人体肺部生理结构模拟或通过理论计算得出的颗粒收集效率曲线比较时就会发现两者存在着相当大的差异（图 2.3）。

可吸入颗粒的研究者们早在很多年以前就认识到人体肺部呼吸道对吸入颗粒的粒径选择性相对来说是很差的。从环境保护的角度来看[11]，现阶段对可吸入颗粒粒径的划分分别为：（1）PM10，指悬浮于空气中粒径（d_{ae}）小于 10μm 的颗粒；（2）PM2.5，指空气中悬浮的粒径（d_{ae}）小于 2.5μm 的颗粒，这个直径范围的颗粒也与大多数吸入剂产生的气溶胶中颗粒粒径分布相当；

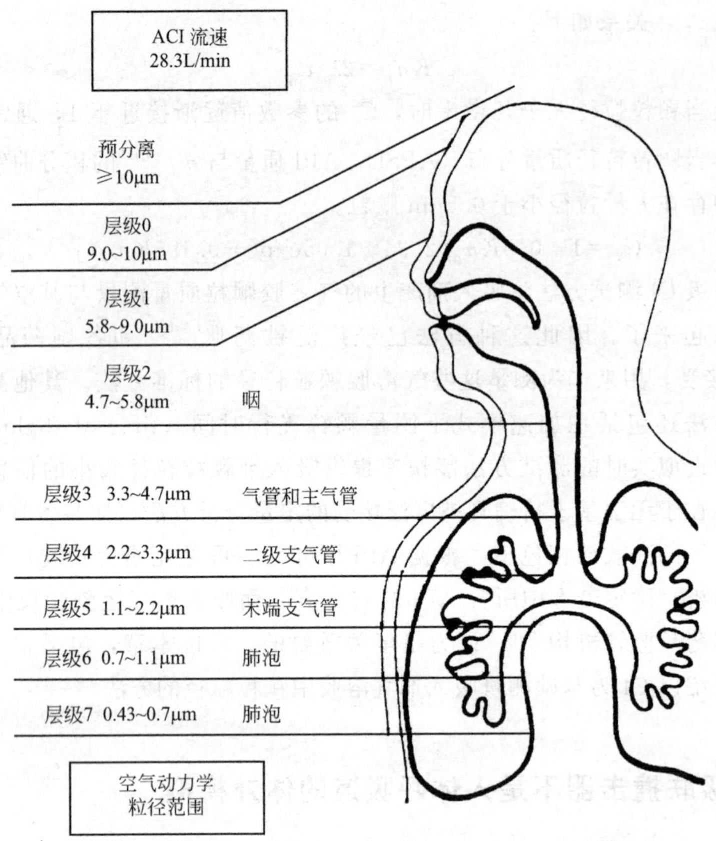

图 2.2 ACI 各层级粒径选择范围与吸入颗粒在人体呼吸道中沉积的假想示意图（改编自 ACI 操作者手册 *operators' manual for the ACI*）

(3) PM1.0，指空气中粒径（d_{ae}）小于 1μm 的悬浮颗粒（大致与气溶胶中产生的超细颗粒粒径相当）。

美国食品药品监督管理局（FDA）于 1998 年起草了关于吸入制剂（OIPs）的化学、生产和控制的工业指南[7]，其中在有关处理从 CI 测试方法得到的数据的章节中提到："从全分辨 CI 测试中得到的数据可以根据产品标示剂量，用各个层级以及其附件中颗粒的质量分数来表示。数据接受标准则可用 CI 装置不同层级或附件中沉积的颗粒质量加和来表示。但是，如使用这种认可标准，要注意的是必须有三至四组层级颗粒 API 质量加和，以确保不同生产批次产品的颗粒粒径分布的一致性。"现行的通则一般要求 CI 装置上组层和下组层收集的颗粒中 API 的质量比为 1.5∶1 或 2∶1。但是需要强调的是，上述的质量比并不会因为药品种类而改变，也不是基于药物作用原理，或者临床实验中的影响因素，诸如患者年龄和治疗方案考虑的。

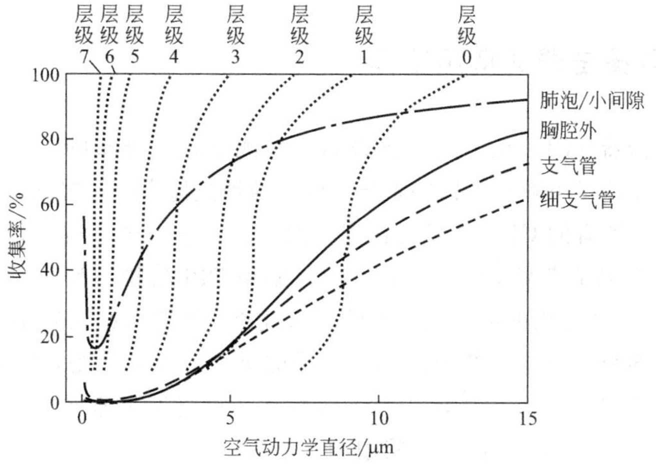

图 2.3 ACI装置各层级颗粒质量收集效率（测试时空气流速 Q=28.3L/min）以及人体肺部各生理结构颗粒收集效率（吸气峰流速 $PIFR$=28.3L/min，吸入空气体积 V=2L；测试对象为健康男性）[10]

对于单剂量吸入制剂的临床测试，相应的欧洲法规指南[6]与加拿大卫生部（HC）指南[12]要求是一致的。这两个指南着重要求测量气溶胶中空气动力学粒径小于5μm颗粒的质量分数；且由于定量测试时API最低测量浓度的限制，其目的也只是收集CI各层级中颗粒质量分布的数据。对于颗粒粒径分布（APSD）的测量，这两个指南中明确指出："单层级的粒径分布数据和不同商业批次中此类数据都需要提供"。然而从产品质量控制的角度来说，基于CI装置层级中颗粒质量加和或逐级数据来评判吸入制剂的产品性能，并不能体现出测试样品中颗粒粒径分布（APSD）的变化。例如，电子颗粒质量从一个加和组别转移到相应的空气动力学粒径增加或减少的相邻组别，必然会造成相应质量转移组中颗粒质量的减少（图2.4）。第7章和第8章中将会对基于上述层级质量加和的产品质量控制分析方法与EDA方法进行比较。

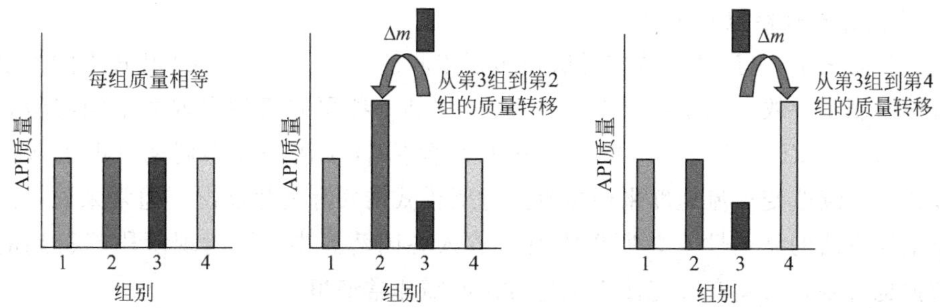

图 2.4 颗粒API质量加和发生改变后造成相邻质量加和组别等量或相反变化

2.3 级联撞击器的适用范围

级联撞击器（CI）从本质上来说是一种测量粒径分布的仪器。其作用原理是利用层流流场里粒子惯性的差异，使颗粒通过撞击收集在固体收集盘表面或液体表面。所有的CI装置只能在固定的气流流速下进行粒径分级。这个特性给DPI产品测试带来了诸多限制。因为驱动DPI药物颗粒从储库装置或胶囊/泡罩中分散和雾化的动力是病人的吸入气流，所以有必要在DPI体外测试时模拟病人的吸气模式。各国药典中接受的折中解决方案是，在DPI吸入剂测试时，CI装置中的起始气流为零，然后在一定气流流速下，使足量的空气通过装置（一般为4L），让气溶胶中的细小颗粒有足够的时间通过整个装置，从而使CI装置能够充分将进入装置中的颗粒根据其粒径分级。但是这个折中方法对样品空气进样量有最低限制，当进样量小于最低要求时，气溶胶颗粒将没有足够的时间通过整个CI装置从而根据粒径被分级。这个最低进样量是人工喉（induction port，IP）的固有容积决定的；如果使用预分离器（preseparator，PS）的话，则是人工喉和预分离器的总固有容积来决定的。欧洲药用气雾剂组（European Pharmaceutical Aerosol Group，EPAG）最近研究表明当将空气进样量调整到接近新一代撞击器（next generation impactor，NGI）的死容积（约为2L）时，气溶胶颗粒粒径分布（APSD）发生了很大的变化[13]。当操作条件定为60L/min时，NGI中微细颗粒（0.94～4.46μm）的质量分数随着空气进样量的减少而减少。这就说明在上述操作条件下，气溶胶中的微细颗粒没有足够时间通过CI装置，从而未沉积于在标准测试条件下能到达的层级。相比之下，ACI对空气进样量的多少没有NGI敏感；在上述测试条件下，其中细颗粒（0.76～6.18μm）质量分数的变化几乎与空气进样量无关。上述现象背后的深层次原因尚不清楚，但相信是与ACI中气流分布不均有关。综上所述，为了确保测试的准确性，应将空气进样量的最小值设置为CI装置总固有容积的两倍。

乍看之下，将CI装置与呼吸模拟器串联使用这种模式与CI装置中的固定流速限制不一致。但是在第12章中会介绍到一些研究机构采取的不同实验方法，通过将CI装置与呼吸模拟器串联来模拟DPI在呼吸半周期（即吸入），或通过连续改变气流速度来模拟潮式呼吸模式的实际使用状况。通常来说，由于上述方法的复杂性[9]，所以没有被收入各国药典中。同时现阶段能得到的数据也有限，因此在决定使用上述方法时需非常谨慎。

与一些光学检测方法，如分析颗粒飞行时间（TOF）、光学颗粒计数器

（OPC）、激光衍射（LD）、相位多普勒粒子分析（PDPA），甚至是显微镜图像分析等[8] 相比，进一步限制 CI 测试技术的因素是其相对受限的粒径分级能力。CI 装置粒径测量分级能力受限于其每个层级可分辨的粒径范围，这个概念会在下文中详细介绍。如 NGI 这种被设计为能优化粒径测量分级能力的装置在 60L/min 的操作条件下，也最多只能提供在 0.5～5.0μm 范围内五个层级的粒径分布（APSD）的信息[14]。若要开发比此粒径分级能力高的 CI 装置，则必然会失败。因为通过其得到的粒径分布数据（APSD）不可避免地包含相邻层级间收集效率-粒径曲线的大量重叠引起的偏差。

2.4　影响级联撞击器性能及采用惯性粒径分级的基本原理

关于经口吸入制剂和鼻腔吸入药物（OINDPs）进行 CI 体外检测的基本原理，Michell 和 Nagel 在 2003 年就详细回顾过[9]。虽然业界对全分辨 CI 系统测量颗粒粒径这种方法，以及其校准和检验付出了相当大的努力[14,15]，试图对上述方法有精准的了解，但其基本原理在多年的理论和实验研究中并没有发生大的变化。

本章介绍级联碰撞理论的目的是让读者了解这种实验方法的背景知识及其优点，更重要的是希望通过第 5 章对基于 AIM 分析方法的阐述，让读者了解 CI 测试的不足和局限。

用于 OIP 检测的经典 CI 装置包含若干个层级（图 2.5），每级都会对恒定流速下进入层级的气溶胶颗粒进行粒径分级。而气流的速度与其体积流量（Q）成比例。理论上，每级撞击器包含一个喷嘴或喷嘴盘。这些喷嘴盘由一个或多个圆形或长方形的小孔组成，同时这些小孔与水平的颗粒收集界面垂直并保持固定的距离。每个层级都会对进入这一层级的颗粒，根据其动量大小的不同进行空气动力学粒径（d_{ae}）分级。粒子惯性大小反映的是当层级中气流方向改变时，粒子随气流流线方向改变的难易程度。

当进气流通过喷嘴盘时，气流流线会在接近收集界面处偏离和分叉。足够大的粒子由于一定的惯性就会偏离流线。采用斯托克斯数（St，无量纲数值）能够准确描述上述过程。其定义为颗粒的制动距离与一个特定尺寸的比值，在上述情况下这个特定尺寸是指喷嘴的直径（W）或多孔板层级所有喷嘴的平均直径。下文中会提到，决定颗粒脱离层级中气流到达收集界面的临界空气动力学直径是由斯托克斯数的平方根来决定的（图 2.6）。

关于撞击器的作用原理在过去几十年中得到长足发展。早期理论是基于纳

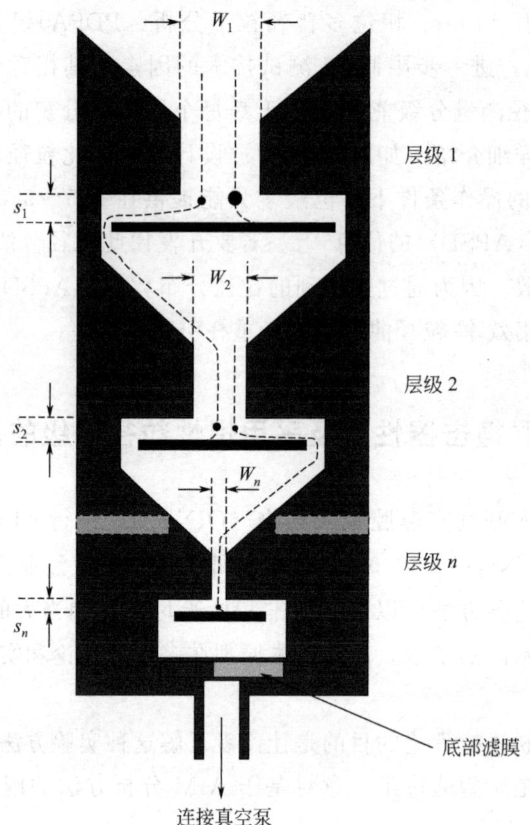

图 2.5 理想的 n 级级联撞击器

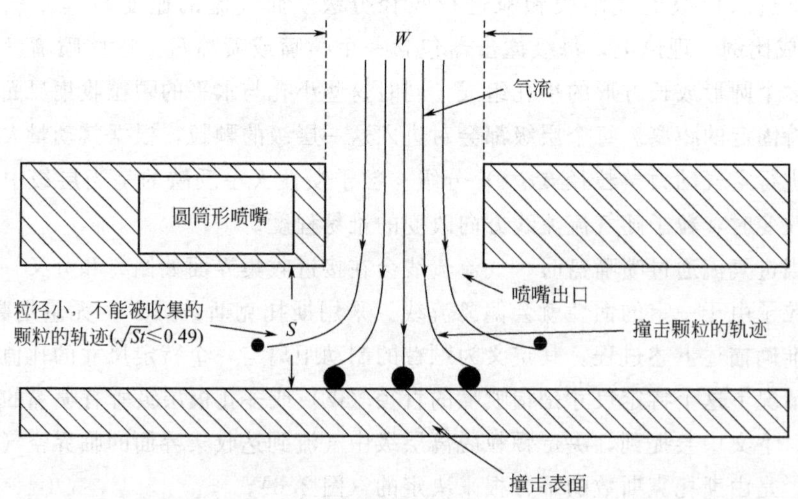

图 2.6 理想单级撞击器中可收集到碰撞界面和未被碰撞界面收集到的颗粒的运动轨迹

维-斯托克斯方程式，在黏度 η、密度 ρ_g、等温和非压缩气体的稳定流场环境中模拟具有简单几何尺寸的单层级“理想化”撞击器得到的。上述模拟是在没有考虑颗粒的情况下进行的。

因此，运用牛顿运动方程可以模拟不同粒径颗粒在理想撞击器中的运动方式。上述方法最终可以用来评价颗粒在具有不同喷嘴尺寸（直径：W；长度：L）或不同喷嘴到收集界面距离（S）时撞击器中颗粒的运动和粒径分布[16]。在 CI 装置中，每个层级内的气流一般都假设是层流。但若要模拟人工喉进口处的气流和颗粒运输方式，就需要借助合适的湍流模型，如采用低雷诺数（low Reynolds number，LRN）的 κ-ω 方法。该方法能准确预测过程中的压力差、速率、过渡流和湍流剪切应力[17]。

在只有单个喷嘴的理想撞击器中（图 2.5），颗粒的斯托克斯数（St）与喷嘴的直径（W）有关，根据颗粒球形当量直径（d_p），通过一系列一致的测量单位，表达为如下的方程式：

$$St=\frac{\rho_p C_c d_p^2 U}{18\eta W} \tag{2.6}$$

式中，U 为颗粒的线速度，当通过撞击器的流速恒定时，这个参数可以被认为就是颗粒周围气流的速度。坎宁安滑移修正系数（C_c）则考虑了粒径与周边气流平均自由程接近的颗粒的快速沉积，并可通过式（2.4）和式（2.5）来计算。

理想化层级的颗粒收集效率（E）以质量分数的形式来表示，会在 0～100%的范围内逐步增加。在实际运用中，一个具有良好设计的层级，颗粒收集效率在 0～95%范围内应是 St 或 d_p 的单调函数，函数最大斜率会出现在收集效率为 50%的时候（图 2.7）。

颗粒收集效率达到 50%时对应的粒径被定义为分级粒径（$d_{p,50}$）或有效截止直径，可用以下公式表达：

$$\sqrt{C_{c,50}}\,d_{p,50}=\left[\frac{9\eta n W}{\rho_0 U}\right]^{1/2}\sqrt{St_{50}} \tag{2.7}$$

若使用体积流速（Q）的话，上述公式则可变为：

$$\sqrt{C_{c,50}}\,d_{p,50}=\left[\frac{9\pi\mu n W^3}{4\rho_0 Q}\right]^{1/2}\sqrt{St_{50}} \tag{2.8}$$

对于一个具有喷嘴数为 n 的多喷嘴层级来说，式（2.7）和式（2.8）中的 d_p 可以用更常用的空气动力学粒径 d_{ae} 来代替。空气动力学粒径可以由式（2.3）计算得出。

对于层级的收集效率和粒径分级来说，通常我们认为收集的大于 d_{50}（也

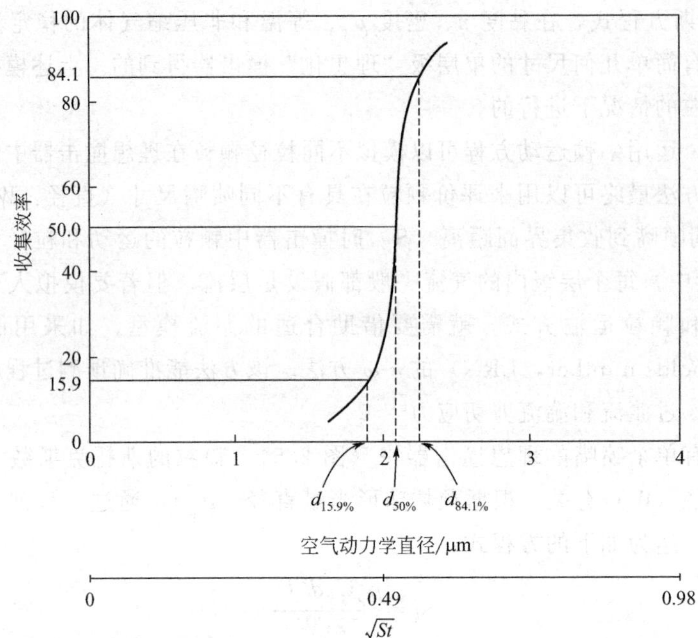

图 2.7　理想单层撞击器收集效率曲线

就是大于收集效率 E 为 50%时对应的颗粒粒径）颗粒质量总和与未被收集界面收集的颗粒质量总和互补。因此层级的分级粒径在空气流速一定的情况下是一个常数。粒径大于 d_{ae} 的颗粒会被收集界面全部收集，粒径小于 d_{ae} 的颗粒则会穿过这一层级。一个 CI 装置中某个层级收集效率曲线的好坏可以通过其几何标准差（$GSD_{层级}$）来反映，这个参数与对数正态分布函数的性质相似，可通过式（2.9）来描述：

$$GSD_{层级}=\sqrt{\frac{d_{84.1}}{d_{15.9}}} \tag{2.9}$$

若 CI 装置中某一层级具有理想状况下的 $GSD_{层级}$ 数值，则该层级被认为具有对进入颗粒进行分级的最理想状态。但是在实际情况中，$GSD_{层级}$ 理想值一般小于 1.2。对于经典的 CI 装置来说，特别是对空气动力学直径大于 5μm 颗粒进行分级的层级来说，$GSD_{层级}$ 值总是大于上述值。因为当颗粒在这些层级中被分级时，除了颗粒动量以外，其自身重力沉降也会对分级过程产生重大影响。层级的截止粒径（d_{50}）和几何标准差 $GSD_{层级}$ 可以使用已知空气动力学粒径为 d_{ae} 的均一单粒径颗粒来校准和测定；但此过程非常耗时，同时对操作精确度有很高要求[18-20]。因此一种名为“档案校准”的方法被广泛应用。

这种方法依靠在 CI 装置生产过程中，使其每个层级的尺寸（主要是喷嘴尺寸）与该层级的标准值最大程度上保持一致来实现。通过这种方法，可以避免在生产和使用中对每一个 CI 装置进行校准。这种方法在 NGI 研发的早期阶段就被首次使用，用于对 100、60 和 30L/min 流速条件下的粒径分级性能进行校准[21]；而后又在 15L/min 的流速条件下进行校准测量，从而使 NGI 方法可用于测量雾化器产生的气溶胶液滴大小[22]。表 2.1 列出了 NGI 在不同流速下各层级的 d_{50} 和 $GSD_{层级}$ 标准值。

表 2.1　不同流速下 NGI 各层级分级粒径 d_{50} 和 $GSD_{层级}$ 的标准值

Q	15L/min		30L/min		60L/min		90L/min	
层级	d_{50}	$GSD_{层级}$	d_{50}	$GSD_{层级}$	d_{50}	$GSD_{层级}$	d_{50}	$GSD_{层级}$
1①	14.1	1.39	11.7	1.34	8.06	1.33	6.12	1.35
2	8.61	1.16	6.40	1.19	4.46	1.21	3.42	1.26
3	5.39	1.15	3.99	1.21	2.82	1.24	2.18	1.27
4	3.30	1.12	2.30	1.11	1.66	1.17	1.31	1.22
5	2.08	1.14	1.36	1.11	0.94	1.17	0.72	1.20
6	1.36	1.13	0.83	1.14	0.55	1.15	0.40	1.28
7	0.98	1.12	0.54	1.17	0.34	1.20	0.24	1.38

① 此数值是在装有美国/欧洲药典标准的人工喉情况下得出的。若使用预分离器，结果则会略微不同。

表 2.2 中列出了被广泛用于测量气雾剂（MDI）的 ACI 装置在 28.3L/min 条件下各层级等价于标准值的数据。但是，到目前为止，还没有任何关于 ACI 装置的标准值，因此表中使用的 d_{50} 和 $GSD_{层级}$ 实际值是基于 1989 年 Vaughan 提出的历史数据[19]。从那时起，这些 d_{50} 数据一直与 ACI 生产厂家采用的数据进行比较，以此保证每个 ACI 装置的质量。应当注意，在 ACI 各级截止粒径的描述中使用标称值是种惯例。然而，Stein 和 Olson 对 1995 年以前生产的撞击器调查后发现，这些撞击器层级喷嘴尺寸与标准值存在着巨大差异。造成这些差异的因素包括精确度欠缺的生产工艺，以及日常使用中的磨损（如腐蚀/堵塞）[23]。本章随后将详细介绍准确理解每个层级收集效率曲线的重要性，因为这是通过去除全分辨 CI 装置中间层级获得简化 CI 装置的核心。

表 2.2　ACI 装置在 28.3L/min 流速条件下各层级 d_{50} 和 $GSD_{层级}$ 值

层级	d_{50} 标准值	d_{50} 校准值	$GSD_{层级}$ 校准值
0	9.0	9.0	1.15
1	5.8	6.0	1.17

续表

层级	d_{50} 标准值	d_{50} 校准值	$GSD_{层级}$ 校准值
2	4.7	5.7	1.20
3	3.3	3.1	1.22
4	2.1	2.1	1.20
5	1.1	0.9	1.23
6	0.7	0.6	1.21
7	0.4	未测量	未测量

关于撞击器的基本理论，Marple 和 Liu[16] 以及 Rader 和 Marple[24] 确定了当某个层级收集效率为 50%（E_{50}）时，对于设计良好且喷嘴为圆形的层级来说，在颗粒动量为粒径分级的主要动力的条件下，斯托克斯数平方根（$\sqrt{St}$，定义为$\sqrt{St_{50}}$）的值应该接近于 0.49。基于这个前提，虽然药典中提到的撞击器各级喷嘴为圆形，但是其他形状，诸如长孔形喷嘴也是可以使用的。但值得注意的是，其他因素对 CI 装置粒径分级能力有着重要的影响。例如，用来描述层级几何结构的喷嘴到收集界面间距与喷嘴直径的比值（S/W）等。当 S/W 值在 1.0～10 时，S/W 值若产生微小变化，$\sqrt{St_{50}}$的值不会发生变化。同时由式（2.10）定义的气流无量纲雷诺系数（Re_f）应在 500～3000 的范围内，从而达到减小 $GSD_{层级}$ 值的目的。通过对 Marple 等在 1998 年对 ACI 设计信息的总结[26] 会发现，上述标准有可能过于严苛了[25]。如 ACI 装置中某几个层级虽没达到上述标准，但却能有效地对进入颗粒进行粒径分级（表 2.3）。

除了 S/W 的值以外，喷嘴长度（T）与喷嘴直径（W）的比值也会影响层级的粒径分级效率，如当 T/W 值增大时，$\sqrt{St_{50}}$ 值会相应减少[16]。但这个比值对市售撞击器影响很小，因其 T/W 通常小于 10[25]。

表 2.3 ACI 在 28.3L/min 流速下的原始参数[26]

层级	0	1	2	3	4	5	6	7
d_{50}①/μm	9.0	5.8	4.7	3.3	2.1	1.1	0.65	0.43
Re_f	163	221	110	141	188	292	394	782
S/W②	0.4	0.54	2.37	3.05	4.07	6.32	8.54	8.54
X_c	—	—	1.2	0.93	0.69	0.44	0.33	0.16

① 截止粒径的标准值。

② S 的标准值为 1.6 mm（表 2.5）。

对于具有多个喷嘴的层级设计来说，在层级中很有可能会产生交叉流。其产生原理是当气流从处于中心位置的喷嘴中喷出并向外流动时，会与从边缘喷嘴喷射出的气流相遇，使其不能最终到达层级收集界面，从而产生交叉流[28]。当这种情况发生时，原本能被收集界面收集的颗粒会被交叉流夹带至别处（或其他层级）。从而能解释多层级撞击器层级之间的颗粒损失，以及测量小粒径颗粒的误差。这个无量纲的交叉流（cross-flowparameter，X_c）可以通过以下公式来描述：

$$X_c = \frac{nW}{4D_c} \tag{2.10}$$

式中，n 为层级喷嘴数；W 为喷嘴直径的标准值；D_c 为撞击器层级中喷嘴集群的直径。表 2.3 中列出了 Vaughan 提出的 ACI 装置校准数据，其中包括了 X_c 的值[19]。

根据定义可知，若 CI 装置的设计不变，X_c 的值与设计流速无关。在本章后续会介绍到的 Marple-Miller 撞击器 150 和 160 型号，以及 NGI 就是属于这种情况。一般来说，X_c 的值应小于 1.2，这样就可以避免因交叉流导致颗粒附着于装置内表面带来的质量损失。现在市面上通常使用的用于吸入制剂测试的撞击器都符合这个标准。但 ACI 第 2 级是个例外，其 X_c 值为 1.2。

在 2000 年，出于 DPI 性能测试的目的，Nichols、Smurthwaite[29] 和 Nichols 等人[30] 拓展了 ACI 性能，将其应用于高流速的测试条件。在 60L/min 流速下，底部的第 7 级被去除，由放置在 0 级上方的 −1 级所代替。若在 90L/min 条件下，第 6 级同样要被移除并且被 −2 级所取代（表 2.4）。

表 2.4 在 28.3L/min 设计流速下和在 60、90L/min 流速下 ACI 各级 d_{50} 值的对比[27]

层级	28.3L/min	60L/min	90L/min
−2	—	—	8.0
−1	—	8.6	6.5
0①	9.0	6.5	5.2
1	5.8	4.4	3.5
2	4.7	3.2	2.6
3	3.3	1.9	1.7
4	2.1	1.2	1.0
5	1.1	0.55	0.22
6	0.7	0.26	—
7	0.4	—	—

① 在 60L/min 和 90L/min 条件的第 0 级是经过特殊加工，从而能在其上安放附加层级。其参数和性能没有改变。

第一1级含有96个喷嘴，每个直径是4.5mm，然而第一2级含有95个喷嘴，每个直径是5.5mm。重要的是，在2004年，Byron等人公布了ACI装置生产图纸改变后得到的最终数据，淘汰了沿用已久的ACI经验数据，从而使该类装置的生产更加可靠[31]。表2.5总结了上述变化及表2.3中列出的高流速下ACI参数。

表2.5 现行ACI在28.3、60、90L/min流速下的设计参数

层级	−2①	−1①	0	1	2	3	4	5	6	7
W/mm	5.50	4.50	2.55	1.89	0.914	0.711	0.533	0.343	0.254	0.254
N	95	96	96	96	400	400	400	400	400	201
28.3L/min下的Re_f	—	—	163	221	110	141	188	292	394	782
60L/min下的Re_f	—	194	346	469	233	299	399	619	835	—
90L/min下的Re_f	241	291	518	703	350	448	598	929	—	—
所有流速下的S/W②比值	0.29	0.36	0.63	0.85	1.75	2.25	3.00	4.66	6.30	6.30
所有流速下的X_c值	N/A	N/A	N/A	N/A	1.2	0.93	0.69	0.44	0.33	0.16

① −2和−1层级数据由Mike Smurthwaite（Westech Instrument Services，UK）提供，2011——其他数据由Byron等人[27]提供（经授权使用）。

② 用于S/W运算的S标准值是1.6mm，但在1.5mm到1.7mm之间的值也可在个别装置上观察到。

ACI参数值在不同的报告中仍然可以看到微小的差别和分歧。例如某制造商用户指南规定在90L/min流速下第5级的d_{50}应为0.44μm（BGI，Waltham，MA，USA）。尽管似乎这个参数值不受技术参考支持，但它更接近在60L/min流速下的推算值0.55μm。根据表2.4中的数据，在60L/min流速下第6级的d_{50}值和90L/min流速下第5级的d_{50}值，比之前由低流速数据推得的值小很多。尽管ACI相关使用手册引用了在28.3L/min流速下ACI Vaughan校准数据[19]，但实际上Vaughan指出第2级的d_{50}值是5.7μm而不是普遍接受的4.7μm。值得注意的是，最近Roberts使用与NGI装置校准标样类似的均一直径颗粒标样，通过更严密的校准方法确认了在28.3L/min流速下ACI装置第2级d_{50}值为4.7μm[32]。另外需了解的是，Roberts的实验中所采用的喷嘴到收集盘的距离（S）为1.6mm[14]。

综上所述，现有的文献表明由于制造时间不同，市售的ACI装置存在差异，同时由于基本设计的原因，使其在性能特征上存在着某些不确定因素。

作为欧洲药典所接受的吸入剂气溶胶空气动力学评价的标准设备之一，多级液体撞击器（multistage liquid impinger，MSLI）除第4级外，其他所有层级的S/W值都低于推荐范围，Re_f的值普遍高于在30L/min流速下ACI的等同值。表2.6概括了在不同流速下MSLI的设计参数[33]。

表 2.6　不同流速（Q）下与 MSLI 装置中 4 个层级相关的气流雷诺系数（Re_f，无纲量单位）

流速/(L/min)	层级	1	2	3	4
	S/W	0.38	0.39	0.50	2.22
	X_c	N/A	N/A	N/A	N/A
20		1132	2018	3552	1485
30		1701	3030	5334	2250
40		2267	4043	7115	3002
50		2835	5049	8886	3749
60		3401	6061	10667	4500
70		3962	7073	12449	5252

在使用 MSLI 的过程中，颗粒被捕获到用于回收和取样分析的液体中，从而避免了颗粒反弹和二次夹带。然而，这种设计会导致颗粒收集效率曲线较差，因此对颗粒粒径的选择性较差。如表 2.7 所示，与 NGI 或 ACI 相比，其 d_{50} 值更易因 S 或 W 值的细微变化而变化。

表 2.7　在 60L/min 流速下 MSLI 中各级的 d_{50} 值（μm）[26]

层级	1	2	3	4
d_{50}	13.0	6.8	3.1	1.7

基于 Miller[34] 和 Marple 等人[35] 的原设计，被收录于美国药典的 Marple-Miller 系列 5 级撞击器（MMI）目前有三种型号。一种低流速版（150P 型）是 20 世纪 90 年代末开发的，用来模拟呼吸较弱的病人使用气雾剂（MDI）及其附加装置时（4.9 和 12L/min）的测试情况[36]。此种设计能使 MMI 在 4.9～90L/min 的流速范围内进行粒径分级，其各级分级粒径（d_{50}）能有效地涵盖吸入制剂各类型产品的粒径范围（表 2.8）。由这些不同型号 CI 装置得到的各层级收集效率曲线，无论是用 d_{ae} 或 $\sqrt{St}$ 来计算都非常灵敏，同时 $GSD_{层级}$ 值也小于或低于 1.2（表 2.9）。

表 2.8　Marple-Miller 撞击器各层级分级粒径

层级	型号与设计流速				
	150P		150	160	
	4.9L/min	12L/min	30L/min	60L/min	90L/min
1	10	10	10.0	10.0	8.1
2	7.2	4.7	5.0	5.0	4.0

续表

层级	型号与设计流速				
	150P		150	160	
	4.9L/min	12L/min	30L/min	60L/min	90L/min
3	4.7	3.1	2.5	2.5	2.0
4	3.1	2.0	1.25	1.25	1.0
5	0.77	0.44	0.63	0.63	0.5

表 2.9 在流速为 4.9、12.0、30、60 和 90L/min 时 Marple-Miller 装置的设计特性

型号	参数	流速/(L/min)	层级 1	层级 2	层级 3	层级 4	层级 5
150/160	Re_f	30,60	3160	1240	1240	1260	1260
		90	4740	1860	1860	1890	1890
	S/W	30,60,90	1.0	1.0	1.0	1.2	2.5
	X_c	30,60,90	N/A	0.37	0.37	0.37	0.36
150P	Re_f	4.9	918	539	453	386	548
		12.0	1765	1320	1109	945	1342
	S/W	4.9	1.71	5.36	4.43	3.84	5.03
		12.0	1.31				
	X_c	4.9,12.0	N/A	0.18	0.21	0.25	0.17

上述 CI 装置是首例为吸入制剂产品测试专门设计的，采用收集杯进行颗粒收集从而提高效率。然而，颗粒中 API 的回收可能比那些具有简单几何结构的收集盘更加困难，因为回收过程已不仅仅局限于将颗粒溶解并收集样品这一简单过程。160 型（高流速）Marple-Miller 装置是用在 60～90L/min 流速下的测试标准装置。与 160 型 MMI 装置相比，150 型装置每级只有 160 型喷嘴数量的一半，可用于替换 30～60L/min 流速下用来测试气雾剂（MDI）的 ACI 装置。

尽管 MMI 装置不像 ACI、NGI 或者 MSLI 一样被广泛接受，但根据 Marple 等的介绍，使用 150 和 160 型装置时内部颗粒损耗，在最糟糕的测试情况下（$4\mu m < d_{ae} < 6\mu m$）也不会多于进入其层级颗粒总质量的 5%。微细颗粒的损耗低于 1%，大颗粒损耗低于 2%[35]。这些是根据利用单分散液滴校准测试得到的。

后续研究表明，当做好在收集界面覆盖硅胶油等黏性物质的措施预防颗粒反弹和二次夹带后，在 60L/min 条件下，至少一种 DPI 产品（Bricanyl

Turbuhaler®，AstraZeneca，瑞典）的测试结果[37] 与 Marple 等关于 MMI 装置中内部颗粒损耗的数据相符[35]。同样，低流速条件下使用 MMI 装置测试两种气雾剂（MDI）的研究表明[36]，其装置内部颗粒质量损耗同样小于 5%。

总而言之，除了 MSLI，设计撞击器时，在确定喷嘴盘与收集界面距离时还是具有一定灵活性的。这种灵活性被广泛应用于进行吸入制剂测试的 ACI 和 NGI 上。对用户来讲更重要的是，这种灵活性使得用户在对收集界面进行黏性物质涂层时有更大的自由度，也就是说涂层厚度的微小变化不太会影响这一层级的颗粒收集效率。

正如将在第 10 章探讨的，对于 MDI 和 DPI 产品的气溶胶来说，减小在测试时由于颗粒反弹或被气流从收集界面吹走所产生的实验误差是至关重要的。

NGI 代表了当今 CI 装置设计的工艺水平。设计者们基于 Marple-Miller 装置系列的经验，确保所有层级都能满足 S/W 比值要求（表 2.10）。同样，3～7 层级和 MOC 的多喷嘴设计确保了其 X_c 值显著低于 1.2。在低流速条件下，对微细颗粒进行分级的层级，其 Re_f 值一般都小于 500[38]。然而，根据其设计方案，在 30～100L/min 的操作条件下，NGI 所有层级收集效率曲线的重叠度很小[21]。即使在用于对雾化器进行测试的 15L/min 的条件下时，其层级收集效率曲线仍符合粒径分级的标准[22]。但是在 15L/min 的条件下，MOC 需内置滤纸或在其后外接一个过滤器[22]。

表 2.10 在各流速校准条件下，NGI 各层级的 X_c、S/W、Re_f 和 d_{50} 值

所有流速								
层级	1	2	3	4	5	6	7	MOC①
X_c	N/A②	N/A②	0.35	0.41	0.61	0.84	0.85	0.94
S/W	1.0	2.0	3.0	3.0	3.0	3.1	4.9	7.1
流速 Q=15L/min								
d_{50}	14.1	8.61	5.39	3.30	2.08	1.36	0.98	不使用
Re_f	1482	724	404	338	230	167	166	
流速 Q=30L/min								
d_{50}	11.8	6.40	3.97	2.30	1.36	0.83	054	0.36
Re_f	2938	1435	801	669	455	328	324	149
流速 Q=60L/min								
d_{50}	8.06	4.46	2.82	1.66	0.94	0.55	0.34	0.14
Re_f	5876	2870	1602	1339	909	757	647	298

续表

所有流速								
层级	1	2	3	4	5	6	7	MOC[①]
流速 Q=100L/min								
d_{50}	6.12	3.42	2.18	1.31	0.72	0.40	0.24	0.07
Re_{f}	9793	4783	2671	2231	1515	1095	1079	496

① MOC 微孔收集器——作为滤纸收集的替代解决方案。注意其截止粒径对应于 80%收集效率时的值（d_{80}）而不是采用滤纸收集（不是碰撞层级）时的相应值。

② 单一喷嘴几何结构，交叉流参数并不适用。

如图所示，ACI［图 2.8(a)］，MSLI［图 2.8(b)］和 MMI［图 2.8(c)］装置的收集平面排列方式或多或少是与水平面垂直的。然而 NGI 的收集盘是水平或相邻放置的［图 2.8(d)，(e)］。选择这种设计的初衷是为了方便日后自动或半自动化操作。

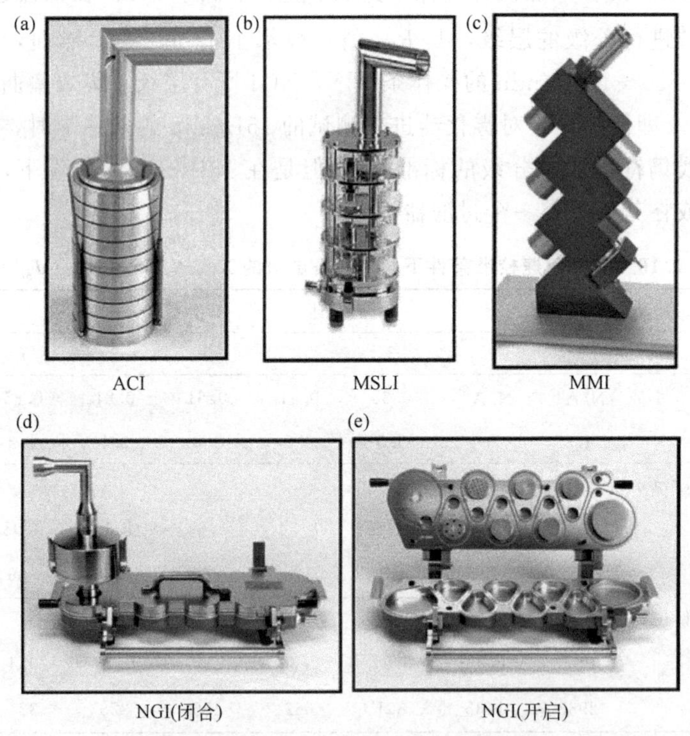

图 2.8 (a) ACI；(b) MSLI；(c) MMI；(d) 和 (e) 是 NGI 的外观

多级 CI 装置的作用主要是将进入装置中的气溶胶颗粒按空气动力学直径

从大到小进行分级。装置中气流的线性速度（U）也随着层级分级粒径的减小而逐步增大。流速的增加主要是通过减小层级喷嘴孔径（W）来实现的。同时各个层级喷嘴孔的数量（n）是可以调节的，从而使每个层级，特别是对微细颗粒分级的层级分级效率达到优化，并可降低层级之间的压力差。值得注意的是，对粒径大小相差 10 倍的颗粒来说，在其粒径范围内若使用五组或以上的层级，会取得适得其反的效果。因为相邻层级会由于其非理想的收集效率曲线，而相互影响颗粒收集效率。所以 NGI 的设计方案从实际出发，在 0.5～5μm 的空气动力学直径（d_{50}）范围内只使用了 5 个层级，从而使 NGI 适用于 30～100L/min 范围内多个流速条件[38]。

2.5　层级分级直径（d_{50}）与层级数相符时，由于假设收集效率为阶梯函数而有可能出现的偏差

在前面的章节中，总结了使用最广泛的 CI 装置的性能特性。这种描述是基于假设每个层级的 d_{50} 值恰好为该层级分级时所对应的空气动力学直径。因此，粒径分布（APSD）数据通常是以各层级不同的 d_{50} 值作为横坐标，而这个层级收集的颗粒粒径则被认为是大于其分级粒径。基于这样的假设，可以计算出表示粒径分布曲线的 *MMAD* 和 *GSD* 值，从而分别了解曲线的集中趋势和离散度。需要注意，*GSD* 的计算依据是假设在大多数情况下对吸入剂产生的气溶胶粒径分布呈单峰对数正态分布的条件下计算得出的。

CIs 也被广泛应用于大气气溶胶研究中，许多课题组利用已被广泛接受的方法解决了非理想状况下的层级收集效率描述问题，这些方法基于已知层级收集效率曲线函数形式情况下的 MPS 数据反演[39-41]。然而，这种方法直到最近才被用于吸入剂气溶胶的评估。CI 装置简化看起来是很合理的一种方式，因为此时任何全分辨 CI 条件下有可能发生的相邻层级收集效率曲线重叠的问题都已不复存在。

Roberts 和 Mitchell 由此从理论上评估了当标准 ACI 和 NGI 中层级收集效率曲线的阶梯函数发生改变时所带来的潜在影响[42]，并对简化的 ACI 和 NGI 装置进行了同样的评估[43]。在标准 CI 装置的分析中，他们假定气溶胶进入 NGI 或 ACI 后，颗粒具有已知的 *MMAD* 和 *GSD*，且为对数正态分布，这项假设很贴近大多数吸入制剂的实际情况。在此基础上，沉积在第“*N*”层级的颗粒质量分数可由以下公式来表达：

$$f_N = \frac{1}{\sqrt{2\pi}} \frac{1}{\ln\sigma_g} \cdot \int_0^{\infty} \frac{1}{x} exp\left[-\frac{1}{2}\frac{(\ln x - \ln[MMAD])^2}{(\ln\sigma_g)^2}\right] \cdot$$
$$E_N(x)\{[1-E_0(x)][1-E_1(x)]\cdots[1-E_{N-1}(x)]\}dx \quad (2.11)$$

式中，σ_g 为几何标准偏差（GSD）；$E_0 \sim E_N$ 为 CI 装置 0～N 级的分级效率曲线。

随后他们开发了 NGI 和 ACI 实际层级效率曲线的分析模型。对于 NGI，这些都是基于 Rader 等描述的双曲正切函数形式[40] 来计算此模型中气溶胶在理想状况下每个层级中的分布：

$$E_i(d_{pc}) = \tanh\left[\left(\frac{d_{pc}}{Y_i}\right)^{z_i}\right] \quad (2.12)$$

其中 d_{pc} 是经滑动因子校正过的颗粒粒径，可按照以下公式计算：

$$d_{pc} = d_p\sqrt{\frac{\rho_p}{\rho_0}}\sqrt{C_c} = d_{ac}\sqrt{C_c d_{ac}} \quad (2.13)$$

Y_i 和 Z_i 是每个撞击层级的最适参数，式（2.12）中符合 NGI 归档校准数据的参数收录在 Roberts[14] 的相关补充信息中，具体可查阅如下文献：Roberts D L. Theory of Multi-Nozzle Impactor Stages and the Interpretation of Stage Mensuration Data.

对于 ACI，流速在 28.3L/min 条件下，Robert 和 Mitchell 使用 Gulak 等开发的指数函数[44] 来描述级效率曲线：

$$E_i(d_{ac}) = \frac{1}{1+\exp(A_i d_{ac} + B_i)} \quad (2.14)$$

表 2.11 列出了 Vaughan 对 ACI 校准数据最为匹配的 A_i 和 B_i 的参数值。

表 2.11 当流速为 Q＝28.3L/min 时，ACI 各级收集效率曲线参数

层级	A/μm^{-1}	B(无量纲)
0	−1.324	12.51
1	−1.874	11.39
2	−1.928	9.604
3	−2.808	9.329
4	−4.494	9.668
5	−8.258	8.787
6	−14.82	9.483
7	−17.76	7.725

把计算得出的颗粒粒径分布的 *MMAD* 和 *GSD* 参数与相应理想条件下吸入剂产生的气溶胶进行比较后发现（使用 CITDAS® 软件，版本 3.00，Copley Scientific，英国诺丁汉），*MMAD* 的差异不超过 5%，*GSD* 的差异不超过 11%（表 2.12）。两者结果之间的差异，并非由层级非理想收集效率曲线造成的，而是由对数正态曲线拟合时两点线性化的误差造成的。这些差异在气溶胶 *MMAD* 值与层级 d_{50} 值差异不大时更为明显。

表 2.12　用 CITDAS® 软件中 ACI 和 NGI 生成的值与输入的 *MMAD* 和 *GSD* 值相比[42]

输入的粒径分布		ACI，流速 Q=28.3L/min		NGI，流速 Q=30L/min	
MMAD/μm	GSD	*MMAD*/μm	GSD	*MMAD*/μm	GSD
1.10	2.0	1.16	1.98	1.10	2.00
2.50	2.0	2.53	1.99	2.57	2.08
4.00	2.0	3.96	1.93	4.12	2.07
5.00	2.0	4.77	1.96	5.02	2.06
4.00	1.5	4.00	1.50	4.17	1.57
4.00	1.2	3.98	1.26	4.13	1.33

图 2.9 展示了输入数据与理论计算所得的气溶胶粒径分布（*MMAD* 和 *GSD* 分别为 5μm 和 2.0）之间的差别。此时，造成输入数据与理论计算所得的气溶胶粒径分布差异的主要原因是粒子在相邻层级收集效率曲线的重叠。由 NGI 数据所计算出的粒径分布与输入数据非常接近，而 ACI 计算出的粒径分

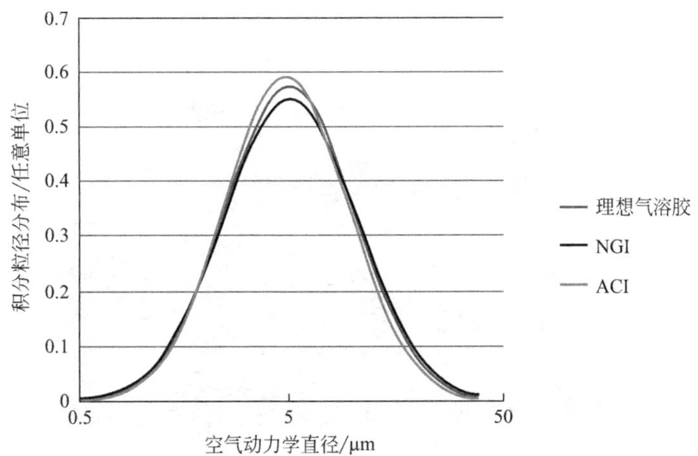

图 2.9　输入颗粒粒径分布和根据理想化吸入制剂气溶胶计算得出的粒径分布（单峰，粒径为对数正态分布，*MMAD* 为 5μm，*GSD* 为 2.0）[42]

布稍微向小粒径范围迁移。这种迁移主要是由于 ACI 中第 2 级与第 1 级和第 3 级的粒径分布值明显重叠造成的。重叠现象的出现很可能是因为在 d_{50} 值处每条收集效率曲线具有对称性。在这种情况下，与颗粒结合后达到可捕获大小的颗粒中 API 质量与可穿透层级的细颗粒中 API 质量相互抵消。

Roberts 和 Mitchell 认为这些差异对于理解吸入剂产生的气溶胶粒径分布来说可能并不重要[42]。他们这个看法是基于 EMA 近期出版的行业指南的相关内容，其中规定，在递交药品注册申请时，体外实验的差异范围在±15%之间时，就可以认为是等效的（即原产品和仿制品在目标剂量和 CI 装置中各层级数据一致[44]）。

在后续对简化的 ACI 和 NGI 系统的评估中，Roberts 和 Mitchell 采用相同的方法来比较简化及标准 CI 装置的计算结果[43]。需要注意，相较于相同设计的标准 CI 装置来说，简化的 CI 装置中层级与相邻层级的收集效率曲线重叠会大大减少甚至消失。然而，对于测试相同的气溶胶，简化的 CI 装置所得出的粒径分布与标准 CI 装置中对应层级所得数据不同。即使简化 CI 装置的部分层级与标准 CI 装置相同，这种情况也会出现。

当 ACI 在 28.3L/min 的情况下操作时，只需比较标准 ACI 中各级收集效率曲线与同等条件下简化 ACI 中相应剩余层级的收集效率曲线即可。对于简化 ACI，微细颗粒和超细颗粒的质量分数是标准 ACI 中第 2 级、第 5 级和最终滤纸中收集颗粒质量与目标剂量的比值（为了保持一致性，简化 ACI 装置中层级的标号与标准装置中相同）。尽管第 2 级在简化 ACI 中是物理意义上的第 1 级，它其实是标准 ACI 中的第 2 级。如图 2.10 所示，ACI 装置中

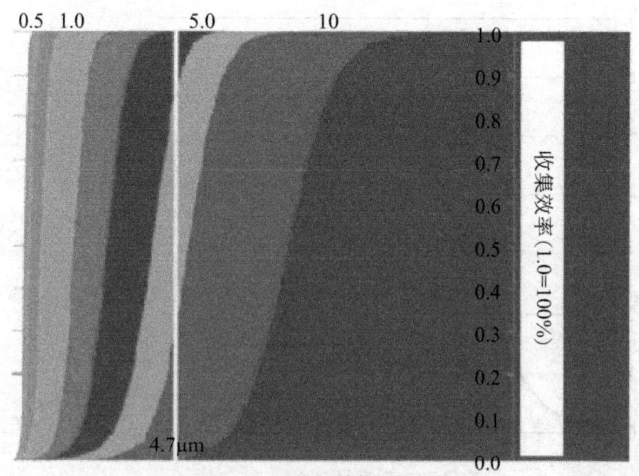

图 2.10 基于 Vaughan[19] 的校准数据，在 28.3L/min 条件下，标准 ACI 各层级收集效率曲线[42]

所有层级都被使用时，第1级、第3级的收集效率曲线与第2级的曲线重合性很高。也就是说一个4.7μm粒径的颗粒都有可能被第1、第2或第3级所捕获。

然而，当只使用第2和第5级时，这两个级之间收集效率曲线没有重叠；换句话说，4.7μm直径的颗粒或被第1级捕获或通过第1级（图2.11）。因此，本来在标准ACI中有可能沉积于第1、第2或第3层级的颗粒，在简化ACI装置中会更多地接近第2级。于是，与第1级存在时相比，也会有更多的颗粒可以通过简化ACI装置的第2级。

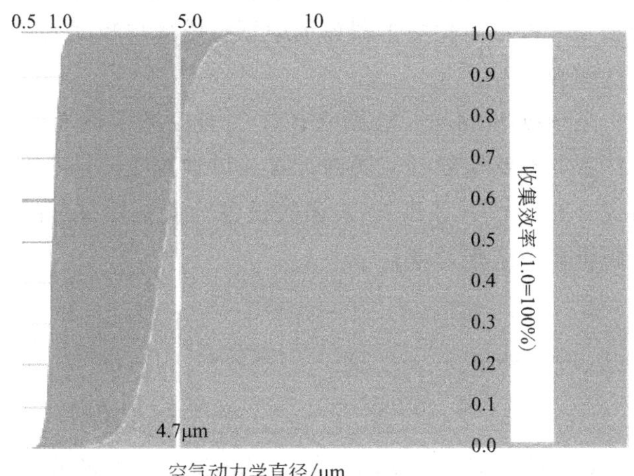

图2.11 基于Vaughan的校准数据[19]，在28.3L/min流速下ACI第2和第5级收集效率曲线[43]

由此得出结论，在没有0级和1级的情况下，标准ACI系统0、1、2级收集的颗粒质量总和不会与简化的ACI装置的第2级收集的颗粒质量相等。

从理论上解释上述现象与前文解释标准ACI数据的方式极为相似[42]。当然分析解释此种现象的前提是进入简化的ACI装置的气溶胶中颗粒粒径分布为单峰并成对数正态分布。

若计算粒径呈对数正态分布的气溶胶在一个移除了部分层级的撞击器中的层级分布，式（2.15）中代表层级收集效率函数$E_f(x)$都需设为0，并通过式（2.12）来计算剩余各层级中颗粒质量的分布。

Roberts和Mitchell考查过一种简化的NGI装置。这个装置是通过移除NGI第3与第6级中间的层级，并用特殊收集杯将气流从NGI第3级引入第6级入口来达到简化的目的。该NGI的配置与Svensson和Berg研究中的描述相似[45]。在这种情况下，简化 NGI 很像是一个标准 NGI 但级数更少。值得注意的是，在上述分析中，Mitchell 和 Roberts 参考了快速筛分式撞击器(FSI，MSP Corp. St Paul、MN、USA)，而简化 NGI 中包括预分离器[46]，因此其不单是一个级数更少的标准 NGI。

Roberts 和 Mitchell 首先计算出上述对数正态分布的气溶胶在标准的 ACI 或 NGI 所有层级中的分布方式，从而得到实际层级收集效率曲线。然后，他们根据简化系统的层级收集效率曲线计算出颗粒质量在简化版装置中的实际分布。接着，他们把这些值与标准组装的 CI 装置的相关层级中颗粒质量求和所得的相关值进行了比较。最后，为了完成验证，他们比较了标准 CI 装置中求和层级的质量加和，以及简化撞击器各级中颗粒质量与测试气溶胶中属于上述分级粒径范围的颗粒质量。

式（2.11）是根据 Simpson 法则来计算气溶胶进入标准或简化版装置中的质量分数。注意，在给定粒径范围内计算入口颗粒质量是不需要进行数值积分的，而可将式（2.12）中的 $E_i(x)$ 函数设置为撞击器 d_{50} 的阶梯函数，从而推导出如下解析表达式来计算：

$$f_N = \frac{1}{2}\left\{ erf\left[\frac{\ln\left(\frac{D_{50,N-1}}{\overline{D}}\right)}{\sqrt{2}\ln(\sigma_g)}\right] - erf\left[\frac{\ln\left(\frac{D_{50,N}}{\overline{D}}\right)}{\sqrt{2}\ln(\sigma_g)}\right]\right\} \tag{2.15}$$

误差函数（errorfunction，erf）是由 Matthews 和 Walker[47] 所给出的表达式推导出的：

$$erf(x) = \frac{2}{\sqrt{\pi}}\int_0^x exp(-h^2)\,\mathrm{d}h \tag{2.16}$$

对于大于第 1 级 d_{50} 的气溶胶，$d_{50,N-1}$ 被设为无穷大，也就是说 $erf(\infty)=1$。

对标准 CI 装置进行研究时评估了一系列的气溶胶模型。这些模型的 *MMAD* 值在 1.0～5.0μm，*GSD* 值在 1.2～2.0 之间。根据计算，简化 ACI 装置层级 1 收集颗粒的质量比在标准 CI 装置中相应层级颗粒质量加和要少（见图 2.12 和图 2.13 中示例）。当 *MMAD* 为 5.0μm、*GSD* 为 2（粒径分布最广）时，此处偏差≤5%；当 *MMAD* 为 1.0μm、*GSD* 为 1.2（粒径分布窄）时，两者的偏差增加到 11%。结合图 2.12 和图 2.13，应当注意，AIM 与整体层级加和的质量之比体现了简化系统不会因非理想的阶段收集而产生差异。

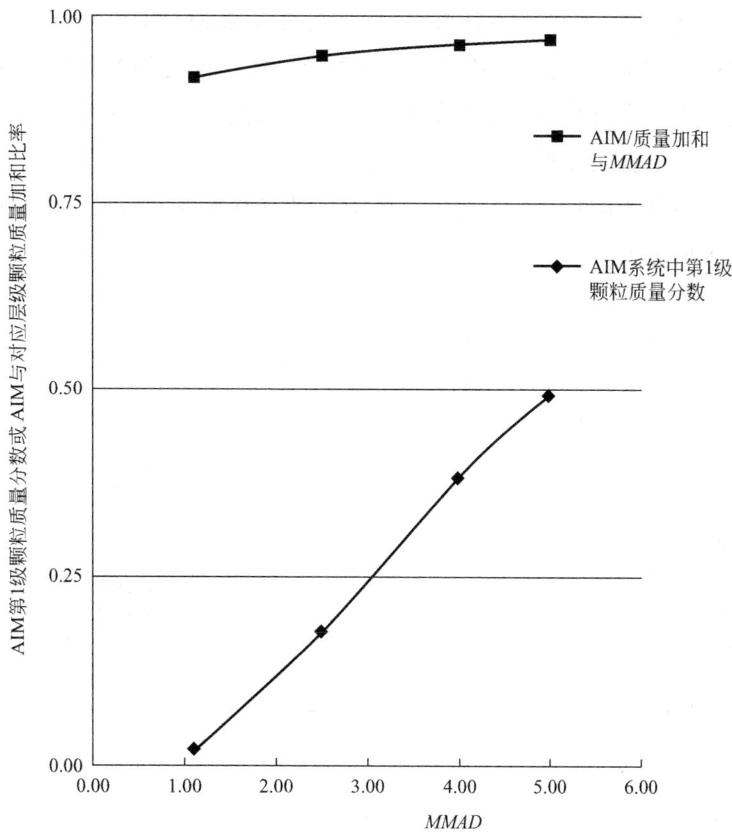

图 2.12　ACI 系统：*MMAD* 在 1～5μm 变化，*GSD* 固定为 2 时 AIM 第 1 级颗粒质量分数或 AIM 与对应层级颗粒质量加和比[43]

类似的趋势也可在 NGI 数据分析中发现（图 2.14 和图 2.15）。无论何种粒径分布，简化 NGI 偏差均≤2.5%。

Roberts 和 Mitchell 推断这么小的差异在实验中极难观测。此外，对于 *MMAD* 为 4.0μm 的气溶胶，在简化版 NGI 层级 1 的颗粒质量分数已接近 0.5，几乎不受输入气溶胶粒径分散度的影响（图 2.15）。ACI 则不同，第 1 级颗粒质量分数随输入气溶胶分散度的减小而减小（图 2.12）。与 ACI 相比，NGI 系统可靠性的提高，源自其各层级收集效率曲线的锐度及相邻层级收集效率曲线的最小重叠度[21]。对拥有较大 *MMAD* 值的气溶胶模型来说，ACI 第 1 级收集到的颗粒质量分数更大（图 2.12）；层级收集效率曲线在非理想状态无偏差情况下，NGI 第 1 级颗粒质量分数将是一个 *MMAD* 的线性函数（图 2.14）。

从对上述两个CI装置的分析来看，Roberts和Mitchell发现输入气溶胶和简化CI中“AIM”与“合并层级”间质量分数比值的偏差总是呈现相同趋势，但有时增大有时减少。重要的是，没有观测到简化版ACI的测试结果偏离输入气溶胶数据实际值超过10%以上的案例。然而，一般认为如果输入的气溶胶比模型使用的颗粒粒径更均一或是在研究范围内含有更小粒径的颗粒，会出现更大的差异。

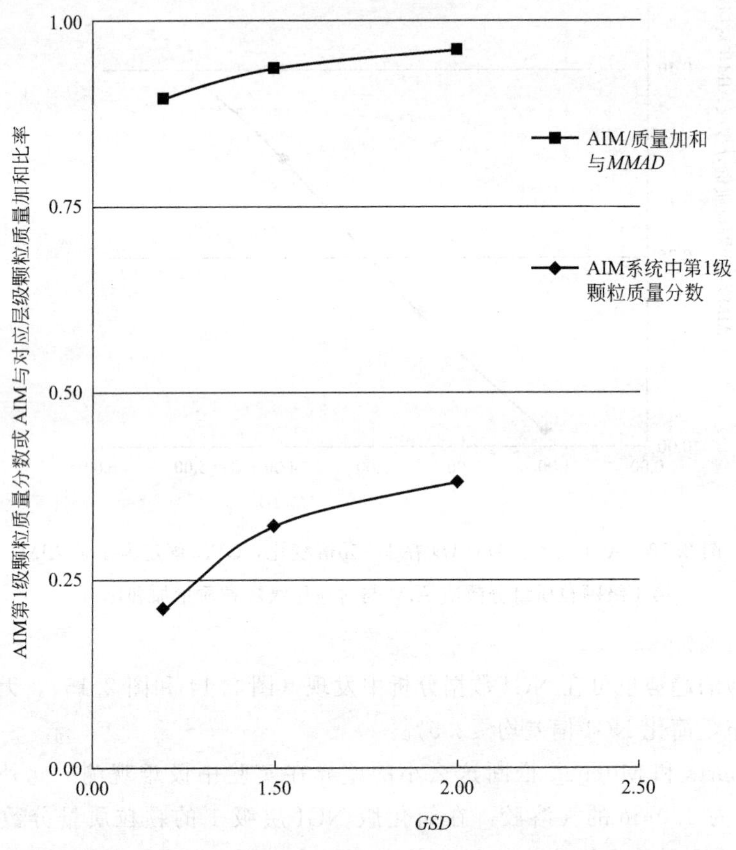

图2.13 ACI系统：*MMAD*为4.0μm，*GSD*变化时AIM第1级颗粒质量分数或AIM与对应层级颗粒质量加和比[43]

综上所述，尽管从层级收集效率来看，两个系统与理想状态间均有微小偏差，但是NGI的偏差几乎可以忽略。然而，在使用ACI进行精确测量时，尤其是当使用简化的CI进行测量时，应考虑这种偏差。

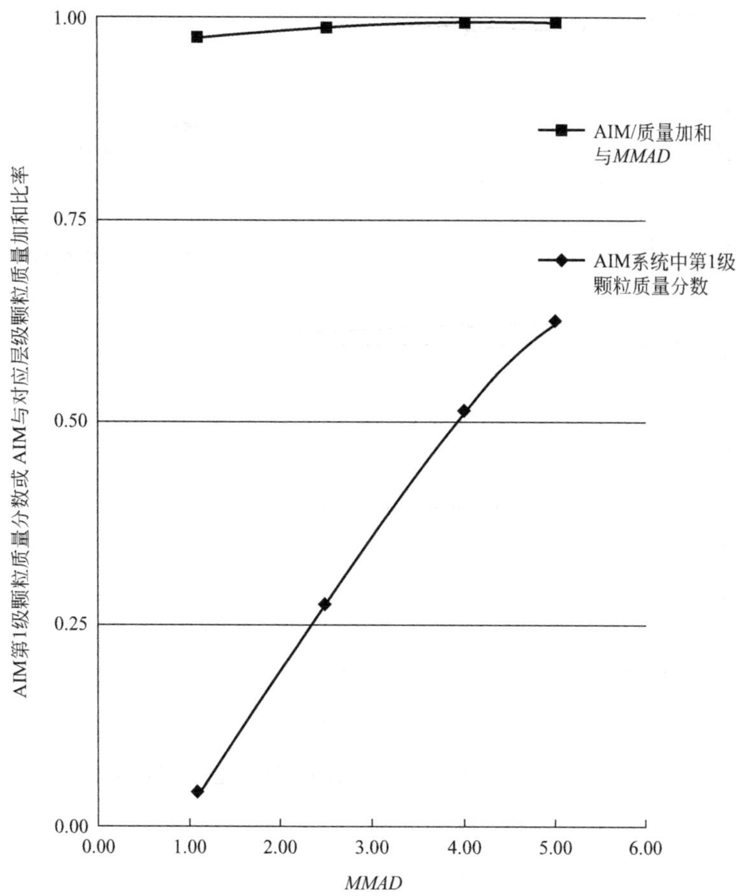

图 2.14　NGI 系统：*MMAD* 变化，*GSD* 固定为 2.0 时 AIM 第 1 级颗粒质量分数或 AIM 与对应层级颗粒质量加和比[43]

2.6　药典收载的关于吸入制剂的标准 CI 测试方法概要

目前，由于全分辨多级 CI 装置对于测试市售各种吸入制剂均具有较好的兼容性，因此吸入制剂在整个产品生命周期的体外产品性能评估中均需要使用此种装置进行测试（表 2.13）。

CI 测试方法最适用于对定量 MDI、DPI、SMI 类吸入剂进行评估，虽然在 DPI 测试中，药典规定的方法需要撞击器的流速从零开始以模拟真实的吸入过程，然而上一章节已经证实级联撞击器在固定流速下进行测试是最理想的。其在评估雾化系统的适用性时稍有问题，需要采取措施来防止级联撞击器

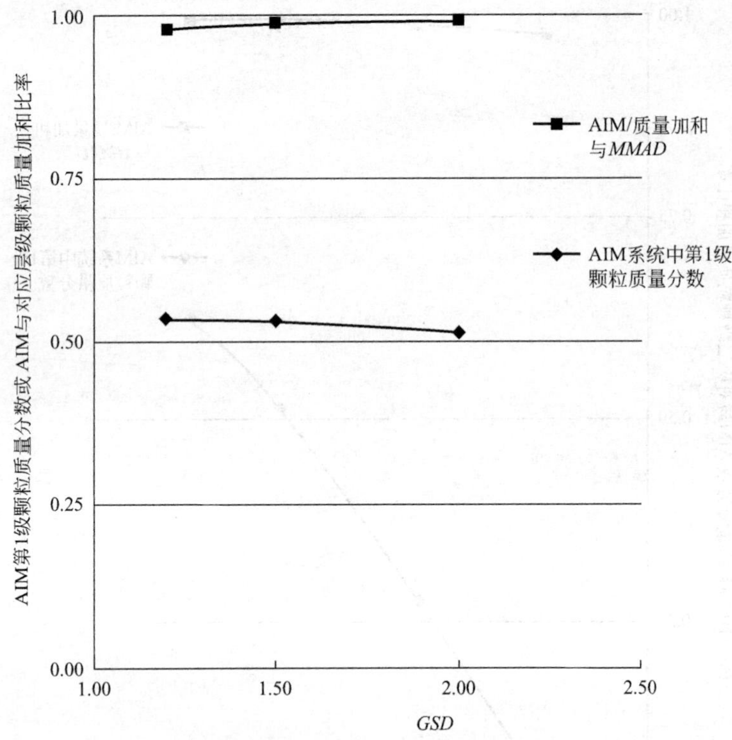

图 2.15 NGI 系统：*MMAD* 为 4.0μm，*GSD* 变化时 AIM 第 1 级颗粒质量分数或 AIM 与对应层级颗粒质量加和比[43]

与雾化器产生的水雾剂液滴之间的热传递[48]。

表 2.13 CI 法对各种吸入制剂的适用性分析

吸入剂种类	吸入途径	适宜性
气雾剂	经口吸入	良好
粉雾剂		良好
软雾吸入剂		良好
雾化吸入剂		良好
鼻用气雾剂	鼻用制剂①	一般
水性鼻喷剂		较差

① 采用 CI 装置检测的鼻用制剂呈现相对较差的兼容性，但不属于本书的讨论范围。

经鼻腔递送的 MDI 喷雾时也应注意，因为这种 MDI 通常含有水溶液。水性的鼻喷雾剂产生的液滴直径一般为 20～300μm，这一尺寸在 CI 的测量范围以外[49]，所以其粒径通常采用激光衍射法（LD）来测定。这也是该类吸入剂不在本书讨论范围的主要原因之一。然而，分级粒径 d_{50} 接近于 10μm 的单级撞击器已被用于测量可能会穿过鼻咽部位、进入肺部的液滴的质量分数[50]。

美国药典 601 章和欧洲药典相应的 2.9.18 专论收录了几种允许用于经口吸入制剂评价的级联撞击器（表 2.14）。

表 2.14 2011 年欧洲药典及美国药典认可的多级 CI 装置

撞击器	美国药典	欧洲药典
两级玻璃撞击器(TI)	未涉及	装置 A
Andersen 八级撞击器(ACI) 无预分离器的固定层级撞击器	装置 1 用于定量 MDI	装置 D
Marple-Miller 160 型撞击器	装置 2 用于 DPI	未涉及
含预分离器的 Andersen 级联撞击器	装置 3 用于 DPI	装置 D
多级液体撞击器(MSLI)	装置 4 用于 DPI	装置 C
新一代药用撞击器(NGI)	装置 5 用于 DPI 装置 6 用于 MDI	装置 E

2006 年，EPAG 研究组发起的关于级联撞击器质量测试的一项调查表明，ACI 为应用最为广泛的级联撞击器，其次是 NGI[51]。MSLI 排名第三，但是这一装置在欧洲吸入剂申报范围以外均没有使用。其他的相关设备很少使用。值得一提的是，双级液体撞击器（欧洲药典装置 A）在 60L/min 的操作条件下，其分级粒径为 6.4μm，从而将进入装置的气溶胶分成两个部分，因此这种装置也可用于 AIM 检测。

2.7 预分离器和人工喉

CI 装置测试中使用人工喉保证了吸入剂产生的气溶胶在测试时的重现性。大部分吸入制剂被设计成在水平面内抛射药物，而撞击器的进气口通常是被设计为垂直向下。解决这一问题的方式即为人工喉，其设计或多或少模拟人咽喉部的几何角度。目前市面上使用的人工喉有多种，它们形状和容量的不同反映出设计者就吸入制剂如何取样的不同观点。图 2.16 展示了 7 种人工喉实例[52]。目前，最为常见的是被称为美国/欧洲药典人工喉，这个人工喉的材质是金属，其进口和出口所处平面呈 90 度角。

值得注意的是，人工喉设计目的并不是准确模拟人体呼吸道的生理学尺寸和形态，而是评估产品质量，为增加实验重复性而进行的简化设计。第 12 章将介绍与人体呼吸道喉咽部生理结构相近的人工喉，其中包括加拿大 Alberta

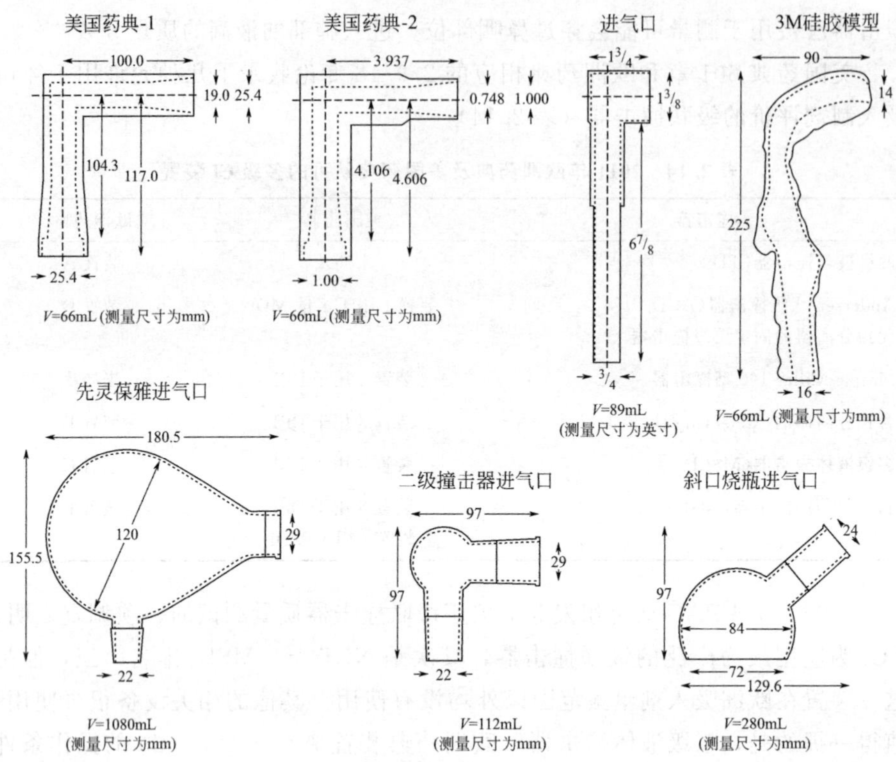

图 2.16　用于吸入制剂撞击器实验的人工喉分类[52]

大学开发的新一代的“理想化”人工喉。

作为呼吸道的入口，人工喉处收集到的 MDI 气溶胶颗粒，几乎都是通过抛射剂闪蒸而产生的高速颗粒。这些颗粒吸入时很有可能会沉积于人的喉咽部[53]。DPI 产生的较大颗粒或团聚颗粒也收集于此。美国和欧洲药典针对此部件的设计目的只是提供一个通用的标准，即将临界尺寸（内径和通畅路径尺寸）标准化。不幸的是，不同于 CI 层级，人工喉收集效率难以确定，因为在吸入器测试中人工喉处常会出现湍流[54]，且 MDI 剂型产生的高速颗粒进入人工喉时的速度大于周围的气流流速。然而，最近周等人的研究利用均一直径颗粒，通过将实验结果与沉积分数和 d_{ae} 的经验公式[55] 进行拟合，得到了在 30L/min 和 60L/min 条件下此类人工喉的空气动力学分级粒径（d_{50}）分别为 20.2μm 和 14.4μm（图 2.17）。

他们所使用的术语“沉积分数（deposition fraction）”可以视为与收集效率等同。研究发现，即使颗粒粒径接近空气动力学直径上限（30μm），使用最低流速（15L/min）时也无法测得其 d_{50}，同时收集效率低于 50%（图 2.17）。值得注意的是，周等人在研究中将人工喉部分用黏性物质涂层，以减少颗粒反弹和二次夹带，这种方法虽然可行，但在吸入剂测试中很少使用。

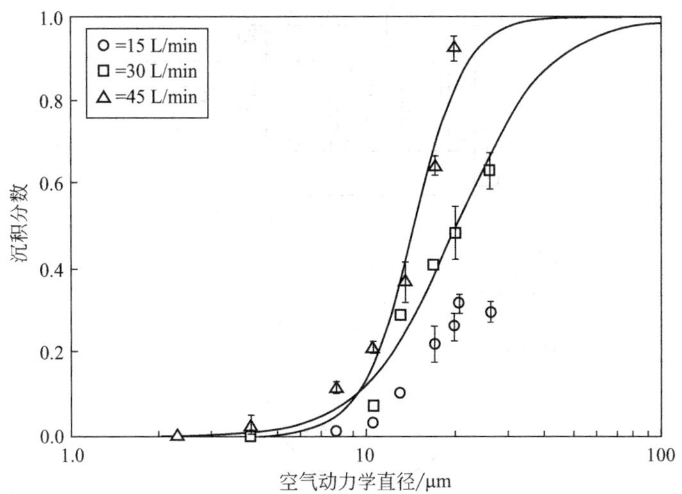

图 2.17　美国/欧洲药典人工喉在 15、30、60L/min 条件下的校正数据[52]

总之，尽管已有几个用于加深对这种特殊进气口性能理解的研究，但考虑到流体力学及粒子在其流动路径中的复杂性，尤其是当捕获由 MDIs 释放的弹道碎片时，它不应在日常工作中作为附加撞击层级来使用。

通常在 DPI 配方中含有如乳糖之类粒径很大的载体颗粒，API 颗粒是附着在载体颗粒上的，所以从 CI 装置设置的角度上来说，人工喉之后必须要使用预分离器。在 DPI 制剂产生气溶胶的过程中，气流产生的剪切力将一部分药物颗粒从载体颗粒上剥离，这些已分离的药物颗粒粒径很小，所以可以通过咽喉部位进入肺部[56]。美国和欧洲药典中关于 DPI 粒径测试专论中强调，用 ACI 进行 DPI 粒径分布测试时应与预分离器连用，同时预分离器内表面需与收集盘一样用黏性物质涂层，或在预分离器中加入 10mL 以上的溶剂，来消除颗粒反弹和二次夹带。类似的要求也适用于 NGI。

ACI 和 NGI 的预分离器如图 2.18 和图 2.19 所示。在理想的情况下，预分离器不应截留可被撞击器层级 1 收集的颗粒。但是，在 28.3L/min 的流速下，ACI 预分离器的颗粒分级粒径接近 9μm，这几乎与 ACI 第 0 级的分级粒径一样（表 2.2）[58]。但主要因为重力的严重影响，其粒径分级的精度与等同的 CI 层级值相比差很多（$GSD_{预分离器}$ 约为 1.55）。因此，预分离器会截留此类撞击器层级 1 以及层级 2 能收集到的颗粒。

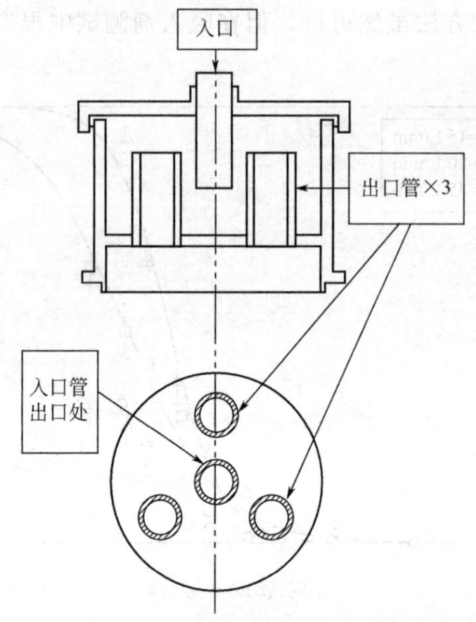

图 2.18　ACI 预分离器的侧视图和俯视图

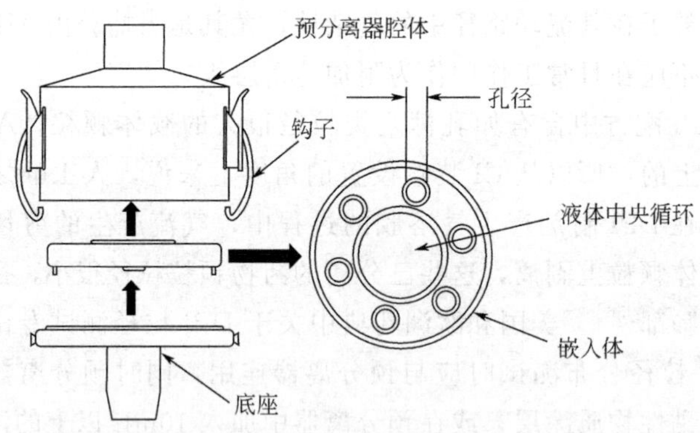

图 2.19　NGI 的预分离器[52]

考虑到 ACI 预分离器的限制，NGI 的研发团队改进了 NGI 的预分离器设计，将其设计成一个单独部分[57]，但包含两个粒径的分离步骤（图 2.19）。进入装置的颗粒首先经过一个含有液体的撞击层，用来去除粗糙的颗粒。在离开预分离器之前，其余的气溶胶将会通过一个常规的撞击层。用均一粒径颗粒进行的校准实验已证明在流速为 30、60、100L/min 时 $GSD_{预分离器}$ 接近 1.3。这个值仅比经过精心设计的通过粒子惯性而非湍流或重力因素区分粒径的 CI 装置各层级的 $GSD_{层级}$ 理论值稍大。其 d_{50} 测量值（在 100、60、30L/min 分别为 10.0、12.7、14.9μm）与第一层级相应分级粒径（6.07、8.29、11.4μm）差别很大，所以对第 1 层级可能收集的颗粒的截留程度影响并不显著。

2.8　用于 MDI 的附加装置

对常见 MDI 附加装置的评价，其体外检测和评估有一些额外的考虑[59-61]。储雾器（spacer）连接于 MDI 喷雾装置接口器处，其重要作用是增加吸入剂和患者间的距离，从而使羽流形成及颗粒飞行速度减缓等过程在储雾器中得以进行（图 2.20）。

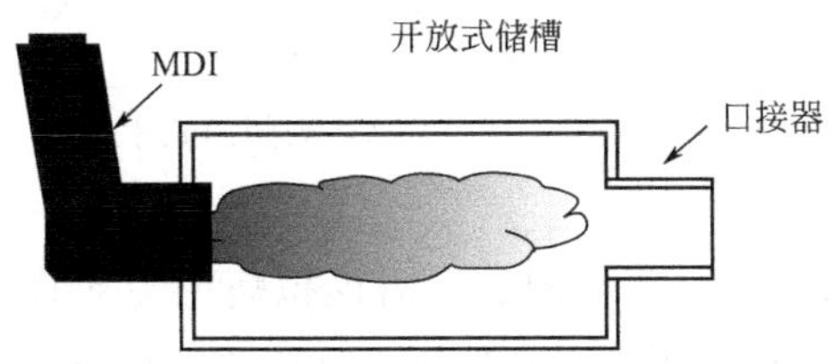

图 2.20　用于 MDI 的开放式储雾器

因此，如果患者未在 MDI 驱动时吸气或在此时呼气进入附加装置，则其中不会留存药物。故对于 MDI 与储雾罐联合使用的评估最好采用药典规定的测试方式，而不是试图模拟呼吸延迟的情况。

相对而言，阀门式储雾器（valved holding chamber VHC）在出口处有单向阀门，可以在患者与装置协同不好的情况下使气溶胶滞留于其内部。这类装置配有口接器（图 2.21）或供患者使用的面罩（图 2.22），从而方便从婴儿到老年各个年龄段的患者使用。

这样，该类装置就可以模拟延迟吸入情形，而不是采用药典中规定的在 MDIs 驱动时患者必须立即吸入气溶胶。

大约十年前，由于药典中相关章节细节的缺失，加拿大的一些相关专家首次试图针对这些附加装置制定详细的评估方法和标准，其中就包括模拟延迟吸入这一部分[62]。这一标准沿用了将惯性撞击装置作为评估气溶胶空气动力学粒径分布的手段，但同时对现行的 CI 方法进行了如下的补充[63]：

（1）根据药典方法仅对 MDI 进行实验，从而提供基准测量数据。

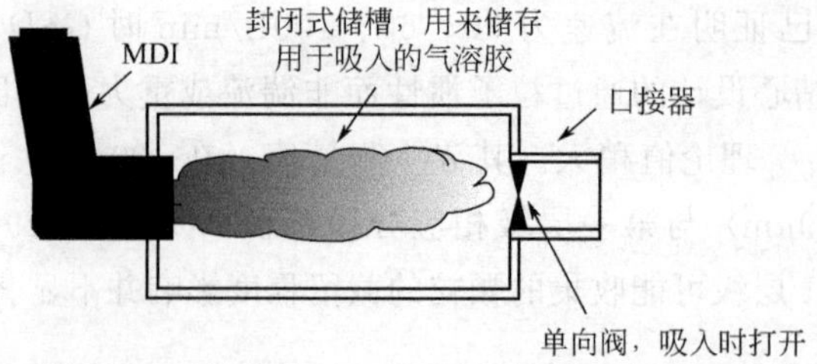

图 2.21 用于 MDI 的带口接器的阀门式手持储雾器

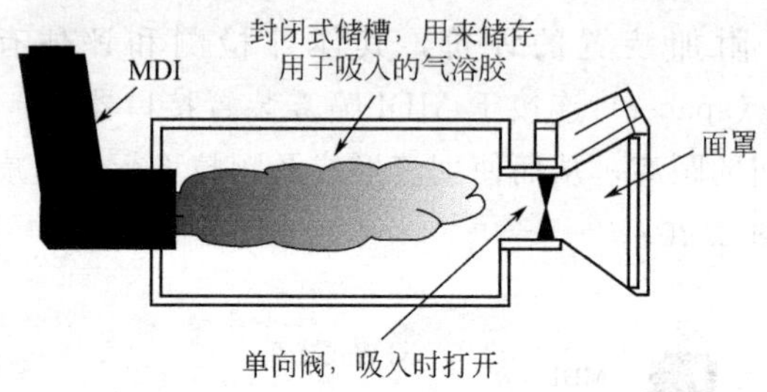

图 2.22 用于 MDI 的配有面罩的阀门式手持储雾器

(2) 然后对 VHC 进行评估测试，需模拟病患与 MDI 装置协调不好的呼吸延迟 2s 的情况；如有必要可对其他延迟间隔进行测试。

(3) 测试流速要与不同年龄段的患者的吸入流速相符；比如，模拟婴儿使用的 VHC 时，流速应设定约为 5L/min，幼儿约为 12L/min，成人约为 30L/min。

在最近举行的药典论坛上，药典立法机构发布了关于 USP-NF 修改草案的一篇文章[64]，其中提到上述测试方法有可能被美国药典收录。这个提议源于几个不同国家地区的药品监管机构，新 MDI 产品申报数据中至少要包括含有一种定制的储雾器或阀门式储雾器（VHC）的体外实验数据[65]。

加拿大药典标准虽然对体外 CI 装置测试条件进行了框架性规定，但并没有涉及用于模拟延迟吸入测量装置的任何细节。因此目前并没有与模拟延迟吸入相关的标准器具。但在加拿大标准制定后不久，由 Trudell 国际医疗公司开展的工作中使用了如图 2.23 所示的装置。这个装置是与 150P Marple-Miller 级联撞击器模型联合使用的[66]。

原则上，以 15L/min（可获得校准数据的最低流速）使用 NGI 至少也适合测试供小孩使用的 VHC。在上述延迟装置中[67]，MDI 击发和级联撞击器取样的延迟是靠在阀门式手持储雾器和人工喉之间人为加入的机械“快门”。当“快门”开启后，气溶胶会以一定流速从 VHC 中通过人工喉进入 CI 装置中（图 2.24）。

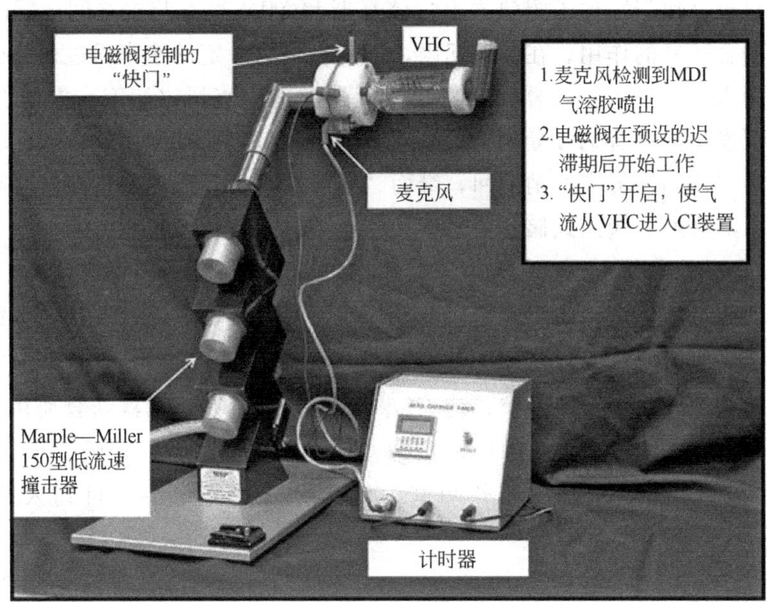

图 2.23 Trudell 国际医疗公司开发的延迟装置，此装置与装有美国/欧洲药典人工喉的 Marple-Miller 级联撞击器联用，可测试供婴幼儿使用的吸入剂附加装置

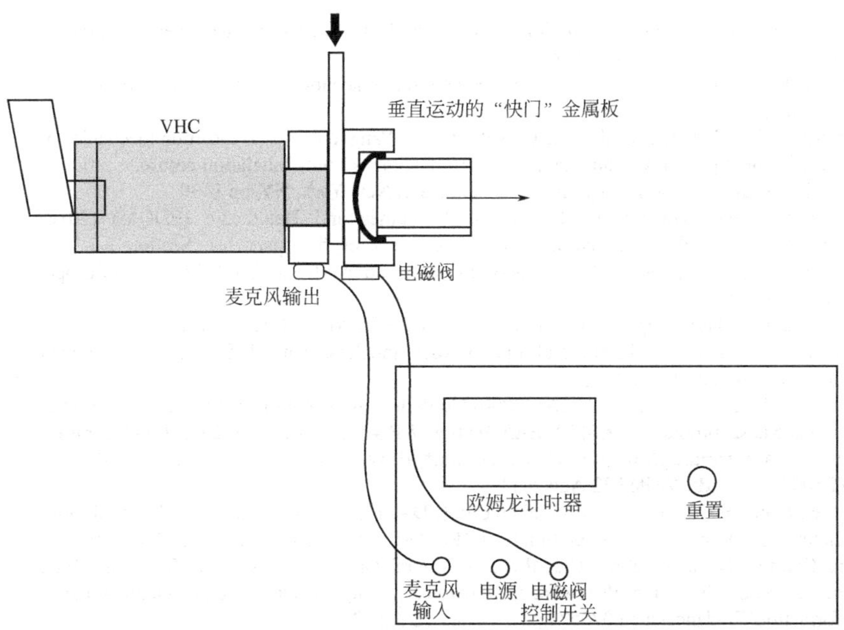

图 2.24 Trudell 国际医疗公司开发的延迟装置示意图[67]

其机械“快门”位于阀门式手持储雾器和MDI喷雾装置之间，同时起到连接和闭合两者的作用。在延迟期内，空气仍可以一定的速率通过位于机械快门边缘的入口，进入撞击器中。位于适配器上的麦克风（MIC）根据由MDI击发时所发出的声音启动定时器。当定时器设定时间结束后，随即启动电磁阀。随后“快门”的支撑销缩回，继而“快门”下落，从而使阀门式储雾器与级联撞击器联通。阀门式储雾器的转接器对整体装置的死容积影响不大，最多会增加5mL的容积。延迟装置可以避免在通常情况下延迟结束后开启CI装置真空泵的这一动作，从而避免了微粒在气流流速稳定之前进入气雾剂装置时出现的无法确定的层级分级粒径（d_{50}）。

虽然已经开发了一些系统，使CI装置能够与呼吸模拟器结合使用[68-70]，它们很明显是延迟技术的延伸，用以更真实地模拟潮汐呼吸，但目前为止，针对阀门式储雾器的体外测试，依然没有建立统一、可列入药典的规范。

（王兆霖　郑开勇　译）

参考文献

1. Hinds WC (1999) Aerosol technology: properties, behavior, and measurement of airborne particles, 2nd edn. Wiley, New York, NY
2. Finlay WH (2001) The mechanics of inhaled pharmaceutical aerosols: an introduction. Academic, London
3. Sbirlea-Apiou G, Katz I, Caillibotte G, Martonen T, Yang Y (2007) Deposition mechanics of pharmaceutical particles in human airways. In: Hickey AJ (ed) Inhalation aerosols: physical and biological basis for therapy. Informa Healthcare, New York, NY, pp 1–30
4. European Directorate for the Quality of Medicines and Healthcare (EDQM) (2012) Preparations for inhalation: aerodynamic assessment of fine particles. Section 2.9.18—European Pharmacopoeia [—Apparatus B in versions up to 4th edn. 2002] Council of Europe, 67075 Strasbourg, France
5. United States Pharmacopeial Convention (2012) USP 35-NF 30 Chapter 601: aerosols, nasal sprays, metered-dose inhalers and dry powder inhalers. United States Pharmacopeial Convention, Rockville, MD
6. European Medicines Agency (EMA) (2006) Guideline on the pharmaceutical quality of inhalation and nasal products (2006) EMEA/CHMP/QWP/49313/2005 Corr. 2006. London. http://www.ema.europa.eu/docs/en_GB/document_library/Scientific_guideline/2009/09/WC500003568.pdf. Visited 22 Aug 2011
7. United States Food and Drug Administration (FDA) (1998) Draft Guidance: Metered Dose Inhaler (MDI) and Dry Powder Inhaler (DPI) Drug Products Chemistry, Manufacturing and Controls Documentation. United States Federal Drug Administration, Rockville, MD. Docket 98D-0997 http://www.fda.gov/downloads/Drugs/GuidanceComplianceRegulatoryInformation/Guidances/ucm070573.pdf. Visited 22 Aug 2011
8. Mitchell JP, Bauer R, Lyapustina S, Tougas T, Glaab V (2011) Non-impactor-based methods for sizing of aerosols emitted from orally inhaled and nasal drug products (OINDPs). AAPS PharmSciTech 12(3):965–988

9. Mitchell JP, Nagel MW (2003) Cascade impactors for the size characterization of aerosols from medical inhalers: their use and limitations. J Aerosol Med 16:341–377
10. Dunbar C, Mitchell JP (2005) Analysis of cascade impactor mass distributions. J Aerosol Med 18(4):439–451
11. World Bank Group (1999) Pollution prevention and abatement handbook. The World Bank Group, Washington, DC
12. Health Canada (2006) Guidance for industry on the pharmaceutical quality of inhaled and nasal products. File Number: 06-106624-547, Ottawa, ON. Available at: http://www.hc-sc.gc.ca/dhp-mps/alt_formats/hpfb-dgpsa/pdf/prodpharma/inhalationnas-eng.pdf
13. Mohammed H, Roberts D, Copley M, Hammond M, Mitchell J (2012) Effect of sampling volume on dry powder inhaler (DPI)-emitted aerosol aerodynamic particle size distributions (APSDs) measured by the Next Generation pharmaceutical Impactor (NGI) and the Andersen eight-stage cascade impactor (ACI). AAPS PharmSciTech 13(3):875–882
14. Roberts DL (2009) Theory of multi-nozzle impactor stages and the interpretation of stage mensuration data. Aerosol Sci Technol 43(11):1119–1129
15. Chambers F, Ali A, Mitchell J, Shelton C, Nichols S (2010) Cascade impactor (CI) mensuration—An assessment of the accuracy and precision of commercially available optical measurement systems. AAPS PharmSciTech 11(1):472–484
16. Marple VA, Liu BYH (1974) Characteristics of laminar jet impactors. Environ Sci Technol 8:648–654
17. Vinchurkar S, Longest PW, Peart JP (2009) CFD simulations of the Andersen cascade impactor: model development and effects of aerosol charge. J Aerosol Sci 40:807–822
18. Mitchell JP, Costa PA, Waters S (1986) An assessment of an Andersen Mark-II cascade impactor. J Aerosol Sci 19(2):213–221
19. Vaughan NP (1989) The Andersen cascade impactor: calibration, wall losses, and numerical simulation. J Aerosol Sci 20(1):213–221
20. Asking L, Olsson B (1997) Calibration at different flow rates of a multistage liquid impinger. Aerosol Sci Technol 27(1):39–49
21. Marple VA, Olson BA, Santhanakrishnan K, Roberts DL, Mitchell JP, Hudson-Curtis BL (2003) Next generation pharmaceutical impactor. Part II: archival calibration. J Aerosol Med 16(3):301–324
22. Marple VA, Olson BA, Santhanakrishnan K, Roberts DL, Mitchell JP, Hudson-Curtis BL (2004) Next generation pharmaceutical impactor. Part III: extension of archival calibration to 15 L/min. J Aerosol Med 17(4):335–343
23. Stein SW, Olson BA (1997) Variability in size distribution measurements obtained using multiple Andersen Mark II cascade impactors. Pharm Res 14(12):1718–1725
24. Rader DJ, Marple VA (1985) Effect of ultra-Stokesian drag and particle interception on impactor characteristics. Aerosol Sci Technol 4(2):141–156
25. Marple VA (2002) Private communication. University of Minnesota, Minneapolis, MN
26. Marple VA, Olson BA, Miller NC (1998) The role of inertial particle collectors in evaluating pharmaceutical aerosol systems. J Aerosol Med 11S1:S139–S153
27. Nichols SC (2000) Calibration and mensuration issues for the standard and modified Andersen cascade impactor. Pharm Forum 26(5):1466–1469
28. Fang CP, Marple VA, Rubow KL (1991) Influence of cross-flow on particle collection characteristics of multi-nozzle impactors. J Aerosol Sci 22:403–415
29. Nichols SC, Smurthwaite M (1998) The Andersen cascade impactor: calibration data, operation at various airflow rates and modified for use with DPIs at various airflow rates. In: Byron PR, Dalby RN, Farr SJ (eds) Respiratory drug delivery-VI. Interpharm Press, Buffalo Grove, IL, pp 393–396
30. Nichols SC, Brown DR, Smurthwaite M (1998) New concept for the variable flow rate Andersen cascade impactor and calibration data. J Aerosol Med 11S1:S133–S138
31. Byron PR, Cummings RH, Nichols SC, Poochikian G, Smurthwaite MJ, Stein SW, Truman KG (2004) Selection validation of cascade impactor methods. In: Dalby RN, Byron PR, Peart J,

Suman JD, Farr SJ (eds) Respiratory drug delivery-IX. Davis HealthCare International Publishing, River Grove, IL, pp 485–487
32. Roberts DL (2012) Private communication. MSP Corporation, St Paul, MN
33. De Boer AH, Gjaltema D, Hagerdoorn P, Frijlink HW (2002) Characterization of inhalation aerosols: a critical evaluation of cascade impactor analysis and laser diffraction technique. Int J Pharm 249:219–231
34. Miller NC (1994) A cascade impactor for aerodynamic size measurement for MDIs and powder inhalers. In: Byron PR, Dalby RN, Farr SJ (eds) Respiratory drug delivery IV. Interpharm Press, Buffalo Grove, IL, pp 342–343
35. Marple VA, Olson BA, Miller NC (1995) A low-loss cascade impactor with stage collection cups: calibration and pharmaceutical inhaler applications. Aerosol Sci Technol 22:124–134
36. Olson BA, Marple VA, Mitchell JP, Nagel MW (1998) Development and calibration of a low-flow version of the Marple-Miller impactor. Aerosol Sci Technol 29:307–314
37. Hindle M, Byron PR, Miller NC (1996) Cascade impaction methods for dry powder inhalers using the high flow rate Marple-Miller impactor. Int J Pharm 134:137–146
38. Marple VA, Roberts DL, Romay FJ, Miller NC, Truman KG, Van Oort M, Olsson B, Holroyd MJ, Mitchell JP, Hochrainer D (2003) Next generation pharmaceutical impactor. Part 1: design. J Aerosol Med 16(3):283–299
39. Crump JG, Seinfeld JH (1981) A new algorithm for inversion of aerosol size distribution data. Aerosol Sci Technol 1(1):15–34
40. Rader DJ, Mondy LA, Brockmann JE, Lucero DA, Rubow KL (1991) Stage response calibration of the Mark III and Marple personal cascade impactors. Aerosol Sci Technol 14(3): 365–379
41. O'Shaughnessy PT, Raabe OG (2003) A comparison of cascade impactor data reduction methods. Aerosol Sci Technol 37(2):187–200
42. Roberts DL, Mitchell JP (2011) Influence of stage efficiency curves on full-resolution impactor data interpretation. Drug Delivery to the Lungs-22, The Aerosol Society, Edinburgh, pp 181–184. Available at: http://ddl-conference.org.uk/index.php?q=previous_conferences. Visited 4 Aug 2012
43. Roberts DL, Mitchell JP (2011) Influence of stage efficiency curves on interpretation of abbreviated impactor data. Drug Delivery to the Lungs-22, The Aerosol Society, Edinburgh, pp 177–180. Available at: http://ddl-conference.org.uk/index.php?q=previous_conferences. Visited 4 Aug 2012
44. Gulak Y, Jayjock E, Muzzio F, Bauer A, McGlynn P (2010) Inversion of Andersen cascade impactor data using the maximum entropy method. Aerosol Sci Technol 44(1):29–37
45. Svensson M, Berg E (2010) Measuring the fine particle dose using inter-stage filters in the NGI: an overview of two methods, AIM Specialty Workshop, Drug Delivery to the Lung 21, The Aerosol Society, Edinburgh, pp 382–385. Available at: http://ddl-conference.org.uk/index.php?q=previous_conferences. Visited 4 Aug 2012
46. Roberts DL, Romay FJ (2009) Design of the fast screening impactor based on the NGI pre-separator, Drug Delivery to the Lung 20, The Aerosol Society, Edinburgh, pp 206–210. Available at: http://ddl-conference.org.uk/index.php?q=previous_conferences. Visited 4 Aug 2012
47. Mathews J, Walker RL (1970) Mathematical methods of physics. W.A Benjamin, Menlo Park, CA
48. Finlay WH, Stapleton KW (1999) Undersizing of droplets from a vented nebulizer caused by aerosol heating during transit through an Andersen impactor. J Aerosol Sci 30(1):105–109
49. Mitchell JP, Nagel MW, Nichols SC, Nerbrink O (2006) Laser diffractometry as a technique for the rapid assessment of aerosol particle size from inhalers. J Aerosol Med 19(4):409–433
50. Doub WH, Adams WP (2002) Measurement of drug in fine particles from aqueous nasal spray by cascade impactor. Presented at the annual meeting of American Association of Pharmaceutical Scientists, Toronto. Poster T3033 (abstract)

51. Mitchell JP (2006) Good practices of qualifying cascade impactors (CIs): a survey of members of the European Pharmaceutical Aerosol Group (EPAG). Drug Delivery to the Lungs-16, The Aerosol Society, London, UK, pp. 189–192, abstract in. J Aerosol Med 19(2):232
52. Dolovich M, Rhem R (1998) Impact of oropharyngeal deposition on inhaled dose. J Aerosol Med 11(S1):S112–S115
53. Hickey AJ, Evans RM (1996) Aerosol generation for propellant-driven metered dose inhalers. In: Hickey AJ (ed) Inhalation aerosols: physical and biological basis for therapy. Dekker, New York, NY, pp 417–439
54. Stein SW, Gabrio BJ (2000) Understanding throat deposition during cascade impactor testing. In: Dalby RN, Byron PR, Farr SJ, Peart J (eds) Respiratory drug delivery VII. Serentec Press, Raleigh, NC, pp 573–576
55. Zhou Y, Sun J, Cheng Y-S (2011) Comparison of deposition in the USP and physical mouth-throat models with solid and liquid particles. J Aerosol Med Pulm Drug Deliv 24(6):277–284
56. Dunbar CA, Hickey AJ (2000) Evaluation of probability density functions to approximate particle size distributions of representative pharmaceutical inhalers. J Aerosol Sci 31:813–831
57. Roberts DL, Romay FA, Marple VA, Miller NC (2000) A high-capacity pre-separator for cascade impactors. In: Dalby RN, Byron PR, Farr SJ, Peart J (eds) Respiratory drug delivery VII. Serentec Press, Raleigh, NC, pp 443–445
58. Mitchell JP, Costa PA, Waters S (1988) An assessment of an Andersen Mark-II cascade impactor. J Aerosol Sci 19(2):213–221
59. Mitchell JP, Nagel MW (2007) Valved holding chambers (VHCs) for use with pressurized metered-dose inhalers (MDIs): a review of causes of inconsistent medication delivery. Prim Care Respir J 16(4):207–214
60. Dolovich MB, Ahrens RC, Hess DR, Anderson P, Dhand R, Rau JL, Smaldone GC, Guyatt G (2005) Device selection and outcomes of aerosol therapy: evidence-based guidelines. Chest 127(1):335–371
61. Rubin BK, Fink JB (2005) Optimizing aerosol delivery by pressurized metered-dose inhaler. Respir Care 50(9):1191–1200
62. Canadian Standards Association (CSA) (2008) Spacers and holding chambers for use with metered-dose inhalers. Mississauga, Ontario. CAN/CSA/Z264.1-02:2008 (revised). Available at: http://www.shopcsa.ca/onlinestore/GetCatalogItemDetails.asp?mat=2013981
63. Dolovich MB, Mitchell JP (2004) Canadian Standards Association standard CAN/CSA/Z264.1-02:2002: a new voluntary standard for spacers and holding chambers used with pressurized metered-dose inhalers. Can Respir J 11(7):489–495
64. Mitchell JP, Poochikian G, Hickey AJ, Suggett J, Curry P, Tougas T (2011) In vitro assessment of spacers and valved holding chambers used with pressurized metered-dose inhalers: the need for a USP chapter with clinically relevant test methods. Pharm Forum 37(4). On-line at: http://www.usppf.com/pf/pub/index.html. Visited 3 Jan 2012
65. European Medicines Agency (EMA) (2009) Guideline on the requirements for clinical documentation for orally inhaled products (OIP) including the requirements for demonstration of therapeutic equivalence between two inhaled products for use in the treatment of asthma and chronic obstructive pulmonary disease (COPD) in adults and for use in the treatment of asthma in children and adolescents. CPMP/EWP/4151/00 Rev. 1. London
66. Nagel MW, Schmidt JN, Doyle CC, Varallo VM, Mitchell JP (2003) Delay testing of valved holding chambers (VHCs) with a new apparatus. Drug Delivery to the Lungs-14, The Aerosol Society, London, pp 79–82
67. Rau JL, Coppolo DP, Nagel MW, Avvakoumova VA, Doyle CC, Wiersema KJ, Mitchell JP (2006) The importance of nonelectrostatic materials in holding chambers for delivery of hydrofluoroalkane albuterol. Respir Care 51(5):503–510
68. Foss SA, Keppel JW (1999) In vitro testing of MDI spacers: a technique for measuring respirable dose output with actuation in-phase or out-of-phase with inhalation. Respir Care 44(12):1474–1485

69. Finlay WH, Zuberbuhler P (1999) In vitro comparison of salbutamol hydrofluoroalkane (Airomir) metered dose inhaler aerosols inhaled during pediatric tidal breathing from five valved holding chambers. J Aerosol Med 12(4):285–291
70. Janssens HM, De Jongste JC, Fokkens WJ, Robben SGF, Wouters K, Tiddens HAWM (2001) The Sophia anatomical infant nose-throat (Saint) model: a valuable tool to study aerosol deposition in infants. J Aerosol Med 14(4):433–441

第3章

吸入制剂气溶胶粒子空气动力学粒径分布改变的物理因素及其对级联撞击器测量的影响

Helen Strickland，Beth Morgan，Jolyon P. Mitchell

摘要：在成功应用 AIM 以及 EDA 原则对经口吸入制剂（OIP）释放的可吸入气溶胶进行体外评价前，实验人员应该对吸入的药物粒子或者液滴在人呼吸道（HRT）中的历程有基本的了解。与这些亚稳态系统相关的基本物理过程决定了吸入的气溶胶粒子在呼吸道中的命运，并且所有影响粒径变化的因素都会影响空气动力学粒径分布（APSD）。本章将深入研究上述两方面内容，特别关注 CI 系统如何检测 APSD 的微小变化。本章是第 9 章的铺垫，第 9 章将用案例证明如何用 EDA 计量学参数灵敏地反映 APSD 的微小变化。

3.1 概述

在探索气溶胶从 OIP 中喷出的实验室检测方法之前，首先应简要回顾气溶胶是如何在不同类型的吸入器中形成的，之后本书将介绍通过应用 AIM 及相关 EDA 概念使质量决策过程更有效。

有多部专著就各种气溶胶产生过程的基本原理进行了论述，读者可参考这些书目并了解具体信息[1-5]。尽管与其他论著相比，Morén 等主编的书籍年代有些久远，但是，其在诊断和治疗肺部疾病方面是一本特别重要的参考书，因为该书着重研究了吸入气溶胶粒子与人呼吸道的作用。

含药吸入气溶胶的形成过程一般包含以下基本过程之一[6]：

（1）定量吸入气雾剂（MDI）中，含有 API(s) 的一吸剂量的快速蒸发；抛射剂为高挥发性的氢氟烷烃（HFA）或具有相同挥发性的氯氟烷烃

(CFC)。

(2) 被动吸入干粉吸入剂 (DPIs),含有 API(s) 的干粉吸入剂的分散;分散过程的能量来自吸入过程中产生的真空;在新的主动式 DPI 系统中,分散的能量来自外部。

(3) 含有 API(s) 的大量液体的雾化,雾化方式包括软雾吸入器 (soft mist inhalers, SMIs, 2020 年《中国药典》将该制剂归类于独立的子分类"吸入喷雾剂"——译者注),该制剂利用机械力破坏液体并强制通过一个或多个细孔;喷射雾化器 (jet nebulizer),其利用贝努利 (Bernoulli) 原理,将压缩空气通过狭窄的喷嘴进入液流;利用超声能量的超声雾化器 (ultrasonic nebulizer);振动筛/膜雾化器 (vibrating mesh/membrane nebulizer) 利用一个或多个喷嘴 (毛细管) 产生机械振动;对液流施加高静电电荷的电喷雾器 (electro-spray);所有上述雾化方式都使喷射出的液流具有不稳定性。

(4) 目前正处于研发阶段的一些吸入装置,是通过整体加热源对含有热稳定药物的低挥发性液体进行控制性蒸发,当蒸气离开加热源排出吸入装置时冷凝形成雾粒。

因此,对于每种形式的吸入器都有多个引起变异性的因素。使用手动触发的 MDIs,必须考虑病人的呼吸与触发吸入器驱动装置的协调性。近年来,呼吸驱动的 MDIs 成为研发的热点,因为这种驱动装置可避免触发动作与呼吸的协调问题[7]。对于雾化器,尽管呼吸加强型 (breath enhanced) 装置和呼吸驱动 (breath actuated) 装置在病人呼吸时会增加药物的呼出量,但由于雾化能量来自外部气体,因此不需要考虑病人的动作协调性 (外部气体来源于固定的压缩气体或可携带的压缩机)[8]。另一方面,为了帮助病人正确使用 MDIs,在过去 30 年中,管道式储雾器 (tube spacers) 和阀门式储雾器 (VHC) 已经成为了 MDIs 的辅助装置,因为不再需要良好地协调"按压-吸入"动作[9]。对于被动式 DPIs,利用病人的呼吸产生气溶胶,没有动作协调的问题,但是,如果病人吸气的力量不够大,传递到干粉的能量也会被削弱,从而导致药物不能有效递送[10]。然而,与低阻力的装置相比,相对高阻力的 DPIs 能够将药物更好地递送到下呼吸道[10]。就像设计主动式 DPI 一样,将分散药物颗粒的能量设计成不依赖于病人的吸入力量,这是解决该局限性的一种方法[6]。与 OIP 中其他类型的吸入装置相比,设计 DPIs 装置时,可以有更多的变化,这可能意味着需要更多样式的连接 CI 系统的适配器。

首先,应意识到所有影响 OIP 气溶胶粒径变化的因素都会影响粒子的总体 APSD 分布。也就是说,并不具有特定的粒子选择性。在不引起其余 APSD 分布曲线改变的情况下,不能选择性地使 CI 某一层级的 API 质量增多,而相邻层级的 API 质量减少。

2000 年，一组专家就评价各种气溶胶发生器的关键因素发表了共同声明[9]。该声明提供了有益的信息，从临床医师的角度并根据当时的气雾剂药品，阐述了每种 OIP 气溶胶发生器的优缺点。上述作者阐述各类吸入装置的研究论文均已发表［*Respiratory Care*，2000（6)］。尽管在上述声明发表后，以 CFC 为抛射剂的 MDIs 已经几乎从大多数发达国家市场中完全消失，但关于气溶胶的产生原理同样也适用于以 HFA 为抛射剂的 MDIs。

3.2 气溶胶粒子在人呼吸道（HRT）的沉积作用

人呼吸道（human respiratory tract，HRT）扮演了空气中运动粒子的分类器作用，阻止吸入的气溶胶粒子进入肺部末端的气体交换区[11]。因此，从近端的隆突到末端的肺泡囊，气道的直径以连续级数的方式持续减少，也就是说，喷出的气溶胶粒子从粒径最大的开始，按粒径大小顺序沉积[5]。从胎儿成长到成年，气道空间尺度也在扩张[12]。利用吸入气溶胶化的粒子将 API 递送到肺部时，这些粒子能够有效地被上气道（upper airways）捕获，并最好能到达肺部的传导气道（conducting airways)（对于局部作用的药物）或进行气体交换的呼吸气道（respiratory airways)（对于局部作用或全身吸收的药物）[13-15]。

基于气溶胶粒子的空气动力学粒径，国际放射防护委员会（The current International Commission on Radiological Protection，ICRP）的人呼吸道辐射防护模型提供了气溶胶粒子可能的沉积曲线（图 3.1)。

当然，这些曲线是基于辐射防护的大量数据得出的，因此与防护有关，与药物粒子在 HRT 的递送不相关。

第 2 章中介绍的空气动力学粒径（d_{ae}），能够最好地反映粒径在 0.5～15μm 范围内粒子的递送和沉积。进行潮式呼吸的成年人吸入药物后，d_{ae} 略大于 5μm 的粒子主要沉积在口咽区；d_{ae} 为 7～9μm 的粒子沉积在中间（支气管）气道；周围（肺泡）沉积最多的是 d_{ae} 在 2～4μm 的粒子（图 3.2)。因此，粒子的空气动力学粒径分布是推断其在 HRT 可能沉积位置的灵敏方法。这一事实构成了相关研究的基础，这些研究从比例的观点出发，从数学上建立严格的体内外相关性（IVIVCs)，或建立某种程度上预测性较差的关系(IVIVRs)，迄今为止取得的成果有限[16]。出现这种情况有多种原因，尤其是基于 API 作用于肺部机制的临床指标相对不敏感，而 API 的作用和功能不包括扩大气道（比如，吸入的糖皮质激素药物用于减轻潜在的炎症)。

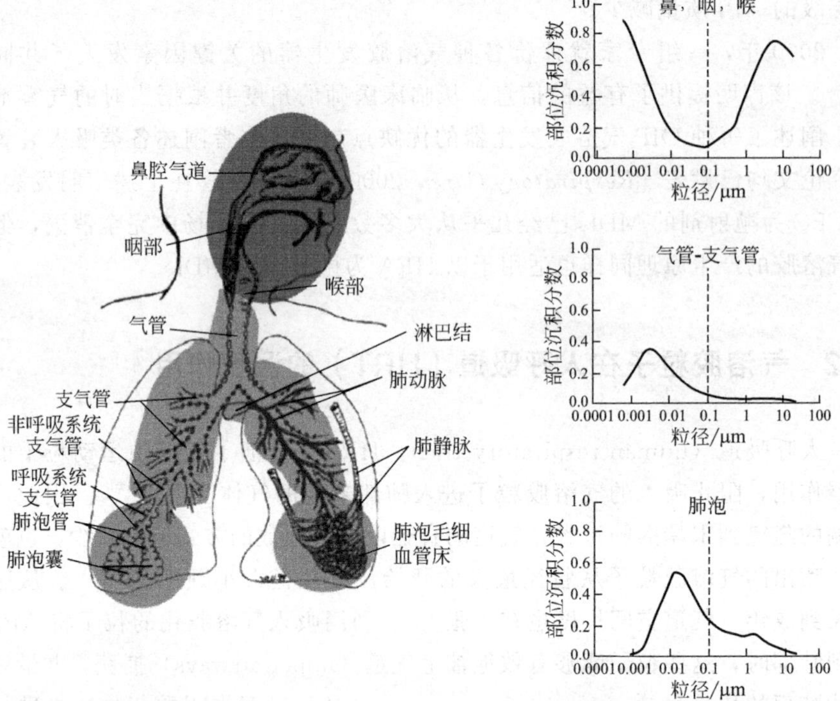

图 3.1 成人呼吸道粒子在各部位的沉积，基于 ICRP 人呼吸道辐射防护模型[15]

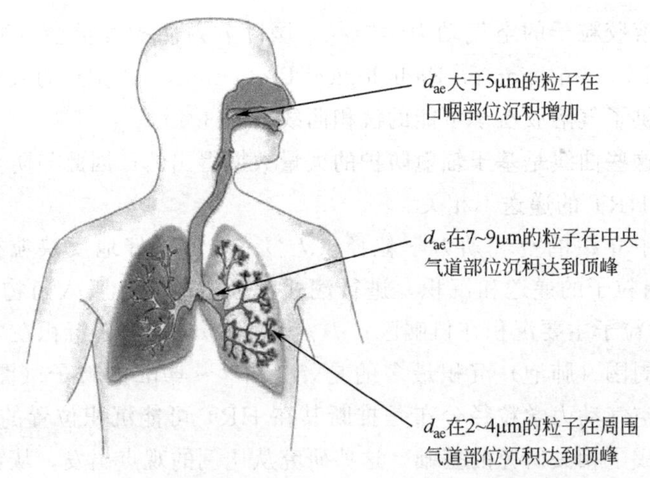

图 3.2 进行潮式呼吸的成年人经口吸入药物后粒子沉积部位图

（经 *Trudell Medical International* 授权）

总之，通过任意一种 OIP 剂型递送微米级的气溶胶粒子经口咽部（上呼吸道）到肺部气道是一种有效的药物递送方式，因为药物可以直接针对各种患病器官的受体起作用，这种治疗方法常用于但并不局限于哮喘、慢性阻塞性肺疾病（COPD）和囊性纤维化病的治疗。通过肺部递送不仅仅适用于局部治疗的药物[17] 也适用于发挥全身作用的药物，这是因为肺部可供气体交换和血液循环的表面积很大。

3.3　气溶胶粒子行为与 APSD 改变的联系

3.3.1　OIPs 中气溶胶的形成

本章旨在介绍通过人呼吸道吸入气溶胶，对病人的局部和全身疾病治疗药物都能达到有效递送。然而，气溶胶从本质上说是两相亚稳定系统，由固体粒子或者液滴（以下统称为粒子）组成，粒子间通过载气彼此分开[18]。

3.3.1.1　干粉吸入剂

干粉吸入剂（DPIs）产生的气溶胶是许多因素综合作用的结果，最后内部粉体粒子发生解聚；DPI 内的干粉在给药前以单剂量且填充在一个预填充单元内（比如，囊泡型或胶囊型），或者以散装粉体粒子的形式贮存在吸入器内。DPI 处方的物理化学性质复杂，属于本书范围以外的内容；如果读者想要全面深入了解 DPI 的知识，可以参阅相关的综述[19-22]。

在气溶胶的形成过程中，使用与载药粒子粒径相当或更大粒径的乳糖载体粒子与药物粒子混合，可以解决药物粒子间内聚问题[23]。或者是把只含 API 成分的药物粒子预处理，使其成为接近球形的粒子，也可解决粒子间内聚[25]。对于处方研究者而言，基本原则就是病人吸入药物时，在气流中形成单个气溶胶粒子的效率最优化。现在市场上大部分的 DPIs 都是被动式，依靠病人呼吸产生的能量使含有 API 成分的粒子解聚和雾化。然而，一些新的主动式的装置，其粉末粒子的分散由吸入器中的电振动器或者旋转混合器[26] 等部件完成。无论考虑选择哪一种 DPIs 装置，最终吸入气溶胶的 APSD 是两种因素共同作用的结果，一种因素是处方研究者使粉末粒子的解聚过程达到最佳，另一种因素是装置开发者通过调节 DPI 装置阻力，使解聚能量被合适地使用。就测量 DPI 气溶胶的 APSD 而言，药典有标准的测定方法，吸入装置在设计的流速条件下，达到 4L 吸入气体体积条件下取样，吸入装置在流量调节阀处设计关键喷孔以达到指定的流速，而不是通过模拟个体吸入曲线[27,28]。在这种条件下，APSD 微小的变化很有可能来源于测量时的环境条件以及吸入剂本身

(特别是可能影响粉末内聚的相对高湿度环境[29]和是否有静电电荷的存在[30])。

3.3.1.2 压力定量吸入剂

MDI气溶胶的形成与压力罐中药物配方的物理化学特性密切相关，特别是API与抛射剂形成溶液或混悬液时[31]。当触发驱动器时，压力下的液体抛射剂也为病人自动递送气溶胶提供了可能，这是由于驱动装置时，定量的抛射剂液体在周围压力和温度条件下的快速蒸发[32]。装置设计的因素，特别是定量阀（metering valve）和喷嘴（orifice）的构造，对最终病人吸入气雾剂的APSD起着至关重要的决定作用[33]。对于MDI，当采用CI方法进行APSD测定时，实验环境的温度和相对湿度可能会影响测定结果，特别是在高温和高湿情况下[34]。例如，Lange和Finlay观察到在温度大于35℃，相对湿度大于95%的条件下，APSD在实验过程中发生了改变。他们认为水蒸气与蒸发液滴表面的相互作用导致液滴蒸发速率的改变是APSD变化的原因[35]。然而，这样极端的环境条件在一般的实验室中达不到，因为基本的供暖通风和空调控制了实验室的温湿度。

当内容物从定量阀喷出雾化时，由摩擦起电引起的静电电荷就是气雾剂的固有电荷，每种气雾剂产品都不尽相同（图3.3）[36]。微细粒子（图3.3中用

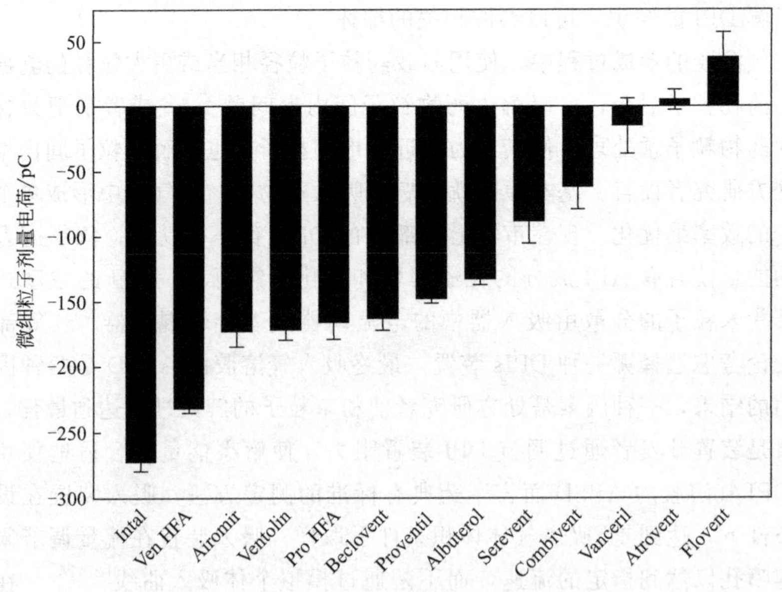

图3.3 不同MDI产品的固有电荷[36]

微细粒子剂量表示）的电荷取决于气雾剂本身的配方和定量阀材质等多种因素。吸入器口含器（mouthpiece）和辅助装置中可能存在的表面电荷与固有电荷是引起 APSD 变化的主要原因，为了从级联撞击器测量获得可重复的结果，应该降低或者尽量消除电荷因素的影响[38]。

3.3.1.3　雾化剂和软雾剂

雾化剂和软雾剂（Soft Mist Inhalers，SMIs，吸入喷雾剂，译者注）利用多种方法使液体（通常是 API 溶于生理盐水形成溶液或混悬液）雾化，包括利用肺部压力、超声、作用于超细喷嘴的机械压力，或者是振动具有相似孔径的筛网或薄膜使液体通过产生雾粒[39-42]。

气动雾化过程一般产生双模态液滴分布[43,44]。当驱动气体的压力作用于雾化器时，液流利用贝努利（Bernoulli）原理穿过附近有挡板或其他阻挡物的喷嘴。因此，与没有经过阻挡物的液流相比，该方法获得的可吸入细小液滴（$<5\mu m\ d_{ae}$）的比例更高[45]。可以通过调节超声雾化器、SMI 和振动筛雾化器的电子参数，使气溶胶主要由超细液滴组成[40]。

吸入混悬液配方 APSD 的测定很复杂，这是因为 API 粒子与雾化液滴的相对尺寸影响测量结果[46]。比如，液滴粒径变小是由两种因素引起的，一种因素是雾化器关键部件的改变，另一种更有可能的因素是驱动气体的压力升高，从而很有可能导致 API 粒子间合并的概率或比例降低，特别是当 API 粒子与液滴粒径相当时。

根据定义，溶液型吸入液体制剂是 API 的均一分散体系，因此最终由级联撞击器测得的液滴 APSDs 只反映了雾化器的操作条件（即气动系统中起推动作用的气体压力和流速，振动筛系统中的振动频率，SMI 系统中液体的压力），和分散气溶胶颗粒时周围的环境。控制相对湿度尤其重要，特别是当雾化的气溶胶没有被饱和气体包围时，就像没有空气卷吸的喷射雾化器那样，创造局部饱和的环境[47]。

当评价雾化系统时，还应该考虑到级联撞击器的温度，因为其散热促进了液滴的蒸发，因而造成了粒径更细的偏差[48]。由于这个原因，欧洲药典中在新的标准章节中建议做雾化器实验时撞击器应该冷却[49,50]。

3.3.2　气溶胶的递送和 APSD

当 OIP 中气溶胶形成后，在其转运到 CI 系统或者病人时，有一些过程影响其 APSD。形成的气雾剂会发生一系列连续性的变化：单个粒子与气溶胶结合（集聚）的相对运动，气溶胶运动的惯性与周围支撑气流的层流运动相关，通过撞击嵌入邻近表面将其移除（惯性/紊流沉降），或者由于重力影响沉积气溶胶（重力沉降）。静电电荷的存在，无论是气雾剂的固有电荷，还是存在于相邻的非传导表面的固有电荷，也会对 APSD 产生重要的影响。

3.3.2.1 粒子间团聚

团聚是单个粒子碰撞产生更大粒子的过程，一旦气溶胶形成，此过程将持续发生。聚沉指的是团聚过程中，结合在一起的粒子一接触就会通过聚结过程合并到一起，此过程仅限于液体液滴[51]。热聚沉或团聚由粒子无规则运动引起，即通过与邻近气体分子发生碰撞（布朗扩散）传递能量，并且 OIP 中粒径小于 1μm 的最细粒子最有可能发生此过程[15]。包括热聚沉或团聚过程在内，粒子聚集到一起也有可能是由于相对运动，比如由重力导致的不相同的沉降速度。当流速梯度存在时，梯度或者剪切的团聚/聚沉过程就会发生，就像在紊流中发生的一样[51]。

团聚的经典理论是基于 Smoluchowski 理论，起初应用于单分散气溶胶，读者可以参考 Hinds 的著书来了解整个过程[51]，包括与时间相关的粒子数浓度的变化和粒径分布的计算。

在本章中关注理解 OIP 中气溶胶依赖于时间的 APSD 变化是必要的，APSD 可能是由 CI 测量得到的。然而气溶胶通常为多分散体系，同单分散体系一样，目前还没有一个清晰的数学公式能描述气雾剂的团聚过程。因此，很有必要做出一些关于气溶胶性质的假设，最普遍的假设就是气溶胶粒子成单峰和正态分布。在这样的假设情况下，Lee 和 Chen 描述了气溶胶的团聚过程，认为气溶胶的计数中值直径（count median diameter，CMD）和几何标准差（geometricstandard deviation，σ_g）有关[52]：

$$K=\frac{2kT_{\text{abs}}}{3\eta}\left[1+e^{\ln^2\sigma_g}+\left(\frac{2.49\lambda}{CMD}\right)(e^{0.5\ln^2\sigma_g}+e^{2.5\ln^2\sigma_g})\right] \tag{3.1}$$

式中，k 为玻尔兹曼（Boltzmann）常数；λ 为气溶胶中气体分子（空气）的平均自由路程长；T 为热力学温度（凯氏度数）；η 为气体（空气）密度；K 为系统的平均团聚系数。单分散体系气溶胶中应该存在更简单的关系，在此公式中用 K_{mono} 表示平均团聚系数：

$$N(t)=\frac{N_0}{1+N_0K_{\text{mono}}T} \tag{3.2}$$

式中，N_0 为气溶胶中最初的浓度（密度）值；$N(t)$ 为由于团聚引起的与时间相关减少的浓度。根据这个公式，如果气溶胶浓度接近于 10^{13} 粒子/m^3

(与OIP中的情况高度相关[53])，其CMD为0.2μm（对粒径效应的保守估计），GSD接近于2.0（典型的OIP中气溶胶扩散），延迟2s后，N_{2s}只减少到9.98×10^{12}粒子/m^3，CMD增加了不到10%。因此，从气溶胶产生到粒子分离这样短的递送时间里，团聚不可能导致OIP中典型气溶胶的APSD整体发生显著的变化，除非在MDI产品即时雾化后的时间间隔内，气雾剂的粒子密度达到最高。

3.3.2.2 粒子的惯性

在APSD的变化中，粒子运动惯性的影响是一个重要的因素，不仅体现在病人吸入的过程中[54]，而且体现在气溶胶递送到实验室测量仪器的过程中[55]。简单地说，惯性效应与悬浮气体中单个粒子相对于悬浮气体［通常是空气，氧气，富含氧气的空气，或者偶尔是氦气-氧气（Heliox）的混合气体］的运动方式相关。Finlay[53] 指出粒子斯托克斯常数（Stokes number，St）描述惯性力对粒子运动的影响，其表达式为：

$$\frac{\tau U_0}{D}\frac{\mathrm{d}\mathbf{v}'}{\mathrm{d}t'}=\frac{\tau g}{U_0}\hat{\mathbf{g}}-\mathbf{v}'_{\mathrm{rel}} \tag{3.3}$$

式中，U_0为气流的平均速度；D为粒子的特征粒径，代表了粒子穿过呼吸道时气道的直径；微分代表粒子加速度；$\hat{\mathbf{g}}$为无量纲重力加速度（$\mathbf{g}/g$）；$\mathbf{v}_{\mathrm{rel}}$为粒子相对于周围气体的速率；$\tau$为粒子弛豫时间，它与粒子大小相关，通过以下公式体现：

$$\tau=\frac{\rho_{\mathrm{p}}d_{\mathrm{p}}^2C_{\mathrm{c}}}{18\eta} \tag{3.4}$$

式中，ρ_{p}为粒子密度；η为气体（空气）黏度；C_{c}为Cunningham滑移校正因子（对于粒径大于2μm的粒子，d_{p}接近于1）。

粒子速率（$\mathbf{v}'$）和时间（t'）都是无量纲的，公式如下：

$$\mathbf{v}'=\frac{\mathbf{v}}{U_0} \tag{3.5}$$

和

$$t'=\frac{t}{\left(\frac{D}{U_0}\right)} \tag{3.6}$$

St是微分项前［式（3.3）中］的系数，为：

$$St=\frac{\tau U_0}{D} \tag{3.7}$$

或者用更熟悉的公式替换表示式（3.4）：

$$St=\frac{U_0\rho_p d_p^2 C_c}{18\eta D} \tag{3.8}$$

式（3.8）与式（2.6）相似，式（2.6）应用于只有一个层级的撞击器的特殊情况，可以用来计算粒子 Stokes 常数，从而评价粒子由于惯性沉积在邻近层级的可能性。从这个公式可以看出，St 的平方根与 $[\rho_p d_V{}^2]$ 的平方根和 d_{ae}（假设动态形状因子为 1）成正比。作为实用指南，惯性沉积的可能性随着粒子粒径增大而提高，这是由于当 St 接近于 0 时，式（3.3）表明粒子运动将会与气体分子趋于一致。与之相反，如果 St 接近于 1 或者更大，粒子跟随气体分子层流的可能性将会减小。在第二章描述圆孔层级的 CI 时，曾提及了 $\sqrt{St}$ 等于 0.49 或者更大时与粒子惯性沉积相关[20]，在建立口咽道和人呼吸道上气道[54,56,57] 还有体内实际气道[58,59] 的粒子沉积模型时，也提出了该参数的类似估计。

3.3.2.3 重力沉降

当粒子从吸入器递送到病人或者测量装置时，重力沉降是影响粒子运动的潜在的关键性外力因素。在应用于 OIP 气雾剂取样的 Stokesian 条件下，气体分子经过悬浮粒子时产生的阻力（$\mathbf{F}_d$），由粒子对气体分子的相对运动（$\mathbf{v}_{particle}-\mathbf{v}_{gas}$）衡量，与以下公式表示一致：

$$\mathbf{F}_d=-3\pi d_p\eta(\mathbf{v}_{particle}-\mathbf{v}_{gas}) \tag{3.9}$$

当粒子处于静止气体中时，粒子沉降速率是 v_t，该公式可简化为：

$$\mathbf{F}_d=-3\pi d_p\eta\mathbf{v}_t \tag{3.10}$$

粒子的重力用下式表示，其粒子体积是 V_p，密度是 ρ_p

$$mg=\rho_p V_p g \tag{3.11}$$

表 3.1 既定尺寸球形单位密度粒子的沉降速度（v_t）

d_p/m	v_t/(mm/s)	
	未校正 C_c	校正 C_c
0.1	0.00030	0.00086
0.5	0.0076	0.0100
1.0	0.0302	0.0348
2.0	0.121	0.134
5.0	0.749	0.782
10.0	3.014	3.060

对于球形粒子，其 $V_p=\pi d_p^3/6$，式（3.11）变为：

$$mg=\rho_p \pi d_p^3 g \tag{3.12}$$

当粒子的重力与阻力相等时，粒子就会以恒定的沉降速率运动，那么 v_t 就用下式表示：

$$v_t=\frac{\rho_p g d_p^2}{18\eta} \tag{3.13}$$

由于级联撞击器可对 OIP 吸入气雾剂进行粒度分级，对可吸入粒子大小范围，将单位密度的粒子（厘米-克-秒单位制）的 v_t 值作为 d_p 的函数列表（表 3.1）。对于 $d_p<0.5\mu m$ 的粒子，式（3.13）应与 Cunningham 滑移校正因子（C_c）相乘；当 d_p 为 0.5μm 时，在周围气压和温度下，空气的校正因子使得沉降速率升高了 34%[53]。

通过 ACI 方法，在流速为 28.3L/min 对气雾剂进行取样时，其重力沉降速率与取样速率相比相对不重要；该取样速率测量时（USP/Ph. Eur.）导入端入口接近于 17 mm/s，内径为 19 mm。然而，如果气雾剂是由 MDI 测试中 VHC 这种辅助装置收集的，那么实验设计很有可能改变，因为要模拟病人是如何使用该装置，所以需要包括从 MDI 揿压到取样开始这几秒的时间延搁[60]。随着时间的消逝，有可能观察到由于重力沉降而引起气雾剂损失，但是必须是在经历很长的时间间隔（大于 10s）后，静电电荷混杂的影响被去除[61] 的情况下。在用推荐的一种加拿大标准进行这些装置的测试时，时间延搁保持在 2s，考虑到病人触发吸入器时有可能是呼气而非吸气，因此该间隔时间更具有代表性[62]。在这些情况下，重力对质量浓度和 APSD 的影响都可以认为是次要的。

3.3.2.4　分子扩散（布朗运动）

在粒子粒径<1μm 或在 1～2μm 时，粒子相对于气体分子的运动（也就是说，分子扩散或者是布朗扩散）很重要[53]。D_d 为扩散系数，由下式表示：

$$D_d=\frac{kTC_c}{3\pi\eta d_p} \tag{3.14}$$

Finlay 比较了粒子由布朗扩散引起的自由运动和由重力沉降引起的向下运动，二者有如下关系：

$$\frac{p_{diff}}{p_{sed}}=\left[\frac{18\eta\sqrt{(2D_d t)}}{\rho_p g d_p^2 C_c t}\right] \tag{3.15}$$

式中，p_{diff} 表示在 t 时间内的分子（布朗）扩散，直径为 d_p 的粒子的均方根位移；p_{sed} 是同一粒子在相同时间内沉降的距离。

当 $p_{diff}/p_{sed}<0.1$ 时，分子扩散可以忽略[53]，因此，一般来说，分子扩散比重力沉降和粒子惯性行为的重要性低，除了在人呼吸道中气道尺度最细处的粒子，或者是在呼吸末屏气几秒钟来延长粒子在气道最细处和肺泡囊驻留时间的情况[53]。本文中，Landahl 报道了仅仅对于粒径≤0.1μm 的粒子，分子扩散在 HRT 沉积中的影响才变得重要[63]，此粒径比现在市场上 OIP 中的粒子细得多。从吸入器到粒子分级装置短暂的驻留时间内，分子扩散对 OIP 气雾剂的 APSD 的影响可能是最小的，即使在 MDI 测试中使用了 VHC 辅助装置。

3.3.2.5 静电电荷

基于静电电荷的粒子运动是引起除了雾化系统外，几乎所有 OIPs 中 APSD 改变的重要因素，它有时有点难以预测。MDI 产生的气溶胶携带大量固定电荷的可能性已经与气雾剂的形成一起做过讨论。本节内容是关于静电电荷如何影响吸入器中粒子的递送过程。与前面介绍的物理机制不同，并没有可靠的数学公式描述气雾剂粒子的整体运动，最有可能是因为当同时考虑粒子固有电荷和粒径分布时，评价粒子行为变得复杂，也有可能是因为邻近表面上电荷的双极性。

气溶胶粒子通过三种机制得到静电电荷[64]：

(a) 摩擦起电，当粒子从带有不同摩擦性质的原料或者表面离开时发生的电荷转移；

(b) 扩散起电，粒子和单极离子间发生自由碰撞引起粒子电荷积聚；

(c) 电场起电，粒子通过与施加电场中的单极离子发生碰撞得到电荷。

通过扩散起电和电场起电在进行吸入治疗时很少碰到，除了特殊的电-流体雾化系统，该系统使用施加电场为含有药物的液流充电，而液流来源于单个或一系列的喷嘴。

通过摩擦起电是普遍的现象。可以进一步将其分为①接触起电，起初粒子间或者粒子和接触面接触，然后没有摩擦即分开。②摩擦起电，即两种接触面在接触的情况下发生相对运动[65]。实际上却很难辨别这两种过程，因此术语“摩擦起电”经常用来囊括这两种方式的静态起电。

测量 OIP 气雾剂时，对于未产生导电能力的气雾剂粒子体系，静电电荷的影响是最大的。因此，测量从潮湿分散系统中产生的含有生理盐水的气雾剂（雾化器和 SMIs）时，静电电荷对其影响较小，但是当使用未接地体系时，却可观察到该影响[66]。然而，当测量 DPI 型气溶胶时，静电现象则重要得多，因为在其分散过程中粒子获得了两极电荷[65,67]。考虑到大多数 DPIs 的材料是不导电的，因此，也许其粒子本身通过接触带电，气溶胶粒子分散时和其从吸入器到测量仪器递送时微小的变化都可能引起 APSD 可测量到的改变[68]。使这种影响最小化的有力预防措施是：①控制周围环境，特别是相对湿度。②使工作环境和操作本实验的人员保持接地[38]。当测量 MDI 产生的气溶胶 APSD 时，摩擦起电也是一个主要因素[69,70]，特别是当存在不导电的辅助装置时[37,71]。经 DPI 测试鉴定过的类似预防措施也同样应用于 MDI 相关的评价。

3.3.2.6 蒸发和冷凝过程

无论何时存在易挥发性物质（水，乙醇），或者引湿性固体粒子，都需要考虑蒸发或者冷凝（主要来自环境湿度）对所测量的 OIP 气溶胶 APSD 的影响。一般来说，HFA 或者 CFC 抛射剂在 MDI 揿压时就迅速蒸发[72]。此过程在气雾剂最终稳定下来时很大程度上就已完成，而稳定过程是通过周围气体分子对单个粒子的拖拽产生的冲击运动完成的。从这一刻起，进行吸入或者由 CI 装置取样时，粒子都与其周围气体速率一致。已经证明了喷嘴设计的特征，特别是膨胀口直径，喷射口长度和膨胀室深度，在决定气雾剂喷雾形成时很重要，该喷雾形成与抛射剂蒸发过程相关[73]。然而，在早期产品研发时，以上尺度固定，以使由吸入器引起的 APSD 改变较小。然而，如果雾化后的液滴中包含低挥发性的 API 共溶剂（通常为乙醇），蒸发形成残余粒子的过程也许要数秒[74]，因此测量过程很难获得可重现的结果[34]。不幸的是，现行药典并没有为如何补偿共溶剂的不完全蒸发提供指南，因此，很有可能该过程直到气雾剂通过 CI 系统的初始层级才完成[74]。

雾化系统中水滴的蒸发已经与气溶胶的形成过程一起做了讨论（3.3.1.3 节）。这个过程非常迅速，特别是在干燥环境中[53,75]，在几十毫秒内完成。参考图 3.4 中周围环境湿度为 40%时，流速为 15L/min 和 30L/min 时液滴直径减少的数据，可以看出蒸发的时间尺度。从另一个角度来看，在流速为 15L/min 和 30L/min 时，假设是平推流，气雾剂经过 85mL 的欧洲药典和美国药典导入口的时间分别为 0.34s 和 0.17s[76]。

液滴蒸发动力学与初始液滴的形成过程和周围气体的相对湿度密切相关[53]。与振动筛雾化器［初始液滴直径（d_{ini}）为 4.3μm，液体补料速率（Q_l）为 0.296mL/min］取样相关的液滴蒸发动力学的例子有助于理解蒸发过程的时间范围，即通过 NGI 装置于室内环境条件下（温度 T_{amb} 和湿度

RH_{amb} 分别为 21℃和 40%），用两种不同流速测定，见图 3.4。然而，并不应该认为图 3.4 情节可以用于不饱和环境条件。当周围气体处于饱和状态时（RH_{amb}=100%），液滴蒸发被抑制，这种情况比室内环境（相对湿度一般小于 50%）更接近于经口呼吸时人的口咽环境（RH_{op} 大约为 75%）[77]。然而，在实验室中位于饱和大气环境下工作有实际的限制，这就是为什么 RH_{amb} 值在正常情况下是不饱和的。然而，严格控制周围环境温度，特别是相对湿度，对于这些系统获得经 CI 测量的可重复的 APSD 结果很重要。

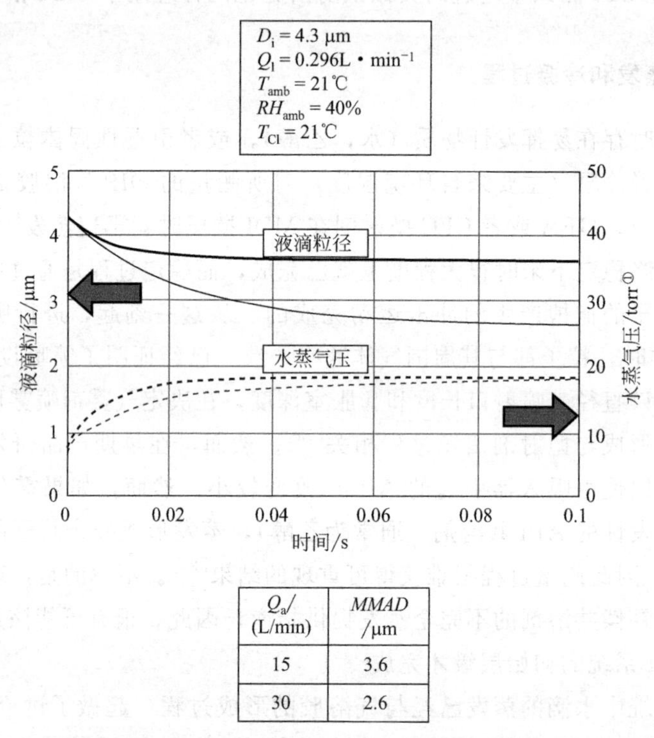

Q_a/ (L/min)	MMAD /μm
15	3.6
30	2.6

图 3.4　利用 Rao 等人的蒸发模型绘出了两种不同流速时的液滴粒径-时间曲线图[75]

众所周知，引湿性粉末上水蒸气的吸收是引起气溶胶 APSD 改变的因素，主要是使得粒子变大，因为周围结合水增加了粒子间黏性[78]。该过程包括局部溶出和重结晶，通过形成稳固的连接导致不可逆的聚集[79]。然而在贮存时很有可能发生该过程，具有高引湿性的粒子需要考虑此过程，比如色甘酸钠，甚至是从气溶胶中取样时也要考虑[80]。当开展高引湿性物质的 APSD 测量时，最好的预防措施是控制周围环境条件，特别是保证相对湿度恒定，最好是选一个值，在这个值下粒子不发生引湿性增长。

表 3.2　气溶胶递送过程中的物理过程以及这些物理过程对经 CI 测量的 APSD 的影响

过程	与 OIP 气溶胶的关联性	对 *MMAD* 和 *GSD* 的影响①	
		MMAD	*GSD*
团聚/聚沉	低,除非有超细粒子存在	↑	↑❶
惯性撞击	高	↓	↓
重力沉降	高	↓	↓
分子扩散	低	≈	≈
静电电荷	高并且多变——减弱引起静电电荷的因素	↔	↔
蒸发	挥发性物质存在的地方影响高	↓	↓
冷凝/引湿性粒子吸收水分	如果有引湿性物质存在,该影响高	↑	↑

① 热团聚/聚沉本身会使 *GSD* 增长到大约 1.35，之后没有更大的影响。因此这个变化因素对于 OIP 气溶胶不重要。

注：向上箭头和向下箭头分别代表增加和减少；侧向箭头代表对 *MMAD* 和 *GSD* 大小多变的/不可预测的影响。

3.3.2.7　小结

表 3.2 是关于 OIP APSD 的定性总结，假定其呈单峰并且是对数正态分布，而 APSD 的变化由其前面所述多种原因引起。

表 3.2 中，向上箭头表示该因素使得 APSD 增大，而向下箭头表示相反的结果；"≈"符号表示引起微小的或不重要的变化，而"↔"符号表示充满变数的影响，即可影响 APSD 朝任一方向变化。

团聚/聚沉过程持续存在，但是只有在气溶胶取样和用 CI 测量 APSD 分布过程中超细粒子占取样大部分的质量时，该因素可能才重要。在粒子运动途径中，只有当粒子在附近物体加速或者减速时，惯性碰撞才发生；这个过程是 CI 系统中引起粒子分级的主要因素，而且在粒子经过导入端口和预分离器（如果使用了的话）期间也重要。与团聚过程一样，重力沉降持续存在，它是影响进入测量系统中最大粒子的最重要因素。除了在 APSD 中超细粒子占优势的情况下，分子（布朗）扩散不重要。静电电荷对气溶胶 APSD 的影响不仅巨大而且还充满变数，取决于粒子所获电荷的分布和其在邻近表面上相应的电荷分布。因此，强烈建议应该减小或者完全避免静电电荷的影响，并且后者是可行的。避免周围相对低湿度的环境，保证操作人员接地，使用导电和接地的表面，以及作为最后手段，使含有气溶胶的气流离子化，以上每种措施在这

---

❶　1torr＝133.322Pa。——译者注

方面都有作用[64]。当有挥发性的物质（即水，乙醇）存在时，就要考虑蒸发因素对APSD改变的影响。减小这种变化的措施有冷却CI层级，这个方法用于气溶胶的评价已在USP[81] 和欧洲药典[49] 的特定章节中作为建设性意见。最后，对一些OIPs，冷凝引湿性粒子上的水分是有效措施，比如含有色甘酸钠的OIPs。蒸发因素可以通过控制CI系统的周围环境来减弱，即如果目标是阻止粒子在QC环境中发生引湿性增长，则可以使周围环境湿度尽可能保持在最低值，如果为了模拟呼吸时上气道环境条件，可以使环境条件接近于饱和。

本章中需要强调，这些潜在的物理过程可能都不引起最初APSD精细结构的变化。因此，APSD的整体由每一个物理过程影响。如果把气溶胶离散成有限数量的粒子（实质上是CI作为粒子分级器的功能），分配给每一粒子范围（从最小粒子到最大粒子或者反之亦然）的API质量变化将会以连续且逐步的方式进行。第9章在介绍测量环境的小节中包含了更多关于OIP APSD变化的内容，该节中相关的有效数据分析（effective data analysis，EDA）的概念将不适用。

3.3.3 级联撞击器测量APSD变化的检测性能

体内空气动力学行为被认为是OIP的关键产品质量属性（quality target product profile，QTPP）[82]，因为气溶胶粒子的特性将影响药物递送至呼吸道(参见第2章和第12章)。

现今，在可控环境中，用级联撞击器测量空气动力学粒径来评价OIP气溶胶的行为是体外测试的主要方法（第2章）。体外测试的目的是代表病人的体内测试，最终为病人在临床的合理用药提供保障。实现这个目标最理想的情况是：体外测试可以直接与体内空气动力学行为相关，而体内空气动力学性能又与治疗疾病的预期结果相关联。鉴于迄今为止还未找到合适的IVIVRs/IVIVCs来把实验室测量与OIP气溶胶行为的临床测量联系起来[16]，因而这个目标必须要间接地实现。在这样的情况下，撞击器测量APSD的特征用于评价OIP的性能成为一种有效的控制策略工具，从而使其符合适当定义并且已经建立起来的体外空气动力学行为。因此，CI方法是否能符合该要求至关重要，无论前文涉及的EDA（有或没有AIM）检测气溶胶APSD变化的性能是否可以与OIP体外行为的变化以有意义的方式相关联。

用CI方法检测气溶胶APSD真实变化（粒子变得更细或更粗）的灵敏度与体系整体分辨粒子的性能有关。因此，最简单的情况是，假设CI的第1层级和最后层级的 d_{50} 值分别是10.0μm和0.5μm空气动力学直径，代表典型

OIP APSD 的上限和下限，CI 层级的分辨性能可以随着在最低和最高两级中加入更多层级而增加，因为最终 APSD 是由更多层级的 API 质量和 d_{50} 的数学关系决定的。这个理由部分决定了设计 NGI 时最少有 5 个层级，粒子临界大小从 0.5μm 到 5.0μm 空气动力学直径，整个 MDI 和 DPI APSD 测量过程中流速范围为 30～100L/min[83]。在此基础上，不是简化 CI 系统使其成为只有两个或最多三个层级的简化撞击器来测量上述粒径范围，而是应该进一步增加层级的数量作为提高分离度的手段，就像多通道的飞行时间空气动力学粒径分析仪（time-of-flight-based aerodynamic particle size analyzers）[84]。然而，至少有两种根本的限制：

（1）单个层级的粒子选择性是有限的。第 2 章中，粒子选择性由 $GSD_{层级}$ 定义，与单峰且呈对数正态的 APSD 的几何标准差一样。一种极端情况是，理想的粒子选择性层级其 $GSD_{层级}$ 等于 1，并且能够分辨 APSD 极小的变化。最精心设计的 CI 层级是流体处理性能的 $GSD_{层级}$ 值不小于 1.2。事实上，这个限制因素制约了层级数量，使其最多为 5，从而使分开的单个层级其 d_{50} 最佳值在空气动力学直径（对数表示）轴上的等距点具有最佳间隔。试图增加层级数会造成由于临近层级收集效率曲线的重叠带来的粒径分辨能力的损失。

（2）每个层级 d_{50} 值的测量精密度也有限，对于仅有一个喷孔的层级很大程度上通过控制其喷孔直径来控制精密度，而对于多喷孔的层级可通过控制其有效直径（D_{eff}）[85]。D_{eff} 的外显形式与多喷孔层级的平均面积（D^*）和面积中值直径（D_{median}）有关，表达式如下[84]：

$$D_{eff}=(D^*)^{2/3}(D_{median})^{1/3} \tag{3.16}$$

Roberts[85] 报道了 NGI 层级 D_{eff} 可接受的范围，第 3 层级范围是 (2.185±0.02)mm，第 4 层级范围是 (1.207±0.01)mm，第 5 层级范围是 (0.608±0.01)mm，第 6 层级范围是 (0.323±0.01)mm，第 7 层级范围是 (0.206±0.01)mm。层级 1 和 2 没有足够的喷孔数来进行有意义的统计学计算，但是因为这两个层级喷孔更大，因此认为它们的公差至少和下面层级一样好是合理的，也更容易得到精确的测量值。Roberts[85] 也证明了 D_{eff} 和层级 d_{50} 值可通过下述表达式相关联：

$$D_{eff}=\left(\frac{Q}{n}\right)^{1/3}\left(\frac{4C_c\rho_p}{9\pi\eta St_{50}}\right)^{1/3}(d_{50})^{2/3} \tag{3.17}$$

式中，Q 为体积流速；n 为研究层级中小孔的数量；St_{50} 为收集层收集效率为 50%时的粒子斯托克斯常数，其他名词的定义前面已经介绍过。重要的是，在现有条件下，保证流速在规定操作值下不确定度为 3%，同时保证喷孔直径在规定条件下不确定性为1%，Roberts认为层级 d_{50} 值的精密度可以限制在接近于规定值的1.5%[85]。现在的仪器能够很好地控制流速使其在Roberts指定的范围内。Chambers等人在一项实验中估算市售的光学图像分析系统（用于CI层级测量）的精密度，进一步证实了其整体性能在现行药典规范内，现行药典规范用于两种类型的Andersen 8-层级“无效”级联撞击器，其“参照”层级的喷射粒径可以代表这种类型的仪器［层级2，$d_{eff}=(0.914\pm0.0127)$mm；层级7，$d_{eff}=(0.254\pm0.0127)$mm］。Roberts[85]认为这些发现进一步证实了测量特定CI层级相关的常规项目时，使 d_{eff} 不确定度控制在1%是一项可行的建议[85]。

基于上述判定，应用CI方法辨别APSD变化的能力主要由上述限制因素（1）决定。

当粒子分级系统CI中收集到API的绝对质量增加或减少时，OIP气溶胶的APSD也有可能变化。在这里，该方法的能力由API的回收率和分析方法的灵敏度共同决定[38]。由此可见，对于给定的分析灵敏度，当系统增加更多层级时该方法分辨微小变化的能力就会降低。当增加的层级其 d_{50} 值与正在检测的气溶胶的 *MMAD* 值相距最远时，这种关系就特别明显，因为根据定义撞击器会捕获最低质量的API。增加每次测量的喷数是弥补损失灵敏度的一种方法，但是考虑到患者临床使用OIP的剂量可能仅为1喷或2喷[87]，就不再建议此方法。如果这个方法不可用，那么AIM方法就成为了一项检测APSD幅度变化的有效方法，AIM即把撞击器的中间层级减到最小。第5章介绍AIM方法来评价OIP APSDs的基本原理，第10章介绍将简化撞击器成功应用于各种类型的OIP的案例研究。

3.4 结论

本章回顾了不同类型的OIP其APSD发生根本性潜在变化的最有可能的物理原因，并且提供了一些案例研究，分析说明了多层级的CI是如何响应这种变化的。总之，重要的是要认识到，前面所述的变化原因中没有一个是只影响APSD的一个特定部分，换句话说，它们并不是特别具有粒子大小选择性。因此，在没有引起APSD曲线变化的情况下，没有过程可以选择性地使多层级CI中的一级收集质量增加，而其相邻层级的收集质量减少。

（高　蕾　魏宁漪　宁保明　译）

参考文献

1. Hickey AJ (2007) Inhalation aerosols: physical and biological basis for therapy, 2nd edn. Informa Healthcare, NY
2. Finlay WH (2001) The mechanics of inhaled pharmaceutical aerosols. Academic, NY
3. Bechtold-Peters K, Lüssen H (2007) Pulmonary drug delivery: basics, applications and opportunities for small molecules and biopharmaceutics. Editio Cantor Verlag, Aulendorf, Germany
4. Smyth HDC, Hickey AJ (2011) Controlled pulmonary delivery. Springer, NY
5. Morén F, Dolovich MB, Newhouse MT, Newman SP (1993) Aerosols in medicine: principles, diagnosis and therapy. Elsevier, Amsterdam
6. Byron PR (2004) Drug delivery devices: issues in drug development. Proc Am Thorac Soc 1(4):321–328
7. Dolovich MB, Ahrens RC, Hess DR, Anderson P, Dhand R, Rau JL, Smaldone GC, Guyatt G (2005) Device selection and outcomes of aerosol therapy. Chest 127(1):335–371
8. Leung K, Louca E, Coates AL (2004) Comparison of breath-enhanced to breath-actuated nebulizers for rate, consistency, and efficiency. Chest 126(5):1619–1627
9. Dolovich M, MacIntyre NR, Anderson PJ, Camargo CA, Chew N, Cole CH, Dhand R, Fink JB, Gross NJ, Hess DR, Hickey AJ, Kim CS, Martonen TB, Pierson DJ, Rubin BK, Smaldone GC (2000) Consensus statement: aerosols and delivery devices. Respir Care 45(6):589–596
10. Dolovich MB (2004) In my opinion – interview with the expert. Pediatr Asthma Allergy Immunol 17(4):292–300
11. International Commission on Radiological Protection (ICRP) (1994) Human respiratory tract model for radiological protection. Ann ICRP 24(1–3):36–52
12. Stocks J, Hislop AA (2002) Structure and function of the respiratory system. In: Bisgaard H, O'Callaghan C, Smaldone GC (eds) Drug delivery to the lung. Marcel Dekker, NY, pp 47–104
13. Heyder J, Gebhart J, Rudolf G, Schiller CF, Stahlhofen W (1986) Deposition of particles in the human respiratory tract in the size range 0.005–15 μm. J Aerosol Sci 17(5):811–825
14. Heyder J (2004) Deposition of inhaled particles in the human respiratory tract and consequences for regional targeting in respiratory drug delivery. Proc Am Thorac Soc 1(4): 315–320
15. Oberdörster G, Oberdörster E, Oberdörster J (2005) Nanotoxicology: an emerging discipline evolving from studies of ultrafine particles. Environ Health Perspect 113(7):823–839
16. Newman SP, Chan H-K (2008) *In vitro/in vivo* comparisons in pulmonary drug delivery. J Aerosol Med Pulm Drug Deliv 21(1):1–8
17. Patton JS, Fishburn S, Weers JG (2004) The lungs as a portal of entry for systemic drug delivery. Proc Am Thorac Soc 1(4):338–344
18. Hinds WC (1999) Aerosol technology: properties, behavior, and measurement of airborne particles, 2nd edn. John Wiley & Sons, NY
19. Islam N, Gladki E (2008) Dry powder inhalers (DPIs)—a review of device reliability and innovation. Int J Pharm 360(1–2):1–11
20. Hickey AJ, Concessio NM, VanOort MM, Platz RM (1994) Factors influencing the dispersion of dry powders as aerosols. J Pharm Technol 18:58–64
21. Hickey AJ, Crowder (2007) Next generation dry powder delivery systems. In: Hickey AJ (ed) Inhalation aerosols, 2nd edn. Informa HealthCare USA, NY, pp 445–460
22. Ashurst I, Malton A (2002) Passive dry powder inhalation technology. In: Rathbone MJ, Hadgraft J, Roberts MS (eds) Modified-release drug delivery technology. Informa HealthCare, NY, pp 867–877
23. Staniforth JN (1996) Pre-formulation aspects of dry powder aerosol. In: Dalby RN, Byron PR, Farr SJ (eds) Respiratory drug delivery. Interpharm, Buffalo Grove, IL, pp 65–73
24. Borgström L, Borgström L (1994) Deposition patterns with Turbuhaler®. J Aerosol Med 7S1:S49–S53

25. Duddu SP, Sisk SA, Walter YH, Tarara TE, Trimble KR, Clark AR, Eldon MA, Elton RC, Pickford M, Hirst PH, Newman SP, Weers JG (2002) Improved lung delivery from a passive dry powder inhaler using an engineered Pulmosphere® powder. Pharm Res 19(5):689–695
26. Olsson B (1995) Aerosol particle generation from dry powder inhalers: can they equal pressurized metered dose inhalers? J Aerosol Med 8S3:S13–S19
27. United States Pharmacopeial Convention (2012) USP 35-NF 30 Chapter 601: aerosols, nasal sprays, metered-dose inhalers and dry powder inhalers. United States Pharmacopeial Convention, Rockville, MD
28. European Directorate for the Quality of Medicines and Healthcare (EDQM) (2012) Preparations for inhalation: aerodynamic assessment of fine particles. Section 2.9.18 – European Pharmacopoeia [Apparatus B in versions up to 4th Edn. 2002], Council of Europe, Strasbourg, France
29. European Agency for the Evaluation of Medicinal Products (EMA) (1998) Note for Guidance on dry powder inhalers, CPMP/QWP/158/96, London, UK
30. Hoe S, Traini D, Chan H-K, Young PM (2009) Measuring charge and mass distributions in dry powder inhalers using the electrical next generation impactor (eNGI). Eur J Pharm Sci 38(2):88–94
31. Purewal TS (1998) Formulations of metered dose inhalers. In: Purewal TS, Grant DG (eds) Metered dose inhaler technology. CRC, Boca Raton, FL, pp 9–68
32. Smyth HDC, Evans RM, Hickey AJ (2007) Aerosol generation from propellant-driven metered dose inhalers. In: Hickey AJ (ed) Inhalation aerosols, 2nd edn. Informa HealthCare USA, NY, pp 399–416
33. Taylor G, Tran CH, Warren S, Thomas I, Marchetti G (2008) The Kemp HFA MDI valve for the delivery of novel budesonide/formoterol fumarate combination formulations. In: Dalby RN, Byron PR, Peart J, Suman JD, Farr SJ, Young PM (eds) Respiratory drug delivery–2008. Davis HealthCare Int. Publishing, River Grove, IL, pp 983–986
34. Stein SW (2008) Aiming for a moving target: challenges with impactor measurements of MDI aerosols. Int J Pharm 355(1–2):53–61
35. Lange CF, Finlay WH (2000) Overcoming the adverse effect of humidity in aerosol delivery via pressurized metered dose inhalers during mechanical ventilation. Am J Respir Crit Care Med 161(5):1614–1618
36. Peart J, Kulphaisal P, Orban JC (2003) Relevance of electrostatics in respiratory drug delivery. Business Briefing: Pharmagenerics, 84–87
37. Mitchell JP, Coppolo DP, Nagel MW (2007) Electrostatics and inhaled medications: influence on delivery via pressurized metered-dose inhalers and add-on devices. Respir Care 52(3):283–300
38. Bonam M, Christopher D, Cipolla D, Donovan B, Goodwin D, Holmes S, Lyapustina S, Mitchell J, Nichols S, Petterson G, Quale C, Rao N, Singh D, Tougas T, Van Oort M, Walther B, Wyka B (2008) Minimizing variability of cascade impaction measurements in inhalers and nebulizers. AAPS PharmSciTech 9(2):404–413
39. Rau JL, Ari A, Restrepo RD (2004) Performance comparison of nebulizer designs: constant-output, breath-enhanced, and dosimetric. Respir Care 49(2):174–197
40. Knoch M, Keller M (2005) Ultrasonics, mechanical pressure through ultrafine orifices (SMIs) or by applying mechanical vibration. Expert Opin Drug Deliv 2(2):377–390
41. Denyer J, Nikander K, Smith NJ (2004) Adaptive aerosol delivery (AAD) technology. Expert Opin Drug Deliv 1(1):165–176
42. Kesser KC, Geller DE (2009) New aerosol delivery devices for cystic fibrosis. Respir Care 54(6):754–768
43. Lefebvre AH (1989) Atomization and sprays. Hemisphere, New York
44. Nerbrink O, Dahlbäck M, Hansson HC (1994) Why do medical nebulizers differ in their output and particle characteristics? J Aerosol Med 7:259–276
45. Niven RW, Hickey AJ, Niven RW, Hickey AJ (2007) Atomization and nebulizers. In: Hickey AJ (ed) Inhalation aerosols, 2nd edn. Informa HealthCare USA, NY, pp 253–283
46. Berg E, Picard RJ (2009) *In vitro* delivery of budesonide from 30 jet nebulizer/compressor combinations using infant and child breathing patterns. Respir Care 54(12):1671–1678

47. Dennis JH (2007) Nebulizer efficiency: modeling versus *in vitro* testing. Respir Care 52(8):984–988
48. Finlay WH, Stapleton KW (1999) Undersizing of droplets from a vented nebulizer caused by aerosol heating during transit through an Andersen impactor. J Aerosol Sci 30(1):105–109
49. European Directorate for the Quality of Medicines and Healthcare (EDQM) (2012) Preparations for nebulisation. Section 2.9.44 – European Pharmacopoeia
50. Dennis J, Berg E, Sandell D, Ali A, Lamb P, Tservistas M, Karlsson M, Mitchell J (2008) Cooling the NGI – an approach to size a nebulised aerosol more accurately. PharmEur Sci Notes 1:27–30
51. Hinds WC (1993) Physical and chemical changes in the particulate phase. In: Willeke K, Baran PA (eds) Aerosol measurement: principles, techniques and applications. Van Nostrand Reinhold, NY, pp 41–53
52. Lee KW, Chen H (1984) Coagulation rate of polydisperse particles. Aerosol Sci Technol 3(3):327–334
53. Finlay WH (2001) The mechanics of inhaled pharmaceutical aerosols: an introduction. Academic, London, UK
54. Di Benedetto G, Clarke SW (1992) Inhalation therapy in asthma. J R Soc Med 85:3–5
55. Zhou Y, Sun J, Cheng Y-S (2011) Comparison of deposition in the USP and physical mouth-throat models with solid and liquid particles. J Aerosol Med Pulm Drug Deliv 24(6):277–284
56. Rader DJ, Marple VA (1985) Effect of ultra-Stokesian drag and particle interception on impactor characteristics. Aerosol Sci Technol 4(2):141–156
57. Cheng Y-S, Yazzie D, Zhou Y (2001) Respiratory deposition patterns of salbutamol MDI with CFC and HFA-134a formulations in a human airway replica. J Aerosol Med 14(2):255–266
58. Zhang Y, Finlay WH (2005) Experimental measurements of particle deposition in three proximal lung bifurcation models with an idealized mouth-throat. J Aerosol Med 18(4):460–473
59. Martonen TB, Lowe J (1983) Assessment of aerosol deposition patterns in human respiratory tract casts. In: Marple VA, Liu BYH (eds) Aerosols in the mining and industrial work environments, vol 1, Fundamentals and Status. Ann Arbor Science, Ann Arbor, MI, pp 151–164
60. Mitchell JP, Poochikian G, Hickey AJ, Suggett J, Curry P, Tougas T (2011) *In vitro* assessment of spacers and valved holding chambers used with pressurized metered-dose inhalers: the need for a USP chapter with clinically relevant test methods. Pharm Forum 37(4). http://www.usppf.com/pf/pub/index.html
61. Bisgaard H, Anhøj J, Wildhaber JH (2000) Spacer devices. In: Bisgaard H, O'Callaghan C, Smaldone GC (eds) Drug delivery to the lung. Marcel Dekker, NY, pp 389–420
62. Canadian Standards Association (CSA) (2008) Spacers and holding chambers for use with metered-dose inhalers, CAN/CSA/Z264.1-02, Mississauga, ON, Canada. http://shop.csa.ca/en/canada/drug-labeling-and-delivery/cancsa-z2641-02-r2008/invt/27017422002/. Accessed 1 Sept 2011
63. Landahl HD (1963) Note on the removal of airborne particles by the human respiratory tract with particular reference to the role of diffusion. Bull Math Biophys 25:29–39
64. Kwok PCL, Chan H-K (2007) Electrostatic charge in pharmaceutical systems. In: Swarbrink J (ed) Encyclopedia of pharmaceutical technology, 3rd edn. Informa Healthcare, NY, pp 1535–1548
65. Hendricks CD (1973) Charging macroscopic particles. In: Moore AD (ed) Electrostatics and its applications. John Wiley & Sons, NY, pp 57–85
66. O'Leary M, Balachandran W, Chambers F (2008) Nebulised aerosol electrostatic charge explored using bipolar electrical mobility profiles. In: Industry Appl. IEEE-IAS Annual Meeting, Edmonton, AB, Canada, pp. 1–5. http://ieeexplore.ieee.org/xpl/freeabs_all.jsp?arnumber=4658914. Accessed 6 Jan 2012
67. Beleca R, Abbod M, Balachandran W, Miller PR (2010) Investigation of electrostatic properties of pharmaceutical powders using phase Doppler anemometry. IEEE Trans Ind Appl 46(3):1181–1187
68. Kulon J, Balachandran W (2001) The measurement of bipolar charge on aerosols. J Electrostat 51–52:552–557

69. Glover W, Chan H-K (2004) Electrostatic charge characterization of pharmaceutical aerosols using electrical low-pressure impaction (ELPI). J Aerosol Sci 35(6):755–764
70. Peart J, Magyar C, Byron PR (1998) Aerosol electrostatics: metered-dose inhalers (MDIs). In: Dalby RN, Byron PR, Farr SJ (eds) Respiratory drug delivery–VI. Interpharm, Buffalo Grove, IL, pp 227–233
71. Piérart F, Wildhaber JH, Vrancken I, Devadason SG, Le Souëf PN (1999) Washing plastic spacers in household detergent reduces electrostatic charge and greatly improves delivery. Eur Respir J 13(3):673–678
72. Martin AR, Finlay WH (2012) Aerosol drug delivery to the lungs. In: Gad SC (ed) Development of therapeutic agents handbook. John Wiley & Sons, NY, pp 565–588
73. Smyth H, Brace G, Barbour T, Gallion J, Grove J, Hickey AJ (2006) Spray pattern analysis for metered dose inhalers: effect of actuator design. Pharm Res 23(7):1951–1956
74. Myrdal P, Stein S, Mogalian E, Hoye W, Gupta A (2004) Comparison of the TSI model 3306 impactor inlet with the Andersen cascade impactor: solution metered dose inhalers. Drug Dev Ind Pharm 30(8):859–868
75. Rao N, Kadrichu N, Ament B (2010) Application of a droplet evaporation model to aerodynamic size measurement of drug aerosols generated by a vibrating mesh nebulizer. J Aerosol Med Pulm Drug Deliv 23(5):295–302
76. Copley M, Smurthwaite M, Roberts DL, Mitchell JP (2005) Revised internal volumes of cascade impactors for those provided by Mitchell and Nagel. J Aerosol Med 18(3):364–366
77. Primiano FP, Saidel GM, Montague FW, Kruse KL, Green CG, Horowitz JG (1988) Water vapour and temperature dynamics in the upper airways of normal and CF subjects. Eur Respir J 1(5):407–414
78. Telko MJ, Hickey AJ (2005) Dry powder inhaler formulation. Respir Care 50(9):1209–1227
79. Dunbar CA, Hickey AJ, Holzner P (1998) Dispersion and characterization of pharmaceutical dry powder aerosols. Kona Powder Part J 16:7–44
80. Hindle M, Makinen GM (1996) Effects of humidity on the *in-vitro* aerosol performance and aerodynamic size distribution of cromolyn sodium for inhalation. Eur J Pharm Sci 4S1:142S
81. United States Pharmacopeial Convention (2012) USP 35-NF 30 Chapter 1601: products for nebulization. United States Pharmacopeial Convention, Rockville, MD
82. US Federal Drug Administration (2009) Guidance for industry: Q8(R2) pharmaceutical development. Silver Spring, MD. http://www.fda.gov/downloads/Drugs/GuidanceCompliance RegulatoryInformation/Guidances/ucm073507.pdf. Accessed 8 May 2012
83. Marple VA, Roberts DL, Romay FJ, Miller NC, Truman KG, Van Oort M, Olsson B, Holroyd MJ, Mitchell JP, Hochrainer D (2003) Next generation pharmaceutical impactor. Part 1: Design. J Aerosol Med 16(3):283–299
84. Mitchell JP, Nagel MW (1999) Time-of-flight aerodynamic particle size analyzers: their use and limitations for the evaluation of medical aerosols. J Aerosol Med 12(4):217–240
85. Roberts DL (2009) Theory of multi-nozzle impactor stages and the interpretation of stage mensuration data. Aerosol Sci Technol 43(11):1119–1129
86. Chambers F, Aziz A, Mitchell J, Shelton C, Nichols C (2010) Cascade impactor (CI) mensuration: an assessment of the accuracy and precision of commercially available optical measurement systems. AAPS PharmSciTech 11(1):472–484
87. US Food and Drug Administration (FDA) (1998) CDER. Draft guidance for industry metered dose inhaler (MDI) and dry powder inhaler (DPI) drug products chemistry, manufacturing, and controls documentation, Rockville, MD. http://www.fda.gov/cder/guidance/2180dft.pdf. Accessed 6 Jan 2012

第4章

级联撞击器操作规范

Jolyon P. Mitchell

摘要：采用级联撞击器（Cascade Impactor，CI）测定经口吸入制剂（Orally inhaled Product，OIP）所产生的气溶胶的空气动力学粒径的方法都是复杂、严苛和费时费力的。然而它们是唯一被全世界的监管机构接受，用来测定空气动力学相关性质的方法。药品质量研究所（Product Quality Research Institute，PQRI）内有一个由制药工业界、美国FDA和学术界人士共同建立的，旨在探究一些复杂的科学层面和管理层面问题的小组。2003年，这个小组发表了一个撞击器操作规范（Good Cascade Impactor Practices，GCIP）的指导原则。本章节在概述这个指导原则的核心内容的基础上又补充了一些新进展。

4.1 与撞击器测定方法学相关的固有变异性

众所周知，无论采用哪一种药典方法来测定OIP的空气动力学粒径，级联撞击器都是一个既复杂又耗时，需要投入大量劳动力的设备。在新一代药用撞击器（Next Generation of Impactor，NGI）开发出来以后，在欧洲药用气溶胶组（European Pharmaceutic Aerosol Group，EPAG）的讨论会上，多次有人提出“受过良好训练、熟练掌握撞击器操作的技术人员的需求量是很大的，而且很难被取代”。更严重的是，重现同一个实验室内部所做的CI测定结果或者将一个CI测定方法从一个实验室转移到另一个实验室都是很困难的。这对OIP的开发和质量控制都造成了巨大的障碍。2004年Nichols[1] 报道了一个在EPAG成员内部所开展的调查问卷的结果。问卷的内容是关于成员们所认为的造成CI测定结果产生变异的原因。调查结果归纳在图4.1中，对导致变异的原因所进行的这些评估是基于个人经验而非正式的研究和统计学分析，但结果应该不会令人感到意外。不考虑人为因素，气流和实验室内的环境控制估计会造成占总变异±10%左右的数据变异，然后是撞击器的几何尺寸因素（主要是喷嘴的尺寸控制）和最终CI内部的药物损失，它们各自会造成±1%和±2%的数据变异。而上述与CI相关的产生变异的原因只是总体变异原因的一部分，另外估计还有±20%来自吸入器本身，即在吸入器的使用周期中，“揿”与“揿”之间重现性上的变异。此外，API的分析方法和回收率估计也会造成大约±3%的数据变异。

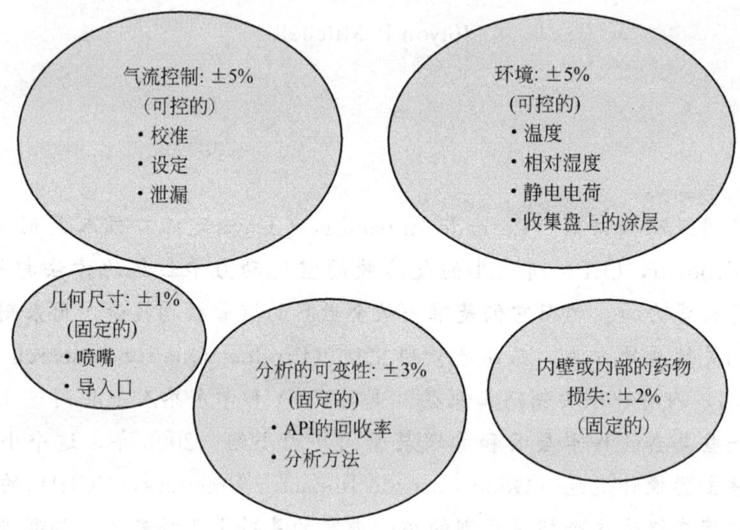

图 4.1　影响CI测定整体变异性并与其测定结果变异性相关的5个主要非人为因素[1]

4.2　对造成CI测定结果变异的因素评估

在一篇全面综述了可能造成CI测定数据变异来源的文章中，Bonam等人[2]将所有可能的原因进行分解（图4.2）。据他们的分析，主要存在四种造成总体数据变异的因素：

（1）人为因素，即CI的操作/分析人员。

（2）机器因素，即CI系统。

（3）测定过程因素，即API的回收率以及分析的过程。

（4）材料因素，包含药物的吸入器（吸入装置和处方）。

4.2.1　人为因素

CI实验过程中会涉及多个手动操作环节，例如组装撞击器、连接真空管

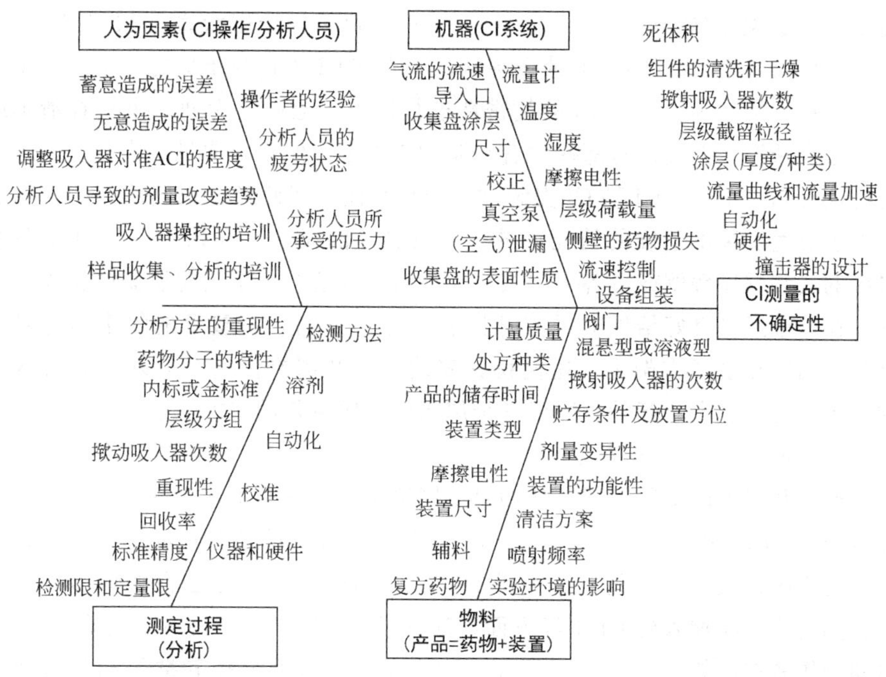

图 4.2　CI 方法变异性的 Ishikawa 因果图[2]

和真空泵、调节流速、驱动和揿压吸入器、定量回收收集盘上所沉积的 API 以及将供试品溶液进行稀释用于后续的分析测试（使用 HPLC-分光光度法或其他分析方法）等。在这些步骤中，即使操作者很小心，也会因为其不够熟练的实验技能或者无意间所犯的错误使数据发生偏差和变异性的可能性增加[3]。使用半自动或全自动系统可在一定程度上减轻这种人为因素造成的变异性。但半自动或全自动系统，尤其是全自动系统，价格非常昂贵。因此，除了最大型的机构以外，不太可能所有实验室都有条件来配备。

Bonam 等人进一步分析得出以下结论：尽管可以选择全自动或半自动设备，但是在将来可预见的一段时间内，大部分的机构，尤其是监管部门，都还是会继续使用普通的安德森级联撞击器（ACI），新一代药用撞击器（NGI）和其他同样需要耗费很多劳动力的手动系统[4]。他们同时也强调这些人为因素所造成的变异性将始终是撞击器测试结果产生总体变异的主要来源之一。造成测定结果不一致的人为因素中关键的问题可以概括为以下几个方面：

（1）撞击器的组装　Bonam 等人强调[2]，对操作者进行培训，让他们掌握正确的 CI 装置安装方法是至关重要的。尤其是对于全分辨层级的 ACI，需要确保正确的层级组装顺序和层级间良好的气密性。他们提出，在这种情况下使用一个支架系统（gantry-type system）能确保各个层级都能很好地对齐。另外，可以采用泄漏测试和/或压降测试或者在CI入口与出口之间接入一个差压式质量流量计等方式对CI的气密性进行检查。他们认为列一个检查清单或许会很有帮助，尤其是对那些没有经验的操作者。然而，通过与实验室管理层的讨论可知，由于ACI型CI安装过程的复杂性，即使经过正确培训的人员偶尔也会发生安装不正确的情况，进而导致测定的失败。例如，将ACI上各个层级的安装顺序颠倒或者各个层级相互没对齐等这些由于疏忽所犯的错误也会发生在一个经过良好培训的操作者身上。用NGI时，一整套的收集盘都可以永久地固定在底部支架上，这使得其安装和拆卸都更快速。另外，因为NGI的主体都是集成在一起的，所以各个层级的顺序也是固定的[5]。

(2) 撞击器的操作以及加样　2001年，EPAG为了评价OIP在正确和不经意使用状况下的不同表现，他们对不同测定方法进行了评价并汇总成一个研究报告。Purewal等人[6]在这个研究报告中提出，对操作者进行培训，让他们学会正确地收集样品是非常关键的。因为不同的测定方法在如何操控吸入器、如何将样品加入到CI中等方面，都有很大的区别。即使有了正确的培训，不同操作者在例如振摇吸入器的强度和频率、吸入器振摇和揿射间的时间间隔、吸入器对准ACI的程度、吸入器的揿射等方面的差异可能不会被注意到，但这些差异有可能会造成不同的系统性偏差（例如剂量随着使用发生变化的趋势）。这些差异或许就是造成不同的操作者，甚至同一个操作者在不同场合下得到的数据间的那些貌似随机变异的真正原因。Purewal评论说："例如，对同一个定量吸入气雾剂（MDI），即使吸入装置完全相同，不同的触发速度有可能会导致不同的储液罐冷却速度，因此造成不同的抛射剂蒸发行为，这最终导致了测定得到的空气动力学粒径分布（APSD）数值的变异性"。使用一个计时器，可以帮助操作者将这些步骤标准化，将有关的变异性降至最低。Stewart[7]和Miller等人[8]曾经在实验中观察到，在使用CI的测定过程中如果将一些步骤自动化则可进一步减少这种类型的数据变异。

(3) 活性药物成分（API）的分析方法（通常使用的是配有紫外或荧光检测器的高效液相色谱仪，HPLC）　Bonam等人注意到，当使用HPLC法来分析API的含量时，分析测试人员可能会在制备标准曲线范围的最高浓度或最低浓度样品时带入一些个体偏差，进而影响最终的APSD测定结果。在此情况下，所有CI收集盘上样品的回收率都会稍微高估或者低估。显然，使用另外一些更为先进的分析方法，如常与质谱联用的超高效液相色谱（UPLC）时，也同样需要考虑到分析方法对APSD测定结果的影响。

(4) 样品的收集以及后续的API含量分析　从一个分析测试者的角度，

从 CI 各个部位回收所沉积的样品到后续进行定量分析的整个过程中，会有很多产生误差的机会。另外，在回收样品之前的拆卸 CI 的过程中潜在的 API 的损失也是不能忽视的[2]。因此，需要特别小心地处理组装好的和拆卸开的表面带有沉积 API 的 CI，这对于准确测定是非常重要的。另外，一个稳健的 API 回收方法也是非常关键的，用正确的方式来排列样品可以防止样品被错误稀释和错误加液[2]。众所周知，“移取准确体积的回收溶剂”这个操作也将带来随机的方法变异性，因为更仔细的移液操作能确保所量取的液体完全从移液管中释放出来，而不太小心的操作则有可能让一部分液体留在移液管中。因此，Bonam 等人建议将自动移液枪的使用列为标准化操作要求[2]。人们会使用不同体积的溶剂分别去溶解及回收不同层级上的样品，目的是使下一步用 HPLC/UPLC 进行 API 定量分析时 API 样品的浓度相当。但这种操作方式被 Bonam 等人认定是另一个潜在变异性的来源。因此，他们建议要仔细权衡这么做的利与弊。样品回收过程中溶剂的挥发会造成测定结果被高估，因此应该采取例如在回收溶剂中添加内标这样的措施来将它的影响降到最低。如果所用的 HPLC/UPLC 的方法具有很好的线性，那可以在撞击器的每一层级/收集盘/喉部以及标准工作溶液中加入相同体积的内标溶液。这样，样品溶液可直接转移到液相进样瓶中，而所转移的准确体积就不重要了。Boham 等人同时还注意到，只要保证使用的是同一个重现性良好的分液器来加内标，那内标的绝对浓度就不再是一个关键因素[2]。

（5）操作者承受的压力和疲劳　不言而喻，在从事像 CI 测定这样复杂操作的工作时，紧张的情绪和疲劳的状态经常会影响到操作者的表现。所造成的后果就是不可避免地增加了误差发生的概率。限定每个操作者在每个工作日处理的样品量可有效减轻他们承受的压力和疲劳。另外，借助机器的帮助和步骤程序化也可抵消这些与操作者相关的潜在因素的影响。例如，为了防止给 CI 中递送错误的药物剂量，Bonam 等人建议考虑将计数器连接到 DPI 的气流阀驱动上或者通过称定测定前后 MDI 的重量差来确保准确的递送次数[2]。另一个例子，为解决在 API 分析过程中易将不同层级上的样品混淆的问题，对具有单分布和对数正态分布特征的 APSD，可采用以概率的对数对颗粒粒径的对数作图并计算其回归系数的方法，将其作为一种系统适用性工具。另外，错误稀释可通过对 CI 不同层级均使用相同量的溶剂进行稀释的方法加以解决。或者，如果 API 检测方法的灵敏度和线性范围允许的话，可省掉稀释的步骤从而避免上述问题。

（6）由有经验的操作者引入的偏差　与上述造成数据变异的因素相比，由受过良好培训、经验丰富的操作者引入误差的情形在文档上的记载或许要少一些。但实际上，这些受过良好培训、经验丰富的操作者在长期操作过程中可能会养成一些错误习惯，这些习惯导致错误的重复发生。这些错误可能经常只是一些小错误，但是累积在一起的话就会增加测定失败的可能性。Bonam 等人提出，通过使用控制图表可发现来自单个操作者的偏差（例如，按时间来追踪在关键层级上的 API 质量）然后再进一步调查就可以确认偏差的真正来源[2]。控制图表在重复使用一个已经建立好的方法来进行测定的时候尤其有用。然而，更宽泛的计量学参数，例如 API 的质量平衡，在追踪 OIP 开发早期由操作者个人所带来的偏差时是更有用的。

4.2.2 造成变异的 CI 系统因素

APSD 的测定结果从来都不是“绝对”的，它与所用的测定方法[9-12]、仪器的校正[13]、仪器本身对粒径的分辨率[14] 以及气溶胶云团在进入并通过 CI 装置时与周围环境相互作用的动力学特性（例如挥发性成分的蒸发或者吸湿导致的颗粒生长）[15] 有关。因此，在报告 APSD 的测定结果时应该始终注明所用的仪器型号和方法类别。

与其他类型的分析测试方法相比，CI 法缺乏一种可用来验证的、具有类似“吸入器-气溶胶”性质的、可用国际标准长度单位来描述的如标准化的多分散气溶胶这样的参比材料[16]。从这个角度上说，每一次 CI 的测定都是独一无二的。经过认证的单分散参比颗粒可以替代多分散颗粒，用来验证 CI 测定方法，但是验证的过程很耗时，难度也很大[17]，并不适合作为常规的验证 CI 性能的参比样品[18]。由于缺少使用空气动力学粒径已知的标准品且容易操作的校正程序，CI 的测定结果往往易于发生偏差，数据的变异性较大。这种现象在引入级间测量（Stage Mensuration）这种完全可追踪的、用来验证 CI 性能的替代方法之后情况才得以改善[18,19]。

因此，欧洲和美国药典都在关于 OIP 的空气动力学粒径分析的附录中推荐使用级间测量[20,21]。级间测量是通过计算机辅助的影像分析来自动化测量每一个层级上每一个小孔的方法，现在已经成为大家选择的一种技术[18]。最近发表的一些数据证实，广泛使用的几种商业化的级间测量系统的偏差是比较小的[18]。另外，对一个多喷嘴的 CI 层级，整体测定所得的平均喷嘴直径称为该层级的有效直径（D_{eff}），有效直径可采用面积加权中位径（Area-weighted Median，D_{median}）和这一组喷嘴的面积加权平均直径（Area-weighted Mean Diameter，D^*），根据下面这个表达式来计算[19]：

$$D_{eff}=(D^*)^{2/3}(D_{median})^{1/3} \tag{4.1}$$

有效直径以 D_{50} 的形式被用来表征该层级的体外性能[22]。然而，也曾有报道称，在对较大的、毫米级的喷嘴进行测量的过程中使用停止-启动针（Stop-go Pins）会导致一些错误的发生[23]，尽管这些针如果仔细使用的话，对清洁撞击器的喷嘴是很有用的。最近，Millhomme 等人提出用测定每一层级的流动阻力（即压力下降值）的方法来替代级间测量，这样就可以在使用过程中进行测量[24]。能这么做的原因是在 CI 工作过程中，流速为 Q 的气流通过 CI 第 i 级层级后的压力下降值 $\Delta P_{\text{stage}(i)}$ 可以用 Bernoulli-style 方程式很好地描述：

$$\Delta P_{\text{stage}(i)} = \left[\frac{r_g}{2}\right]\left[\frac{Q}{KA_t}\right]^2 \tag{4.2}$$

式中，r_g 为载气（例如：空气）的密度；A_t 为喷嘴的总面积。此外，这个研究小组还证实，当一个给定层级的面积平均喷嘴直径 D^* 从 D_0^* 变到 D_1^* 时，分别对应的压力下降 $\Delta P_{\text{stage}(i)}$ 可通过式（4.3）关联起来：

$$\frac{D_1^*}{D_0^*} = \left[\frac{Q_1}{Q_0}\right]^{1/2}\left[\frac{r_{\text{gas}(1)}}{r_{\text{gas}(0)}}\right]^{1/4}\left[\frac{\Delta P_0}{\Delta P_1}\right]^{1/4} \tag{4.3}$$

式中，下标“0”和“1”分别代表产生压力差 $\Delta P_{\text{stage}(i)}$ 最初和最终的状态。对于维护良好的撞击器（“仪器维护得好”是良好的药剂学实验操作规范的特征）来说，面积平均喷嘴直径和有效的喷嘴直径之间几乎没有差别[19]，因此可以用有效直径 D_{eff} 来代替 D^* ［式（4.1）］。进而，式（4.3）则可改写为式（4.4）：

$$D_{\text{eff}(1)} = \left[\frac{Q_1}{Q_0}\right]^{1/2}\left[\frac{r_1}{r_0}\right]^{1/4}\left[\frac{\Delta P_0}{\Delta P_1}\right]^{1/4} D_{\text{eff}(0)} \tag{4.4}$$

原则上，如果这组喷嘴的流出系数（Discharge Coefficient）保持恒定，经过某一层级的气流压力下降值可以很方便地在测 APSD 之前作为系统适用性的测试，从而保证所使用的 CI 是满足测定需求的。这个方法的可行性有待进一步的研究。这个方法与级间测量法形成了鲜明的对比。相对而言，级间测量法更为复杂，需要每一个层级逐一检查，因此可能只偶尔使用（比如，每年一次的检查）。如果发现 D_{eff} 值落在可接受的限度范围之外（可接受的限度很可能是指设备制造商允许的与标示孔径的偏差范围），那么从上一次检查以来所进行的所有 APSD 测定的结果的有效性都会受到质疑。另外，整个 CI 系统的总压力下降值（ΔP_{CI}）或许也可以作为一种测试指标，在测定开始前通过这一指标来衡量 CI 系统的气密性。

即使本身经过方法学验证的 CI 测定方法再进一步优化，也仍然会有无法察觉的偏差和变异存在，这使得人们很难运用经验去舍弃一些从特定的撞击器和测定方法中所得到的数据。因此，在开发方法的时候需要细致地考察所有可能造成不准确和发生偏差的因素，并且尽量去避免这些因素的影响。

Bonam 等人[2] 接着更详细地描述了各种与设备有关的可造成变异性的来源。

(1) 喷嘴的尺寸、层级截流粒径、校正和级间测量：如本书第 2 章中描述的那样，将多层级 CI 上获得的 API 沉积质量转换成 APSD 数据的过程依赖于已知的每一个层级的 d_{50} 值的大小。尽管，在理想条件下，对于设计一样的 CI 装置，其相应的层级都应该具有相同的 d_{50} 值，但是多个研究的结果均显示，完全相同的 CI 也经常会出现喷孔尺寸的细微差别。原因可能是制造过程中的差异，也有可能是使用过程中的损耗、腐蚀或者碎屑的蓄积等[25-27]。显然，随着使用时间的推移和使用次数的增加，最终会引起喷孔堵塞、损耗和腐蚀，这些都将改变层级喷嘴的实际尺寸从而改变其 d_{50} 值，并最终导致 API 在各个层级所分布的质量的变化，增加 APSD 数据的变异性。尤其是在合并使用从几台不同的 CI 上获得的数据时，该影响更加显著[25]。

(2) 流速、流量曲线、流量加速和流量控制：众所周知，CI 层级的 d_{50} 值受到操作时空气流速的影响，流速增加 d_{50} 值减小，反之亦然[28]。相对来说，喷孔孔径造成的 d_{50} 的变异对仪器整体表现的影响是比较小的，而且也是相对容易监控的[29]。然而，空气流速所导致的变异却是更显著且不易溯源的，因此药典方法要求流量都应控制在规定流量的±5%范围内[20,21]。另一个替代药典方法的方法就是用校正的流量计去校正进口处而不是出口处的空气流速。已有结果显示，这么做能获得更好的重现性[30]。

因此，除了层级 d_{50} 值的改变，流速的变异性也成了 APSD 测定结果不确定性的一个重要来源。层级 d_{50} 值的变化是在设备反复使用以后慢慢产生的，而流速设定的变化可能在使用同一台设备的两次测定间就发生了。对于 MDIs 来说，层级的 d_{50} 值由测试过程中所达到的稳定流量的大小所决定；对于 DPIs，除了空气流速，流量-时间曲线（流量升高的时间，加速度）也影响着层级的 d_{50} 值以及后续测得的 APSD 的值。这些因素产生影响的大小和方向取决于 CI 的设计和内部的几何尺寸，尤其是内部死体积的大小[31,32]。因此，在重复使用同一型号的撞击器时应固定真空管的长度来保持死体积尽可能一致。空气流速升高所需时间也可以在安装新设备时一起进行测量。总之，为了使流速的偏差降到最低，应当很好地维护、正确地校正并且定期地认证流量计。

(3) CI 系统内部的死体积：在 DPI 测定中，内部死体积（即组装好 CI 内部的空间，包括导入口或预分离器以及真空管）的大小既会影响打开流速控制电磁阀、开始加样以后颗粒穿过系统并被收集所需的时间，也会影响流速升高达到最终值的时间[33]。从 2005 年起，开始有了准确测量 ACI、NGI 和多级液体撞击器（Multi Stage Liquid Impinge，MSLI）的死体积的方法，这些方法有的需要借助配件来完成，有的不需要[34]。在为一个新产品选择一种合适的 CI 时，最好是先考虑撞击器构造的基本信息。由死体积引起的 APSD 测定偏差对于一种固定的撞击器型号和构造来说是固定的，而且内部的体积应该是尽可能地小，这样比较理想。然而，有时需要在减小死体积和别的更重要的约束条件，例如实现（半）自动化的容易程度或者更优的空气动力学粒径区分能力之间权衡，权衡后可能需要选择死体积更大的系统。

（4）空气泄漏：当气流流经 CI 系统时，会造成系统内部部分真空，此时各层级如果摆放不正确、密封出问题或各层级没有对齐，则会使空气泄露入 CI 系统。对于使用标准 O 形密封圈的 ACI 来说，这个问题尤其普遍，因为 O 形密封圈在重复使用和接触有机溶剂后很容易开裂。密封不严的问题发生在靠近撞击器出口的层级上时，影响是最显著的，因为在这个位置 CI 内部真空度相对于其周围的大气来说是最大的。尽管空气泄漏会导致 APSD 的值发生偏移（有时候是显著的变化），偏移的程度取决于空气泄漏的部位和大小，但回收 API 的质量平衡应该可能不会受其影响。然而，如果泄露造成了层级间药物沉积量的增加，那质量平衡就会减少，除非这些内部损失也考虑在质量平衡中[3]。但是像 API 质量平衡这些更宽泛的计量学参数，在 OIP 开发早期追溯由操作者引入的偏差时可能是非常有帮助的。空气泄漏可通过定期肉眼观察、替换损坏的密封圈、仔细检查设备组装等措施来检查和防范。也可以做一个最终的系统适用性检查来评估是否存在空气泄漏的问题，即通过比较撞击器入口处（在环境大气压力下）和下游真空泵处的体积流速（差值即为局部的压力减少值）[30]，或者通过测量整个 CI 系统的流动阻力（压力下降值）(详见 4.3.2) 来评估。然而，即使这些检查都做了，仍然可能有层级之间的小缝隙没有被注意到。Bonam 等人观察到，在开发 CI 测定方法时，如果能设计一些实验，例如人为地在 O 形圈上制造一些切口来可控地模拟空气泄漏，并且去观察这种模拟条件对 APSD 测定结果的影响，则更为严谨[2]。在后期测定过程中，如果观察到一些重复出现的非典型的 APSD 曲线，可结合上述模拟实验中得到的信息来分析产生异常的原因是否与产品本身有关。

（5）环境条件、温度和湿度：众所周知，吸入装置所产生的气溶胶的性质会受其周围局部环境的影响而发生变化，进而造成测定结果的变异。然而，局部的温度和相对湿度也可能在测量过程中影响气溶胶的 APSD 值。上述第一种情形不在本章的考虑范围之内，因为它是与产品相关的，而第二种情形则可以归类到 CI 方法相关的变异性中。尤其是相对湿度，它会影响静电力（如摩擦生电）效应，这一点将在后面进行讨论。温度、局部湿度将共同影响液滴在通过CI过程中的生长或蒸发[35-39]，这种影响对那些由软雾剂（SMIs）和各种不同的雾化吸入剂所产生的水性液滴尤为显著。除非有校正，否则环境温度的变异会使流过CI系统的体积流速测定值产生额外的偏差，进而影响APSD的测定。Bonam等人观察到，温度和相对湿度通常都会被实时监控并加以控制，从而将它们的影响降到最低[2]。环境因素所造成影响的程度以及需要加以控制的必要性取决于产品类型（API，载体，抛射剂，潜溶剂等）、CI系统以及CI系统的操作条件（例如，流速会影响颗粒的生长和蒸发，而CI的温度会影响热传递和液滴的蒸发）。

（6）静电和摩擦生电：多个研究小组均已证明，雾化的颗粒会获得和携带固有的静电荷。电荷主要通过摩擦效应而获得（接触起电）。从DPI[40-45]或MDI[45-52]中生成气溶胶的时候总会伴随着摩擦的过程，但是从软雾剂和雾化剂中形成的气溶胶则不太可能因为摩擦而带电，因为几乎所有的软雾剂和雾化剂的处方中都会含有完全解离的生理盐水。Horton等人曾展示过，静电荷也可通过不导电或绝缘的CI部件获得，并对颗粒的收集特性产生显著影响[53]，进而增加了APSD测定值和质量平衡数据的变异性。对于雾化剂以外的吸入制剂，做一些这方面的探索性研究来优化CI的方法还是很有必要的。

（7）收集盘表面的涂层材料和厚度：包括Naser等人[54]在内的很多课题组都曾报道过，CI收集盘上的油脂性涂层可减少或消除颗粒的反跳和二次夹带。在微米尺度厚度上，添加一些黏性的涂层材料可改良撞击表面，使得那些运动轨迹与收集盘表面相交的颗粒所带进来的动能更有效地被吸收。相较而言，光滑和坚硬的表面则具有较高的回弹系数，颗粒的动能不易被有效吸收。2003年Mitchell在对EPAG成员组织进行调查后发表报告称，几乎所有在收集盘表面添加涂层材料的操作都能减少CI测定的偏差和变异性[55]。表面涂层的效应对DPI来说是尤其重要的[56,57]，对MDI有时候也很重要[58]。但是，收集定量液体吸入剂等雾化系统[59]中产生的小液滴时，涂层就不那么重要了。最适宜的涂层材料种类以及涂层厚度则似乎是与吸入器的类型和产品有关。目前，还不清楚涂层是会通过防止腐蚀来延长收集盘表面的寿命还是会通过造成腐蚀来缩短其寿命。

当然，如果涂层能充当一些水溶性粒子渗透的屏障的话，则防止腐蚀的可能性更大一些。Bonam等人注意到，应该考虑将半自动化操作或者使用一个能确保涂层厚度均匀的手动工具纳入到CI方法开发中，这样才能使涂层深度、涂层覆盖面积标准化[2]。

（8）层级荷载量和揿射吸入器的次数：Kamiya等人曾展示过，当所研究的处方需要揿射多次吸入器，递送多个剂量才能满足 CI 测定要求，且处方中所含的颗粒比例较高时，需要考虑材料是否在 CI 层级上发生了潜在蓄积，造成后续进来的粒子开始发生反跳。他们认为这一点是非常重要的[60]。沉积在收集盘上的 API 质量需要足够低从而防止已经沉积的颗粒被气流再次夹带，转移到下一层级上。此外，辅料（还包括一些 DPIs 中的载体）在每一层级上的沉积量也需要考虑在内[2]。一种极端的情况是，过多的揿射次数导致层级荷载的药物过量，从而影响喷嘴到收集盘的距离。如果单次 CI 测定所揿射吸入器的次数过多，测得的颗粒粒度会明显变小，因为在这个条件下颗粒会从它们本该沉积的层级上被气流重新夹带，转移到更远端的 CI 层级上[58,61,62]。Merrin 等人曾报道，对于单揿释放药物量大于 1mg 的高单剂量 MDI 来说，处方的种类也会有一定程度的影响[63]。在方法开发过程中，在验证方法之前就应该通过逐步增加揿射次数来重复测量的方式对上述这些产生偏差的原因加以考察并消除它们的影响。

（9）收集盘表面性质：Bonam 等人还考虑如果未加涂层的收集盘表面的粗糙程度达到微米级别，与颗粒的尺寸相当，那就会对气溶胶颗粒的弹道行为产生影响，进而影响测得的 APSD 的变异性[2]。该因素的影响程度应该与处方的表面性质（例如材料的硬度）、CI 设备在使用过程中的磨损以及清洗和干燥过程等有关。2006 年，Mitechell 等人根据一项对 EPAG 用户的调查得出以下结论：CI 测定中所用的收集盘/杯 100%都需要检查，表面一定的粗糙度有助于形成均匀的涂层，而有刮痕、折痕、凹痕的收集盘/杯则不能继续使用[64]。目前，公开报道的文献中还没有系统研究表面粗糙度对 APSD 结果影响的数据，但是 ACI 和 NGI 的供应商[65]，以及药典中[20,21] 都给出了表面粗糙度的可接受范围。药典中，在导入口的内表面和入口锥形处，表面粗糙度能接受的限度约是 0.4μm，而在 NGI 的收集杯表面的限度是在 0.5～2μm 之间。然而，这些数据目前本质上只是提供一种信息，而不是强制标准。

（10）CI 组件的清洗和干燥：作为常规维护程序的一部分，每次测定结束后对撞击器表面进行彻底清洗和干燥可使其尽可能地保持原样，始终符合技术参数要求[2]。因此，在开发 CI 方法的过程中就应该确定恰当的清洗/干燥流程。流程确定以后，使用者应该清楚地意识到任何清洗/干燥流程的改动，例如使用了一种新的清洁剂或者从手动清洁换为自动清洁，都有可能影响到 APSD 测定结果的变异性。从尽量减小设备长期使用过程中的腐蚀以及日常使用时保持小孔完全通畅的角度来说，适宜的清洗干燥流程带来的益处是很明显的。然而，目前还没有发表的数据来系统考察不同的清洗/干燥方案对 APSD 结果的影响。对于新手或者怀疑是清洗方案造成意料之外的变异的情形，可以参考EPAG公布的关于CI清洗方法的一个调查报告[66]。

（11）API在CI内部（侧壁）的损失：Mitchell等人曾采用具有不同空气动力学粒径的单分散颗粒系统研究了ACI内部药物的损失与颗粒粒径之间的关系。结果显示，在这两个变量之间存在很强的相关性[67]。尤其是当颗粒的空气动力学粒径大于5μm时，这种相互关联就更加明确。据此可知，API在CI内壁这些非收集表面上的损失有可能是造成误差的一个重要原因，它们的影响应该在开发方法的过程中就考虑到[2]。Mitchell等人的研究还进一步表明，在空气流速为28.3L/min时，撞击器的预分离器部分的药物损失会尤其显著[67]。长久以来，药典中就要求CI内部的API损失（这部分不计入API质量回收率）不能超过从吸入器递送出来的总剂量的5%[20,21]。如果超过这个限度，则整个层级，包括喷嘴和侧壁在内的所有地方上的物料都要收集起来，加到回收的总量里，以此作为一种折中的方法[20,21]。这种API的损失是在空气中的颗粒与CI内表面（非正常的颗粒接收表面）之间摩擦作用所导致的，因此损失的大小几乎可以肯定与抛射出来的粒子的物理化学性质（这与产品的处方有关联）以及CI的操作方法（例如涂层的类型，每次测量时吸入器揿射次数等）有关。

（12）导入端口（Induction Port，IP）的选择：导入端口对于气雾剂的测定尤其重要，因为需要用它去单独捕获那些飞弹出去（即因为抛射剂的闪蒸所造成的从气雾剂的口接器中像子弹一样被快速释放出来的部分）而没有穿过咽喉进入到呼吸道深部的部分[20,21,68]。对喷射出来的移动中的气溶胶来说，导入端是它们面临的第一个撞击表面，因此，导入口会显著地影响到喷射出来的总质量中能进入到CI的比例。鉴于此，Bonam等人提出[2]，采用适配器使气雾剂的喷嘴和导入端在一条直线上，这可确保从吸入装置的口接器中喷射出来的气溶胶团雾样气流的速度进入到导入端口中，因此可用于蒸发溶剂和减小抛射出来的液滴粒径的时间很有限。因此，对任何一种设计的导入口来说，其尺寸偏离正常范围的程度以及可接受的偏差界限都会对APSD的测定产生影响[69-71]。

药典中还建议应该考虑导入端内表面粗糙程度的影响，因为粗糙程度有可能会影响到测定结果的变异性（参见收集表面性质的影响）。另外，需要注意的是，尽管在药典中将导入口列为CI系统的一部分[68]，但导入端对于从雾化系统中喷射出的水雾（包括从软雾剂中出来的软雾雾团的液滴）的测定并不是十分必要的，因为这些液滴中并不存在飞弹出来的部分。

（13）真空泵：不同的真空泵会产生不同的时间依赖性流速曲线，这对于DPI的测定是很重要的[73]。药典里用于DPI评价的方法中，与泵的能力相关的变异性可通过以下方法使其最小化：①采用临界孔口（Critical Orifice）

（图 4.3）的方法来设定撞击器的操作气流；②测定临界流量（$P_3/P_2<0.5$，P_2 和 P_3 分别是流量控制阀上游和下游的压力）[20,21]。P_1 是上游吸入器与导入端连接处的压力，接近于空气压力，Q 是通过 CI 系统的体积流速。因为有些泵在使用过程中如果持续运行会发热，效率也会降低，所以如果需要进行流速设定、验证以及 APSD 的测定的话，应该尽快地完成。

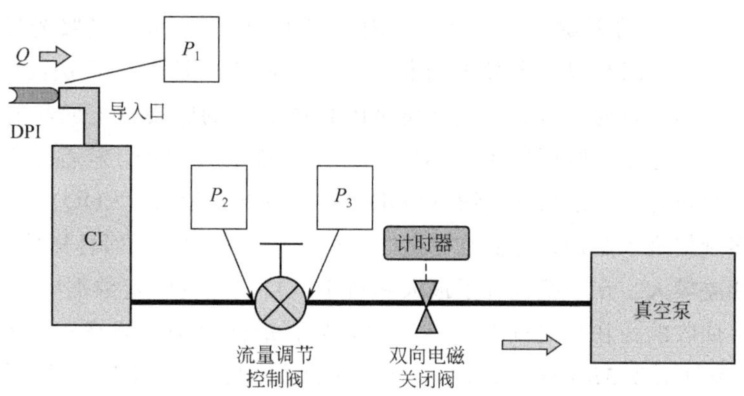

图 4.3　用药典中 CI 测定法评价 DPI 的测定原理示意图

（14）撞击器的设计：Bonam 等人也确认 CI 的设计是另一个造成总体方法变异性的固定因素[2]。关于每一种 CI 的设计特征的详细描述在药典中空气动力学分析的专论部分有介绍，这部分内容也作为参考列在了本书的第 2 章。Bonam 等人注意到，尽管测试方法中所涉及的关于撞击器的设计这方面其实一开始就受研究机构内拥有什么类型的设备、他们偏好使用什么样的设备所限制而固定了，但是 CI 的选择还是应该考虑所要评价的 OIP 的类型以及与产品申报有关的监管部门的偏好等[2]。例如，在欧洲药典专论 2.9.44[68] 里明确规定，要在 15L/min 流速条件下使用 NGI 来做雾化剂的评价。在 2012 年版美国药典的第 1601 章节中也有相同的要求[72]。除了影响对粒径大小的区分能力，CI 的设计还影响其内部的空气流特征，进而影响在内部表面上非理想化的沉积的幅度。这些过程又反过来影响 CI 结果的变异性和潜在的偏差。

4.2.3　造成变异的来源于 API 分析测试过程因素

配备各种光谱检测器（紫外-可见光检测器，荧光检测器，质谱检测器）的 HPLC 或 UPLC 被广泛用来定量各个 CI 层级上所沉积的 API。荧光检测器仅限于检测那些在可检测波长范围内发出荧光的 API；而质谱，虽然灵敏度高、选择性强，但相对复杂而且也较为昂贵，要求制备样品时非常小心，尤其是包含挥发性成分时。

尽管越来越多的人开始采用UPLC这种较新的技术，但联合紫外/可见光分光光度计的HPLC作为一种已经被完善表征、易于标准化的分析测试技术，几乎在每一个做OIP测试的实验室都配备，它目前的应用也是最广泛的。然而，尽管大家对这种技术都非常熟悉，但它也是造成CI测试过程中随机和系统性的不确定性的来源之一。例如，对于某些对紫外/可见光吸光度较弱的API，如何用HPLC法进行定量分析并测定其回收率是HPLC法面临的诸多困难之一。而且，通常从d_{50}值远离APSD中心值的收集盘上回收的API的量都很少，以至于此时回收到的API的质量可能会非常少，样品浓度接近于所建立的分析方法的最低检测限（LOD）或者最低定量限（LOQ）。另一个困难则是多规格吸入制剂，它们在测定时需要很多次的稀释，而且样品与样品之间浓度相差较大。在一组包含了最大和最小规格制剂的测定数据中，从CI不同层级上回收的药物量之间存在巨大的差异。最低值来自规格最小那一组中d_{50}值远离气溶胶*MMAD*的那一层级，它的浓度接近于LOD，而最大规格那组在d_{50}值最接近于*MMAD*的那一层级上的沉积量则可达最高沉积量的150%。为了确保检测方法的准确性和精密度，可能需要调整每次测定所需的吸入器揿射次数。另外，可能还存在一些产品特有的复杂变异来源，例如使用了某种高度易挥发的溶剂（对于某种API来说它的使用可能是必须的），在移液过程中溶剂的挥发导致了一些奇怪的结果等。通过反复评估、优化，建立严谨的分析方法，将有助于减少来自API回收和分析过程中的变异性。

4.2.4 造成差异的药品（物料）因素

Bonam等人观察到，由OIP递送出来的气雾剂所具有的APSD固有变异性来自产品本身[2]。他们确证了一系列潜在的、影响真实APSD值发生变异的因素：

（1）储存期间产品放置的方向。

（2）处方与辅料间的相互作用。

（3）与包装容器密切接触部分的相互作用。

（4）对湿度的敏感性。

（5）产品储存时间。

（6）储存期间的温度和湿度。

（7）吸入装置组件的耐用性。

（8）防止一些 DPI 处方干粉聚集的静电力作用。

（9）由于 MDI 气溶胶颗粒与 MDI 阀门系统中所包含的不导电的弹性材料之间的相互作用所形成的静电[40,73,74]。

所有这些因素都应在产品开发过程中逐一进行研究，但因为这些因素是与产品自身而不是 CI 测定方法密切相关的，所以在本章节中将不做详细讨论。

另外，Bonam 等人注意到，某些 OIP 的物理化学特征可能会使 CI 测定方法的变异性增加[2]。例如，与均相的溶液型相比，混悬型 OIP 更容易产生粒径大小不一的雾化微粒。这种情况之所以发生，其原因在于混悬液颗粒本身具有沉降（即下沉）或者颗粒间聚集（即絮凝）的趋势，从而增加了产品的变异性。此外，对混悬型的 MDI 来说，振摇和揿射之间的时间间隔（这是 CI 测定方法的一部分）也会造成所测得的 APSD 值的变异性。揿射后会立即伴随着 MDI 储液罐温度下降，如果两次揿射间隔的时间不够长，储液罐温度的下降就会影响到第二次测定的 APSD 值。在实践操作中，重复揿射之间通常需要间隔至少 30s，这样才能避免因为这个原因造成所递送出来的气溶胶颗粒特征的差异。

Boham 等人还注意到，为含有多种 API 的复方吸入制剂开发一个准确和精密的 CI 测定方法也会面临一些特殊的挑战[2]。例如，复方吸入制剂中，有一个 API 具有很强的生色团，而别的 API 则很弱；或者几个 API 在处方中占的质量比相差比较大，结果质量占比较大的 API 可能很快达到每一个层级的荷载上限，而质量占比小的 API 在相同层级上的沉积量仅接近或达到最低检测限。此外，复方中有的 API 是亲水的，有的则是疏水的，如果收集盘表面上的涂层材料也是特别疏水或者特别亲水的话，就有可能发生亲疏水性不同的药物在收集盘上被收集程度不同的情况。

4.2.5 不同来源因素之间的交互作用所造成的变异

Bonam 等人在总结他们所评价的上述四种造成 CI 测定方法变异性的因素（材料、人、机器和分析方法）的同时，也考虑到了这些因素之间的交互作用[2]。从图 4.2 中可清晰地看出，有些因素在图中出现了不止一次，也就是说这些因素可归属于多个影响 CI 总体变异的类别。例如，揿射吸入装置以喷射药物的次数会从人为因素（例如重复测定造成的操作人员的紧张疲劳以及多次揿动装置之间的时间间隔）、机器因素（例如收集盘上药物的过载或者颗粒的反跳）、分析测试过程（例如由于揿动次数较小导致的沉积的药物量达不到检测限）以及材料因素（例如混悬型气雾剂中颗粒在混悬液中重新沉积下来的时间）等诸多角度影响到 APSD 结果的不确定性。在另一个不同因素间交互作用的例子中，不正确的装置清洗方式造成的颗粒粒径变大，显然这是由人为因素和物料因素之间的相互作用引起的变异性。通过一些特别设计的实验可分离这些交互的影响因素。然而，从 CI 回收的物质总量（即质量平衡）是更常规的一种诊断工具，当观察到 APSD 的测定结果出现偏差时，可根据质量平衡区分出该异常是与方法有关还是与产品有关[3,75]。

Bonam 等人建议那些开发方法的人，无论是在优化一个已有的 CI 测试方法，还是在寻找导致结果偏差的原因，都要意识到这种潜在的、复杂的、交互因素发生的可能性[2]。

4.3 关于级联撞击器操作规范（GCIP）的总结

在认识到 CI 方法学的复杂性以及它在确保吸入产品质量方面的重要性后，药品质量研究所（Product Quality Research Institute，PQRI）这个在美国 FDA、制药工业界和学术界之间起技术沟通桥梁作用的论坛，在 2002 年成立了 APSD-质量平衡工作组，目的是解决那些与级联撞击器测量中 API 回收率相关的问题[76]。尽管成立这个工作组的主要目的是要为多级 CI 测定中的质量平衡制定一个适当的标准，但是在小组讨论的过程中他们发现，药典方法的复杂性是造成这个方法变异性的最重要原因之一。

经讨论，形成了 GCIP 指导原则[3]，这是这个工作组这次讨论的主要业绩，它为后来的研究者提供了如何简化这个方法的一些基本原则。

可认为 GCIP 是由两个基本部分组成的：

(1) 在方法开发早期就应该考虑到那些会影响 CI 系统性能的因素。

(2) 日常使用中需要考虑的因素。

正如预期的那样，这个指导原则中出现的大部分问题都与我们之前讨论过的、来自 Bonam 等人所评价的问题是一样的[2]。

在 GCIP 文件中确认的会影响 APSD 和质量平衡的因素被分别归纳在表 4.1 和表 4.2 中。表中的这些信息为那些正在开发 CI 方法以及日常使用 CI 的人提供了一些指南，为他们指明了造成质量平衡和气溶胶的 APSD 数据发生变异的潜在原因。

这些表也凸显了人们想追求一种操作更为简单但又尽可能准确的用来评价 OIP 质量的基于气溶胶粒径数据方法的愿望。表中列出的每一个因素都会与前面讨论过的一个或多个造成变异性的原因相关联。

表 4.1　在 CI 方法开发中需要考虑的因素[3]

方法开发			
潜在的影响因素	原因	质量平衡(MB)	APSD
API 回收溶剂	测定过程	是	是
最低定量限	测定过程	是	是
收集盘涂层的使用	机器	是	是
回收技术	人为因素/测定过程	是	是
预分离器的使用	机器	否(除有载体的 DPI)	是
清洗的程序	人为因素/物料	是	是
静电电荷	机器/物料	是	是
环境因素(气压,温度,湿度)	物料	是	是
后置过滤膜的使用	机器	是	是

表 4.2　日常使用 CI 应考虑的因素[3]

常规的 CI 设置和操作			
潜在的影响因素	原因	质量平衡	APSD
收集盘的定位	人为因素/机器	是	是
收集盘和后置过滤膜的计数	人为因素	是	是
层级顺序的认定	人为因素	否	是
空气泄漏进入 CI/MSLI	人为因素/机器	是,除非考虑到内壁的损失	是
导入口/预分离器/CI 之间的气密性不良和错位	人为因素/机器	否	否,除非泄漏较大
吸入装置的口接器和导入口之间的对齐程度	人为因素	否	是
液体体积不足或收集表面液体的损失	人为因素	是,由于分析方法的不同	是
CI/MSLI 气体流速	人为因素	并非正常情况,但如果以不同于测定含量均匀度的流速进行测试,则应考虑使用高度依赖流速的 DPI	是
DPI 测试用的双向电磁阀或 MDI 测试用的整合的储雾器的计时操作	人为因素/机器	是	是
层级喷嘴的清洗	人为因素	是	是
层级喷嘴的磨损和腐蚀	机器	否	是
揿射吸入器的次数不足或过多	人为因素	是	是
样品回收不当	人为因素	是	是
静电作用	机器	是	是

4.3.1 CI 方法失败调查树

GCIP 文件的汇编者主要关注的是如何处理超出标示量±15%的质量平衡数据。标示量的±15%这个限度是 1998 年由美国 FDA 在针对 OIPs 的 CMC 指导原则的草稿里提出的[4]。这个 CMC 指导原则中比较大的问题是缺少一个处理质量平衡超出标准限度（Out-of-specification，OOS）或者偏离趋势（Out-of-trend，OOT）情形的应急方法。质量平衡失败调查树，也可称为 CI 方法失败调查树（图 4.4），是一个很重要的成就，因为这是首次建立的处理与 CI/MSLI 相关的 OOS/OOT 事件的流程，为遇到这些问题的分析人员提供了一个切实可行的途径。

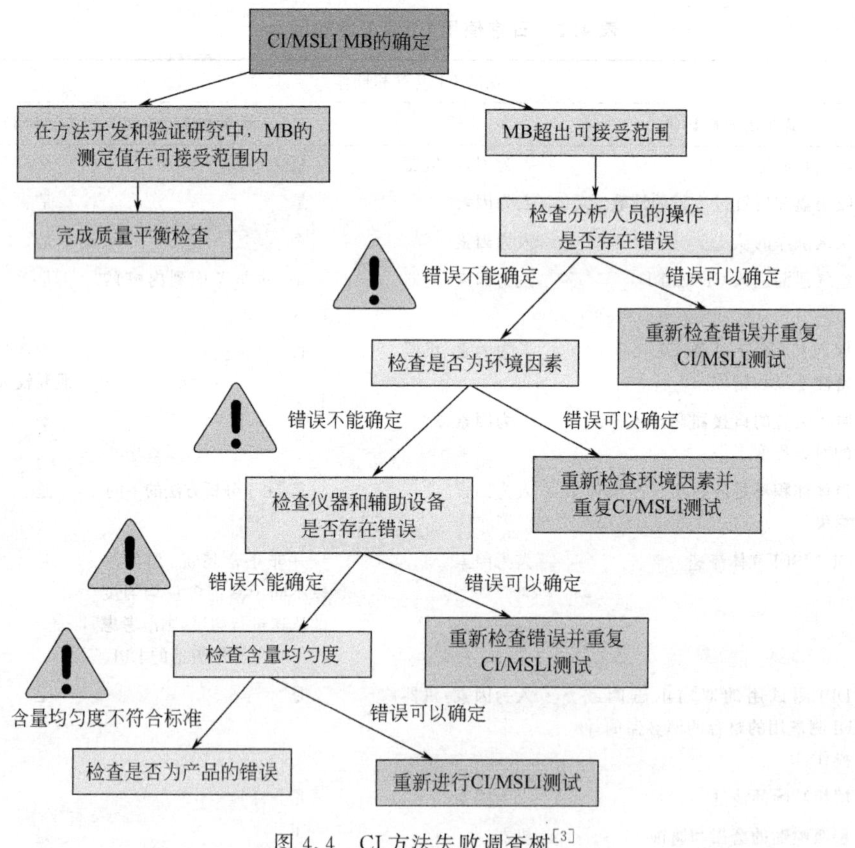

图 4.4 CI 方法失败调查树[3]

为 CI 方法建立失败调查树的必要性更凸显了 CI 测定程序的复杂性，同时还引发了这样的思考：为什么没有另外一种能被那些与 OIP 测试利益相关的人所接受，且能替代 CI 的行业内标准的测试方法呢？目前还没有在空气动力学粒径大小的可追溯性和检测沉积的 API 质量的特异性这两方面同时具备与现有 CI 方法能力相当的方法，这就是 CI 这种相对古老的方法目前依然是行业标准方法的原因。寻求一种更快速、更容易使用的测量装置以及更有效的数据分析技术是人们开发新方法的驱动力之一。这部分内容将在本书后面的章节中加以讨论。尽管现在也有一些可替代 CI 来测定 OIP 的 APSD 值的方法，这些方法也被广泛使用，尤其是在 OIP 研究与开发的阶段，但所有方法都毫无例外地不符合监管部门的要求，他们都无法提供准确的 API 回收率和空气动力学粒径的数据[77]。当然，这种状况可能会随着一些 API 特异性的分析技术（例如拉曼光谱）与一些显微影像分析技术的联用而改变。这些显微影像分析技术可为紧实的、近球形颗粒体系提供定量测定粒径分布的数据。对于这样的体系，形状因子（χ）接近于“1”，因此只要颗粒的密度接近于“1”，就可根据显微镜测得的圆形/体积相当直径（d_v）来估算空气动力学粒径的范围（参考第 2 章）。

4.3.2　简化 CI 方法的可能性

如果我们将处理一个典型的包含 8 个层级的全分辨（Full Resolution）CI 测定所需的操作次数（图 4.5 中以 ACI 为例展示了测定时的情形）与处理只

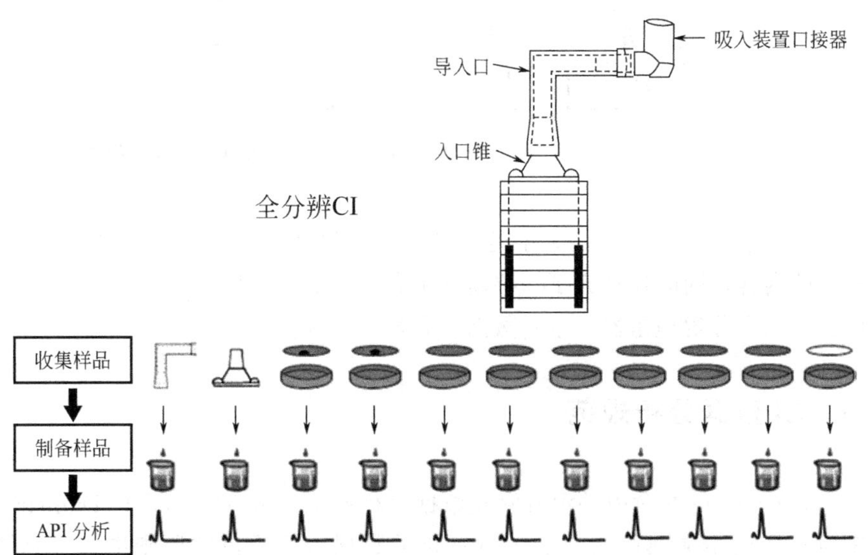

图 4.5　具有 8 个层级（含底部滤纸层）的全分辨 CI 测试过程中对 API 回收和分析可能需要的操作步骤

有一个层级加一个后置过滤层的简化 CI（如图 4.6 所示）所需的操作次数相比较，就能明显看出简化 CI 方法的益处。我们在这一章前面部分所列出来的那些 GCIP 的原理同样也适用于简化的方法，可以保证最大程度的准确度和可重复性。

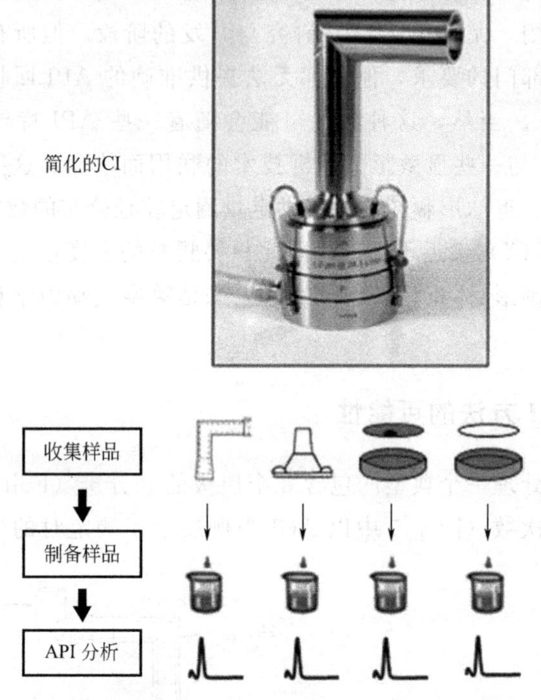

图 4.6 基于 ACI 的简化 CI 测试过程中对 API 回收和分析可能需要的操作步骤

本章节余下的大部分是关于简化撞击器检测法（AIM）概念的开发与验证相关的内容，同时还补充了一些新的更高效的数据处理方式，用于处理由简化撞击器和全分辨撞击器产生的数据（高效数据分析，EDA）。

4.4 CI 数据分析规范

尽管 GCIP 的文章中并没有涵盖数据分析规范，但 Mitchell 和 Dunbar[78] 后来对这些逐步成熟的用于 APSD 评价的数据分析规范的原则进行了总结，Christopher 等人则在他们的基础之上又进行了补充[79]。所形成的数据分析规范可使 OIP 评价的 CI 方法更优化。为了定义这些规范，这些概念将在下面逐一进行描述。

4.4.1 CI数据的表示方法

从导入口到后置过滤膜的整个CI系统的各个部件上所回收的API的质量是完成撞击器操作程序所获得的原始数据。这些数据可以经由几种不同的处理方式来处理，获得有意义的OIP雾化性能的评测数据。如表4.3所示，至少有三种完全不同的方式可用来呈现这些原始数据。

表4.3 来自全分辨CI数据的表示方式

测定方法	优点	应用
每个组件上的API质量，包括非粒径分级组件，如导入口	简单	OIP产品的质量控制
CI中每个粒径分级层级上的API质量	基本的空气动力学粒径相关信息	OIP产品的开发和生物等效性评价
用数学方式将各筛分层级的空气动力学粒径范围与API质量相关联	可比较来自不同CI系统的空气动力学粒径相关信息	OIP产品的开发和生物等效性评价；预测呼吸道沉积模型必须的输入信息

Mitchell和Dunbar指出，最简单的方法是将API的质量分布作为CI层级和非粒径分级的辅助部件如导管口和预分离器（如果使用）的标称函数[78]。这些值与各个层级和辅助部件在整个系统中的位置有关，因此，只标注了其名称，没有顺序（图4.7左图）。

然而，无论选择哪一种数据呈现的方式，它们都缺少尺度范围，因此也就不可能去用这些数据对来自不同CI系统的结果进行有意义的比较。这些数据通常也会按大小顺序进行排列（如图4.7中的右图所示），以便对同一台CI获得的数据进行比较。

因此有必要去寻找其他方法来解析这些从CI原始数据中获得描述性统计数据，以获取更多的信息。另外，也有必要获得小粒子质量（*SPM*），大粒子质量（*LPM*），超细粒子质量（*EPM*），微细粒子质量（*FPM*），粗粒子质量（*CPM*）等计量学参数与对应的质量分数之间以及撞击器粒子质量（*ISM*）与进入整个CI系统（包括非筛分部件）的总质量之间的推论性的统计学相互关系。

第一步，如图4.8所示，将API质量表示为每个层级所对应的粒径范围的定序函数，也就是将在第 i 个层级上收集的 API 的质量与前一个级段（第 i-1 个）的 d_{50} 值相对应。

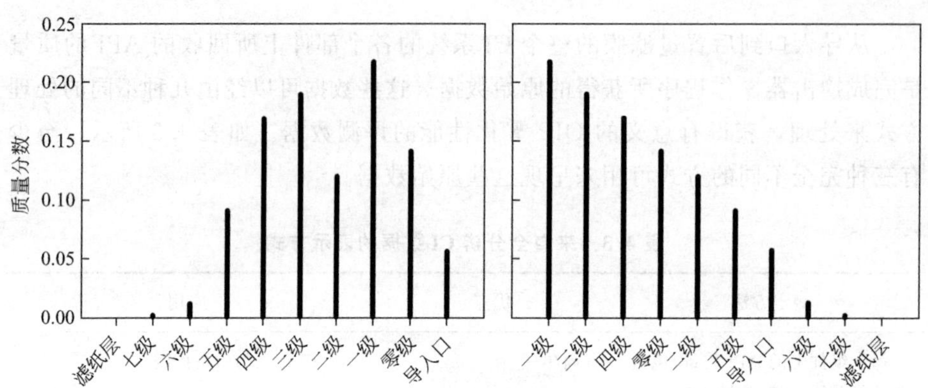

图 4.7 在粒径分级组件和非粒径分级组件上所沉积的药物质量的原始数据[78]

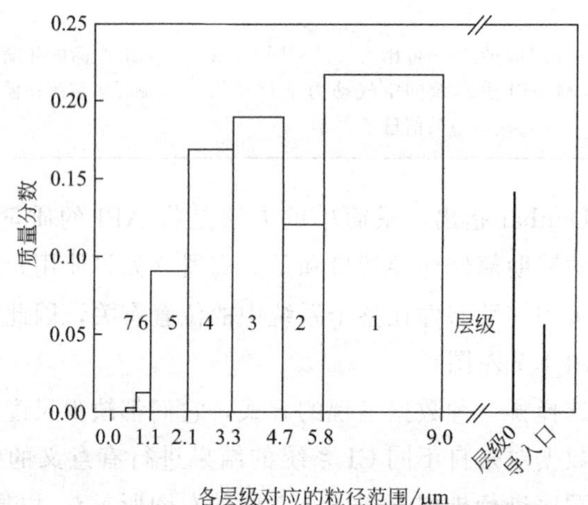

图 4.8 API 质量与 CI 系统中具有粒径分级功能的各层级的 d_{50} 值间的定序函数关系：ACI 测试的气流速度为 28.3L/min 的实例[78]

这样，API 的质量就通过每一个层级的 d_{50} 值与空气动力学粒径相关联。但是没有粒径分级功能的部件（即没有明确粒径上限的层级 0、导入口和预分离器等部件）则用一条细线，而不是一个粒径范围来代表。在代表粒径范围的横坐标上用分割符号将这两类不同的数据分隔开，以表明这两类数据在有关动力学粒径的性质方面的差异。如果所有的测定都由同一个 CI 系统完成，而且/

或 OIP 产生的气溶胶绝大部分都能被系统中粒径筛分的部分捕获的话，上述这种数据表示方法就很常用。

然而，Mitchell 和 Dunbar 认为这种方法的不足之处在于 API 质量和粒径之间缺乏更加正式的联系，因此不可能以一种现成的方式对来自不同 CI 系统的数据进行比较[78]。

为了解决这个问题，有必要采用差式质量加权 APSD（Differential Mass Weighted APSD）这种形式。其中，API 在 CI 系统的每一个具有粒径分级功能的层级上的质量分布频率可根据式（4.5），通过将每一层级上回收的 API 的绝对质量除以该层级所对应的粒径范围的宽度（图 4.9）来获得。

$$F_m(d_{ae,i})=\frac{m_i}{M_{EM}}\frac{1}{\Delta d_{50,i}} \tag{4.5}$$

式中，$d_{ae,i}$ 为第 i 层级的空气动力学粒径；m 为从第 i 级上回收的 API 的质量；M_{EM} 为从吸入器（或者从气雾剂测试时所使用的储雾器/阀门式储雾器等辅助设备）中喷射出来的 API 总量；$\Delta d_{50,i}$ 为所考察的层级所对应的粒径范围宽度。

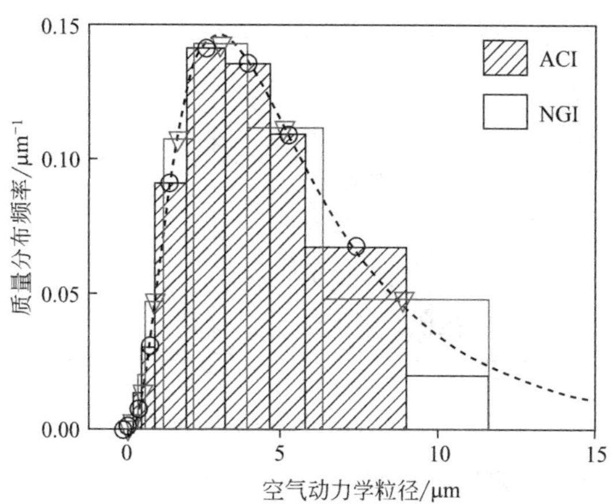

图 4.9　用差式重均 APSD 曲线展示如何将 ACI 和 NGI 这两个不同的 CI 系统测定的相同气溶胶的数据（$MMAD$=5.0μm；GSD=2.0）有意义地呈现出来，虚线部分为真实的 APSD[78]

显然，这样就可以用相同的图形来表示从不同的 CI 系统获得的 APSD，直接用于比较。柱形图上每一个小柱上中点的位置是真正的 APSD 曲线与该柱形图相交的点（此处粒径被分解为无限小的量）。

Mitchell 和 Dunbar 还注意到，同样的数据也可以表示成或许更方便的累积重均分布图的形式（图 4.10）。该法是最广泛应用的 CI 数据表示方法，因为气溶胶的各亚成分，例如特细（*EPF*）、细（*FPF*）和粗（*CPF*）粒子所占的质量分数等计量参数都可以很方便地从具有无限小的分辨率的假设的 APSD（图中的虚线）中由特定的动力学粒径大小处所对应的纵坐标而获得。因为这种形式的 APSD 只考虑撞击器粒子质量（Impactor-sized Mass，*ISM*），所以在基于高效数据分析（EDA）的数据分析中也可能推算出对应于小颗粒（*SPF*）和大颗粒（*LPF*）的质量分数。当然，从原始的质量/层级的数据中获得参数 *LPM*/*SPM* 的比值和 *ISM* 的值其实是更容易的（图 4.7），这些值对 EDA 分析也是最有用的。

图 4.10 所示的累积重均 APSD 分布曲线并不适用于辅助工具（储雾罐或者经单向阀握持储雾罐）与吸入器联合使用的情形。因为在这种情形下，这些附加装备的影响无法评估，除非这些没有粒径分级功能的部件（主要是导入口）的质量分数能用吸入器喷射总质量来进行归一化。

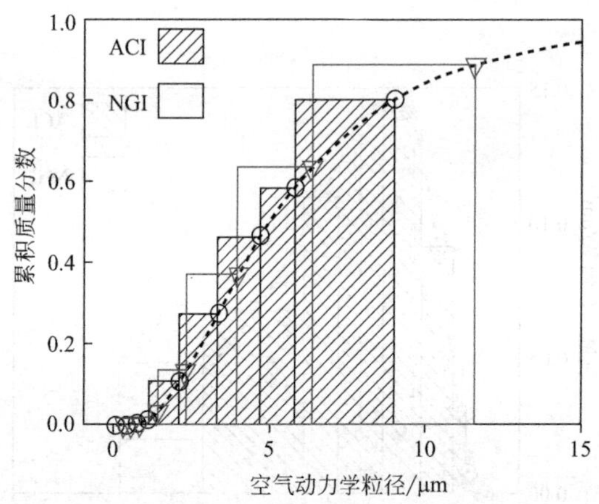

图 4.10　以累积重均分布图的形式表示图 4.9 中的数据[78]

对带有储雾罐和经单向阀握持储雾罐的气雾剂而言，这些辅助装备消除了从吸入装置口接器中喷射出来的高速飞弹出去的部分。如果没有辅助设备，这一部分通常是会在导入口中被捕获的[80]。如图 4.11 中以 ACI 为例所解析的那样，将所有从 PMDI 驱动器口接器中喷射出来的剂量计算在内的方式更适合用来比较“有”和“没有”这些辅助装置的情况。在这种特殊的配置下，层级 0 没有可截流粒径范围的上限，因此 APSD 的比较是将通过 0 层级的 API 总质量与沉积在整个系统内（包括导入口）的 API 的总质量二者进行比较获得的。

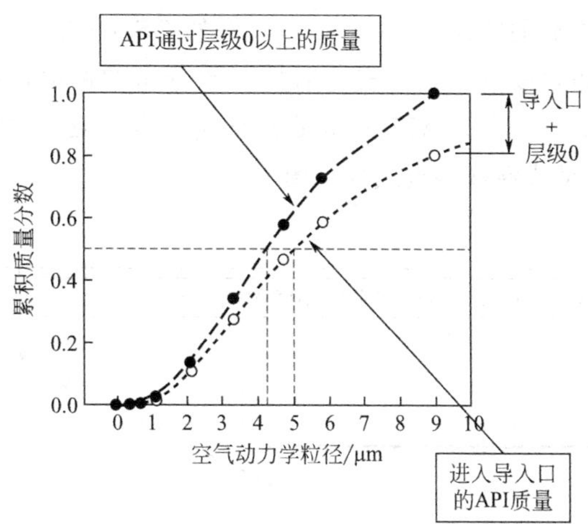

图 4.11 考虑喷射总剂量中进入 ACI 系统中具有粒径分级功能且具有粒径上限的层级中的部分与进入导入口的部分之间关系的累积重均 APSD[78]

4.4.2 数据缩减

4.4.2.1 APSD 的初步检查

APSD 本身在帮助人们了解那些可被 CI 筛分的整体气溶胶颗粒的行为是有用的，但如果把它当作一个在产品质量控制和临床使用中都非常有意义的、可衡量吸入制剂的参数的话就不太合适了。

之所以这样是因为真实的 APSD 是一个连续的变量函数。然而，从 CI 测定中得出的数据将 APSD 的值离散成了多变量的形式，随着 CI 整体系统中粒径筛分层级的数目变多，APSD 也变得更加复杂。因此，将 APSD 当作是 7 个或者更多个独立测定的集合时，会因为多重效应导致决策时总体错误增加。另外，依靠这些数据评判一个吸入产品质量是否合格所需的时间和资源都非常多。因此，采用一种适合于 CI 数据的数据缩减策略就显得很有必要。这个策略是 EDA 的核心，将在后面的章节中作深入的讨论。但是在考虑数据分析规范的阶段，在审视来自 CI 内具有粒径分级功能层级上获得的数据时最好检查以下内容：

（1）可能会有多种模式呈现在 APSD 中，因为像液滴的雾化这样的过程经常会造成雾滴粒径分布呈双峰[81]，这是超过瑞利模式，液流形成液膜后再破碎成主要液滴和次要液滴的结果，两种液滴有各自的 APSD 值。通过撞击到喷射式雾化器内的挡板上可消除这其中的一种模式（例如较粗的主要液滴），这是获得 CI 系统的单峰 APSD 的一种方式。

（2）如果一些辅助的矩（Moments），例如 GSD（几何标准偏差），被用来定义 APSD 分布宽度的话，检查与对数正态分布的偏离，即将累积分布质量在对数坐标上作图，确保 API 的质量和空气动力学粒径之间的关系既关于 *MMAD* 对称，也呈线性或接近线性（图 4.12）。

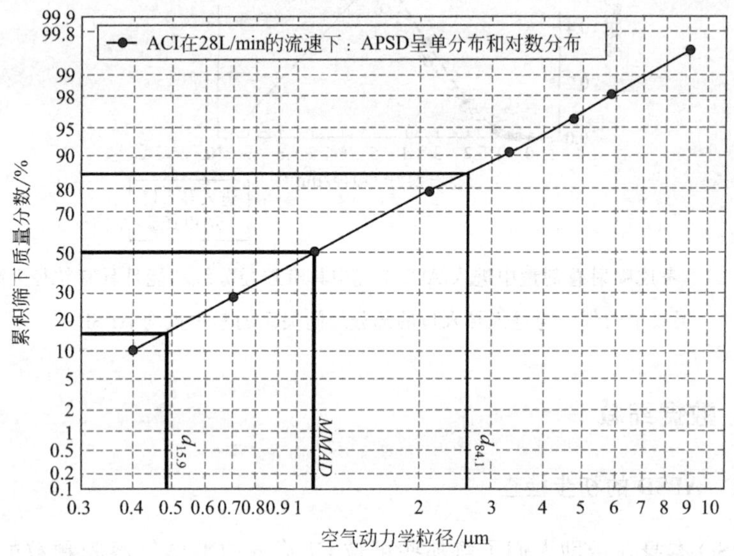

图 4.12 在对数概率坐标上所作的 pMDI 产品的近正态或对数正态分布的 APSD

（3）GSD 值是利用式（4.6）计算而来的：

$$GSD=\sqrt{\frac{d_{84.1}}{d_{15.9}}} \tag{4.6}$$

式中，$d_{15.9}$ 和 $d_{84.1}$ 分别为累积重均 APSD 曲线上 15.9%和 84.1%的累积质量分数相对应的空气动力学粒径。如果所做出的图形与图 4.13 相似，是非线性或者接近线性的话，建议（至少在给监管部门的报告中）承认 APSD 不是对数正态分布的，并且仅简单地将分布的跨度（S_{APSD}）报告为一个比值［如式（4.7）所示］，式中 d_{10} 和 d_{90} 分别是累积重均 APSD 曲线上 10%和 90%的累积质量分数所对应的空气动力学粒径。

$$S_{APSD}=\frac{d_{90}}{d_{10}} \tag{4.7}$$

假设 APSD 是单分布的，那无论分布是否符合对数正态分布，*MMAD*

（质量中值空气动力学直径）这个表示中心趋势的矩都与累积重均 APSD 曲线上 50%的累积质量分数相对应的空气动力学粒径值，即中位径相等，因此基于式（4.8）得到的相对跨距因子（Relative Span Factor，*RSF*）就能作为一种很有用的报告 APSD 的分布宽度的方式（图 4.13）。

$$RSF=\frac{(d_{90}-d_{10})}{MMAD} \tag{4.8}$$

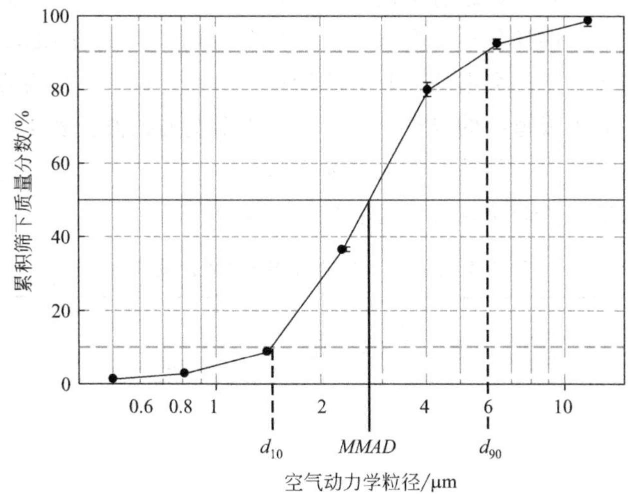

图 4.13　累积重均 APSD，呈现了与跨度相关的指标 d_{10}、d_{90} 与 *MMAD* 之间的关系

4.4.2.2　*MMAD* 的估计

从 APSD 的作图数据上因为某一层级的 d_{50} 值正好与 50%的累积质量分数相对应的空气动力学粒径一致而直接获得准确的 *MMAD* 值的情况很少发生。因此，在大多数情况下都需要去估计这个值。药典中描述的方法依赖于 APSD 呈对数正态分布的前提假设，然而大多数 OIP 产生的气溶胶的粒度分布并不呈对数正态分布。2010 年，IPAC-RS 的 CI 工作小组发布了名为 *Stimulus to Revision* 的文章，文中他们提供了大量从吸入制剂 APSD 有关的数据库中找到的证据。这些证据证实两种多点曲线拟合的方法［Chapman-Richards（CR）和 Mercer-Morgan-Flodin（MMF）模型］还有线性的两点插值法都能从跨越 50%质量分数的数据点中得到 *MMAD* 值，且不同方法的结果很一致[79]。更重要的是，用这些方法估计的 *MMAD* 值比用美国药典方法得到的 *MMAD* 值更接近于真实值。很实用的是，这种替代的方法除了要求 APSD

是单分布以外，既不要求对原始数据作对数转换，也不依赖于 APSD 呈对数正态分布的前提假设。真正的对数正态分布也能用他们所提出的这些普遍的方法来处理。基于最靠近跨越 *MMAD* 的数据点的线性两点插值法是其中最简单的一种，因此也作为首选。

4.4.2.3 其他衍生的计量学参数

除了这些参数以外，还有别的很多计量学参数是可以从 CI 测定的 APSD 中推导出来的。这些计量学参数可以方便地分成两类：①与 EDA 相关的计量学参数；②与更常见的数据缩减有关的计量学参数，这些参数主要是提供一些能预测颗粒在人呼吸道内的与粒径相关的沉积情况的数值。表 4.4 中归纳了通常会选择的与粒径大小相关的参数以及由简化撞击器方法所测定的参数。在简化撞击器方法中 APSD 无法作为过程的一部分而获得。

表 4.4 用于 OIPs 的 APSD 通用计量参数

计量参数	与 OIP QC 相关		与 HRT 中颗粒沉积相关	
	全分辨撞击器	简化撞击器	全分辨撞击器①	简化撞击器
EMP 或 *EPF*			是	是
FPM 或 *FPF*			是	是
CPM 或 *CPF*			是	是
LPM 或 *LPF*	是	是		
SPM 或 *LPF*	是	是		
ISM	是	是		
*IM*②			是	是
*TEM*③	是	是	是	是
*MB*④	是	是	是	是

① *EPM*、*FPM* 或 *CPM* 可以通过对层级进行分组来确定。对于 *FPM*，可以界定分组的上下边界（即在 28.3L/min 的操作条件下，ACI 从第三层级到第五层级的空气动力学粒径为 1.1μm 到 4.7μm），或仅对上边界进行定义（即前面的示例中从第三层级到后置过滤膜的空气动力学粒径＜4.7μm 的部分）。

② *IM* 包括的 CI 第一个层级上收集的质量，这个层级未定义粒径的上界（例如在 28.3L/min 的操作条件下 ACI 的 0 层级）。

③ *TEM* 包括 CI 系统中所有无粒径分级能力的配件［即导入端，预分离器（若使用）和 CI 的首个层级］。

④ *MB* 包括 *IM* 和 OIP 中保留的质量，仅用于确定基于 CI 的 OIP 性能检测是否需要系统适用性测试。

每一个质量分数（*LPF*，*SPF*，*EPF*，*FPF* 和 *CPF*）都可以直接从累积重均 APSD 曲线上特定的粒径大小处所对应的纵坐标读取到。同样的，这些基于绝对量的参数（*LPM*，*SPM*，*EPM*，*FPM* 和 *CPM*）也可以从每个层级上沉积的 API 质量这些原始数据计算而来。但可能需要通过层级分组来获得这些数据，因为每一个质量分数可能包含多个层级上的 API 质量。然而，EDA 是效率更高的，因为在 EDA 中只需要 *LPM* 和 *SPM* 这两个参数来评价 OIP 气溶胶中粒径可分级的部分。

从表 4.4 可清楚看出，基于 AIM 的方法与全分辨的 CI 相比一样，无论最终的应用场景是什么，都能提供关于这些推导出来的参数的相同程度的灵活性。

4.4.3 CITDAS 及其他用于评价 CI 测定的 APSD 数据的软件

实验室可以开发自己的计算机软件用于评估 CI 测定的 APSD 数据。然而，商业上早已经有可用的软件，可协助研究者方便地从相当复杂的过程中得出最合适的报告参数。CITDAS®（科普利科技，诺丁汉，英国）是最适合 OIP 相关应用的软件。Lewis 报道称，这款软件功能全面，并且用户界面直观，使用方便[82]。

针对四种不同的撞击器（ACI，MSLI，MMI 和 NGI）的操作条件，CITDAS 都可以进行标准化数据处理。当前版本（CITDAS 3.10）可以处理在 15L/min 流速条件下进行的 NGI 测试所得的数据，因此这个软件可用于按照药典指导原则在相对较低空气流速下操作的雾化系统的 CI 数据处理，也可用于 MDIs 和 DPIs。除了绘制原始质量/成分数据外，CITDAS 还给出累积重均 APSD 数据和相关的描述性统计数据（即 *MMAD*，GSD）。软件中一个有意思的新功能是可以依据撞击器层级的位置或空气动力学粒径范围，对质量分数给出 5 种特定的解释。因此，除了报告 FPM 值外，所报告的 OIP 递送剂量也可以细分为同样数目的独立亚群。CITDAS 可通过内插法确定每个亚群的分布，这意味着用户可以将多峰粒度分布当作一系列对数正态分布来处理。

CITDAS 的某些功能，对于那些需要使用 CI 数据但不想深入研究和理解所有关于数据分析规范的复杂关联的研究者很有吸引力。例如，CITDAS 会执行以下数据完整性检查：

（1）如果满足以下标准，则报告 FPD 和 *FPF* 的最低检测限。

① 累积药物质量低于总质量的 2%。

② 少于三个层级上的累积质量大于总质量的 1%。

（2）如果发生以下情况，则报告不适用（NA）于 *MMAD* 和 GSD：

① 大于 50%的累积药物质量沉积在撞击器最末端的层级［后置过滤膜或 MOC（在 NGI 中使用）］。

② 三个以下层级上累积药物质量大于总收集质量的1%。

另外，在实施一个测试，以确定APSD是在*MMAD*的±1标准偏差内的对数正态分布后，便可计算GSD值。CITDAS通过在概率（+5）值4和6之间，采用对数概率坐标，用筛下的累积质量分布（%）对空气动力学粒径作线性回归（图4.14），以此来判断是否报告GSD。如果回归得到的相关系数R^2超过用户设定的值（默认值为0.95），则报告几何标准差；否则，几何标准差的值将显示为“NA”。

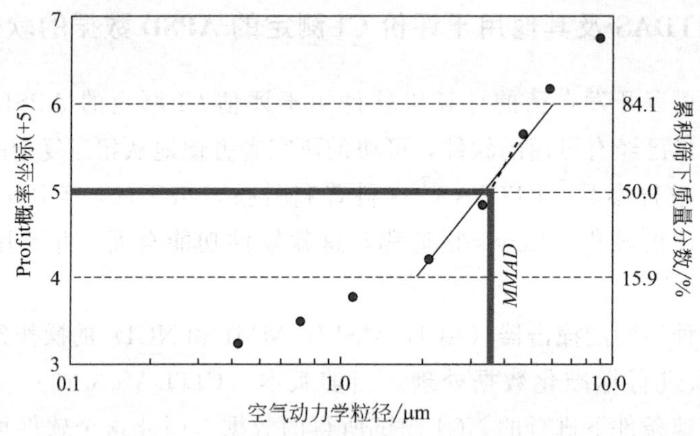

图4.14 采用CITDAS软件分析APSD，左侧纵坐标轴为Profit（+5）概率值。在Profit（+5）概率值的4到5之间范围内累积质量分数与空气动力学粒径的线性关系来决定是否报告GSD值

CITDAS中的“导入CSV文件”的功能强大，可与EXCEL（微软公司，美国雷德蒙德）等其他应用程序连接。此功能允许从CITDAS导出格式为CSV的文件，修改/编辑后再重新导入。将此功能与适当的数据完整性验证联用，可以简化数据输入CITDAS的过程，从而有可能减少重复性工作中手动输入数据的工作量。

DISTFIT 2008®（Chimera科技公司，福里斯特莱克，美国明尼苏达州）是另一种可供选择的软件包。尽管它不是为OIP气溶胶的测量量身定制的，但它具有相当强大的能力，能够处理更大范围的粒径以及颗粒数量、表面积和体积（质量）加权的数据等。它的主要优点是能够将不同测量技术所测定的粒度分布数据合并为一个连续的整体以便进行后续数据处理。这个软件大部分的内容都是基于Hinds所著的关于气溶胶技术的书中关于粒子尺寸统计的内容[83]。

（马晓妍　刘婷婷　寸冬梅　译）

参考文献

1. Nichols S (2004) Particle size distribution parameters using the next generation pharmaceutical impactor. In: Dalby RN, Byron PR, Peart J, Suman JD, Farr SJ (eds) Respiratory drug delivery-IX. Davis HealthCare International Publishing, River Grove, IL, pp 485–487
2. Bonam M, Christopher D, Cipolla D, Donovan B, Goodwin D, Holmes S, Lyapustina S, Mitchell J, Nichols S, Petterson G, Quale C, Rao N, Singh D, Tougas T, Van Oort M, Walther B, Wyka B (2008) Minimizing variability of cascade impaction measurements in inhalers and nebulizers. AAPS PharmSciTech 9(2):404–413
3. Christopher D, Curry P, Doub B, Furnkranz K, Lavery M, Lin K, Lyapustina S, Mitchell J, Rogers B, Strickland H, Tougas T, Tsong Y, Wyka B (2003) Considerations for the development and practice of cascade impaction testing including a mass balance failure investigation tree. J Aerosol Med 16:235–247
4. US Food and Drug Administration (FDA) (1998) CDER. Draft guidance for industry metered dose inhaler (MDI) and dry powder inhaler (DPI) drug products chemistry, manufacturing, and controls documentation, Rockville, MD. Accessed 6 Jan 2012 at http://www.fda.gov/cder/guidance/2180dft.pdf
5. Marple VA, Roberts DL, Romay FJ, Miller NC, Truman KG, Van Oort M, Olsson B, Holroyd MJ, Mitchell JP, Hochrainer D (2003) Next generation pharmaceutical impactor. Part 1: design. J Aerosol Med 16(3):283–299
6. Purewal TS (2001) Test methods for inhalers to check performance under normal use and unintentional use conditions. In: Drug delivery to the lungs-12. The Aerosol Society, London, pp 92–98
7. Stewart E, Holt J, Fitzgerald C, Bell P, Popow J (2006) Impact of using an automated shake-fire system on the shot weight and dose content uniformity of an HFA metered dose inhaler. In: Dalby RN, Byron PR, Peart J, Suman JD, Farr SJ (eds) Respiratory drug delivery-2006. Davis Healthcare International Publishing, River Grove, IL, pp 581–583
8. Miller NC, Roberts DL, Marple VA (2002) The 'Service Head' approach to automating the next generation pharmaceutical impactor: proof of concept. In: Dalby RN, Byron PR, Peart J, Farr SJ (eds) Respiratory drug delivery VIII. Davis Horwood International, Raleigh, NC, pp 521–523
9. Holzner PM, Muller BW (1995) Particle size determination of metered dose inhalers with inertial separation methods: apparatus A and B (BP), four stage impinger and Andersen Mark II cascade impactor. Int J Pharm 116(1):11–18
10. Mitchell JP, Nagel MW, Wiersema KJ, Doyle CC (2003) Aerodynamic particle size analysis of aerosols from pressurized metered dose inhalers: comparison of Andersen 8-stage cascade impactor, next generation pharmaceutical impactor, and model 3321 Aerodynamic Particle Sizer aerosol spectrometer. AAPS PharmSciTech 4(4):article 54. Accessed 10 Jan 2012 at: http://www.aapspharmscitech.org/view.asp?art=pt040454&pdf=yes
11. Taki M, Zeng XM, Marriott C, Martin G (2006) Comparison of deposition profiles of drugs from a combination dry powder inhaler using the Andersen cascade impactor (ACI), multi-stage liquid impinger (MSLI) and next generation impactor (NGI). In: Dalby RN, Byron PR, Peart J, Suman JD, Farr SJ (eds) Respiratory drug delivery-2006. Davis Healthcare International Publishing, River Grove, IL, pp 659–662
12. Jozwiakowski J, Lor X, Paulson S, Schultz D (2006) Comparison of Andersen cascade impactor and next generation impactor performance of beclomethasone pMDIs with oligolactic acid. In: Dalby RN, Byron PR, Peart J, Suman JD, Farr SJ (eds) Respiratory drug delivery-2006. Davis Healthcare International Publishing, River Grove, IL, pp 357–359
13. Mitchell JP, Nagel MW (2004) Particle size analysis of aerosols from medicinal inhalers. KONA Powder Part 22:32–65
14. Roberts DL, Mitchell JP (2011) Influence of stage efficiency curves on full-resolution impactor data interpretation. Drug delivery to the lungs-22. The Aerosol Society, Edinburgh, pp 181–184. Available at: http://ddl-conference.org.uk/index.php?q=previous_conferences. Visited 4 Aug 2012

15. Finlay WH, Stapleton KW (1999) Undersizing of droplets from a vented nebulizer caused by aerosol heating during transit through an Andersen impactor. J Aerosol Sci 30(1):105–109
16. Mitchell JP (2000) Particle standards: their development and application. KONA Powder Part 18:41–59
17. Marple VA, Olson BA, Santhanakrishnan K, Mitchell JP, Murray SC, Hudson-Curtis BL (2003) Next generation pharmaceutical impactor (a new impactor for pharmaceutical inhaler testing)—Part 2: archival calibration. J Aerosol Med 16(3):301–324
18. Chambers F, Ali A, Mitchell J, Shelton C, Nichols S (2010) Cascade impactor (CI) mensuration—an assessment of the accuracy and precision of commercially available optical measurement systems. AAPS PharmSciTech 11(1):472–484
19. Roberts DL, Romay FJ (2005) Relationship of stage mensuration data to the performance of new and used cascade impactors. J Aerosol Med 18(4):396–413
20. European Directorate for the Quality of Medicines and Healthcare (EDQM). Preparations for inhalation: aerodynamic assessment of fine particles. (2012) Section 2.9.18—European Pharmacopeia [—Apparatus B in versions up to 4th edn. 2002] Council of Europe, 67075, Strasbourg, France
21. United States Pharmacopeial Convention (USP) (2012) Chapter 601: Aerosols, metered-dose inhalers, and dry powder inhalers. USP35-NF30, Rockville, MD
22. Roberts DL (2009) Theory of multi-nozzle impactor stages and the interpretation of stage mensuration data. Aerosol Sci Technol 43(11):1119–1129
23. Svensson M, Pettersson G, Asking L (2005) Mensuration and cleaning of the jets in Andersen cascade impactors. Pharm Res 22(1):161–165
24. Milhomme K, Dunbar C, Lavarreda D, Roberts D, Romay F (2006) Measuring changes in the effective jet diameter of cascade impactor stages with the flow resistance monitor. In: Dalby RN, Byron PR, Peart J, Suman JD, Farr SJ (eds) Respiratory drug delivery-2006. Davis Healthcare International Publishing, River Grove, IL, pp 405–407
25. Stein SW, Olson BA (1997) Variability in size distribution measurements obtained using multiple Andersen mark II cascade impactors. Pharm Res 14(12):1718–1725
26. Stein SW (1999) Size distribution measurements of metered dose inhalers using Andersen mark II cascade impactors. Int J Pharm 186(1):43–52
27. Kadrichu N, Rao N, Sluggett G, Fong B, Jones G, Perrone T, Seshadri S, Shao P, Williams G, Zhang J, Bennett D (2004) Sensitivity of Andersen cascade impactor response to stage nozzle dimensions. In: Dalby RN, Byron PR, Peart J, Suman JD, Farr SJ (eds) Respiratory drug delivery-IX. Davis Healthcare International Publishing, River Grove, IL, pp 561–564
28. Marple VA, Rubow KL, Olson BA (2001) Inertial, gravitational, centrifugal, and thermal collection techniques. In: Baron PA, Willeke K (eds) Aerosol measurement: principles, techniques and applications, 2nd edn. Wiley, New York, NY, pp 229–260
29. Asking L, Mitchell J, Nichols S (2008) Air flow meters used at testing of inhalation products—an inter-laboratory comparison, Drug delivery to the lungs-19. The Aerosol Society, Edinburgh, UK, pp 42–44, Available at: http://ddl-conference.org.uk/index.php?q=previous_conferences. Visited 4 Aug 2012
30. Olsson B, Asking L (2002) Methods of setting and measuring flowrates in pharmaceutical impactor experiments, 13th edn, Drug delivery to the lungs-13. The Aerosol Society, London, pp 205–208
31. Wiktorsson B, Asking L (2002) Comparison between flowmeters used to set flows in pharmaceutical inhaler testing, 13th edn, Drug delivery to the lungs-13. The Aerosol Society, London, pp 168–171
32. Van Oort M, Downey B, Roberts W (1996) Verification of operating the Andersen cascade impactor at different flowrates. Pharm Forum 22(2):2211–2215
33. Mitchell JP, Nagel MW (2003) Cascade impactors for the size characterization of aerosols from medical inhalers: their uses and limitations. J Aerosol Med 16(4):341–377
34. Copley M, Smurthwaite M, Roberts DL, Mitchell JP (2005) Revised internal volumes of cascade impactors for those provided by Mitchell and Nagel. J Aerosol Med 18(3):364–366

35. Stein S, Myrdal PB (2006) The relative influence of atomization and evaporation on metered dose inhaler drug delivery efficiency. Aerosol Sci Technol 40(5):335–347
36. Peng C, Chow A, Chan CK (2000) Study of the hygroscopic properties of selected pharmaceutical aerosols using single particle levitation. Pharm Res 17(9):1104–1109
37. Finlay WH (1998) Estimating the type of hygroscopic behavior exhibited by aqueous droplets. J Aerosol Med 11(4):221–229
38. Byron PR, Davis SS, Bubb MD, Cooper P (1977) Pharmaceutical implications of particle growth at high relative humidities. Pesticide Sci 8(5):521–526
39. Martin AR, Finlay WH (2004) Effect of humidity on size distributions of MDI particles exiting a mechanical ventilation holding chamber. In: Proceedings of international conference on MEMS, NANO and Smart Systems, 2004. ICMENS, Banff, Alberta, Canada, pp 280–283. Available at: http://www.computer.org/portal/web/csdl/doi/10.1109/ICMENS.2004.57. Visited 10 Jan 2012
40. Byron PR, Peart J, Staniforth JN (1997) Aerosol electrostatics I: properties of fine powders before and after aerosolization by dry powder inhalers. Pharm Res 14(6):698–705
41. Murtomaa M, Mellin V, Harjunen P, Lankinen T, Laine E, Lehto VP (2004) Effect of particle morphology on the triboelectrification in dry powder inhalers. Int J Pharm 282(1–2):107–114
42. Carter PA, Cassidy OE, Rowley G, Merrifield DR (1997) Triboelectrification of fractionated crystalline and spray dried lactose. Pharm Pharmacol Commun 4:111–115
43. Carter PA, Rowley G, McEntee NJ (1997) An investigation of experimental variables during triboelectrification studies on powders. J Pharm Pharmacol 49(S4):23
44. Murtomaa M, Strengella S, Lainea E, Bailey A (2003) Measurement of electrostatic charge of an aerosol using a grid-probe. J Electrostat 58(3–4):197–207
45. Ramirez-Dorronsoro J-C, Jacko RB, Kildsig DO (2006) Chargeability measurements of selected pharmaceutical dry powders to assess their electrostatic charge control capabilities. AAPS PharmSciTechnol 7(4):article 103 (2006), Available at: http://www.aapspharmscitech.org/view.asp?art=pt0704103. Accessed 10 Jan 2012
46. Kwok PCL, Glover W, Chan HK (2005) Electrostatic charge characteristics of aerosols produced from metered dose inhalers. J Pharm Sci 94(12):2789–2799
47. Glover W, Kwok P, Chan HK (2004) Electrostatic charges in metered dose inhalers. In: Dalby RN, Byron PR, Peart J, Suman JD, Farr SJ (eds) Respiratory drug delivery-IX. Davis Healthcare International Publishing, River Grove, IL, pp 829–832
48. Glover W, Chan HK (2004) Electrostatic charge characterization of pharmaceutical aerosols using electrical low-pressure impaction (ELPI). J Aerosol Sci 35(6):755–764
49. Crampton M, Kinnersley R, Ayres J (2004) Sub-micrometer particle production by pressurized metered dose inhalers. J Aerosol Med 17(1):33–42
50. Glover W, Chan HK (2004) Electrostatic charge characterization of pharmaceutical aerosols. In: Dalby RN, Byron PR, Peart J, Suman JD, Farr SJ (eds) Respiratory drug delivery-IX. Davis Healthcare International Publishing, River Grove, IL, pp 825–826
51. Kwok P, Chan HK (2004) Measurement of electrostatic charge of nebulised aqueous droplets with the electrical low pressure impactor. In: Dalby RN, Byron PR, Peart J, Suman JD, Farr SJ (eds) Respiratory drug delivery-IX. Davis Healthcare International Publishing, River Grove, IL, pp 833–836
52. Peart P, Magyar C, Byron PR (1998) Aerosol electrostatics—metered dose inhalers (MDIs): reformulation and device design issues. In: Dalby RN, Byron PR, Farr SJ (eds) Respiratory drug delivery-VI. Interpharm Press, Buffalo Grove, IL, pp 227–233
53. Horton KD, Ball MHE, Mitchell JP (1992) The calibration of a California measurements PC-2 quartz crystal cascade impactor. J Aerosol Sci 23(5):505–524
54. Nasr MM, Ross DL, Miller N (1997) Effect of drug loading and plate coating on the particle size distribution of a commercial albuterol metered dose inhaler (MDI) determined using the Andersen and Marple–Miller cascade impactor. Pharm Res 14(10):1437–1443
55. Mitchell J (2003) Practices of coating collection surfaces of cascade impactors: a survey of members of EPAG, 14th edn, Drug delivery to the lungs-14. The Aerosol Society, London, pp 75–78

56. Byron PR (1994) Compendial dry powder testing: USP perspectives. In: Byron PR, Dalby RN, Farr SJ (eds) Respiratory drug delivery-IV. Interpharm Press, Buffalo Grove, IL, pp 153–162
57. Dunbar CA, Hickey AJ, Holzner P (1998) Dispersion and characterization of pharmaceutical dry powder aerosols. KONA Powder Part 16:7–45
58. Kamiya A, Sakagami M, Hindle M, Byron PR (2004) Locating particle bounce in the next generation impactor (NGI). In: Dalby RN, Byron PR, Peart J, Suman JD, Farr SJ (eds) Respiratory drug delivery-IX. Davis Healthcare International Publishing, River Grove, IL, pp 869–871
59. Berg E, Svensson JO, Asking L (2007) Determination of nebulizer droplet size distribution: a method based on impactor refrigeration. J Aerosol Med 20(2):97–104
60. Kamiya A, Sakagami M, Hindle M, Byron PR (2004) Aerodynamic sizing of metered dose inhalers: an evaluation of the Andersen and next generation pharmaceutical impactors and their USP methods. J Pharm Sci 93(7):1828–1837
61. Nasr MM, Allgire JF (1995) Loading effect on particle size measurements by inertial sampling of albuterol metered dose inhalers. Pharm Res 12(11):1677–1681
62. Feddah MR, Davies NM (2003) Influence of single versus multiple actuations on the particle size distribution of beclomethasone dipropionate metered-dose inhalers. J Pharm Pharmacol 55(8):1055–1061
63. Merrin C, Lee S, Needham M, Chambers F (2003) Evaluation of NGI performance with high dose pMDIs, 14th edn, Drug delivery to the lungs-14. The Aerosol Society, London, pp 184–187
64. Copley M (2007) Understanding cascade impaction and its importance for inhaler testing. Copley Scientific Ltd Technical Briefing, Available at: http://www.copleyscientific.co.uk/documents/ww/Understanding%20Cascade%20Impaction%20White%20Paper.pdf. Visited 10 Jan 2012
65. MSP Corporation (2007) NGI User's Guide. NGI-0170-6001, Revision C. Available at: http://www.epag.co.uk/Download2.asp?DID=902. Visited 10 Jan 2012
66. Mitchell JP (2006) Cleaning: a survey of members of the European Pharmaceutical Aerosol Group (EPAG), 17th edn, Drug delivery to the lungs-XVII. The Aerosol Society, Edinburgh, pp 197–199
67. Mitchell JP, Costa PA, Waters S (1987) An assessment of an Andersen Mark-II cascade impactor. J Aerosol Sci 19(2):213–221
68. European Directorate for Quality of Medicines and Healthcare (EDQM) (2012) Preparations for nebulisation. Section 2.9.44—European Pharmacopeia, Council of Europe, 67075 Strasbourg, France
69. Dolovich M, Rhem R (1998) Impact of oropharyngeal deposition on inhaled dose. J Aerosol Med S1:S112–S121
70. Harris D, Chaudhry S, Chaudry I, Li S, Sequeira J, Wyka B (1996) Influence of entry-port design on drug deposition in cascade-impactor from metered-dose inhalers. AAPS Annual Meeting. AAPS Poster Session, 1996
71. Van Oort M, Downey B (1996) Cascade impaction of MDIs and DPIs: proposal of induction port, inlet cone, and pre-separator lid designs for inclusion in general chapter <601> Pharm Forum 22(2):2204–2210
72. US Pharmacopeial Convention (2010) Chapter 1601: Products for nebulization—characterization tests. In Process Revision, Pharm Forum 36(2):534–538
73. Keil JC, Reshima K, Peart J (2006) Using and interpreting aerosol electrostatic data from the electrical low pressure impactor. In: Dalby RN, Byron PR, Peart J, Suman JD, Farr SJ (eds) Respiratory drug delivery-2006. Davis Healthcare International Publishing, River Grove, IL, pp 267–277
74. Peart J, Orban JC, McGlynn P, Redmon M, Sargeant CM, Byron PR (2002) MDI electrostatics: valve and formulation interactions which really make a difference. In: Dalby RN, Byron PR, Peart J, Farr SJ (eds) Respiratory drug delivery-VIII. Davis Healthcare International Publishing, River Grove, IL, pp 223–230
75. Bagger-Jörgensen H, Sandell D, Lundbäck H, Sundahl M (2005) Effect of inherent variability of inhalation products on impactor mass balance limits. J Aerosol Med 18(4):367–378

76. Product Quality Research Institute (2012) Information about PQRI as well as reports of WG meetings can be found at: http://www.pqri.org/. Visited 10 Jan 2012
77. Mitchell JP, Bauer R, Lyapustina S, Tougas T, Glaab V (2011) Non-impactor-based methods for sizing of aerosols emitted from orally inhaled and nasal drug products (OINDPs). AAPS PharmSciTech 12(3):965–988
78. Mitchell JP, Dunbar C (2005) Analysis of cascade impactor mass distributions. J Aerosol Med 18(4):439–451
79. Christopher JD, Dey M, Lyapustina S, Mitchell JP, Tougas TP, Van Oort M, Strickland H, Wyka B (2010) Generalized simplified approaches for mass median aerodynamic determination. Pharm Forum 36(3):812–823
80. Mitchell JP, Nagel MW (2000) Spacer and holding chamber testing *in vitro*: a critical analysis with examples. In: Dalby RN, Byron PR, Farr SJ, Peart J (eds) Respiratory drug delivery-VII. Serentec Press, Raleigh, NC, pp 265–274
81. Lefebvre AH (1989) Atomization and sprays. Taylor and Francis, Hemisphere Publishing Corporation, New York, NY
82. Lewis DA (2008) New cascade impactor software. Inhalation 2(4):7–10
83. Hinds WC (1998) Properties, behavior, and measurement of airborne particles, 2nd edn. Wiley-Interscience, New York, NY, pp 75–110

第 5 章

AIM 和 EDA 概念：二者的适用性

JolyonP. Mitchell 和 TerrenceP. Tougas

摘要：简化撞击器测定法（AIM）和高效数据分析（EDA）概念的引入是为了修订传统的全分辨 CI 方法在经口吸入产品质量控制中误差的高变异性和敏感性。简化撞击器测定法增加了产品开发和常规质量控制测试过程中的数据量；高效数据分析则使得数据的分析过程得以简化（通过只使用两个指标即可做出 APSD 是否发生变化的决定，而且在大多数情况下，可减少假阳性和假阴性决策的概率）。这些方面的内容在以后的章节中有更详细的探究。本章阐述了这些替代方法开发的原理，重点讨论了它们如何应用于经口吸入产品的生命周期中。

5.1 CI 测定的现有经验：需要严格的控制

前一章强调了这样一个事实，即使采用目前最好的实践方式，全分辨多级 CI 测试法仍属于劳动密集型，包括多个步骤，尽管采取严格的预防措施，仍有产生误差的可能性[1]。在 2003 年，产品质量研究协会（PQRI）的粒径分布质量平衡工作组对 CI 用户进行了一次跨行业调查，目的是评估 CI 测定失败的频率[2]。14 个代表不同大小制药公司的组织给予了答复。有 21 例质量平衡（mass balance，MB）和 APSD 同时失败，其中 10 例可追溯原因（9 例是由于产品，1 例是由于分析人员）；261 例 APSD 失败，MB 可接受，其中 71 例可追溯原因（65 例是由于撞击器，6 例是由于分析人员）；33 例 MB 失败，APSD 可接受，其中 19 例可追溯原因（5 例是由于产品，14 例是由于分析人员）。虽然失败的案例量不太大，考虑到其所代表的 4300 次的 CI 测定，每个案例都会导致质量标准超标调查所带来的不便和延迟，以及好产品被拒的可能。本质上讲，这项调查证实了多级 CI 方法应用到吸入产品质量控制（QC）上的复杂性。因此有必要寻求替代的方法来减轻或最好完全避免出现本次调查中所发现的误差。CI 测定的最终目标是能够开发出一种尽可能敏感的方法，用于检测出真正属于产品本身而不是其他一些混杂的原因造成的 APSD 的变化。

5.2 AIM 和 EDA：路径图

在详细讨论 AIM 和 EDA 的概念如何能够帮助简化用于描述经口吸入气雾剂产品的质量或者其在人体呼吸道中的沉降行为特性的测定过程之前，有必要对 CI 测定的使用和评价进行综述。EDA 的特性和这些特性的测定方法之间的关系，以及每个 CI 相关特性测定的主要目的和方法，都已经在第 1 章中做了介绍，这些内容整体呈现在图 5.1 中的数据收集和分析过程的路径图中。它首先介绍了经口吸入产品粒径测定的基本原理（A），随后是测定过程的仪器原理（B），然后是 APSD 特征的建立，即根据 CI 每个大小层级 API 量的原始数据构建出 API 量和空气动力学直径之间的连续多变量函数关系（C）。如果

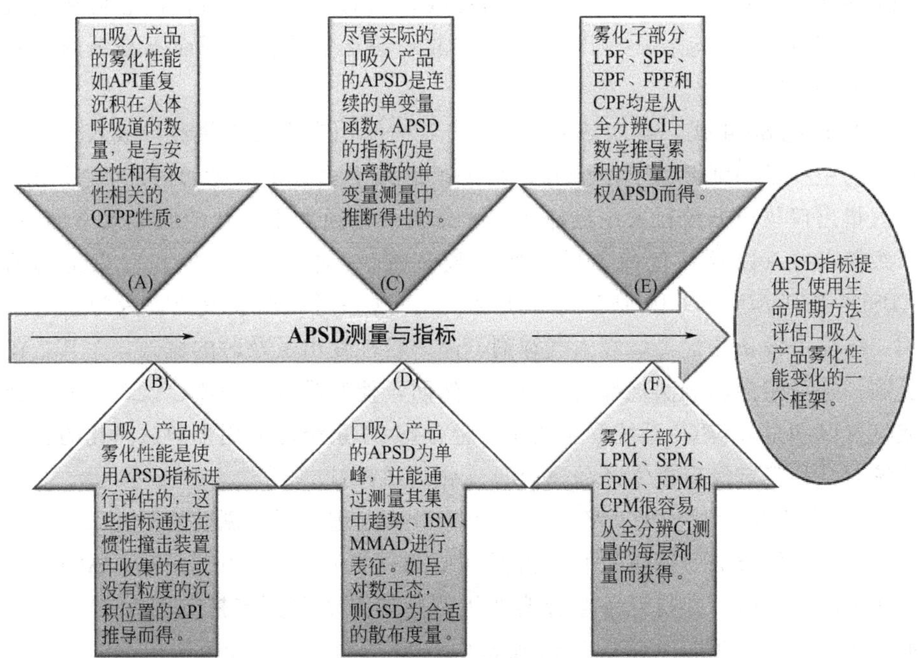

图 5.1　经口吸入气雾剂性能测定和特性

像大多数经口吸入气雾剂产品那样，APSD 呈现单峰分布曲线，反映其集中分布趋势的基本测定参数 *MMAD* 就可以很容易地从当累积质量权重 APSD 达到 50%时推算出来（D）。而且，如果 APSD 曲线是对数正态分布（或者接近于这一数学分布），*GSD* 可被用来描述在累积质量分数 15.9%和 84.1%之间的跨度分布（D）。路径图接着介绍了从累积质量权重 APSD 的连续性中数学衍生出的各种特性（E），并将这些特性与从原始数据中直接得出的特性进行了区分（F）。这些特性综合起来为评价经口吸入气雾剂产品在其生命周期中的性能变化提供了框架，这些将在第 6 章进行介绍。

5.3 基于 AIM 方法如何有助于简化经口吸入气雾剂 APSD 相关特性的测定过程

理想化的完美方案是采用相对简单的剂量均一性设备进行测定以减少级联撞击器测定过程的复杂性。

但是在现实中，将细微粒子质量分数与粗粒子质量分数区分开来是最基本的需要，因为细微粒子可以将 API 携带递送到呼吸道内的靶点受体部位产生疗效[3-7]，而粗粒子通常无法越过咽喉部位[8,9]。对空气动力学直径小于约 1μm 的超细微粒子量进行测定也很有必要，因为这些粒子对控制它们从气流到沉降部位运动的动力（主要是布朗扩散）缺乏依从性，因而不易沉降在肺部，而是被呼出体外[10]。

20 世纪 80 年代，早期各种二级撞击器的使用为简便地将经口吸入气雾剂产品的粗粒子和细微粒子区分开来铺平了道路[11-13]。但是在 1992 年，Miller 等人指出仅仅根据粒径大小选择性和区分两个粒径大小分数的收集效率曲线，二级撞击器（以及其他简单的二级分离装置）不能够将单峰和对数正态的 APSDs 及其 *MMAD* 和 *GSD* 区分开来[14]。这一研究至关重要，因为它对采用二级撞击设备测定经口吸入气雾剂产品的粒径提出了及时的警告，尤其是在美国，这可能会影响法规部门的思路。然而，他们没有进一步建议二级分离器或许可以和全分辨 CI 系统联合使用。全分辨 CI 系统能够用来确认简化的测定系统对某种特定经口吸入产品 APSD 变化的敏感性。

20 世纪 90 年代中期，Van Oort 和 Roberts 进行了开创性的研究工作[15]，为建立减少层级的安德森级联撞击器（Andersen Cascade Impactor，ACI）测定法指明了方向，并得到了全分辨八级测定体系的验证支持（图 5.2）。但是那时的法规方法倾向于在 0.5μm 到 5.0μm 空气动力学直径范围内至少采用五个层级，这种要求极大地推进了 NGI 的设计[16]。

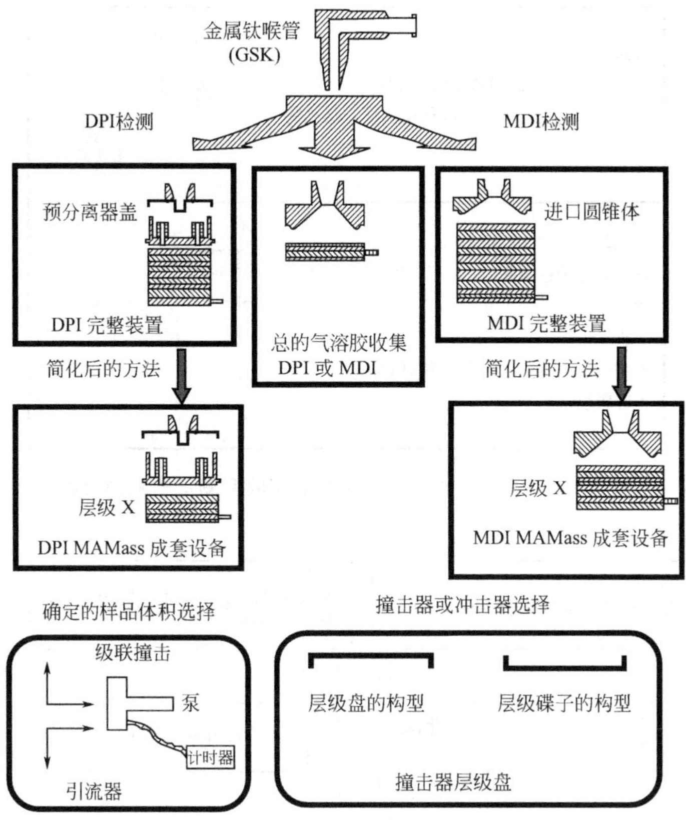

图 5.2 Van Oort 和 Roberts 的开创的用于 DPI 和 MDI 检测的简化撞击器测定方法[15]

在 2000—2010 年，简化撞击器测定法（The Abbreviated Impactor Measurement，AIM）的概念和相关的高效数据分析（Efficient Data Analysis，EDA）方法被同时开发出来，目的是减小方法的复杂性。另外，参与经口吸入产品法规制定过程的专家更多地认识到，尽管多层级 CI 足以对气雾剂粒子进行粒径分级，但它并不能等同于粒子在人体呼吸道内的沉降过程[17]（见第 2 章）。

在这两个概念建立过程的初期，对于为何要在实验室对经口吸入产品进行评价的理解存在着两种根本不同的流派（图 5.3）。每一种流派又可以被进一步分解为一系列不同的目的（图 5.4）。

对应于这些不同的目的，为了获得最佳描述经口吸入产品的体外性能指标而采取了不同的方法，对这些方法的描述构成了本书后面章节的主要内容。在本章的介绍中，重要的是意识到所有类型的实验室评价都是为了向专家传递吸入器能够安全有效递送药物的信心。

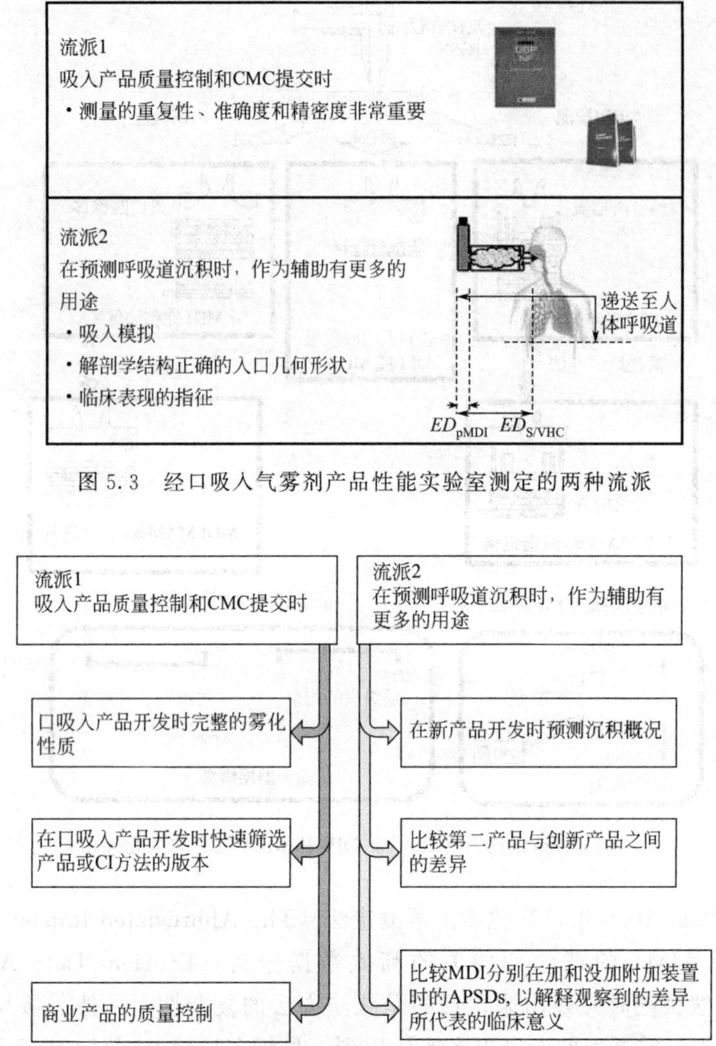

图 5.3　经口吸入气雾剂产品性能实验室测定的两种流派

图 5.4　为了经口吸入产品质量控制或者预测其在人体呼吸道内沉降而进行的 CI 测定

5.4 AIM 在经口吸入产品质量评价中的应用

Tougas 等人已经宣称在经口吸入产品质量控制中，与多层级撞击器相比，采用简化的 CI 测定方法能提供至少等同甚至更好的敏感性[18]。在 AIM-QC 方法中，他们建议将测定过程进行最大限度的简化（图 5.5），即只对 APSD 中变化敏感的大颗粒量（Large Particle Mass，*LPM*）和小颗粒量（Small Particle Mass，*SPM*）的粒径分数进行测定。

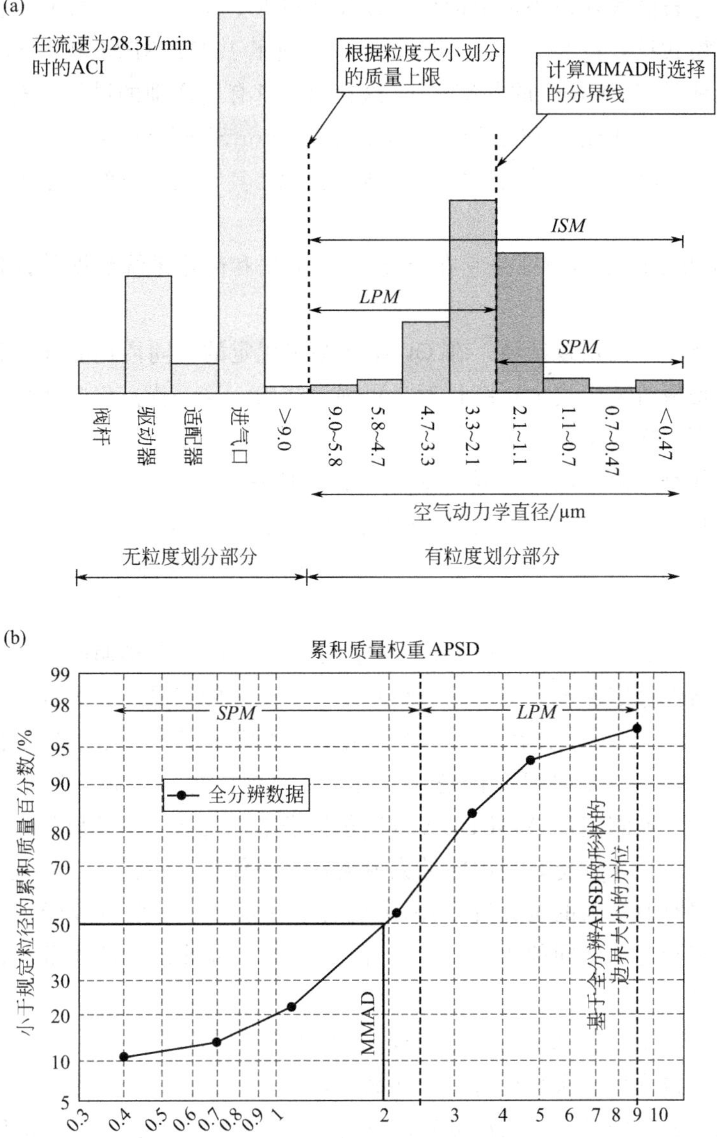

图5.5 潜在OIPQC应用通过安德森级联撞击器而简化的撞击器在28.3L/min流速操作时的术语解释：(a) API总量；(b) 累积API质量加权APSD

在所举的例子中，小微粒和大微粒质量分数之间的界限没有必要一定固定在与生理行为相关的粒径大小上，尽管欧洲药典将粗细粒子的粒径界限定义为5μm[19]。基本上可以将从全分辨CI测定中得到的质量加权的APSD的变化简化为质量分布曲线在横坐标上的位置以及其在纵坐标（质量坐标）上的曲线下面积或者模式振幅的位置[18]。Tougas 等展现了 *LPM*/*SPM* 和 *LPM*+*SPM* 这两个指标是 EDA 概念的基础[18]，这在第 6 章有更详细的讲解。有必要指出 *LPM*+*SPM* 与撞击器粒子质量（The Impactor-Sized Mass，*ISM*）是相同的，即为当 CI 的粒径上限已经界定时收集在 CI 具有粒径分级功能的各层级的 API 总量。

EDA 方法的根本特征是它在全分辨 CI 数据和简化系统数据的评估上都同样适用。

除了能减小测定复杂性，在 QC 批次测定规定的时间内还能够进行更多的测定，使得覆盖范围更大，统计意义更强。当然，这一优点仅限于所节省的时间被用于更多次的重复测定的前提下。

重要的是，由于消除了混杂变量，采用 EDA 方法对经口吸入气雾剂产品的 APSD 的测定应该能更少地受方法本身和试验人员误差的影响（方法和试验人员误差可导致错误的决定）[20]。EDA 的这一优点在第 7 章中有更多的阐述。

AIM-EDA 方法在 OIP 的 QC 中应用是很显然的，在早期产品和处方研发阶段的探索性稳定性研究中，它应该也是一个很好的工具。这方面的内容在第 6 章中有更多的讨论，并在第 9 章中给出了一些研究案例。由于稳定性试验中 OIP 的 APSD 是否随时间变化是一主要研究目标，在一个好的稳定性实验设计中，将能快速测定的 AIM-EDA 方法包括进来，具备了有的放矢的方法学优势。总而言之，在规定时间内能够完成测定这一优势，在批处理管理过程中要比采用因费时而受限的全分辨 CI 测定更有实际意义，在质量源于设计领域对于设计区间和控制区间的界定也大有益处[21,22]，质量源于设计目前正被法规部门所积极倡导[23]。

AIM 方法作为重要的备选方法，由于具有相对简单的优点，在规定时间内能够对被检测批（次）进行更多样品的评估，配合 EDA 更能够提高信号-噪声比，因而能够增进产品批次处置的管理[24]。对于粒径分布窄（*GSD* 小）的产品，全分辨 CI 的一些层级只能捕获到很少量的活性药物（Active Pharmaceutical Ingredient，API），甚至无活性药物，从而减小了方法的精密度，而基于 AIM 的方法则能克服这一问题[25]。Tougas 等人观察到即使采用临床剂量（一般 1～2 揿），该方法也可进行准确精密的测定，而对于全分辨测定系统而言，为了使得处于 APSD 分布边缘的粒子在所对应层级有足够的收集量，以便对这些层级的 API 能够进行准确精密的分析，通常需要多个揿次[18]。然而，剂量的改变会伴有变异性的变化，因而需要小心处理。总之，对于常规质量控制，可摒弃全分辨 CI 层级分组测定法，选用与产品的具体特点相适应的 EDA 法。Tougas 等人总结出 EDA 方法具备如下优点[24]：

① AIM 系统操作更简单。

② 与现有方法相比，对于 APSD 的变化具备相同的灵敏度。

③ 更少的假阳性结果。

④ 更敏感地检测出 APSD 位置和强度（曲线下面积）的改变，得到更好的诊断能力和预见性。

⑤ 采用更少的分级，能够获得充足药量，因此每次 CI 测定可采用更少的揿次，从而能够减小误差和实验不确定性，至少对于中低效力的配方而言，可在处方剂量下测定 APSD。

⑥ 每次 CI 测定用时更少，因此可以进行足够强大的实验设计，使得产品和 CI 方法变异性评价的统计学更可靠。

上述优点以及从最初评价就显现出的其他优点都在表 5.1 中进行了总结。然而，自从 Tougas 等人的文章发表以来，许多药物公司也在检验采用 AIM 方法用于快速筛选候选处方的可能性。第 10 章包含了许多这方面的研究案例。人们普遍观察到只要采取一定的预防措施（第 10 章有详细描述），AIM 测定就能成功进行。其显著的优点就是测定更快速，对于通过筛选的候选产品，后期可再选用全分辨 CI 对初始阶段的数据进行验证支持。

表 5.1 AIM 和 EDA 方法的优点

AIM	EDA 和 AIM	EDA 和全分辨 CI
设备更简单	对 APSD 变化测定的灵敏度与现有方法相似	完整的 APSD——可帮助诊断 AIM 系统出现的 OOD/OOT
更少的分析样品	对 APSD 改变的测定比全分辨 CI 层级分组法更灵敏	
比全分辨 CI 单个层级收集到更多的 API 量，因而增加了吸入器每揿的灵敏度	在批次放行中更少的假阳性结果	
更少的回收溶剂体积（绿色化学兼容）		
更少的测定时间	每个测定数据处理时间更少，更强力的实验设计，更大批次覆盖范围	

5.5 AIM 作为快速评价粒子在人体呼吸道中可能的沉积行为的工具在研发中的应用

在研发环境下，其关注的焦点转向预测粒子在肺部的沉积行为和相关联的可能的临床反应，该测量过程仍然将全分辨 CI 进行了简化，但是额外增加了一个层级，以确保空气动力学直径小于约 1μm 的超细颗粒的检测（图 5.6）。

在图 5.6 中，*IM* 数量指的是撞击器的收集量，目的是量化穿透过 CI 中代表咽喉部的导入管部位的药量，这与 *ISM* 稍有不同，*ISM* 还包括了 CI 第一层级上的量，尽管该层级的粒径上限没有界定。*EX-ActM* 和 *EX-MVM* 分别是指驱动器喷嘴外 *API* 总量和定量阀外 *API* 总量，以 pMDI 的评价为例，很有必要区别二者之间的总量差异，因为在吸入器喷嘴和 CI 入口之间有可能会加入一个附加装置。对于其他类型的 OIP，只需要确定吸入器喷嘴外的总量即可。

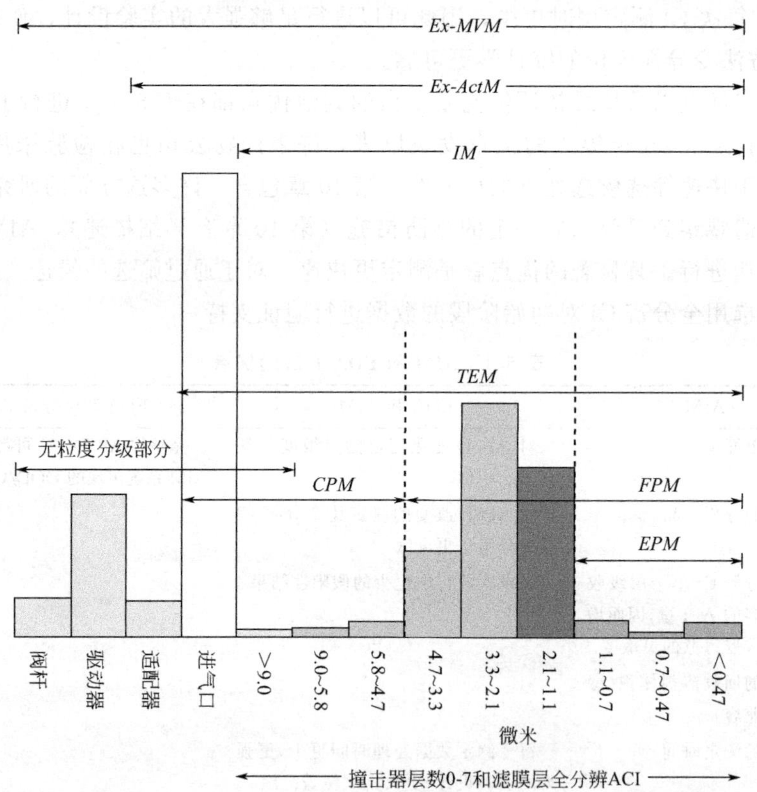

图 5.6　基于在人体呼吸道有潜在应用的安德森 CI 在流速 28.3L/min 操作时假设的简化撞击系统术语（AIM-pHRT 系统）

根据欧洲药典 2.9.18 部分和 2.9.44 部分，在 AIM-pHRT 设备中，空气动力学直径 5μm 被用于界定粗细粒子[19,26]（图 5.6）。有必要指出欧洲药典和美国药典中的标准导入管可能会被一种理想化上呼吸道模型所替代（例如由 Finlay 和他的同事研制出的模型[27]），或者被一种解剖学精密气道模型所替代，目的是更真实展现气雾剂从吸入器进入到测定装置过程中的流体动力学[28]。第 12 章对 AIM-pHRT 系统的开发进行了描述，从中可以看到，将全分辨 CI 作为参比技术，该原型系统成功地与其进行了全面的对比评价。

5.6 AIM 系统的选用

在实际选择合适的技术时，应该理解到 AIM 的概念并不是局限应用到某一种特定配置的撞击器上（图 5.7）。相反，从二级撞击器到各种简化版的安德森级联撞击器（ACI）、半自动 ACI、快速筛选撞击器（Fast-Screening Impactor，FSI）和各种修改版的 NGI，有多种选择。AIM 平台的选择最终应根据的是检测实验室对设备优缺点的熟悉程度、对自动化程度的要求以及被评价产品的种类（例如带有或者没有附加装置的 MDI、DPI 或者雾化系统），重要的操作变量特别是测定装置的流速取决于产品的种类。

二级撞击器

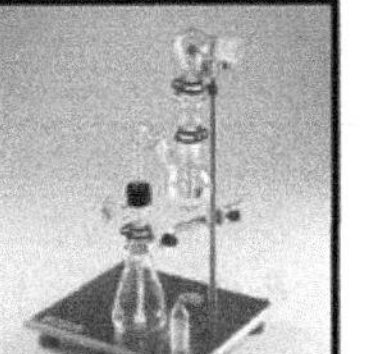

MSP快速筛选撞击器

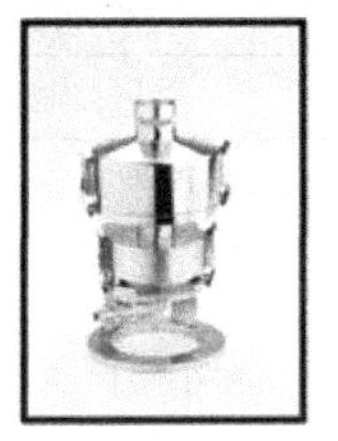

Westech Short-Stack
微细粒子剂量撞击器

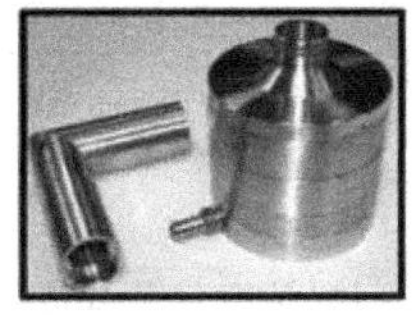

Copley Short-Stack
快速筛选安德森撞击器

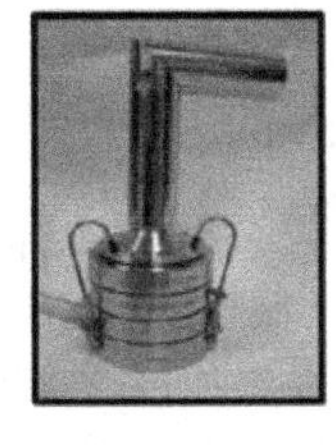

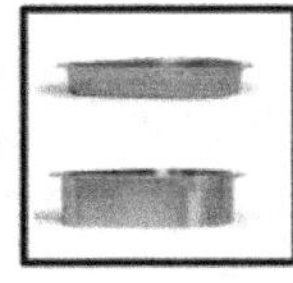

在不需要收集
颗粒的层级使用
更深杯的NGI

简化版NGI (r-NGI)

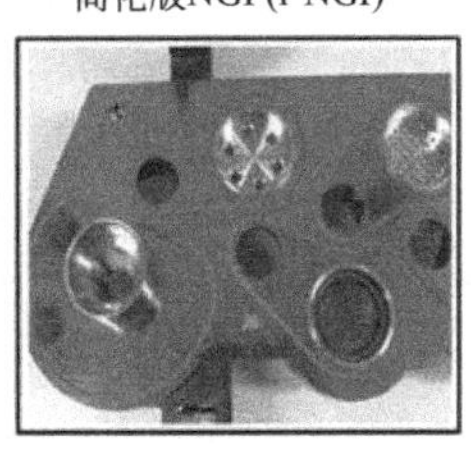

图 5.7 列举以 AIM 为基础测量的不同选择［*Courtesy of Copley Scientific Ltd.*，*Westech Instrument Services Ltd.*，*MSP Corporation*，*and GSK plc*（*r-NGI*）］

AIM 联合 EDA 的概念被法规部门接受并最终被药典总则采纳将取决于对于多层级 CI 测定的变更是否具有实验和理论两方面的证据支持。

对 AIM 和 EDA 方法的理解和研究工作还在进行中[29,30]。2011 年 12 月美国药典委员会（USP）举办的研讨会上包括了 AIM 和 EDA 的题目并进行了充分的讨论。

在欧洲，负责欧洲药典气雾剂正文的 Inhalanda 委员会在 2011 年将 AIM 概念纳为一项新的工作议题，并征集与目前上市的 OIP 有关的高质量验证数据以支持这一概念的推进。长远来说，希望欧洲和美国药典能够统一方法，当然希望将 AIM 方法纳入进来，尽管目前在欧洲 EDA 作为一种备用方法的实行还需要很长的时间。第 11 章对与 AIM 和 EDA 相关的法规和药典的议题进行了更详尽的讨论。

5.7 现有工作的正确处理方法

本章节提供了 AIM 和/或 EDA 在实施时可作的一系列选择，表 5.2 包含了由 Mitchell 等人[31] 提出的指南，涉及在 OIP 生命周期中开始使用这些概念时就需要解决的问题。

表 5.2 全分辨 CI 测定和 AIM CI 测定在 OIP 生命周期中的应用：问题

项目	APSD 的测定		
	产品解析和研发	产品质量控制	体外等效比较评估
在 OIP 生命周期的哪个阶段	研发阶段产品（新药或者仿制药）	已批准产品（新药或者仿制药）	在研发或者批准后需要桥接研究的仿制 OIP 或者新药 OIP
需要回答的问题是什么	什么是 APSD（典型的分布、典型的变化等） 影响分布的因素有哪些 它是如何变化的	所生产产品与关键临床试验产品的 APSD 是否基本相同	两批相比较的产品在分布上是否有临床意义上的区别 注意："APSD 临床意义上的区别"的定义应该是从临床角度出发
多长时间内需要决定	几天之内	几小时之内	几天之内
测定的频率是多少	产品研发过程中根据需要而定	每批次生产后及稳定性实验过程中	产品研发过程中根据需要而定。通常在几个月的过程中进行许多次测定
测定进行多长时间	通常在几个月的过程中进行许多次测定	在整个商业阶段	通常在几个月的过程中进行许多次测定
测定的目的是什么	不同版本的候选产品目的会不相同	对批次产品的处置	用于摒弃两个产品（测定产品和参照产品）具有不同 APSD 的无效假设

表 5.3 提出了当对这些问题进行回答时可遵循的实例。在 OIP 生命周期中可采用的方法在第 6 章给予了详尽的评估。

表 5.3　全分辨 CI 测定和 AIM CI 测定在 OIP 生命周期中的应用：实行

项目	APSD 的测定		
	产品解析和研发	产品质量控制	体外等效比较评估
采用的撞击器系统	采用全分辨 CI 对候选处方进行初期筛选，然后将 AIM-QC 使用到已经通过筛选的候选处方	采用 AIM-QC，通过全分辨 CI 进行支持（例如用于 OOS 的评估）	采用全分辨或者 AIM-pHRT，尽可能采用解剖学校正过的或者理想化的倒入管
建议采用的指标	初期采用能反映在 HRT 沉降的粒径范围的 *EPM*，*FPM* 和 *CPM*；后期采用 EDA 指标用于 QC 质量标准的建立	采用 EDA 指标，即分界点靠近 *MMAD* 的 *SPM* 和 *LPM*；*LPM*/*SPM* 和 *ISM*（*SPM*＋*LPM*）	全方位比较或者是能反映在 HRT 沉降的粒径范围的 *EPM*，*FPM* 和 *CPM*
统计方法	与 APSD 和产品质量标准的建立有关的系列方法	能检测到 APSD 显著变化的测定	通常的等同性测定的统计学方法

还应当考虑到以下方面：

1）当全分辨系统和 AIM 系统出现差别时，全分辨 CI 装置应该被作为参照。理想情况下这两套系统应属于同一类别。

2）EDA 对全分辨和简化的 CI 数据同样适用。

3）对于 OIP 产品，如果预先同相关法规部门进行沟通，并能展现 AIM 和全分辨 CI 结果之间的良好相关性，AIM 或者 EDA 方法的施行更有可能成功。

最后要说的是，AIM 平台的采纳最终应该根据检测实验室对设备及其优缺点的熟悉程度、对自动化程度的要求以及被评价产品的种类（比如带有或者没有附加装置的 MDI、DPI 或者雾化系统），产品性质会决定重要的操作参数，特别是通过系统的流速。

（韩晓彤　舒　宏　侯曙光　译）

参考文献

1. Christopher D, Curry P, Doub W, Furnkranz K, Lavery M, Lin K, Lypapustina S, Mitchell J, Rogers B, Strickland H, Tougas T, Tsong Y, Wyka B (2003) Considerations for the development and practice of cascade impaction testing including a mass balance failure investigation tree. J Aerosol Med 16(3):235–247

2. Mitchell JP (2003) Regarding the development and practice of cascade impaction testing, including a mass balance failure investigation tree. J Aerosol Med 16(4):443
3. Zanen P, Go LT, Lammers JWJ (1994) The optimal particle size for beta-adrenergic aerosols in mild asthmatics. Int J Pharm 107(3):211–217
4. Zanen P, Go LT, Lammers JWJ (1995) The optimal particle size for parasympathicolytic aerosols in mild asthmatics. Int J Pharm 114(1):111–115
5. Zanen P, Go LT, Lammers JWT (1996) Optimal particle size for beta-agonist and anticholinergic aerosols in patients with severe airflow limitation. Thorax 51(10):977–980
6. Usmani OS, Biddiscombe MF, Nightingale JA, Underwood SR, Barnes PJ (2003) Effects of bronchodilator particle size in asthmatic patients using monodisperse aerosols. J Appl Physiol 95(5):2106–2112
7. Usmani OS, Biddiscombe MF, Barnes PJ (2005) Regional lung deposition and bronchodilator response as a function of beta-2 agonist particle size. Am J Respir Crit Care Med 172(12):1497–1504
8. Roland NJ, Bhalla RK, Earis J (2004) The local side effects of inhaled corticosteroids: current understanding and review of the literature. Chest 126(1):213–219
9. Dubus JC, Marguet C, Deschildre A, Mely L, Le Roux P, Brouard J, Huiart L (2001) Local side effects of inhaled corticosteroids in asthmatic children: influence of drug, dose, age and device. Allergy 56(10):944–948
10. Laube B, Janssens HM, de Jongh FHC, Devadason SG, Dhand R, Diot P, Everard ML, Horvath I, Navalesi P, Voshaar T, Chrystyn H (2011) What the pulmonary specialist should know about the new inhalation therapies. Eur Respir J 37(6):1308–1331
11. Hallworth GW, Westmoreland DG (1987) The twin impinger: a simple device for assessing the delivery of drugs from metered dose pressurized aerosol inhalers. J Pharm Pharmacol 39(12):966–972
12. Vidgren M, Silvasti M, Vidgren P, Sormunen H, Laurikaininen K, Korhonen P (1995) Easyhaler® multiple dose powder inhaler: practical and effective alternative to the pressurized MDI. Aerosol Sci Technol 22(4):335–345
13. Geuns ERM, Toren JS, Barends DM, Bult A (1997) Decrease of the stage-2 deposition in the twin impinger during storage of beclomethasone dipropionate dry powder inhalers in controlled and uncontrolled humidities. Eur J Pharm Biopharm 44(2):187–194
14. Miller NC, Marple VA, Schultz RK, Poon WS (1992) Assessment of the twin impinger for size measurement of metered-dose inhaler sprays. Pharm Res 9(9):1123–1127
15. Van Oort M, Roberts W (1996) Variable flow-variable stage-variable volume strategy for cascade impaction testing of inhalation aerosols. In: Dalby RN, Byron PR, Farr SJ (eds) Respiratory drug delivery V. Interpharm, Buffalo Grove, IL, pp 418–420
16. Marple VA, Roberts DL, Romay FJ, Miller NC, Truman KG, Van Oort M, Olsson B, Holroyd MJ, Mitchell JP, Hochrainer D (2003) Next generation pharmaceutical impactor (a new impactor for pharmaceutical inhaler testing) – Part 1: Design. J Aerosol Med 16(3):283–299
17. Mitchell JP, Dunbar C (2005) The interpretation of data from cascade impactors. J Aerosol Med 18(4):439–451
18. Tougas TP, Christopher D, Mitchell JP, Strickland H, Wyka B, Van Oort M, Lyapustina S (2009) Improved quality control metrics for cascade impaction measurements of orally inhaled drug products (OIPs). AAPS PharmSciTech 10(4):1276–1285
19. European Directorate for the Quality of Medicines and Healthcare (EDQM) (2012) Preparations for inhalation: aerodynamic assessment of fine particles. Section 2.9.18 – European Pharmacopeia [Apparatus B in versions up to 4th Edn. 2002], Council of Europe, Strasbourg, France
20. Christopher D, Dey M (2011) Detecting differences in APSD: efficient data analysis (EDA) vs. stage grouping. In: Dalby RN, Byron PR, Peart J, Suman JD, Young PM (eds) Respiratory drug delivery Europe 2011. Davis Healthcare International, River Grove, IL, pp 215–224
21. Yu L (2006) Implementation of quality-by-design: OGD initiatives, FDA Advisory Committee for Pharmaceutical Science Presentation (October 2006). Available at http://www.fda.gov/ohrms/dockets/ac/06/slides/2006-4241s1_8.ppt. Accessed 10 Jan 2012

22. Nasr MM (2006) Implementation of quality by design (QbD): status, challenges and next steps, FDA Advisory Committee for Pharmaceutical Science Presentation (October 2006). Available at http://www.fda.gov/ohrms/dockets/ac/06/slides/2006-4241s1_6.ppt. Accessed 10 Jan 2012
23. Mitchell JP, Copley M (2010) Accelerating inhaled product testing. Pharma Mag Jan/Feb:22–25. Available at http://www.copleyscientific.com/documents/ww/COP%20JOB%20098_Accelerating%20inhaled%20product%20testing.pdf. Accessed 5 Aug 2012
24. Tougas TP, Christopher D, Mitchell J, Lyapustina S, Van Oort M, Bauer R, Glaab V (2011) Product lifecycle approach to cascade impaction measurements. AAPS PharmSciTech 12(1):312–322
25. Bonam M, Christopher D, Cipolla D, Donovan B, Goodwin D, Holmes S, Lyapustina S, Mitchell J, Nichols S, Petterson G, Quale C, Rao N, Singh D, Tougas T, Van Oort M, Walther B, Wyka B (2008) Minimizing variability of cascade impaction measurements in inhalers and nebulizers. AAPS PharmSciTech 9(2):404–413
26. European Directorate for the Quality of Medicines and Healthcare (EDQM) (2012) Preparations for nebulisation: characterisation. Section 2.9.44 – European Pharmacopeia, Council of Europe, Strasbourg, France
27. Zhang Y, Finlay WH (2005) Experimental measurements of particle deposition in three proximal lung bifurcation models with an idealized mouth-throat. J Aerosol Med 18(4):460–473
28. Zhou Y, Sun J, Cheng Y-S (2011) Comparison of deposition in the USP and physical mouth-throat models with solid and liquid particles. J Aerosol Med Pulm Drug Deliv 24(6):277–284
29. Tougas T (2011) Efficient data analysis in quality assessment. In: Dalby RN, Byron PR, Peart J, Suman JD, Young PM (eds) RDD Europe-2011. Davis Healthcare International, River Grove, IL, pp 209–213
30. Mitchell J, Copley M (2010) EPAG-sponsored workshop on abbreviated impactor measurement (AIM) concept in inhaler testing: overview of AIM-EDA. Drug Delivery to the Lungs-21, The Aerosol Society, Edinburgh, UK, 21:370–373. Available at http://ddl-conference.org.uk/index.php?q=previous_conferences. Accessed 4 Aug 2012
31. Mitchell JP, Tougas T, Christopher JD, Lyapustina S, Glaab V (2012) The abbreviated impactor measurement and efficient data analysis concepts: why use them and when. In: Dalby RN, Byron PR, Peart J, Suman JD, Young PM (eds) Respiratory drug delivery 2012. Davis Healthcare International, River Grove, IL, pp 731–736

第 6 章

产品生命周期中的级联撞击检测

Richard Bauer，J. David Christopher，Volker Glaab，Svetlana A. Lyapustina，
Jolyon P. Mitchell 和 Terrence P. Tougas

摘要：在 OIP 类产品的生命周期中（从产品开发到商业化生产，从创新药到仿制药），APSD 测定广泛用于各种目的的测试中。在现阶段分析所用的检测方法和数据分析所用的统计方法会有所不同，主要取决于特定阶段的检测目的。对于其中的一些难题，可以选用完整的级联撞击法，而对于另外一些，AIM 系统能够提供所需的信息以满足决策所需。本章主要介绍如何在产品生命周期中使用不同的检测方法以满足不同的需求，以及如何使 APSD 数据与这些变化之间产生内在联系（例如建立关联或建立“典型”参数库），由此提高对产品的认知和正确的控制，及认识创新和仿制 OIPs 之间的差异。

6.1 选择合适的 AIM 系统

在第 5 章中已经详细论述了 APSD 测试要在产品生命周期的不同阶段有所变化的原因，在表 5.2 中概括了产品生命周期中不同阶段所用的 CI 系统及其目标。考虑的事项包括候选处方的发现及筛选处方，较优候选处方的开发及特性研究，在商业化生产期间引入质量控制所用技术，最后表明改进后的产品或仿制品与原研的 OIPs 具有体外等效性。在生命周期中每个阶段，都要使用合适的 APSD 检测方法以及数据分析方法，同时不同阶段间要有延续性，才能进行调整，在不同的系统间进行转换。

本章描述了在选择一种 AIM 方法时所要考虑的问题：从一开始需要认识到这一系统只有补充作用，不能替代全分辨的级联撞击器用于某些 APSD 检测。目前有多种以 AIM 为基础的装置，其中一些可以直接购买，如 FSA，

FDI 及 FSI，另外一些则需要用全分辨系统的部件组装，如用 ACI 的部件，或重新布置 NGI 流路中的一些层级。即使是使用市售装置，仍然需要考虑一些问题，如在简化系统中选择具有最合适截止粒径的层级。这些以及其他相关的问题就是本章的主要内容。

6.2 选择 AIM 装置的粒径范围

在选择一种 AIM 装置时，要以产品已知的全分辨的 APSD 数据为基础，选择合适的 OIP 的粒径范围。并且范围要足够宽，能够覆盖该产品中具有重要临床意义的粒径范围[1]。如果考虑在 OIP 早期研发阶段的候选处方筛选中使用 AIM 系统，有必要尝试不同配置的装置系统，这取决于在前期工作中可能会出现的对 APSD 预期的变化。

对于 AIM-QC 系统，其目标是对任何 APSD 的变化（曲线下面积增加，*MMAD* 的变化，APSD 形态的变化）具有最大的敏感性。*LPM* 与 *SPM* 间的界限要尽量靠近 *MMAD*。然而按照在后续章节中将要提到的 EDA 概念，如果通过软件在严格控制流速的条件下选择层级截止粒径，则没有必要精确测定 *MMAD*。如果要控制既定产品的其他类型的变化，则要在产品的开发过程中，确立此边界，并进行调整和确定。一种替代的界限是空气动力学粒径 5μm 左右，这一粒径与欧洲药典的规定一致[2]，因此符合 EMA 的要求[3]。

尽管在 Tougals 等人的研究中，当 *LPM* 和 *SPM* 之间的界限值在 *MMAD* 值的 0.3～3 倍时，在预测 *MMAD* 的变化时，灵敏度不会降低[4]，但是单一的界限设定方法，并不适用于所有的 OIPs。在某些情形下（如产品开发者依据全分辨 CI 中得到的信息进行决策），需要在粗粒子和细粒子之间，引入另外的界限进行区分。在这些情形下 EDA 依然适用于评估基于粗粒子和细粒子之间比例的 *MMAD* 的变化（类似于 *LPM* 与 *SPM* 的比例），但是超细微粒子的总量则是单独测定的。因为超细粒子总量作为细微粒子分数的一部分，和细微粒子总量是相互关联的测量值，以这两个参数为基础的 EDA 方法是不准确的。然而原则上，整合细粒子和粗粒子为一个单一参数是有可能的，即超微粒子总量可以通过 EDA 方法来比较超细粒子和超微粒子的总量来比较其追踪 *MMAD* 的变化，然而据作者所知，这种方法目前没有使用，需谨慎。

对于 AIM-pHRT 撞击器，已有发表的研究分别着重在空气动力学粒径小于 1.1μm 的超细粒子，以及空气动力学粒径小于 4.7μm 或者 5.0μm 的细粒子部分[5-8]，根据第 12 章中提到的现有的临床证据显示这两部分粒子具有相关性。需根据产品的 APSD 以及不同的粒径范围的活性药物临床重要性来考虑既定产品的特定粒度。临床相关性的问题仍然是一个活跃的研究领域，目前还没有一个单一的答案，因此建议研究者查阅回顾所有相关的当前文献和研究者自己的研究，以指导粒径范围的选择。其他考虑，诸如使用适合这种类型的简化系统的可替代进气口部分、喉部几何形状或者呼吸模拟，将在第12章中进行描述。

6.3 如何通过全分辨级联撞击器使 AIM 系统符合标准

不管选择简化的还是全分辨的级联撞击器，都存在一些共同的问题，比如内壁的损失、颗粒的反弹以及二次夹带，这些问题都需要注意，因为可能是误差的潜在来源，第4章有讲述。这些大部分的问题都已经在各种类型的简化CI中进行了研究，此部分实验研究的结果在第10章中将进行讲述。在选择AIM的方法前应先参考本章节。这将作为研究者使用所选系统、排除任何潜在的故障或偏差调查的基础。它还能提醒研究者在CI测试中注意那些容易被忽视的但会影响测试准确度和精密度的因素。

不论研究者是选择自己的粒度范围或者使用6.3节中推荐的一个或多个粒度范围，被选择的粒度范围不仅是合理的，还应符合被广泛接受的“金标准”，例如，既定产品的全分辨级联撞击器的数据。

在很多情况下，选择哪个全分辨CI作为参考设备来验证所选择的AIM系统是显而易见的（图6.1）。例如，快速筛选安德森级联撞击器（The Fast-Screening Andersen Impactor，FSA）及细微粒子剂量简易撞击系统（The Fine Particle Dose-Abbreviated System，FPD-AVCI），它们分别直接或间接以安德森级联撞击器为基础（见图10.28，同时第10章中关于两种ACI的比较可以作为辅助资料）。如果选用简化的NGI系统，那么完整NGI就是参照撞击器。然而，对于一些简化撞击器，特别是快速筛选撞击器（The Fast-Screening Impactor，FSI）没有现成的完整撞击器可供参照，因为它们是由AIM系统发展而来的。例如，双级玻璃撞击器（The Twin Impinge，TI），从一开始就是一种简化系统。

没有必要严格要求选择一种源自完整级联撞击器的简化撞击器，因为多个研究小组都报导了NGI与FSI之间数据匹配良好，第10章将总结这些数据。然而在某些情况下（如使用rNGI作为简化撞击器），使用经过层级检测的组件会更方便一些。然而在这一背景下，当没有明显的起源撞击器时，够将简化撞击器与完整撞击器系统间设备差异（如较大的内部体积也称为死体积）进行匹配则更为理想，特别是DPI的检测。

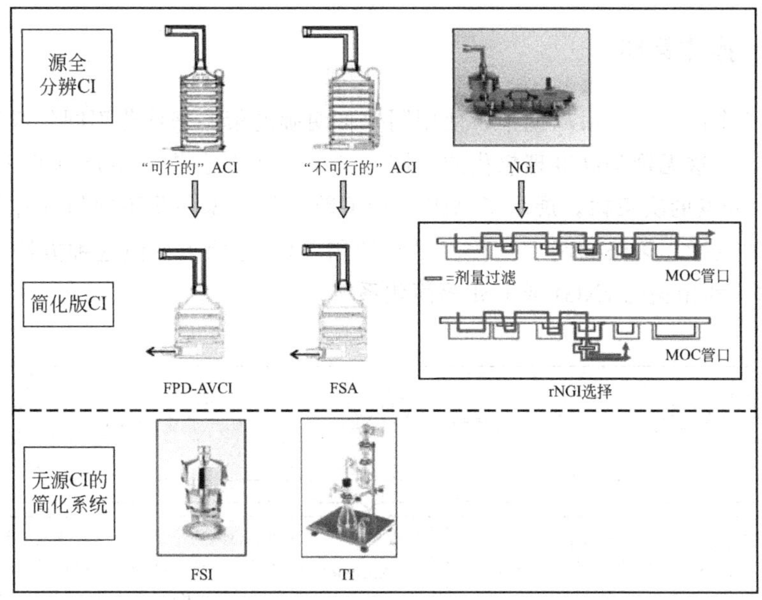

图 6.1 AIM 级联撞击器与所选的全分辨级联撞击器之间的关系（Courtesy Copley Scientific Ltd，MSP Corp.，Astra Zeneca and Westech Instrument Services Ltd）

6.4 APSD 在 OIP 生命周期管理中的作用

6.4.1 概述

APSD 检测在 OIP 生命周期中被用于各种不同目的的检测。在产品开发的不同阶段，研究者将研究产品的安全性和有效性，同时建立目标 APSD，包括相关参数及质量标准。

相比之下，在商业化生产中，QC 检测的目的是确认 APSD 数据与临床批次是否相同。QC 测试的目的不在于重复安全性和有效性研究所需的广泛研究，QC 测试最合理和实际的目的应该是确保产品的临床批次及稳定性研究期间的 APSD 数据在所确定的质量标准范围内。

OIPs 辅助装置的开发者要以已有产品的安全性和有效性情况为依据。因此他们判断 APSD 相关数据的目的是使沉积在咽喉部的粗粒子最少，同时使细微粒子与没有辅助装置的 OIP 释放的细微粒子相同[6,9]。顺理成章地，一旦通过完整撞击器建立了辅助装置的数据，在以后的体外测试中就没有必要再次建立或重测 APSD 数据了。

6.4.2 操作策略

在一个产品的生命周期中，使用同一种明确的策略来优化不同的级联撞击检测方法，这无疑是高度理想化的。图 6.2 及 6.4.2 小节主要介绍了 Tougasl 等人[4] 开发的决策树，展示了 APSD 相关数据是根据一些不同但互补的过程而确定时的操作策略的制定过程。尽管使用 ACI 为例子，但这种方法也可以用于 NGI 和相关的 rNGI 或 FSI 等简化系统。

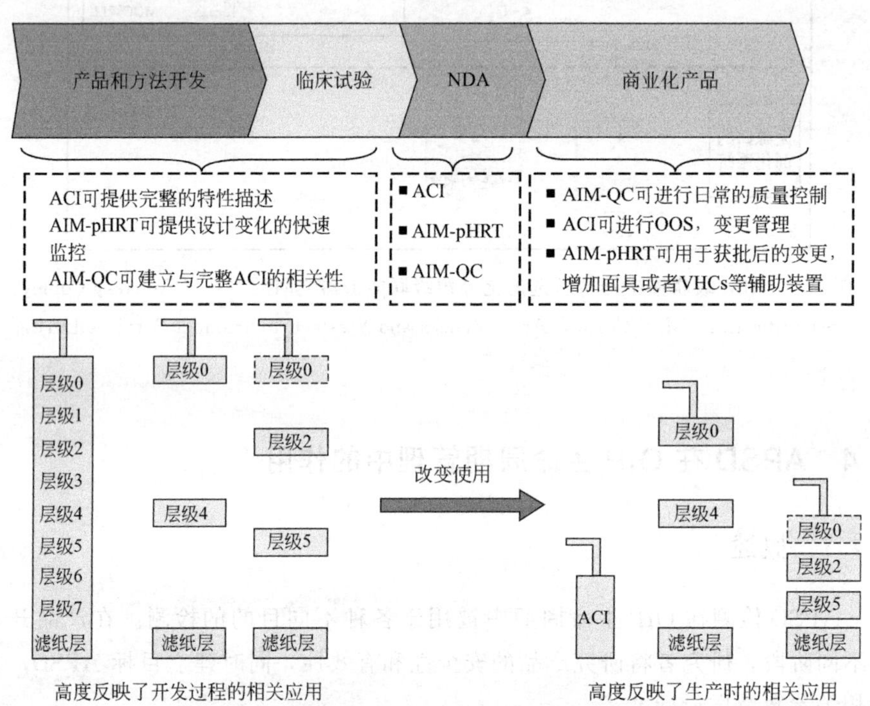

图 6.2 在 OIP 生命周期的开发和生产阶段，全分辨率 CI 和简化撞击器的配置方案，以及可能的相关使用[4]

6.4.2.1 产品开发期

(1) 选择合适的 AIM 装置（第 10 章已有相关选择的指导内容）。

(2) 在早期处方筛选时使用 MIM-PHKT 和 MIM-QC 撞击器时，要注意 AMI-QC 系统具有高输出量的同时也对检测 APSD 的重要变化具有更好的灵敏度。如在体内体外相关性（*In-Vivo*，*In-Vitro*，IVIV）已经建立的情况下，AIM-pHRT 装置能够用于收集额外的解析数据。然而要记住，一旦处方和给药装置确定，就仍然要用全分辨的撞击器来确定供临床批次使用的产品的 APSD 特性。

（3）建立 OIP 的全分辨 APSD 概况时，要使用全分辨级联撞击器为基础的检测方法。这一过程要求多次测定产品，例如不同制剂单位，不同批次，不同使用周期的同一吸入制剂（至少是同一制剂的开始和结束），以及稳定性实验的不同时间点，要有足够的数量使数据具有统计学意义。

（4）选择 *LPM*，*SPM* 值并将基于 AIM-QC 的 CI 测定与通过全分辨 CI 检测时得到的这两个值等同时，要满足以下条件：①要使 *LPM* 和 *SPM* 的界限粒径最佳；②要使 *LPM*/*SPM* 与 *MMAD* 之间有良好的线性关系。

注意以下要点：

1）要用全分辨的级联撞击器来确定 *LPM* 和 *SPM* 间的适宜界限。

2）在确定 AIM 和全分辨级联撞击器之间关系时，传统的相关系数（R^2）并不适用于所有情况，例如当产品的 *MMAD* 值范围很窄时，与其他 *MMAD* 值可能具有更高的变异性的产品相比较，R^2 会较小，尽管它们的相关性很好。因此该系数更加适用于具有相似的 *MMAD* 范围的情况，而不能作为拟合度的绝对指标。均方根误差（The Root Mean Square Error，*RMSE*）除以线性回归的斜率（b）是一种替代的拟合优度统计数据，其具有更好的预测性[4]。

3）在通过全分辨级联撞击器与 AIM 撞击器相关性研究建立起 EDA 参数以及目标 APSD 后，可以建立以 *MMAD*，EDA 参数，*LPM*/*SPM* 及 *ISM* 为基础的质量标准用于批次放行。建立相关性可以在产品开发过程中，也可以在产品被批准后（主要取决于何时能够有足够批次的数据以证明方法的合理性），产品开发者要在基于自身风险评估的基础上做出决定。

4）依据自己的注册策略，产品开发者同样要决定在其 NDA 申请中（或者是欧洲，加拿大或其他国家相似的注册申请）是否使用 AIM 检测法作为主要的 APSD 测定法用于注册用稳定性测试，或决定在注册后申请中改用 AIM 检测法。建议在使用一种方法作为 NDA 注册稳定性实验的主要方法时，最好得到法规部门的事先批准。

5）确定合适的 *LPM*/*SPM* 及 *ISM* 限度时，可通过确定过程操作特征（Operating Characteristic，OC）曲线的限度来完成。OC 曲线与批准品种就二类错误（误接受）而言是相匹配的，同时具有相同的最低接受标准。长期而言，QbD 很可能将产品性能（如 OIP 的安全性和有效性）推向极限。

6）确定合适的 *LPM*/*SPM* 和 *ISM* 测定的精密度（全分辨级联撞击器也同样需要）。为了确保 EDA 参数能检测到特定产品 *MMAD* 的最小变化及进入撞击器各层级的粒子量，需要用全分辨级联撞击器及 AIM-QC 系统反复检测多个不同批次或至少检测有足够多个取样的同一批次产品。

7）需获得分别通过全分辨级联撞击器和所选的 AIM 系统得到的 EDA 参数之间可靠的统计学相关性，才可量化最小批次的数量。与 QbD 的理念一致，为了得到较好的目标分布（均值及变量），OIP 研发者需要多个不同批次的数据（足以充分代表生产过程，原料，分析及稳定性影响等多个环节的变量来源），同一批次也要多次测定（足以评估批内变量），以代表未来需要放行的生产批次及稳定性批次，以下内容提供了一个基本思路。

a. 建立产品的 APSD 数据，这需要大量的全分辨的级联撞击器数据。

b. 在产品放行及稳定性过程中，需同时用简化撞击器和全分辨级联撞击器进行检测，建立分别从简化撞击器和全分辨撞击器获得的 EDA 参数之间的相关性，以便在以后使用 AIM 进行日常的常规检测。

总而言之，第（ii）部分所要的数据需要数以百计多批次的级联撞击测试，以反映不同批次间 API 和装置组件间的变化。然而，在后期使用 EDA 及相关的简化撞击器检测所带来的便利，将足以抵消这一前期工作所需的费用。这一系列的步骤实际上反映了质量源于设计的基本原则，全分辨级联撞击检测勾勒出了产品 APSD 的设计空间，而简化级联撞击则给出了产品 APSD 的控制空间。因为投入精力和设备评估了更多批次的样品，这一过程将有利于提高决策质量。

然而，尽管有上面提到的诸多便利，仍然有一些公司可能选择在产品被批准后才收集这些数据。在这种情况下，仍然需要将全分辨级联撞击器的传统数据处理方法转变为与 EDA 相结合的 AIM-CI。然而，需要意识到推迟做出决策是有商业风险的，因为完整地理解产品在两种测试方法中所具有的 APSD 特性（足够多的批次）也随之推迟。

（5）使用同一 AIM-QC CI 过程，建立 *ISM*、*LPM* 和 *SPM* 限度及相关联的可接受标准，用于以后的产品质量控制。

（6）在产品检测方法开发过程中所涉及的一系列实验中，使用全分辨级联撞击器数据可以识别潜在无效体外模型，诸如第 3 章和第 9 章中介绍的通过分析潜在物理原因和案例分析进行识别的方法。要用以下方法：

1）寻找引起 APSD 显著改变的原因。这些原因包括生产中的控制、给药装置零件的尺寸、分析设备及方法等。

2）使用控制策略以减少已明确的风险及潜在的失败类型，评估所选择的 QC（EDA）参数对显著变化的识别能力。这些深刻的理解有助于为质量标准建立适宜的 EDA 参数，以便于在以后的商业化生产中进行 OOS 调查。

（7）引入任何变化以及进行 OOS 调查时，都要使用全分辨级联撞击器检测结果作为深入调查结论的一部分。

6.4.2.2 OIP商业化阶段

(1) 依据已经建立的基于*LPM*/*SPM*和*ISM*的QC标准，进行商业化产品放行。

(2) 产品的后续稳定性实验要用QC参数及含有*LPM*/*SPM*和*ISM*等指标的质量标准。

(3) 在OOS调查中使用全分辨级联撞击器检测，例如，研究EDA检测到的变化的本质，或是预料之外的罕见变化趋势（如变化量增多）。注意因为EDA参数有能力快速发现变化（因为EDA对参数变化具有高度敏感性），可以将其作为进行OOS调查的判断指标。

6.4.2.3 补充申请及装置改变

(1) 使用全分辨的APSD检测和AIM-QC或AIM-pHRT系统作为变更控制的一部分，例如，要对装置、配方或制备工艺进行重大改变，对于AIM系统的使用及选择要基于研发者对于改变所引发风险的评估。

(2) 对于OIP辅助装置的研发人员，或者想要在产品的标签中添加这些辅助装置信息的制药生产厂商，同样需要通过AIM-pHRT方法确定产品粗粒子（Coarse Particle Mass，CPM）、细粒子（Fine Particle Mass，FPM）及超细粒子（Extra-Fine Particle Mass，EPM）的特征值，也要用ACI或NGI等全分辨级联撞击器作为判定装置（见6.4节）。最终，如果产品功效的IVIVC或IVIVR能确定，则可以预测这些参数与临床反应间存在相关性，尽管由于多种原因，这些相关性对于OIP而言是模糊不清的[10]。当要在OIP产品中推荐使用辅助装置而进行补充申请研究时，在没有成熟的IVIVR的情况下，辅助装置开发者将不得不建立AIM-pHRT检测和相对应的全分辨级联撞击器间的相关性来提供比较所需的基础数据。

(3) 使用AIM-pHRT系统来管理定制的或商业化辅助装置的使用（如面罩或VHCs），众所周知，这些给药辅助装置能减小并改变OIP释放出的气溶胶粒子在口咽部位的沉积。

6.4.2.4 OIP生命周期管理方法总结

表6.1(a)～(d) 列出了一系列有助于理解AIM/EDA生命周期方法的考虑事项。它根本的目的是保证产品和相关气溶胶粒度检测设备在开发、表征、批准及生产的全过程中，信息的层叠流动。

表 6.1 OIP 周期管理中全分辨及 AIM 级联撞击器的使用[11]

撞击器类型/周期阶段（APSD 测试目标）	全分辨级联撞击器	AIM-QC 系统结合 EDA 参数（*LPM*/*SPM* 和 *ISM*）	AIM-pHRT 系统（CPM，FPM 和 EPM）
（a）产品开发（目标：建立一个安全有效的产品的 APSD 目标）	确定临床批的 APSD； 识别 APSD 的失效模式； 使用全分辨进行 OOS 调查以及判断发生的变化； 为了使 AIM-QC 能日常使用，需研究选择 *LPM* 和 *SPM* 的边界值（例如接近 *MMAD* 或在识别失效模式时有最大的敏感性和意义）	在早期开发时充当筛选工具； 为了 AIM-QC 的日常使用做准备需进行以下研究： 1. 建立 *LPM*、*SPM* 与全分辨 APSD 之间的相关性； 2. 确定 *LPM*/*SPM* 和 *ISM* 合适的标准（例如在具有代表性产品的样品中获得的 *LPM*/*SPM* 和 *ISM* 值 90%的置信区间内）	在早期开发时充当筛选工具； 进行研究以建立 CPM、FPM、EPM 与全分辨 APSD 之间的相关性。该信息可为随后使用 AIM-pHRT 建立 IVIVC 或 IVIVR 提供支持
（b）商业化产品（目标：确保商业化批次的 APSD 与临床批次的一致）	使用全分辨的 APSD 进行 OOS 调查	使用 AIM-QC 进行日常的质量控制（放行或稳定性研究）	
（c）变更补充申请（例如：供应商变化）（目标：证明 APSD 一致）	如在产品注册时，已经能够证明 AIM-QC 获得的数据与全分辨 CI 的一致，则可表示结果始终一致； 仅在注册机构要求时才使用全分辨 APSD 完整地判断发生的变化	使用 AIM-QC 作为相同质量的快速指示器	一旦 IVIVC 或 IVIVR 建立，可使用 AIM-pHRT 对临床相关部分的颗粒是否发生变化做出快速的指示
（d）附加装置的开发（目标：减少口咽部的沉积）	提供与单独的 OIPs 比较的基准数据		使用 AIM-pHRT 选择附加装置，确保与没有附加装置的 OIP 之间的临床等效

6.5 产品的生命周期中使用 AIM 和 EDA 的其他注意事项

个别组织在考虑使用带或不带 EDA 的 AIM 时，需要额外考虑一系列的问题。这些问题可能是对概念或者产品特性理解有误，因此，这些问题更适合作为一系列的主题在这里讨论，更多普遍受关注的问题在前面章节已经讨论过了。

6.5.1 使用 *MMAD* 作为 APSD 质控参数

在与相关人员进行讨论时发现，在使用 *MMAD* 作为以 APSD 为基础的 OIP 质量指标时，他们会有犹豫。这一疑虑可能部分源于将 *MMAD* 作为唯一质控参数的错误观念。*MMAD* 的系统性变化（通过空气动力学粒径指示 APSD 的变化）与撞击器收集的粒子总量（*IM*）必须同时控制。

IM 的系统变化能反映出 OIP 释放量的变化，可能与 APSD 的变化有关，也可能无关。如果检测 APSD 的变化很重要（同时控制 *IM*），那检测 *MMAD* 的变化也很重要，因为它们是密切相关的。如果这一前提被接受，那么 EDA 就顺理成章地成为优先选用的方法，因为它提供了比全分辨级联撞击器阶段分组或一定粒径范围沉积总量（特定的一组层级或具有临床意义的粒子比例）更好的一种检测 *MMAD* 变化的方法。

在可获得全分辨 CI 数据的情况下，*MMAD* 可以直接作为 QC 标准，而不需要 EDA。然而，如果目标是减少 QC 检测所需的人力和时间，那么 AIM-QC 方法将比全分辨级联撞击器检测更为有效，因此，EDA 的比值——*LPM*/*SPM*（与 *MMAD* 直接相关）则是选择标准。

6.5.2 具有临床意义的级联撞击数据产品与质量确认

在第 5 章中已经说明了有效应用 EDA，要以测试目的为依据选择 *LPM*-*SPM* 的边界粒径。如果目标是使 *ISM* 和 *LPM*/*SPM* 等参数检测 APSD 变化的能力最大化，那么就方法灵敏度而言，此边界值与 *MMAD* 相同将会有最好的结果。

可以提出以下问题：EDA 参数及相关的 APSD 变化是否与临床相关？回答是肯定的。就全分辨级联撞击器数据而言是具有临床意义的，因为所有进入撞击器的粒子都会沉积到呼吸道里的某个地方（忽略呼出而损失的部分）。然而，必须意识到这些参数的意义是作为一个最好的工具，不仅能保证临床批次

APSD数据与目标质量标准相符，还能在QC检测时快速且可靠地确定特定OIP的APSD数据是否符合质量标准。因此就其自身而言，这些参数及相关的粒子层级分布不能也没有必要反映HRT中特定区域的API沉积或由于药物受体相互作用用的最终临床反应。在这一背景下，有必要注意，目前以全分辨级联撞击器层级分组为基础的APSD参数，同样没有直接的临床意义。在研究剂量-反应关系的临床试验中，考虑到患者间的个体差异较大，以及疾病引起的呼吸道通畅程度的变异性，在一定粒径范围内*LPM*和*SPM*质量的微小变化不太可能带来明显的临床效果差异[12]。对于一些气管扩张制剂，即使已经建立了IVIVR，这一结论仍然适用[10,13]。换种说法，用于确定QC参数的级联撞击器方法，其精密度要远远超过已有的以临床参数为基础的检测方法的精密度，如第一秒最大呼气量（Forced Expiratory Volumein1s，FEV_1）、用力呼气到25%～75%时的肺活量（Forced Expiratory Flow From 25% to 75% of Vital Capacity，$FEF_{25\%\sim75\%}$）及类似的已经比较完善的用以评估阻塞性疾病呼吸量的测定[14]。对于其他适应证的药物，如抗炎药体外检测法的精密度更加明显，但IVIVR关系仍没有完全建立[15]。基于这些考虑，用级联撞击器测定的APSD数据建立IVIVR或IVIVC时一定要慎重。第12章将进一步讨论这一主题，考虑进行附加检测时，一定要使级联撞击器检测过程更加贴近OIP的实际使用情况。

另一个与临床相关的问题是：能否依据已有的治疗分组信息来设定群体为基础的APSD标准？相对应的，基于EDA的质量标准将允许OIPs使用一种普遍的方法以跨越特定的治疗分类。然而，很重要的是由全分辨级联撞击器检测得到的数据将不再有用。这潜在的、不合常理的结果的出现是因为层级分组及如何确定这些分组的标准，必须依靠每个OIP产品的特定APSD来进行制定。

6.6 结论

在OIP的生命周期的不同阶段，都需要用全分辨级联撞击器和简化级联撞击器用于不同目的的检测项目。对于希望运用AIM来提高实验室检测效率的同时保持对APSD变化敏感性的开发者而言，本章给出了实施的指南。

建立简化级联撞击器中得到的粒度相关的参数与相对应的全分辨级联撞击器中得到的粒度相关数据之间紧密的相关性是一个很重要的目标。在OIP开发过程中要尽量早地实现这一目标，质量标准最好能够同时适用于这两种技术。

在商业化阶段，可以使用简化撞击器检测结合EDA法处理数据，进行产品放行。就在质量控制中分析 APSD 数据而言，这种类型的数据处理方法更简单，但有更强的统计学意义（见第 7 章和第 8 章）。在与 AIM-QC 系统联合使用时还能最大限度地发挥其节约资源的潜力。然而，要注意 EDA 法也适用于处理全分辨级联撞击器数据。选择界限粒径的过程没有"一刀切"的方法。产品开发者需使用产品开发阶段获得的内部粒度数据来说明 EDA 在检测产品变化时的灵敏度。如能有效使用该方法，就能在调查管理、变更控制、问题处理过程中发挥全分辨级联撞击器的优势。在产品 QC 的检测中综合运用 AIM 和 EDA 能够使资源的调配最优化。

如果在临床相关的粒径范围已知的情况下建立可靠的 IVIVR，更适合使用 AIM-pHRT 为基础设计的简化撞击器。在产品临床表现是最主要的关注焦点时，这一结果便是产品级联撞击检测的最终目标。这种检测可作为一种快速指示器，主要用来监测从研发到生产甚至到补充申请的过程中，产品中临床相关的粒度部分不会发生变化。

（舒　宏　韩晓彤　侯曙光　译）

参考文献

1. European Medicines Agency (EMA) (2009) Requirements for clinical documentation for orally inhaled products (OIP) including the requirements for demonstration of therapeutic equivalence between two inhaled products for use in the treatment of asthma and chronic obstructive pulmonary disease (COPD) in adults and for use in the treatment of asthma in children and adolescents. London, UK. CPMP/EWP/4151/00 Rev 1 Available at URL: http://www.ema.europa.eu/docs/en_GB/document_library/Scientific_guideline/2009/09/WC500003504.pdf. Visited 27 Sep 2012
2. European Directorate for the Quality of Medicines and Healthcare (EDQM). Preparations for inhalation: aerodynamic assessment of fine particles. (2012) Section 2.9.18—European Pharmacopeia [– Apparatus B in versions up to 4th edn 2002] Council of Europe, 67075 Strasbourg, France
3. European Medicines Agency (EMA) (2006) Guideline on the Pharmaceutical Quality of Inhalation and Nasal Products. London, UK, EMEA/CHMP/QWP/49313/2005 Final. Accessed 20 Jan 2012 at: http://www.ema.europa.eu/pdfs/human/qwp/4931305en.pdf
4. Tougas TP, Christopher D, Mitchell JP, Strickland H, Wyka B, Van Oort M, Lyapustina S (2009) Improved quality control metrics for cascade impaction measurements of orally inhaled drug products (OIPs). AAPS PharmSciTech 10(4):1276–1285
5. Mitchell JP, Newman SP, Chan H-K (2007) *In vitro* and *in vivo* aspects of cascade impactor tests and inhaler performance:a review. AAPS PharmSciTech. 8(4):article110. Available at URL: http://www.aapspharmscitech.org/articles/pt0804/pt0804110/pt0804110.pdf. Visited 30 June 2012
6. Mitchell JP, Dolovich MB (2012) Clinically relevant test methods to establish in vitro equivalence for spacers and valved holding chambers used with pressurized metered dose inhalers (pMDIs). J Aerosol Med Pulm Drug Deliv 25(4):217–242
7. Usmani OS, Biddiscombe MF, Nightingale JA, Underwood SR, Barnes PJ (2003) Effects of bronchodilator particle size in asthmatic patients using monodisperse aerosols. J Appl Physiol 95(5):2106–2112

8. Usmani OS, Biddiscombe MF, Barnes PJ (2005) Regional lung deposition and bronchodilator response as a function of beta-2 agonist particle size. Am J Respir Crit Care Med 172(12): 1497–1504
9. Mitchell JP, Nagel MW, MacKay H, Avvakoumova VA, Malpass J (2009) Developing a "universal" valved holding chamber (VHC) platform with added patient benefits whilst maintaining consistent *in vitro* performance. In: Dalby RN, Byron PR, Peart J, Suman JD, Young PM (eds) Respiratory Drug Delivery-Europe 2009. Davis Healthcare International Publishing, River Grove, IL, pp 383–386
10. Newman SP, Chan H-K (2008) *In vitro/in vivo* comparisons in pulmonary drug delivery. J Aerosol Med Pulm Drug Deliv 21(1):77–84
11. Tougas T, Christopher D, Mitchell J, Lyapustina S, Van Oort M, Bauer R, Glaab V (2011) Product lifecycle approach to cascade impaction measurements. AAPS PharmSciTech 12(1):312–322
12. Mitchell JP, Newman SP, Chan H-K (2007) In vitro and in vivo aspects of cascade impactor tests and inhaler performance: a review. AAPS PharmSciTech 8(4): article 24. Accessed on 3 July 2012 at: http://www.aapspharmscitech.org/view.asp?art=pt0804110
13. Evans C, Cipolla D, Chesworth T, Agurell E, Ahrens R, Conner D, Dissanayake S, Dolovich M, Doub W, Fuglsang A, Garcia-Arieta A, Golden M, Hermann R, Hochhaus G, Holmes S, Lafferty P, Lyapustina S, Nair P, O'Connor D, Parkins D, Peterson I, Reisner C, Sandell D, Singh GJP, Weda M, Watson P (2012) Equivalence considerations for orally inhaled products for local action—ISAM/IPAC-RS European Workshop Report. J Aerosol Med Pulm Drug Deliv 25(3):117–139
14. Hegewald MJ, Crapo RO (2010) Pulmonary function testing. In: Mason RJ, Broaddus VC, Martin TR, King T Jr, Schraufnagel DMD, Murray JF, Nadel JA (eds) Murray and Nadel's textbook of respiratory medicine, 5th edn. Saunders Elsevier, Philadelphia, PA, Chapter 24
15. Barnes PJ, Pedersen S, Busse WW (1998) Efficacy and safety of inhaled corticosteroids: new developments. Am J Respir Crit Care Med 157(3Pt2):S1–S53

第7章

EDA 概念的理论基础

Terrence P. Tougas 和 Jolyon P. Mitchell

摘要：高效的数据分析（Efficient Data Analysis，EDA）是为了在使用CI检测OIP的APSD时快速做出质量控制（Quality Control，QC）决策而专门设计的，QC检测的总体目标是确定待测批次样品质量是否合格。具体到EDA，检测的目的是确定待测OIP产品形成的气溶胶中的药物粒子大小是否符合预期，并能递送进人体呼吸道。请注意，这一过程需抽取较少单位的样品，然后测定这些样品形成的气溶胶性质，最后确定该批次样品的质量。从这一经验可以引申出下列三个主要考虑的因素：

（1）性质的检测需与预期APSD中的重大异常的检测相关。

（2）检测方法在适用的粒径范围内，要有足够的精密度和准确度。

（3）要在检测结果的基础上做出判断，要尽量减少做出错误判断的风险，同时平衡其他方面的考虑。要尽量避免将不合格的批次判定为合格的，或将合格的批次判定为不合格的。

本章将重点关注第一点，同时简要介绍后两点。第8章将详细介绍检测方法的评估及决策过程。

7.1 概述

通常认为APSD特征对OIP性能有至关重要的影响[1]。但对于究竟什么是粒径特征，目前讨论结果仍然不清晰。简而言之，气溶胶粒子要足够小，以便进入人体呼吸道，到达预定的部位，但太小了则会被呼出而不能沉积[2]。气溶胶粒子也不能太大，否则不能在呼吸道上完全沉积，进而产生安全性问题[3]。尽管有一些报道涉及单一沉积的气溶胶并在人体呼吸道的特定部位发挥作用[4-8]，目前商业化的 OIP 产生的气溶胶都是在呼吸道的多个部位沉积的。要得到体内/体外相关性的数据，就必须揭示气溶胶特征和其作用的受体部位之间的关系，这些受体部位可能与 OIPs 体内反应有关，但这存在一些技术挑战，从而使情况更加复杂[9,10]。

就粒径而言，OIP 的关键质量属性是多种 APSD，这是产品特性，同时也是 EDA 的基本前提[11]。换言之，OIP 产品是用来递送具有一定 APSD 的气溶胶，气溶胶里含有活性药物组分（API）和相关的辅料（如果后者是处方的一部分）。

依据这一基本前提，EDA 是专门为能够在 APSD 的 QC 检测中做出判断而设计的[11]，换言之，它要有足够的灵敏性以发现 APSD 的微小变化。总而言之，成品 QC 检测的目标是判断待测批次 OIP 的质量是否合格。就 EDA 而言，测试的目的是确定待测 OIP 产品在正常使用条件下，产生的气溶胶拥有符合预期的 APSD 特征，这些 APSD 特征是前期产品开发的成果，同时也被注册机构认可。注意这一检测要使用相对较少的样品，同时检测的参数要对 OIP 的性能有至关重要的影响。因此，通过检测少量样品的气溶胶特征，来得出整批样品的质量是否合格要注意以下三点：

（1）性质的检测需与预期 APSD 中的重大异常的检测相关。

（2）检测方法在适用的粒径范围内，有足够的精密度和准确度。

（3）要在检测结果的基础上做出判断，要尽量减少做出错误判断的风险，同时平衡其他方面的考虑。要尽量避免将不合格的批次判定为合格的，或将合格的批次判定为不合格的。

第一条要依靠风险评估，例如发生错误会影响 APSD 的情况，如果发生了可以使 QC 检测发现异常情况（第 9 章将详细论述风险评估）。本章将简要介绍后面两点，第 8 章将详细论述测试方法评估及其结果判断过程。

7.2 检测的理论及评价

在任何测试的设计及实现过程中，测试的目标很重要，因为它能体现出该测试方法设计及评价的有效性。例如，用于描述某一特定目标的特征的检测与根据代表性样品的结果判断一批样品是否合格的检测所要考虑的因素是不同的。Wheeler 曾详细地描述了这一理念[12]。

检测项目依据其目的可以分为 4 类：

（1）描述；

（2）表征；

（3）代表性；

（4）预测。

描述是指对被测物质属性的度量，表征与描述相近，但是它也涉及将检测结果与特定的预期值进行比较，例如要求和限度。代表性是指用具有代表性的样品的检测结果来推测其所代表的所有产品。这是 QC 的本质，即用特定批次样品的检测结果与一些质量要求相比较，以判断该批次产品是否可以放行。最后，预测是用当前批次的检测结果预测未来批次产品的性质。因为 EDA 主要用于 QC 检测，主要用代表性样品的检测结果确定待测批次产品质量是否合格，所以是一种代表性检测。

检测方法要有足够的精密度去考虑到检测方法的变量和被测样品的变量或产品允许变化的范围。这是测量系统分析（Measurement System Analysis，MSA）的基本要点[13]。MSA 使用 ANOVA 设计来评估方法和产品的差异。这类设计也被称作测试重复性及重现性研究（Gage R&R）[14]。第 8 章中将介绍在评估 OIP 的 APSD 时，用 MSA 理念来比较级联撞击器各层级的 EDA 参数。

7.3　QC 检测：目的与局限

作为质量控制策略的一部分，成品检测方法要能够反映出对产品性能特征的深刻理解。要认真选择在成品阶段能充分发挥作用的检测项目。避免在成品和中间体检测过程中，对同一质量属性进行多次重复检测。要对控制过程进行通盘考虑以避免重复问题。所谓“重复问题”，我们指的是，对同一质量特征反复检测，同时在设定质量标准限度时不考虑统计学结果[15]。最后，测试和验收标准的统计设计和评估应该是开发过程的一个组成部分，例如成品过程分析技术（Process Analytical Technology，PAT）。

理解 QC 检测的局限性也同样重要。Tougas 论述了这一问题的一些细节[15]。首先，也是最主要的局限性便是产品检测结果局限为“合格”和“不合格”。如果产品在生产过程的最后表现出低于标准的特性，通常没有什么补救方法，只能将整批产品作为不合格品。在与人体健康相关的制药行业尤其如此。如果测试是破坏性测试（在药品制造中通常如此）那么便增加了一层限制。破坏性检测要用相对少量样品的检测结果代表一批产品。这些结果可为整批样品的性能提供参考（所测性能的平均值和变异性），但在检测由分布不均匀引起的低频不合格批次时，这种检测便不再有效。图 7.1 中展示了产品性能分布的可能情况：正常、不正常及批内分布不均匀的分布模型。

这一图表描述了与批次相关的质量属性频率（数量）加权分布在质量限制方面的四种方式，在本例中固定为正常值的 98%～102%。例 A 检测结果均值

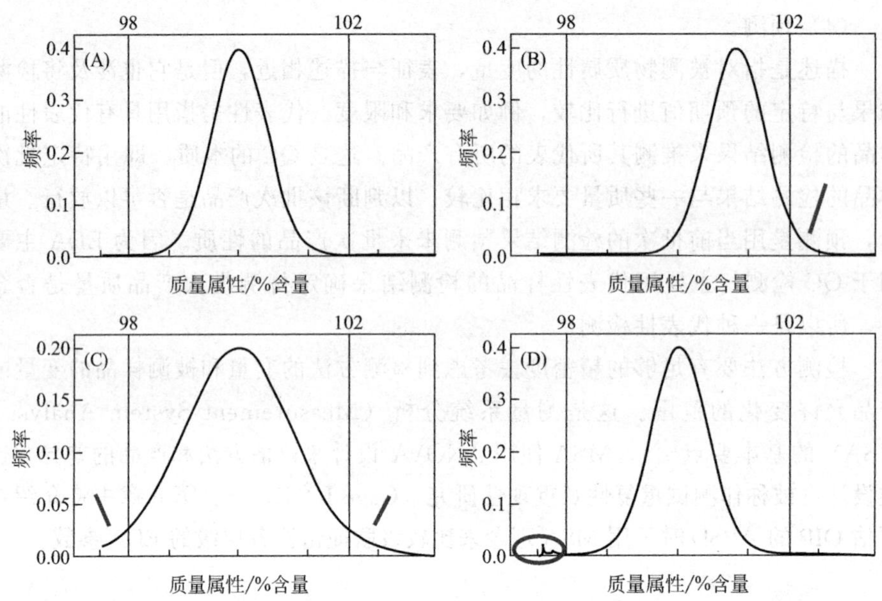

图 7.1　质量属性与质量限制的潜在分布特性：案例 A 描述了质量合格批的分布，案例 B 描述了由于批次均值异常而失败的情况，案例 C 中批次则是由于偏差异常而引起的质量不合格，案例 D 则描述了一种情况，在这种情况下，传统的（有代表性的）最终产品测试不太可能检测出质量异常

位于质量限度的中心，并且基本上没有超出质量标准的检测结果，这代表该批产品合格。通过检测该批次代表性样品可判定该批次样品质量合格。例 B 中代表的批次产品方差合格，但平均值不正常，由此导致大量的产品检测结果超出质量限度，从这一 QC 检测的结果，判定这批产品不合格。例 C 代表的批次产品的质量属性分布中，均值合格，但偏差异常，从而导致大量产品超出了质量标准（高或低）。同例 B 一样，QC 检测判定这批样品质量不合格。在最后一个例子（D 例）中，总体分布与例 A 相似，但在分布中还包含了由于质量属性分布不均匀的不合格情况。以代表性样品为基础的 QC 检测很难有效检测这类的不合格产品。

更为复杂的模式包括分层测试或同时评估均值和方差。在所有的检测例子中，都可以使用操作特性曲线（Operating Characteristic Curve，OCC[16]）来判断任何特定模式的结果判断能力。本质上，OCC 是一个传递函数，它能够将特定的决策（合格或不合格）概率与正在评估的质量属性的真实值联系起来。本文中的“真实值”指通过样品检测而得到的群体参数。OCC 将在第 8 章中详细论述。

7.4 APSD 的基本特征

在第 2 章中提到，不能将级联撞击器数据与 HRT 中的特定区域直接联系起来。级联撞击器有一定数量的一系列层级，对于进入的气溶胶颗粒，各层级都具有一定孔径的筛分器，在与合适的含量分析方法相结合时，能够测定正在进行体外性能研究的 OIP 中 API 的数量加权 APSDs[17]。

必须注意在使用级联撞击法表征粒度时有一些局限和适用条件。首先，APSD 柱形图的分辨率与撞击器的层级数量直接相关。由于实际原因（例如，要最大限度地减少由于与空气动力学粒径数轴层级收集效率曲线的重叠引起的错误），对于 OIP 气溶胶有重要意义的 0.5～5μm 空气动力学粒径范围内，其结果仅反映了 5 个粒径范围内 API 的总量[18]。

如图 7.2 所示，产生这一结果的主要原因是级联撞击器得到的 APSD 并不是一个连续的频率分布，而是一系列粒径范围内 API 的质量，它们与一定流速下（Q）撞击器层级的截止粒径（d_{50}）有关（图 7.2）。每个 API 质量值的宽度（粒径范围，Δd_{50}）由相邻层级间的 d_{50} 大小决定，本书第 2 章中整理了药典中列出的这些级联撞击器的值，下面的公式中描述了层级“i”的这种关系：

$$\Delta d_{50,i}=(d_{50,i-1}-d_{50,i}) \tag{7.1}$$

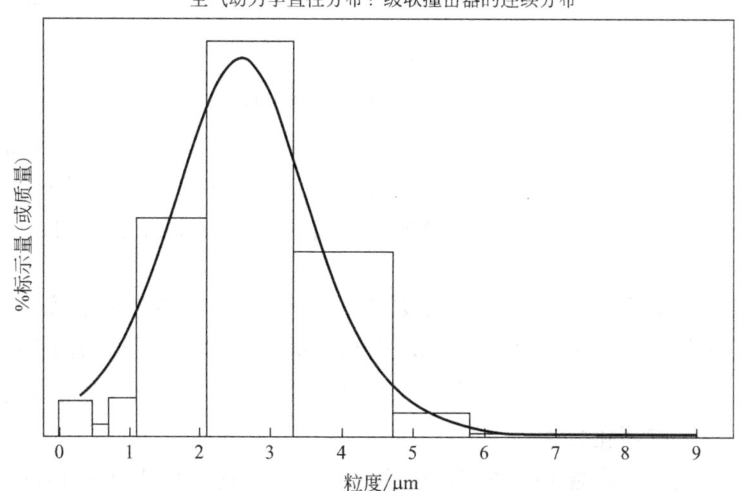

图 7.2　连续的 APSD（频率分布）与 28.3L/min 流速下 8 层级的 ACI 获得的相应的质量加权柱状图的比较

其中 $i-1$ 表示级联撞击器中 i 层级的前一层级。

可以很自然地得出结论，某一层级的收集效率 $E_{层级,i}$，就其 d_{50} 大小而言是一个阶梯函数。事实上，空气动力学直径的 $E_{层级,i}$ 是一光滑函数，围绕 d_{50} 时的空气动力学直径，从最小值到最大值移动（图 7.3 中的实线）。通常认为这种关系是对称的，因为粒径大于 d_{50} 的粒子总量（该部分粒子有可能未能进入层级中）与小于这一粒径的粒子总量（该部分粒子能被收集到层级上）相互抵消[19]。因此，级联撞击器在固定的流速（Q）下操作时，$d_{50,i}$ 仍然可以认为是一个单数值常数。这一简化能够避免调用每一层级的数据进行反演，这种数据反演方法要求对 CI 各层级的响应函数形状进行数学定义[20]。

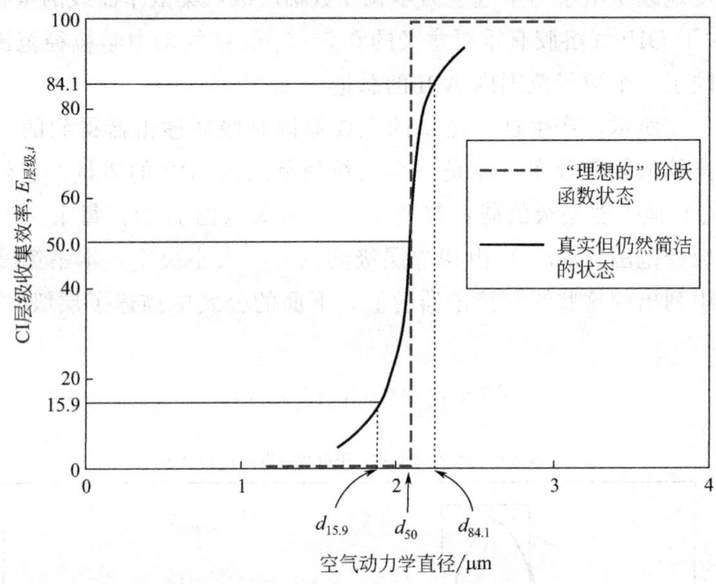

图 7.3　CI 层级收集效率曲线给出的理想阶梯函数情形（虚线），以及通过截止粒径（d_{50}）得到的实际但经简化的情况；与 $E_{层级,i}$ 的 $d_{84.1}$ 和 $d_{15.9}$ 对应的大小之比的平方根是通过对该变量的单模态、对数正态分布特性的类比得出的层级几何标准差

在第 2 章中已经讨论了这一假设对 ACI 和 NGI 检测结果准确性的影响。分析后得出的主要结论是对于全分辨级联撞击器，这一假设引入的不准确性很小，不会有影响，但是对 AIM 装置，特别是源于安德森级联撞击器的简化装置，则需要考虑简化装置的层级收集效率。

图 7.2 是由从市售 OIP 的 IPAC-RS 数据库中得到的 W9J601（CFC 一混悬型气雾剂）的 APSD 数据，主要说明了由级联撞击实验得到的质量加权的 APSD 无法与连续 APSD 直接相关，因为两者有不同的 Y 轴。后者是一个频

率分布，只能通过质量加权的累积分布进行评估。

质量加权的累积 APSD 可以通过质量加权的级联撞击检测结果直接得出。图 7.4 也说明了这点。连续 APSD 要由连续累积的 APSD 得出（图 7.5）。

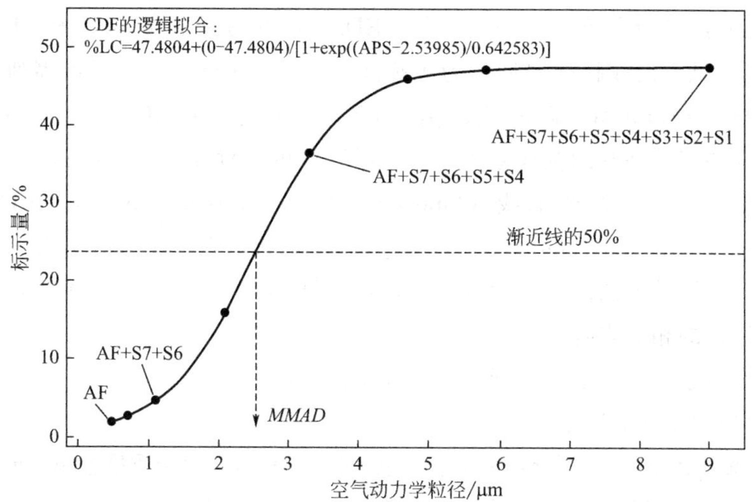

图 7.4　通过 CI 检测出的每层级 ACI 质量得到的累积质量加权 APSD 的偏差

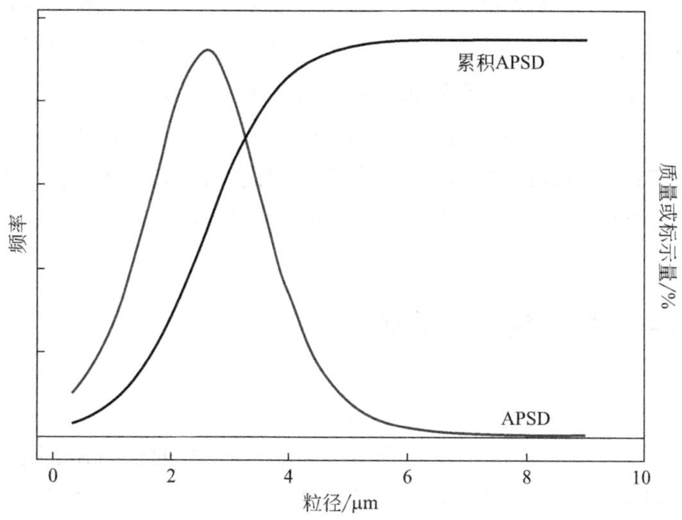

图 7.5　频率 APSD 与累积质量加权 APSD 的关系

在国际上，目前对于规定参数的要求各不相同。在美国，FDA 希望对于多层级联撞击器的结果，要在单层级的结果基础上分组评估[21]。级联撞击器的层级分为 3～4 个层级组，每组分别建立可接受标准，样品只有满足了每一组的要求，才可以被认为符合要求。相反地，在欧盟和加拿大，接受标准主要为“细微粒子剂量/总量”。FPM 指空气动力学粒径小于 5μm 的 API 总量[22,23]。

EDA 最初是作为一种质量控制的工具开发的，目的是能够检测出异常的空气动力学粒径分布[11]。换言之，EDA 主要用来判定 QC 检测的结果（APSD）：批次的放行或退回。为了描述 EDA 的性能，级联撞击器研究小组（Cascade Impactor Working Group，CI-WG）使用了 IPAC-RS 收集的级联撞击器数据和三种基本的统计方法：测量系统分析（Measurement System Analysis，MSA）、操作特性曲线（Operating Characteristic Curves，OCCs）、主成分分析（Principal Components analysis，PCA）。在下一节中将介绍测量过程和这两种统计方法的基本背景信息，以帮助读者理解后面 EDA 性能与现有方法相比较的相关内容。

要对质量检测做出正确判断，取决于以下原则：

1）检测正确的质量属性。

2）要理解这些质量属性检测的准确程度，并且将其用于质量检测结果判断。

CI-WG 的工作与这些概念是平行的。为了深入理解测试项目，该小组对 OIPs 气溶胶特征的影响因素进行了风险评估。为了说明检测方法的检测能力，小组对检测方法的准确度和精密度进行了评估，并将研究结果和其他相关信息进行了正式的统计分析，以评估其在药品批次放行、拒绝及召回时能够做出正确质量判断的能力。这一方法量化了级联撞击检测中的基本不确定性，即由 I 类错误和 II 类错误引起的不确定性，比如在 QC 判断中可能出现的将合格产品判为不合格或者将不合格的产品判为合格。因此，由级联撞击器 APSD 数据得到的 QC 检测参数的结果判断能力，可以通过这些错误的发生率进行评估。

7.5 EDA 参数的定义及背景

EDA 参数的发展源于为 OIP 的质量控制设定参数的目的。从数学上来说，APSD 是一多变量检测结果（例如，需要用一系列数值来描述它）。对于质量控制的目的而言，最好有单变量的参数（例如，单一数值）充分描述 APSD 的分布，同时对 APSD 的变化敏感（图 7.6）。

在这些想法的驱动下，选择了两个 EDA 参数，都符合容易从级联撞击数据中得到的要求。比例参数，即粗粒子与细粒子总量的比值（LPM/SPM）与 APSD 的质量加权平均值（通常用 $MMAD$ 表示）高度相关，但是，不依赖

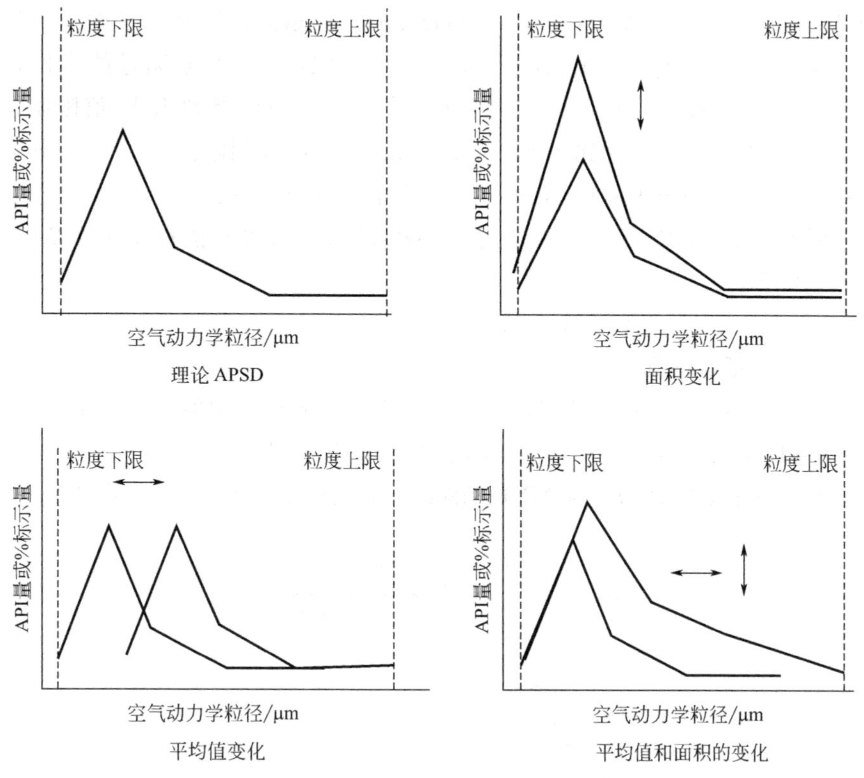

图 7.6　单峰 OIP APSD 中可能的变化类型

于由 *AUC*（见第 1 章）定义的 APSD 曲线下面积[11]。第二个参数，撞击器粒子质量（Impactor-Sized Mass，*ISM*），当以微分质量加权形式表示时，与 APSD 曲线下的面积相关，但不依赖于分布的平均值[11]。两个参数都能从全分辨或简化级联撞击检测数据中直接得到（后者在第 5 章中讨论过）。

为了说明 EDA 的性能，CI-WG 小组将之前从 IPAC-RS 组织得到的市售 OIPs 级联撞击数据放入盲数据库，同时在其评估中使用了两种基本的统计方法：测量系统分析（MSA）和操作特性曲线（OCCs）。在理解第 8 章的内容前，为了帮助读者理解 EDA 的基础理论，在此提供了检测过程和两种统计方法的背景信息。

7.6　QC 参数用于级联撞击器 APSD

累积质量加权形式的 APSD 是唯一且直接的频率分布转化形式[24]。累积形式是理解不同参数对 APSD 影响的最好方式。图 7.7 表示了 3 种不同形式的

APSD 评价方法［EDA，层级分组（Grouped Stages），细微粒子剂量（Fine Particle Dose，FPD］。在 EDA 法中，比例参数限制了转折点附近的累积分布（S 形），例如其限制了中值点（*MMAD*）的检测。应注意到 *ISM* 值限制了 S 形曲线上部的渐进线。相比之下，层组分组和 FPD 分别限制了 APSD 中三个选定的粒径位置和一个对应 5μm 空气动力学粒径位置的振幅大小。分组法通过将不同层级的 API 相加，得出总的 API 总量，从而间接控制了 *ISM*，而 FPD 则不控制总量。

选择两个 EDA 参数的理由如下[11]：

1）两者都易得到。

2）比例参数，*LPM*/*SPM*，与 APSD 的质量加权平均值（通常用 *MMAD* 表示）高度相关，但不依赖于 APSD 曲线下面积（*AUC*）。

3）另一个参数 *ISM*，与 APSD 的曲线下面积相关，但与分布的平均值无关。

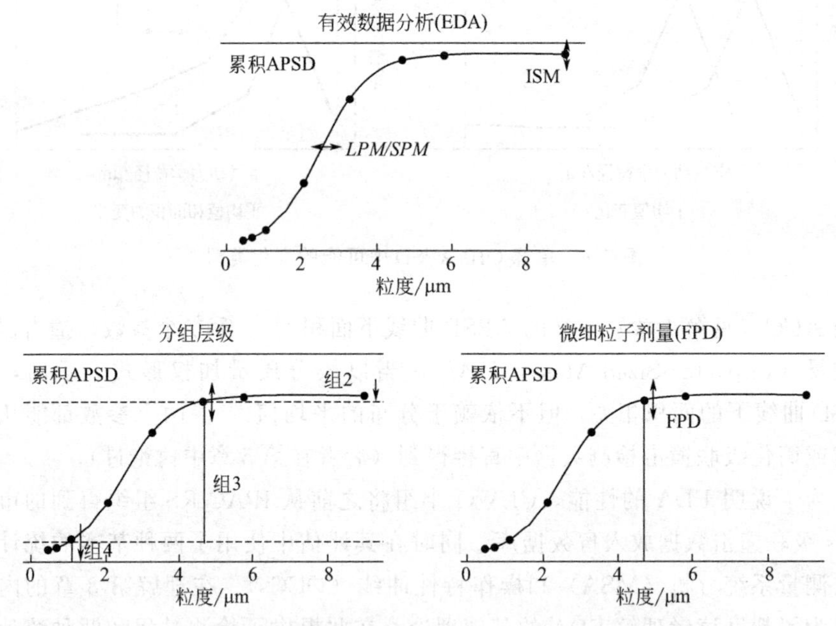

图 7.7　不同的 QC 方法对 APSD 的限制

可通过 *LPM*/*SPM* 的变化检测出空气动力学平均粒径的显著改变，而 *ISM* 的变化可以反映出可吸入剂量比例的显著变化。此外，任何 APSD 中可能会同时影响平均值和曲线下面积的显著变化都应作为两个参数中的变化来进行检测。

Tougas 等人[11] 曾报道，依据目标 APSD 特性和正在进行测试的产品可以选择空气动力学粒径边界将 *LPM* 从 *SPM* 中区分出来。因此，对于不同的

OIP 类型和产品，该边界粒径并不是一个唯一值。此外，尽管已经将边界粒径和特定品种的临床实验中具有临床意义的粒径相联系，但是不要认为它必定有临床意义。理想情况下，从检测产品质量的角度考虑，要选择对 APSD 变化最敏感的边界值作为参数。

尽管对于每个 OIP，区分 *LPM* 和 *SPM* 的边界粒度是唯一的，但进行测试的装置可以不是唯一的。重要的是，所用方法与所选的边界值紧密相关（图 7.8）。

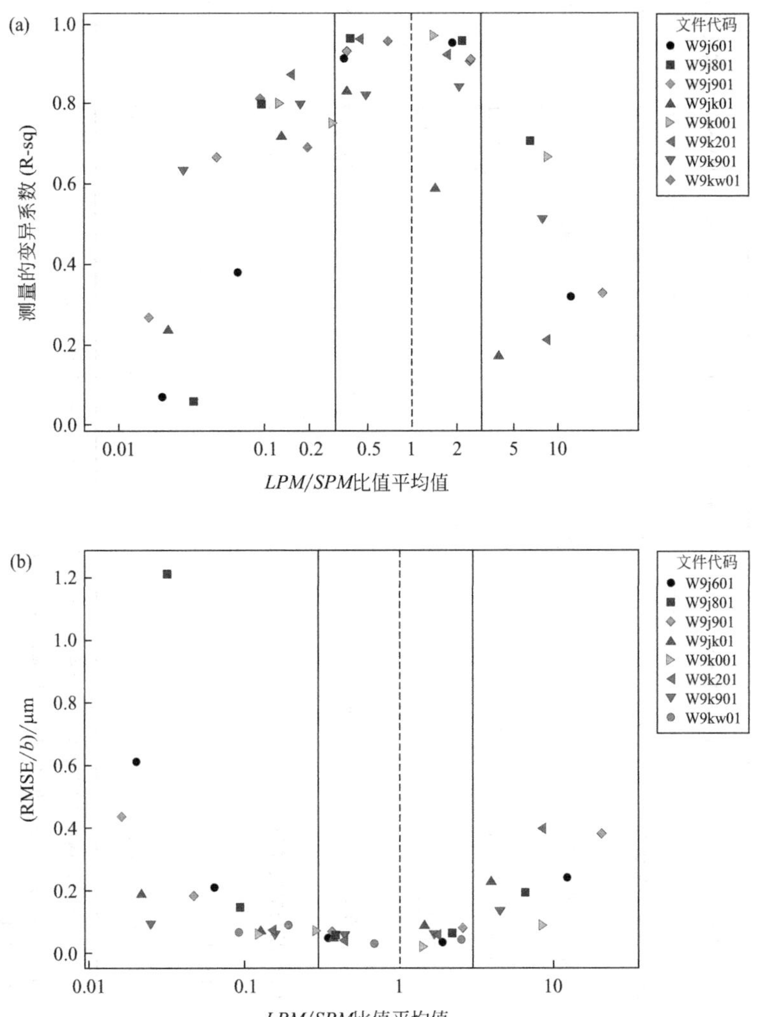

图 7.8　边界粒径作为函数时的拟合统计分析，图中虚线表示假设在目标 *MMAD* 时选择的比值，实线表示可接受性能区域的任意定义界限。(a) *LPM/SPM* 平均值时作为函数时的各回归相关系数（R^2）之间的关系；(b) 各回归数的均方根误差（*RMSE*）除以回归数的斜率（*b*）与 *LPM/SPM* 的平均值[11]

表 7.1 *LPM/SPM* 与 *MMAD* 之间的回归分析及拟合统计

OIP 文件代号①	产品类型	CI 运行次数(n)	边界值②/μm	平均 *MMAD*/μm	斜率(b)	RMSE③	相关系数,R^2/%	(RMSE/b)/μm
W9k201	HFA 混悬型气雾剂	80	4.7	3.91	0.4071	0.0162	96.4	0.040
W9j901	HFA 混悬型气雾剂	39	3.3	2.57	0.4959	0.0350	93.4	0.071
W9j801	HFA 溶液型气雾剂	201	2.1	1.50	0.7155	0.0421	96.2	0.059
W9jk01	粉雾剂	279	3.3	2.66	0.4319	0.0201	83.0	0.047
W9k901	粉雾剂④	279	2.0	2.59	2.3831	0.1278	84.3	0.054
W9j601	CFC 混悬型气雾剂	43	2.1	2.54	2.4548	0.0872	95.5	0.036
W9k001	CFC 混悬型气雾剂	272	3.3	3.54	1.6127	0.0330	97.3	0.020
W9kw01	CFC 混悬型气雾剂	272	3.3	2.86	0.7046	0.0198	95.8	0.028

① 代号是唯一的，IPAC-RS 数据库中字母数字混合编制的标签中随机形成以表示具体的产品。

② 这里所选的边界粒径是通过 8 层级的安德森级联撞击器的结果得到的。

③ RMSE——均方根误差。

④ 该产品是使用改装过的 CI 进行检测的。

此外，可以在不同的流速下操作级联撞击器，通过穿过系统的流速与层级截止粒径之间的简单而明确的相关性（第 2 章），来调整 *LPM* 和 *SPM* 之间的边界值。此外，吸入制剂主要的作用部位是肺部，其 *MMAD* 值的变化范围不会太大。例如，从 IPAC-RS 数据库中，有意识地选择 8 种差异较大的产品（表 7.1），Tougas 等指出只有三个不同的边界值（空气动力学粒径 2.1μm、3.3μm 及 4.7μm）。这些值似乎适用于所有的 OIP，因此一种 AIM 装置/方法只需要两三种版本就足以满足需求。

图 7.8 提供了 IPAC-RS 数据库中关于界限值选择方面的 CI 结果分析的实验证据。当边界位置处于较宽的范围时，比例参数 *LPM*/*SPM* 与 *MMAD* 之间关系的精密度对此边界值并不敏感。图中的每一点代表了一种特定的 OIP 产品在指定的边界值时，*LPM*/*SPM* 值和 *MMAD* 之间的相关性。图中边界位置移动将使得相应的比值有超过四个数量级左右的变化。根据定义，APSD 中用 *LPM*/*SPM* 值表示边界位置与 *MMAD* 相符合。两个图表都显示了给定产品的 *LPM*/*SPM* 和 *MMAD* 作为平均比例函数的线性回归拟合度。使用平均比值作为横坐标就可以用一个图表比较所有 OIP 产品的边界粒径值与 *MMAD* 间的接近程度。

上图显示了平均比例函数与传统拟合统计（相关系数 R^2）之间的相关性。因为这一统计方法在所研究的数据范围没有控制时会存在缺陷，应替换成另一种拟合度方法，见下面的图。该图是用每个回归值的平均根方差（Root-Mean-Square Error，RMSE）与回归斜率的比值和 *LPM*/*SPM* 的均值作图。RMSE 表示了 *LPM*/*SPM* 和 *MMAD* 回归值残差的标准偏差，根据定义，其反映了拟合回归的精密度。RMSE 转化为回归斜率的比值，以评估 *MMAD* 值的精密度。

两个图表都有以下作用：

1）它们验证了在目标 *MMAD* 值上设置 *LPM*/*SPM* 边界值具有最优的精密度。

2）它们确证了就 *MMAD* 值而言，边界粒径位置的选择并不关键。比值可以有很大的变化（0.3～3，图表中竖直实线之间的部分），而精密度不会明显变差。

7.7 LPM/SPM 作为 APSD 评价手段的实验证据

在 OIPs 中使用简略数据采集和分析策略时最重要的是在最初获得产品的全分辨级联撞击数据时，所用的方法有良好的适用性，然后确定 AIM 系统所选择的 *LPM* 与 *SPM* 之间的边界值，对于 *MMAD* 有足够的预见能力。

总之，Tougas 等人[11] 的研究表明，*LPM/SPM* 能够发现 *MMAD* 十分之一微米左右的微小变化，从拟合值 R^2 和 RMSE/b 中都可反映出来，表 7.1 中记录了 *LPM/SPM* 与 *MMAD* 间的回归值。

Tougas 等人发现，对于每个 OIP 剂型，*MMAD* 与 *LPM/SPM* 值之间都几乎呈线性关系，通过相关系数及 RMSE/b 拟合统计可说明[11]。他们同时注意到，在某些案例中存在很小程度的系统性偏离线性的情况，而这些情况与预期的 *LPM/SPM* 值相符。因此，当 *MMAD* 值靠近级联撞击器粒径范围低限（细微粒子）时，*LPM/SPM* 值接近零。同样，当 *MMAD* 值靠近级联撞击器粒径范围上限（粗微粒子）时，*LPM/SPM* 值接近无限大。

表 7.1 反映了当 *LPM/SPM* 值与 *MMAD* 具有最好的相关性时，*LPM/SPM* 值的边界位置（在表中为最优边界位置）。图 7.9 列举了两个例子，以显示这些回归的实质和质量（OIPw9k001 和 W9k901）。将 *LPM/SPM* 均值 95%的预测范围投射到 X 轴（空气动力学粒径：μm）。Tougas 等人指出这些投射的预测区间上限和下限值的差异，反映出 *LPM/SPM* 值能够检测出 *MMAD* 值变化的能力，同时表示零点几微米的差异能很容易被发现。注意，拟合统计值 RMSE/b 与 *LPM/SPM* 均值投射的预测区间的差异成正比，这和所选择的置信水平有关。

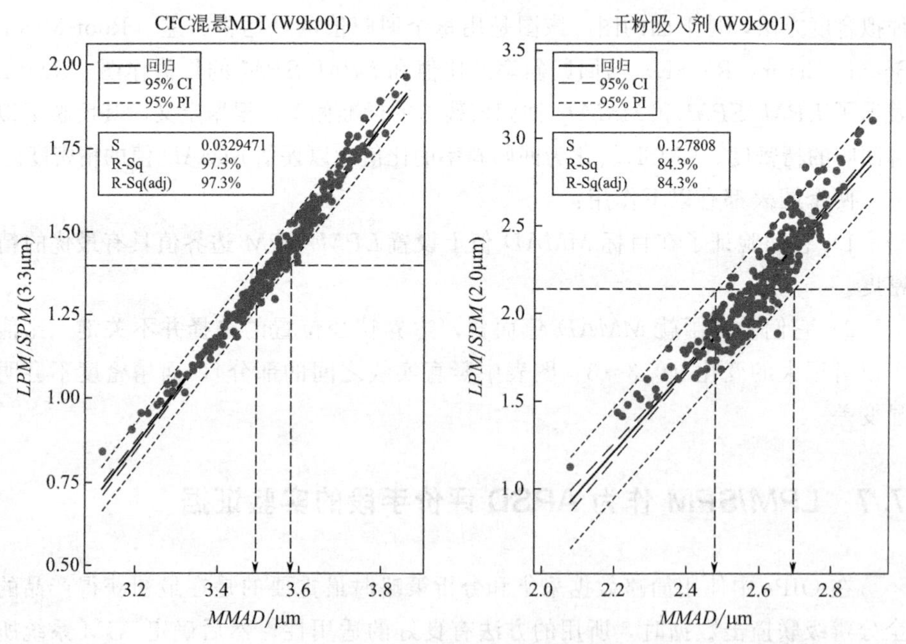

图 7.9 *LPM/SPM* 与 *MMAD* 回归情形举例

尽管拟合统计值（R^2 和 RMSE/b）都说明 *LPM*/*SPM* 值与 *MMAD* 有相关性，但是两者排序的方法并不完全一致。例如，两种 DPI 产品（W9k001 和 W9k901）的相关系数 R^2 值最低，但是 RMSE/b 却处于中间位置，在总体范围 0.020～0.071μm 中，位于 0.047～0.054μm。这种明显的差异主要源自本研究调查的性质和产品的固有特性。在八个产品的 *MMAD* 变化范围（0.133～0.444μm）中有三个产品的 *MMAD* 值变化最小，其中就包括这两个产品（0.133～0.159μm）。较窄的 *MMAD* 值范围会导致评估回归参数时有更大的不确定性，均方差根的 R^2 值会更差。相反地，较宽的 *MMAD* 值范围会得到很好的 R^2 值及更小的 RMSE 值。因此在一定的 RMSE 水平下，R^2 值是数据集中值变化的函数。相对地，RMSE/b 统计值用来评估通过 *LPM*/*SPM* 均值数据估算 *MMAD* 值时的不确定性。两个 DPI 的 RMSE/b 值显示，*LPM*/*SPM* 值预测 *MMAD* 值变化的能力处于平均水平。基于这些考虑，Tougas 等人得出结论，认为在已经研究的产品类型中，RMSE/b 统计是预测 *LPM*/*SPM* 值相对更好的工具。

相反地，根据表 7.2 中 *MMAD* 的统计数据，层级分组的回归质量明显更差。根据经验，表 7.2 中的结果反映了目前正在使用的层级分组的性能。除了与 *MMAD* 间的相关性较低，目前还没有较好的方法优化这一相关性，甚至也没有方法预测正相关或负相关。

表 7.2　层级分组与 *MMAD* 的回归分析和拟合统计

OIP 文件代号	产品类型	层级分组	斜率	RMSE	相关系数，R^2/%	(RMSE/b)/μm
W9k201	HFA 混悬型气雾剂	＞9.0	22.1	4.69	48.2	0.212
		9.0～4.7	12.3	1.28	79.4	0.104
		4.7～2.1	−2.93	2.56	5.2	−0.874
		＜2.1	−2.81	0.986	25.5	−0.351
W9j901	HFA 混悬型气雾剂	＞9.0	3.25	5.72	0.5	1.760
		9.0～3.3	8.57	0.624	74.5	0.073
		3.3～1.1	11.3	3.55	13.6	0.314
		＜1.1	0.096	0.767	0.0	7.990
W9j801	HFA 溶液型气雾剂	＞9.0	21.8	9.04	33.9	0.415
		9.0～3.3	5.21	1.08	67.0	0.207
		3.3～1.1	2.53	6.10	1.0	2.411
		＜1.1	−24.1	3.28	82.5	−0.136

续表

OIP 文件代号	产品类型	层级分组	斜率	RMSE	相关系数，R^2/%	(RMSE/b)/μm
W9jk01	粉雾剂	＞8.6	−9.98	6.09	2.8	−0.610
		8.6～4.4	8.58	0.733	59.2	0.085
		4.4～1.1	13.1	4.42	8.5	0.337
		＜1.1	0.391	0.960	0.2	2.455
W9k901	粉雾剂	＞8.6	0.990	5.85	0.2	5.909
		8.6～4.4	18.0	1.43	91.8	0.079
		4.4～1.1	−10.2	3.47	37.7	−0.340
		＜1.1	−1.34	0.43	13.4	−0.317
W9j601	CFC 混悬型气雾剂	＞9.0	2.02	8.93	0.1	4.421
		9.0～4.7	2.30	0.376	50.1	0.163
		4.7～1.1	0.09	4.03	0.0	44.778
		＜1.1	−1.71	0.413	31.5	−0.242
W9k001	CFC 混悬型气雾剂	＞10	11.3	3.78	12.0	0.335
		10～4.7	14.9	1.52	59.4	0.102
		4.7～2.1	−2.68	3.49	0.9	−1.302
		＜2.1	−9.54	1.02	57.1	−0.107
W9kw01	CFC 混悬型气雾剂	＞10	7.62	2.97	10.6	0.390
		10～4.7	9.65	1.01	62.3	0.105
		4.7～2.1	5.68	3.19	5.4	0.562
		＜2.1	−18.0	1.29	77.9	−0.072

在 *LPM*/*SPM*-*MMAD* 图中，斜率反映了这一参数对于 *MMAD* 值变化的敏感性（斜率越大，敏感度越高），其中 *LPM*/*SPM* 是直接测量的变量。因此，当斜率较大时，*MMAD* 值的较小变化就可以引起 *LPM*/*SPM* 的显著变化。

Tougas 等人[11] 指出 *LPM*/*SPM* 值指标既优于单独的 *LPM* 和 *SPM*，也优于各层级作为单独的指标，因为该比值消除了 APSD 中 *AUC* 在检测 *MMAD* 变化时的混杂影响。在这种情况下，应该注意的是，*ISM* 与 APSD 的 *AUC* 直接相关，是 *LPM* 和 *SPM* 的总和。*LPM*、*SPM* 及层级分组参数都会受到 *MMAD* 及 *AUC* 的影响。相反地，*LPM*/*SPM* 与 *LPM* 和 *SPM* 的总和相结合时，则能分别检测到 *MMAD* 和 *AUC* 的变化。

Tougas 等人[11] 将 *LPM*/*SPM* 值和 *ISM* 值进行回归分析，验证了 *AUC* 对于 *LPM*/*SPM* 值的影响较小。表 7.3 对这些回归分析的结果进行了总结，

表 7.3 *LPM/SPM* 与 *ISM* 的回归分析和拟合统计

OIP 文件代号	产品类型	回归分析：*LPM/SPM* 和 *MMAD*				拟合：*LPM/SPM* 和 *MMAD*（在最优边界值）	
		斜率(b)	RMSE	相关系数，R^2/%	(RMSE/b)/μm	相关系数，R^2/%	(RMSE/b)/μm
W9k201	HFA 混悬型气雾剂	0.005	0.082	7.4	16.4	96.4	0.040
W9j901	HFA 混悬型气雾剂	0.003	0.136	1.0	45.3	93.4	0.071
W9j801	HFA 溶液型气雾剂	−0.012	0.185	27.2	−15.4	96.2	0.059
W9jk01	粉雾剂	0.003	0.045	15.0	15.0	83.0	0.047
W9k901	粉雾剂	0.039	0.263	33.9	6.8	84.3	0.054
W9j601	CFC 混悬型气雾剂	0.017	0.406	2.9	23.9	95.5	0.036
W9k001	CFC 混悬型气雾剂	0.003	0.202	0.4	67.3	97.3	0.020
W9kw01	CFC 混悬型气雾剂	−0.003	0.096	1.7	−32.0	95.8	0.028

比较了 *LPM/SPM-ISM* 和 *LPM/SPM-MMAD* 之间的拟合统计，结果表明 *LPM/SPM* 与 *ISM* 的相关系数（R^2 和 RMSE/*b*）更低。例如，*LPM/SPM-ISM* 与对应的 *LPM/SPM-MMAD* 相比 R^2 值高 2.5～4 倍。同样的 *LPM/SPM-ISM* 的 RMSE/*b* 值要比对应的 *LPM/SPM-MMAD* 大 2～3 个数量级。

图 7.10 通过比较 W9kw01（CFC 混悬 MDI）的代表性图表，进一步直观展示了 *LPM/SPM* 与 *MMAD* 间良好的相关性，同时说明了 *LPM/SPM* 与 *ISM* 间缺乏相关性。

7.8 结论

EDA 参数有坚实的理论基础，并已得到实验证实，在对大量不同类型 OIP 的气溶胶特性分析中表现一致。它们很容易用于处理级联撞击器的原始数据，但可能对 APSD 中的集中趋势（*MMAD*）和 *AUC* 的变化非常敏感。

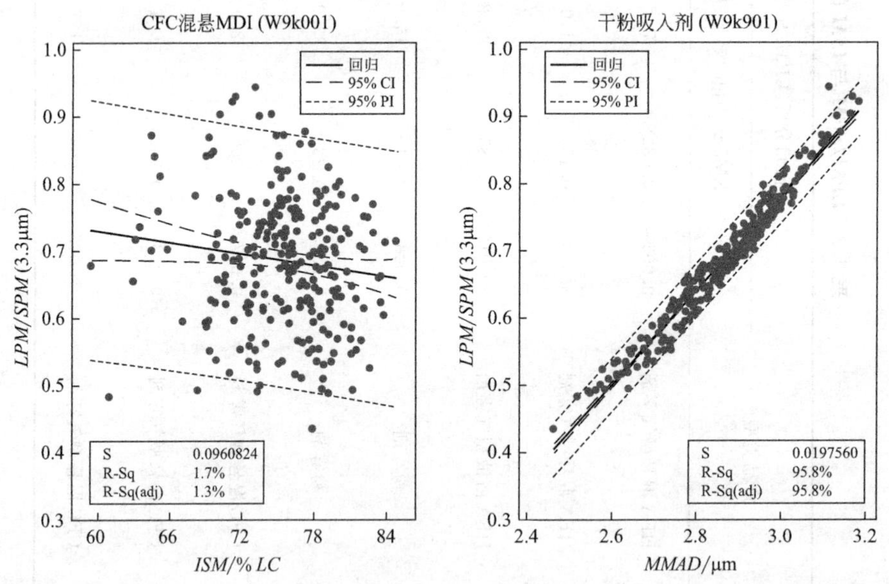

图 7.10 *LPM/SPM* 与 *MMAD* 的回归情形举例（OIP W9kw01，CFC 混悬型气雾剂）[11]

（舒 宏 韩晓彤 侯曙光 译）

参考文献

1. Newman SP, Chan H-K (2008) In vitro/in vivo comparisons in pulmonary drug delivery. J Aerosol Med 21(1):1–8
2. Heyder J, Svartengren MU (2002) Basic principles of particle behavior in the human respiratory tract. In: Bisgaard H, O'Callaghan C, Smaldone GC (eds) Drug delivery to the lung. Marcel Dekker, New York
3. Dolovich M (2002) Airway delivery devices and airways/lung deposition. In: Schleimer R, O'Byrne PM, Szefler S, Brattsand R (eds) Inhaled steroids in asthma. Marcel Dekker, New York, NY, pp 169–212
4. Usmani OS, Biddiscombe MF, Nightingale JA, Underwood SR, Barnes PJ (2003) Effects of bronchodilator particle size in asthmatic patients using monodisperse aerosols. J Appl Physiol 95:2106–2112
5. Usmani OS, Biddiscombe MF, Barnes PJ (2005) Regional lung deposition and bronchodilator response as a function of β2-agonist particle size. Am J Respir Crit Care Med 172(12): 1497–1504
6. Zanen P, Go LT, Lammers JWJ (1994) The optimal particle size for beta-adrenergic aerosols in mild asthmatics. Int J Pharm 107:211–217
7. Zanen P, Go LT, Lammers JWJ (1995) The optimal particle size for parasympathicolytic aerosols in mild asthmatics. Int J Pharm 114:111–115
8. Zanen P, Go LT, Lammers JWJ (1996) Optimal particle size for beta-agonist and anticholinergic aerosols in patients with severe airflow limitation. Thorax 51:977–980
9. Newman SP (1998) How well do in vitro particle size measurements predict drug delivery in vivo? J Aerosol Med 11(S1):S97–S104
10. Newman SP, Wilding IR, Hirst PH (2000) Human lung deposition data: the bridge between in vitro and clinical evaluations for inhaled drug products? Int J Pharm 208:49–60
11. Tougas TP, Christopher D, Mitchell JP, Strickland H, Wyka B, Van Oort M, Lyapustina S (2009) Improved quality control metrics for cascade impaction measurements of orally inhaled drug products (OIPs). AAPS PharmSciTech 10(4):1276–1285
12. Wheeler DJ (2006) EMP (evaluating the measurement process) III: using imperfect data. SPC, Knoxville, TN
13. AIAG (Automotive Industry Action Group) (2010) Measurement system analysis, reference manual, 4th edn. AIAG, Southfield, MI, USA, ISBN#: 978-1-60-534211-5
14. Bower KM, Touchton ME (2001) Evaluating the usefulness of data by gage repeatability and reproducibility. Asia Pacific Process Engineer. http://www.minitab.com/en-US/training/articles/default.aspx. Accessed 22 July 2012
15. Tougas TP (2006) Considerations of the role of end product testing in assuring the quality of pharmaceutical products. Process Anal Technol 3:13–17
16. Summers DCS (1997) Quality. Prentice Hall, Upper Saddle River, NJ
17. Dunbar C, Mitchell JP (2005) Analysis of cascade impactor mass distributions. J Aerosol Med 18(4):439–451
18. Marple VA, Roberts DL, Romay FJ, Miller NC, Truman KG, Van Oort M, Olsson B, Holroyd MJ, Mitchell JP, Hochrainer D (2003) Next generation pharmaceutical impactor. Part 1: Design. J Aerosol Med 16:283–299
19. Mitchell JP, Nagel MW (2003) Cascade impactors for the size characterization of aerosols from medical inhalers; their uses and limitations. J Aerosol Med 16:341–376
20. O'Shaughnessy PT, Raabe OG (2003) A comparison of cascade impactor data reduction methods. Aerosol Sci Technol 37(2):187–200
21. US Food and Drug Administration (FDA) (1998) CDER. Draft guidance for industry metered dose inhaler (MDI) and dry powder inhaler (DPI) drug products chemistry, manufacturing, and controls documentation, Rockville, MD, USA. http://www.fda.gov/cder/guidance/2180dft.pdf. Accessed 15 July 2012

22. European Medicines Agency (EMA) (2006) Guideline on the pharmaceutical quality of inhalation and nasal products. London, UK, EMEA/CHMP/QWP/49313/2005 Final. http://www.ema.europa.eu/pdfs/human/qwp/4931305en.pdf. Accessed 20 Jan 2012
23. Health Canada (2006) Guidance for industry: pharmaceutical quality of inhalation and nasal products. File Number file number: 06-106624-547. http://www.hc-sc.gc.ca/dhp-mps/alt_formats/hpfb-dgpsa/pdf/prodpharma/inhalationnas-eng.pdf. Accessed 20 Jan 2012
24. Hinds WC (1999) Aerosol technology: properties, behavior, and measurement of airborne particles, 2nd edn. John Wiley & Sons, New York

第 8 章

EDA 的特性表征及其对提高产品批量放行决策的潜在优势

J. David Christopher，Helen Strickland，Beth Morgan，Monisha Dey，Alan Silcock，Terrence P. Tougas，Jolyon P. Mitchell，Svetlana A. Lyapustina

摘要：本章 APSD（空气动力学粒径分布）数据均来源于真实产品的检测数据，研究中使用多种不同的策略去比较 EDA（高效数据分析）的功能，并通过全分辨的级联撞击器（CI）对颗粒进行层级分组以探索 APSD 的变化。这些针对 EDA 功能的比较是在质量控制（QC）环境下进行的，并会影响经口吸入产品（OIP）放行的决策。比较 EDA 的策略主要包含：①测量系统分析(Measurement System Analysis，MSA)；②操作特性曲线（Operating Characteristic Curves，OCC)；③主成分分析法（Principal Component Analysis，PCA）等。本章的第一部分对这些技术及其基本概念进行了阐述，并在后续部分中按照相同的顺序依次说明每一种策略的计算细节和检测结果。通过比对不同层级分组的数据，其结果均显示 EDA 下的 *LPM*（大颗粒）与 *SPM*（小颗粒）比值更精确、更显著地影响 APSD 的变化。每一种检测方法均是依托不同假设条件下建立的统计学模型，且其中一种方法使用了独立于其他两种方法的数据集。然而，无论采用何种方法，都得到了同样的定性结论，并验证了 EDA 概念在决策上的优越性。

8.1 概述

目前 FDA 用于评估 APSD 变化的一般方法是基于从全分辨中选取的层级分组，也就是多级级联撞击器测试。每一个层级都代表了不同的 APSD，各层级颗粒的总量应当在规定的限度范围内[1]。撞击器系统中包含了不同颗粒沉积的层级分组，其中有不规定粒径大小的层级分组（如驱动器、人工喉管、预分离器），以及另外三组可被级联撞击器收集的分别代表大颗粒、中颗粒和小颗粒分布的层级分组。在实际操作中，对于撞击器分组中“粗粒径”分组（也称为0级）并没有明确的规定，以ACI（八级撞击采样收集器）为例，就没有最大截止直径的要求。因此，这里不对颗粒的粒径大小做明确规定。在本章其他的实际案例中，第1级（S0）通常都包含了不规定粒径大小的层级分组。其余的层级将被分为三个粒径层级分组用于常规分析（组2、组3和组4均参见表8.1），该类分组与现行的FDA批准方法基本一致[2]。

读者可以回顾前几章中EDA评估的两种评价指标：①所有API颗粒的大颗粒与小颗粒的质量比值（*LPM*/*SPM*）；②吸入产品在递送药物后被撞击器规定的粒径层级部分所收集到的大颗粒与小颗粒总和（图8.1）。

表8.1 FDA认可的典型层级分组[2]及在本章中的比较（各层级的定义基于8层级ACI）

分组	ACI层级分组	分组	ACI层级分组
1	分组1(驱动器适配器～第0级)	3	分组3(第4级～第6级)
2	分组2(第1级～第3级)	4	分组4(第7级～过滤器)

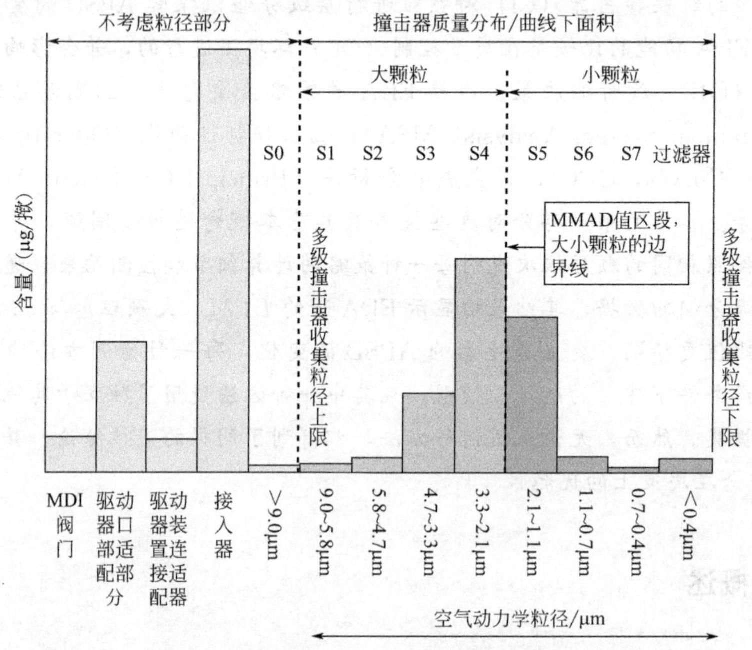

图8.1 为理想化的CI模型插入EDA概念图，在28.3L/min的流速下使用ACI来表征全分辨测量系统；如果使用预分离器，将会在人工喉与S0级之间产生一个额外的数据栏

大颗粒与小颗粒质量总和（$LPM+SPM$）与撞击器各层级收集颗粒的总质量在数值上相等，撞击器收集颗粒粒径有一个上限，该上限被称为撞击器粒子质量（Impactor-Sized Mass，*ISM*）。指标 *ISM* 和比值法（均定义为 LPM/SPM），可以用数学的方法分别进行研究。因此，CI 收集的 API 颗粒总量能够在不影响大粒径、小粒径颗粒分布的条件下通过计算来改变。即使存在物理因素导致两个指标“同步”发生改变，且因此出现相关的数学变化，其比值能够在 *ISM* 值不变的情况下发生改变，反之亦然。换句话说，一个指标的改变不需要另一个指标的伴随性变动。这意味着这些指标的影响可以被单独测定（例如，整体中的一个变量或层级之间颗粒的一个变量——通过比值和曲线下总面积——可使用 *ISM* 来定义）。

即使当两种指标之间存在物理相关性，一个指标的改变不会影响另一个指标的测定或分析。这并不是分组方法的问题，这两者之间存在一定的数学关系，总颗粒量的任何改变，都会受到一个或多个层级分组的颗粒分布的影响。然而，由于一个或多个层级中可能存在一个影响总收集颗粒量的变量，因此这种改变时常会发生。此外，由于层级分组的决策是由每一分组自行决定的，这为正确解释层级分组改变的意义增加了一定的困难（例如，在一层级分组中颗粒分布的增加可能是由颗粒在组与组之间的传递造成的，这取决于 APSD 的变化；也可能是由于两个组的颗粒均增加了，这取决于总收集颗粒量的增加）。大颗粒与小颗粒的质量比值大小，可以通过测定相关的 API 中粗颗粒与微细粒子剂量而获得，比值不会受到总收集颗粒量改变的影响。大颗粒与小颗粒质量比值这一指标显示，它比当前层级分组 2 更适用于检测 APSD 中的微小变化，这一概念被作为典型的定量分析例证在本章中进行了说明。

8.2 “路线图”——用于在 OIP 质量控制的背景下，比较评估 EDA 与层级分组 CI 方法所测量的气溶胶 APSD 的解释说明

本章的其他部分主要阐述 CI 检测与 EDA 指标的结果比较，这两种方法均可以作为判别 APSD 变化的分组指标，前者可被 QC 用于判定产品质量是否合格。

图 8.2 为描述不同方法评估数据的“路线图”。从“A”到“E”的每一个分析途径都会逐个进行解析，其最终目的是找到关于这两种方法的相对区分能力的明确答案。重要的是，是使用真实的 OIP 数据而不是计算机生成的 APSD 进行评估的。因此，就这些产品可获得的数据质量而言，所观察到的变化（图 8.3）很可能是当前涉及全分辨 CI 的药典方法的现实典型案例。

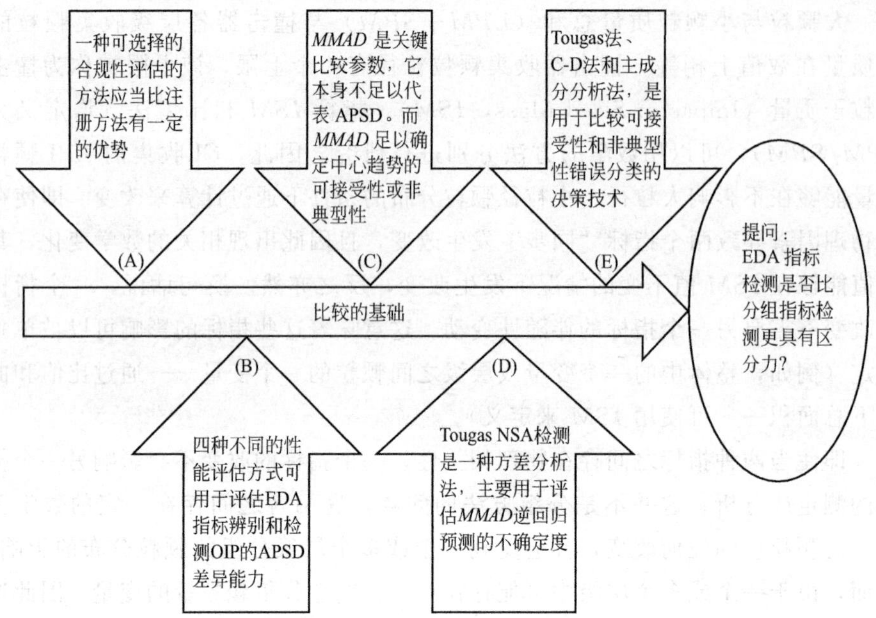

图 8.2　APSD 检测存在问题的"路线图"

8.3　度量标准比较的基础数据

使用操作特性曲线（OCC）和测量系统分析（MSA）进行分析的八种产品的数据集都是来自 IPAC-RS APSD 数据库的 OIP 性能测试数据，该数据库的数据收集于 2000 年。对于该数据库的数据，制药公司被要求提供尽可能多的放行批测试和/或稳定性研究用 OIP，逐个进行 CI 测定以获得空气动力学粒度数据。数据以 API 标示量的百分数表示（%*LC*）。研究中没有应用其他操作或规范。为避免产生偏差，建议公司提交以下任一数据：

(1) 产品所有可获得的数据；

(2) 随机选择不同批次产品的数据；

(3) 在规定的时间段内生产的所有批次产品的数据。

数据库尚无对于特殊产品的信息监管说明；因此，这些数据可能包含生产批次中"符合"或"不符合"规定 APSD 要求的参数。这些数据被认为能够代表真实的生产能力和变异性。但是，要求各公司不要提供任何其他（非 APSD）测试和调查可能会发现的明显有质量问题或制造缺陷的批次。每个产品均按照其分析方法进行测试。

原始的数据库包含了 34 个 OIPs 产品[3]。在此数据分析基础上，选择了 8

个数据量最大的产品。被选出的OIPs产品代表了不同类型的吸入剂（包括CFC混悬型气雾剂、HFA混悬型气雾剂、HFA溶液型气雾剂和两个粉雾剂），同时也具有不同的APSD状态，参见所有可用数据点绘制成的“意大利面条（Spaghetti）”图［图8.3(a)、(b)］。

6个气雾剂产品使用ACI进行检测，2个粉雾剂产品使用改装后的ACI进行检测。CI装置操作的次数参见表8.2。

表8.2　本章采用MSA和OCC方法检测的产品对比表

文件号	产品类型	CI检测数据量(n)
W9k201	HFA混悬型MDI	80
W9j901	HFA混悬型 MDI	39
W9j801	HFA溶液型 MDI	201
W9jk01	干粉吸入剂	279
W9k901	干粉吸入剂	279
W9j601	CFC 混悬型 MDI	43
W9k001	CFC 混悬型 MDI	272
W9kw01	CFC 混悬型 MDI	272

本章后续介绍的基于主成分分析（Principal Component Analysis，PCA）的评估数据集与IPAC-RS数据库无关。主成分分析数据集由1990个独立的NGI测定数据组成，用于说明整个开发过程中真实（盲）产品的变化，其中252个测量值来自剂量范围确定的临床批次样品。在检测中，发现API与乳糖载体颗粒混合后的制剂处方存在一定的问题。用于确定剂量范围的产品临床研究分为四个常规等级，均按可吸入剂量（≡FPM）的剂量比例设计。测试方法是使用NGI（装有预分离器）在60L/min条件下收集单次驱动的数据。最终，对NGI每个层级收集的药物采用反向HPLC外标法进行定量检测。出于PCA分析的目的，NGI每个层级的数据均以标示剂量的百分比进行了归一化，以便可以一起评估所有四个产品的含量。PCA模型中不考虑喉管和预分离器的含量数据，原因如下：

(1) 只有可吸入部分的剂量具有一定的研究价值，因为可吸入部分可以代表药物的肺部分布。

(2) 喉管和预分离器中的数据对整个模型没有影响，但是会增加对数据的干扰。

使用SIMCA（Umetrics AB，Umeea，Sweden）进行主成分分析，这些数据始终以均值为中心。

(a)

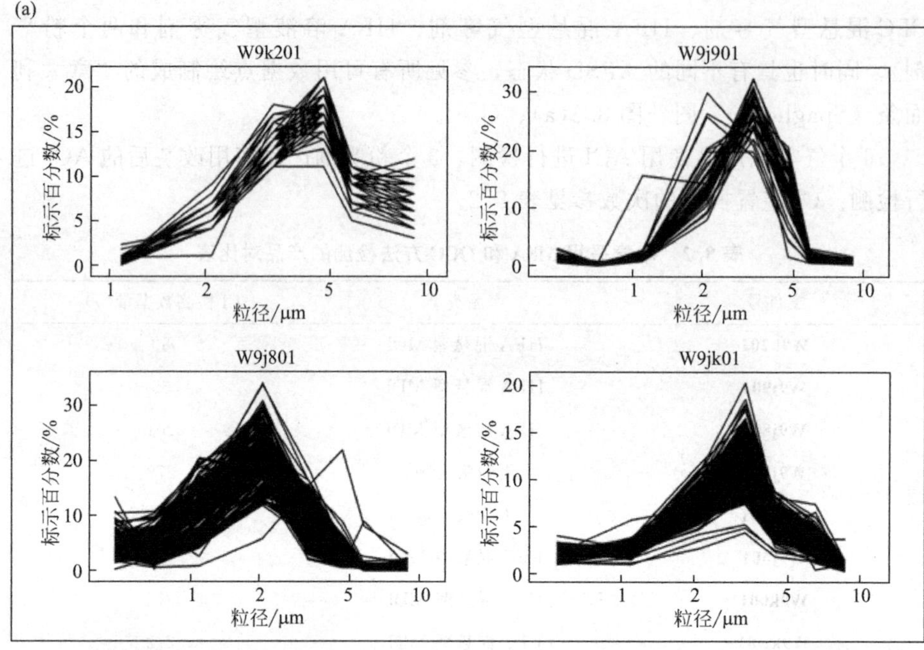

(b)

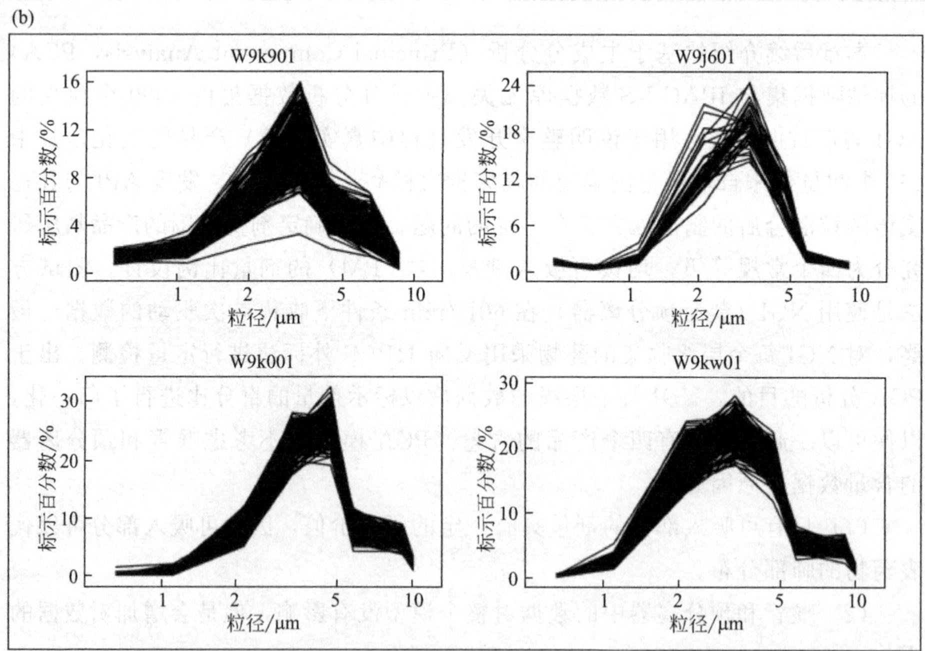

图 8.3 OIP 产品的 APSD 数据比较分析，每一条线对应了一套 CI 数据：(a) OIPs **W9k201**，**W9j901**，**W9j801**，和 **W9jk01**；(b) OIPs **W9k901**，**W9j601**，**W9k001** 和 **W9kw01**

8.4 OIP 质量评估中基于 CI 推导的性能评估方法

8.4.1 MSA、OCC、PCA 方法简介

进行特定的测试前，一般需要对测试或测量的许多方面进行评估。其中包括易操作性、仪器成本、接受度（监管机构和更广泛的行业）以及最终获得结果的质量。其中，最后一项“结果的质量”是本章的重点。具体而言，其目的是从使用质量控制策略的角度描述 EDA 指标的性能。此外，为了简化该方法的特征描述，EDA 的性能将与目前用于对 OIP 气溶胶产品的 APSD 进行质量控制的监管数据简化程序进行比较，其中，检测 APSD 需要使用分组的撞击层级。

正如在第 6 章中提到的，在设计和安装启动任何检测系统的过程中，考虑检测目的是至关重要的，这预示着对测试和相关系统的有效性设计和评估。举例来说，相对于决定一批典型样本的基本特性，可以采用同一检测方法的不同思考模式来表征或描述独有对象的属性。Wheeler[4] 对这一概念有更详细的描述。

基于不同目的，检测方法可以被分为四种：(1) 描述；(2) 表征；(3) 典型；(4) 预估。

“描述”的概念是指检测方法可以表示一种检测项的属性。“表征”的概念与“描述”相近，此外还包含了与一些预期的特殊对象研究方法（例如条件与限度）的比较。“典型”的概念为使用检测方法对典型样本进行检测，从而对样本所代表的总体进行推断。“典型”的范畴实际上是指对于质量控制过程的应用，一批产品是否放行或者被退回，都取决于对存疑批产品的取样检测及按要求对检测数据进行比较的结果。而“预估”是通过对现有批产品的检测来预测未来批产品的属性（例如选择性抽样测试）。因此 EDA 的目的是为了质量控制，通过典型样本来决定批产品的去留，该方法被归类为典型测试方法。

关于特殊检测方法精密度的适用性，应考虑检测方法相对于产品的变异性，包括产品检测中存在变异性或者产品本身存在的偏差。这是测量系统分析（Measurement System Analysis，MSA）的本质[5]，MSA 主要利用方差分析法（Analysis of Variance，ANOVA）来估算检测方法和产品的方差。这类设计方法均被认为可用于判断结果的重复性和重现性（Gage R&R）。

除了需评估用于 QC 测量的充分性外，考虑用于制定 QC 决策方案的充分性同样很重要。在实践中，需要对一定量的样本进行测定。然后根据先前建立的标准结果来推断批次质量并决定批次的处置（放行或拒绝放行）。有许多可

能的“协议”（方案和因素）可作为帮助研究人员使用样本测量值来判断决策的依据。一些简单的例子包括：

（1）对定量检测结果求平均值，并比较平均值与限度值之差；

（2）将所有检测结果与限度进行比较；

（3）将样本均值和样本标准差与限度进行比较。

在上述所有情况下，样本量的大小会影响对相关产品（批次）的推断。更复杂的模式可以包括分层测试或同时评估均值和方差。在所有情况下，可以通过 OCC 评估任何特定模式的决策能力。

最后，也是最重要的，结合本章的内容可以看出主成分分析（PCA）是一种可用于比较多变量分布数据的可行技术。使用 PCA 方法的目的是比较该技术实现多变量分类的能力和基于 MSA 或 OCC 技术使用单变量指标对多变量进行分配的能力。

8.4.2 MSA 方法：定义与基本概念

测量系统分析（Measurement System Analysis，MSA）可用于描述测量(Measurement)、分析总方差、分离与产品和测量相关的方差源。从根本上讲，这种方法将获取数值视为一个过程，其“产品”是获得的测量值（Measurement Value)。因此，通过 MSA 获得的信息说明了测量精度。反过来，测量精度可用于评估相对于其预期目的，测量和测量系统的适用性。

通过术语的定义来讨论 MSA 和 EDA 评估中使用的方法将很有效。汽车工业行动小组（the Automotive Industry Action Group，AIAG）在描述 MSA 的手册中发布了与当前讨论相关的定义[5]，如下：

（1）“测量”定义为“对具体事物赋值，以表示它们之间的特殊性质关系。”这个定义由艾森哈特（Eisenhart)[6] 首次提出。赋值过程定义为测量过程，而赋予的值定义为测量值。

（2）量具（Gages）指用于测量的设备，通常专门指在车间使用的设备，包括可移动/不可移动的设备（参见文献 [7]）。

（3）测量系统（Measurement System）是用来对被测特性定量测量或定性评价的仪器或量具、标准、操作、夹具、软件、人员、环境和假设的集合，用来获得测量结果的整个过程称为测量过程或测量系统。

如果我们考虑典型的药品质量控制情况，需要对大批次的多个单元进行采样和测试，并可以对这些多次检验的方差进行建模，作为与单元（产品）相关的方差和与测量系统相关的方差之和。原则上，后者可以在测量系统的各组件之间进行划分（例如，根据 AIAG 定义中概述的组件）。在这种情况下，MSA 可能包含一个试验设计用于评估及估算这些方差，以确定测量系统是否“恰当”。对于质量控制（QC）而言，“恰当”指测量结果能作为质量控制决策的可靠基础。这意味着可以通过检测以判断产品是否符合标准。因此，可对测量系统的估计方差进行某种类型的比较，如比较产品的方差或比较区分可接受和不可接受产品的限度。

理想测量系统可对同一对象进行重复测量。这是一种简单直接的方法，可区分因测量系统引起的变异性和被测量实际物体的变异性。当测试是无损检测时，可能存在理想检测系统，若样品在测量过程中受到破坏，则判定无效。后者在化学分析中很典型，在特定情况下与通过级联撞击器获得的 APSD 测定有关。

破坏性测量在药物分析中非常普遍，通常必须对样品进行转化（如溶解，稀释，反应等）以便进行化学或物理检测。MSA 的通常做法是寻求一种试验设计，使样本间差异最小化。例如，可产生较大的复合样本，以便从均匀混合样品中提取多个测量样本；或从产品变异性最小批次的离散部分进行取样。

在 MSA 部分分析的数据，是破坏测试的一个代表性例子。OIPs 产生供患者吸入的气溶胶。特定吸入产品的每次驱动均会喷出独特的气溶胶，该气溶胶会受到制剂处方和递送装置（例如 MDI、DPI 或其他吸入装置）的影响。CI 测试包括驱动 OIP、对气溶胶尺寸进行分级、收集沉积在撞击器不同层级的气溶胶颗粒，然后对沉积在这些层级和相关组件上的物质质量进行化学分析。

MSA 的级联撞击器数据不是从一个规划的实验设计中产生的（通常 MSA 实验是需要设计的）。这些数据代表了 IPAC-RS 数据库中过去收集的级联撞击器检测结果，因此，该分析可认为是基于历史数据的 MSA。本节的统计方法旨在使用回归技术来表征使用 EDA 测量和层级分组测量 CI 实验中 *MMAD* 值的变异性。因此，即使通过一个物理过程进行测试只得到了各层级原始测量数据，仍可以通过这些原始测量数据计算出四个额外指标：*MMAD*，*LPM*/*SPM*，*ISM* 和层级分组。本例中的 *MMAD* 可以根据 Christopher 等人描述的通过从各个层级的数据构建累积质量加权的 APSD 来获得[8]。MSA 部分中介绍的统计方法使用回归技术将 *LPM*/*SPM* 值和层级分组与 *MMAD* 相关联。相反，这也可以估计 *LPM*/*SPM* 值或层级分组的测量系统变异性，并且可比较该变异性与 *MMAD* 的变化。

8.4.3 OCC 方法：定义与基本概念

操作特性曲线（OCC）的概念源于用于决策过程的测试。典型的药物质量控制（QC）测试包括对一批具有代表性的样品进行测量，并参照预设的质量标准（这是概念上和统计上的首选方法）或预定的系列规则（迄今为止的监管实践）将测量结果作为被测物料质量的判定标准。这些物料的质量既不同于原订的质量标准（从概念上和统计学上是首选的方法），也不同于原订的法规要求（已成为目前的习惯做法）[9]。质量评估用于决定放行或拒绝该批次。从统计意义上讲，这种决策是一种假设检验。与所有假设检验一样，在实际限制范围内获取足够数量的样本测量值，尽可能设计可靠的统计检验，以减少决策错误。但是，当存在某种程度的测量干扰和变异性时，存在做出错误决策的概率。相应错误类型的术语如图 8.4 所示。

	实际测定情况	
决策	材料符合质量放行要求	材料不符合质量放行要求
可放行	正确的决策	Ⅱ型错误(β) (客户风险)
不可放行	Ⅰ型错误(α) (生产者风险)	正确的决策

图 8.4　产品质量控制决策过程，可能的结果及潜在错误的类型

Ⅰ型和Ⅱ型错误（也可以被认为是“错误分类”而不是错误）是由与被测批次相关的质量属性的真实值存在的不确定性引起的。通常，有两种方法可以减少错误的发生，即可通过降低测量的变异性或增加检测量来提高质量属性度量的精度。

如先前讨论的，在 Wheeler 检测方法的详细描述中，讨论到质量控制测试需符合“表征”和“典型”两大特性。区分这两种属性非常重要。在“表征”的情况下，决策完全是针对被测样品的。因此，“表征”实际上是指非破坏性测试及 100%的检查。而“典型”对于药物产品则更普遍。“典型”的批次放行过程包括从批次中抽取相对少量的样品进行测试，然后按照先验样品计划和

决策过程的方法得到检测结果来判定放行或拒绝放行批样品。

MSA 聚焦于表征测量的精度，而 OCC 更多考虑并表征用于质控决策的整个模式，包含取样计划及用于最终决策的规则。OCC 认为基于测试作出的决策质量不仅与测量特性（精密度与准确度）有关，也与取样方法和决策规则有关。这种决策过程（即“测试设计”）的构建使人们可以调整Ⅰ型（不可接受错误）与Ⅱ型（可接受错误）错误的相对预期比值，尽管在两种类型的错误之间总会有一些权衡取舍。造成这两种错误类型的相关因素起着至关重要的作用。在制药行业中，一般更强调减小Ⅱ型的错误，即使以发生Ⅰ型的错误为代价。

简单地说，OCC 作为被预估的质量属性的真实值的函数，可以帮助确定接受（或拒绝）的概率。本质上，OCC 是一种传递函数，将特定决策（接受或拒绝）的概率与被评估的质量属性的真实值相结合。总体参数的真实值无法在实践中获得，因为即使 100％检查也仅仅是一种估计值，其精密度和准确性会受到不确定的分析方法和其他检测技术局限性的影响。OCC 作为所关注的物料（假设）质量的函数，需要对潜在的数据分布进行模拟或者建立模型（以便于“真实”属性和因素可以被精确地知悉）并验证检测的能力（例如限度和指定模式的组合）来做出正确的拒绝/接受的决策。

假设需要对一个片剂的含量进行分析，其定量限（LC）应该在 90％～110％之间。最理想的情况是任意批产品（所有片剂）的分析真实数值能够确切地被检出，没有测量错误，更没有Ⅰ型或Ⅱ型的错误。实测得到 QCC 将会包含一个阶梯函数，对于分析检测值大于 110％和小于 90％的测试单元接受率为 0，而对于在 90％～110％范围内的测试单元接受率为 1。

现在考虑测量误差的影响。对于真实测定值远低于 90％或远高于 110％的批次，接受的可能性应为 0。同样，对于那些真实测量值均在 90％～110％范围内的批次，接受的概率应为 1。然而，当实测值接近临界值 90％或 110％，不确定的检测误差将导致阶梯函数偏离理想状态，这将导致有一定的概率接受实测值略低于 90％或略高于 110％的批次，反之，也有可能会拒绝略高于 90％或略低于 110％的批次。如图 8.5 所示，本例中由于样品容量有限（即少于 100％的检测数值），均值估计的不确定度与分析检测方法的不确定度起着同样的作用。

该示例描述了如何利用双侧限，即一个上限和一个下限。在许多采用单侧限的实例中，要求质量属性（在某些特定的表示中，如样本平均值或预估的批均值，或样本中的单个测量值）需要低于上限值或高于下限值。前者的一个示例可能就是水分含量或杂质水平的上限，而后者的示例可能是抗氧化剂的最低

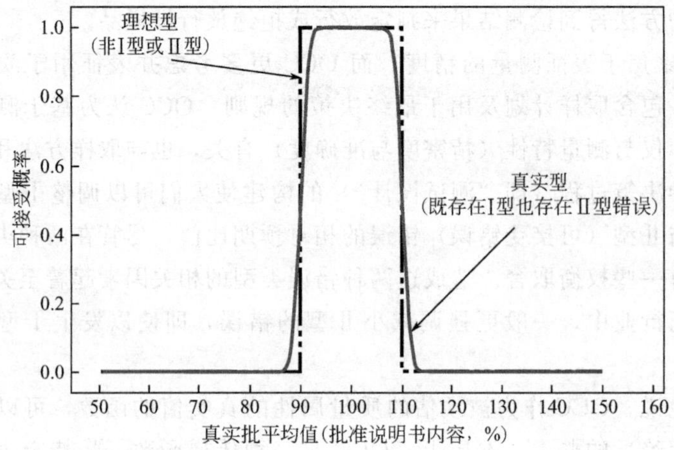

图 8.5 比较双侧限的理想化阶梯函数与真实的 OCC 曲线

许可水平。虽然 OCC 的形状会发生变化，相同的原则可以适用于单侧限或双侧限情况。理想和实际的单侧限 OCC 的示例如图 8.6 所示。

一般认为，OCC 曲线越靠近理想阶梯函数，其决策过程越好，特别是那些更靠近限度的批次，可更好地区分批产品。OCC 作为真实值与所考虑质量属性的函数，可以提供Ⅰ型（错误拒绝）和Ⅱ型（错误接受）的错误率的信息，如图 8.6 所示。

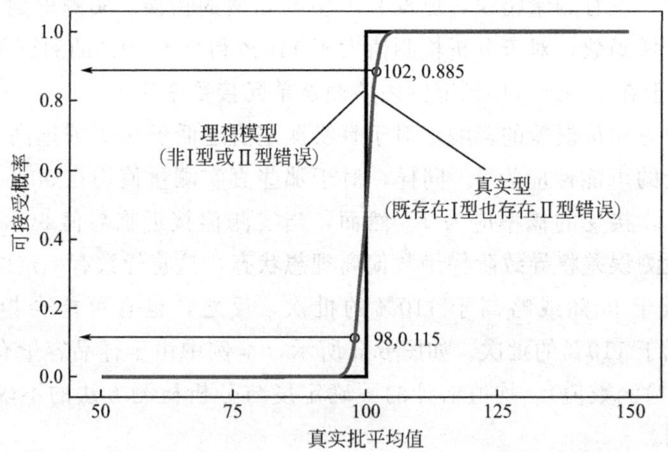

图 8.6 比较单侧限的理想化阶梯函数与真实的 OCC 曲线

真实的 OCC 曲线偏离理想函数的程度，受到不同因素的影响，主要包括不确定的测量误差的大小、样品检测量及决策规则。例如，图 8.7 增加了重复测量的数量并将各批次结果的均值与相同的限度进行比较。

如果使用了不同的决策准则（例如，不像上述情况那样比较结果均值，决策准则要求所有的单个测定结果必须符合限度），结果将会出现不一样的 OCCs 曲线（图 8.8）。

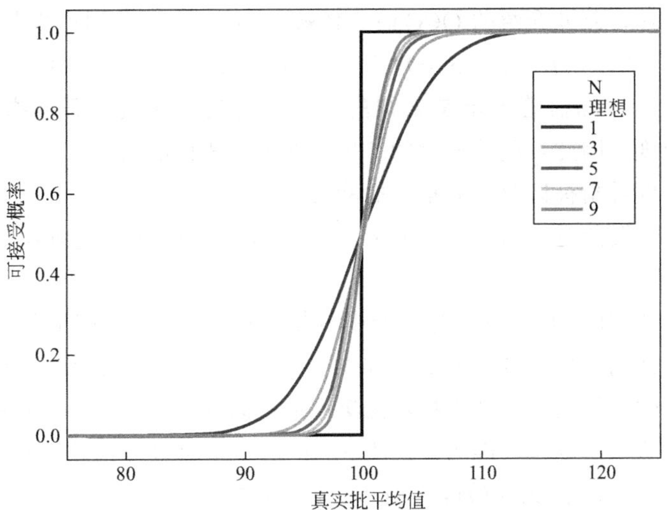

图 8.7　增加重复检测的数量对单侧限 OCC 陡峭程度的影响（基于比较结果均值的决策准则）

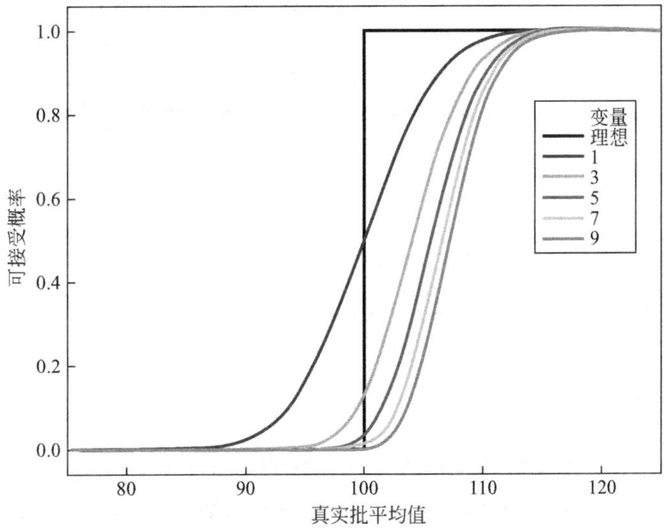

图 8.8　增加重复检测的数量对单侧限 OCC 陡峭程度的影响（决策准则要求所有的单独测定结果均符合限度）

本章接下来重点讨论如何应用 OCCs 概念来评估 EDA（*LPM*/*SPM*）和传统层级分组的性能。在研究中，采用三个方法来绘制 OCCs，它们之间的差异主要体现为复杂程度和基本假设的不同。从根本上来说，要构建一条 OCC 曲线，必须明确指出决策过程及关键限度，并获得检测精度的相关信息。由此，可以通过质量属性的真实值函数预判决策（接受或拒绝）的结果。

如上所述，此处介绍的 OCC 曲线依赖于 IPAC-RS 数据库中收集的 CI 检测结果。与在实际 QC 实验室中建立 OCC 曲线的不同之处在于，这些随机产品的 APSD 的实际监管要求是未知的，为了比较各种质量研究指标的性能，假设一个限度。因此，此处显示的结果反映了在假设的限度基础上（在横向比较中）特定度量指标区分产品批次的能力。

然而，重要的是，需认识到这些结果与任何产品或特定批次的实际质量无关。

本章中使用的 OCC 与工业生产中常规使用的 OCC 之间的另一个重要区别是，本章使用适用于同一数据集的相同规格标准对不同指标进行评估。相反，通常 OCCs 使用一系列模拟数据集评估不同规范标准或不同检测设计（表 8.3）。此处比较的度量标准为 *LPM*/*SPM* 及指定层级分组中 API 质量沉积，两者均反映出 API 团聚体破碎为预期的更小颗粒。

表 8.3　本章实例和常规质控中构建和表述 OCCs 的区别

本章 OCC 实例	常规 OCC 应用
通过 *MMAD* 的使用来证明与比较不同参数（*LPM*/*SPM* 及层级分组分布）的性状并发现 APSD 的改变	讨论和比较测试的性状（多因素组合、决策规范、取样计划、可接受的指标）或选择不同的测试来做出正确的决定
考虑 *MMAD* 偏移的目标是为了表征各因素对做出正确决策的影响能力	目标是表达对批产品分布做出正确质控决策的整个测试能力
错误的拒绝和错误的接受都是由各因素产生的“误分类”	错误的拒绝和错误的通过都是程序上的错误决定
参数值的“限度”使确认组成和错误比较变得可能	测试中部分“限度”或“可接受标准”正在研究中

8.4.4　PCA 方法：定义与基本概念

APSD 的质量控制检测及体外等效性检测的基本目标是一致的，就是比较一系列数据范围（例如 APSD 曲线）与另一系列数据范围的“一致性”。对于质量控制，“另一系列”数据范围代表了临床关键批次样品的 APSD。对于等效性测试，“另一系列”数据指原始产品或产品的初始版本。比较 APSD 曲线可通过简单叠加实现，通过目测观察确定曲线之间存在的异同点。然而，要想设计出更加客观的决策方法来判定两者之间的差异，无论在统计学上还是现实上都是一项极大的挑战。主成分分析（PCA）是一种较好的方法。

主成分分析在数学上定义为正交线性变换，该正交线性变换将数据转换到新的坐标系，以使数据的任何投影产生的最大方差都位于第一个坐标上（称为第一个主成分），第二个最大方差位于第二个坐标上，依此类推[10]。

PCA 的原理是对包含大量变量的数据集进行降维，PCA 已被成功用于许多领域的分布式数据处理[11]。例如，PCA 用于评估红外分光光度数据组[12]，在报纸工业中用于过程监测[13]，在 HPLC 分析中作为评估固定相的选择依据[14]，分类啤酒的口味[15]。与本书主题更紧密相关的是桑德勒（Sandler）和威尔逊（Wilson）的工作，其中 PCA 被用作比较激光衍射分析粒度和形状数据的一种手段[16]。在所有这些情况中，使用 PCA 来处理大型数据集，这些数据集的每个样本都包含多个变量，无法以单变量的方式进行关联。

PCA 通常包含两种图形：得分图和载荷图：

(1) 得分图是一种笛卡尔散点图，横坐标包含了一种主成分（PC），纵坐标包含了另一种主成分。图中的点表示投影到主成分的原始样本。在默认的情况下，得分图显示前两种主成分的数据。

(2) 载荷图是另一种笛卡尔散点图，它显示了主成分的独立元素。由于每一个主成分都是矢量，它又被称为系数或因数的组成元素。数学定义每一个主成分的矢量的长度是 1。给定的主成分因数代表了原始的“因素”在一定程度上对主成分的影响。

无论是从 ACI 还是 NGI 导出的 APSD 文件，其数据与桑德勒（Sandler）和威尔逊（Wilson）的数据是基本相同的[16]。本章为了进一步阐述研究内容，通过对 252 个临床批样品的检测建立了一个模型（见第 8.2 节）。所有其他的测量都使用该模型进行了评估。之后，对于 EDA 及层级分组的方法使用相同的数据进行了比较。使用 PCA 作为参考点对错误的数量进行了评估。

8.5 OIP 质量评估中基于 CI 性能评估的三种方法的结果和假设

8.5.1 MSA 方法

应用来自 IPAC-RS 数据库的 CI 检测结果，对测量系统进行了详细的分析，并对 *LPM*/*SPM* 与层级分组的度量指标性能进行了表征与比较。使用

IPAC-RS 的数据集进行 MSA 处理得益于所使用数据的性质。该数据集包含八个产品的逐级 CI 检测结果。在一般的 CI 检测实验中，对于破坏性实验，其设计需最小化样品之间的差异性，并确保方法的可重现性。在这种情况下，目标是确定 EDA 基于 *MMAD* 作为每个 APSD 集中趋势的数值来区分或检测 APSD 差异的能力。*MMAD* 本身并不能描述 APSD，然而，当赋予它这种属性后（在本实例中采用该研究方法），*MMAD* 值成为 APSD 发生任何变化的重要特征和关键指标。

使用全分辨 CI 结果的优势是，EDA 参数和层级分组都可以在完全相同的 CI 条件下与 *MMAD* 值进行比较。这种情况避免了重复检测，并且检测的差异性可以直接通过假设所有的检测错误均属于 EDA 或层级分组参数来预测，其中的参数被应用于 *MMAD* 的估算。后者的假设是合理的，考虑了以 CI 检测为基础的累积 APSD 中测定 *MMAD* 的精密度。此外，由于其中一个目标是为了比较 EDA 相对于层级分组的表现，因此观察到的任何相关参数表现的差异，都不应被 *MMAD* 测定中产生的轻微噪声所影响。

在实践中，每次 CI 运行的 *MMAD* 值均根据 Christopher 等人简述的方法确定[8]。将逻辑模型拟合应用到累积 CI 层级数据，并将所得模型用于确定该特定测量的 *MMAD*。接下来，还为每个相应的单独 CI 测量计算了 *LPM*/*SPM* 值和层级分组。*LPM*/*SPM* 值是在预先确定的 *LPM* 和 *SPM* 之间的最佳边界处获得的（请参见第 7 章）。

根据表 8.1（8.1 节）中列出的 FDA 建议，预先选择了特定的层级分组。然后在逐个产品的基础上，将各指标与 *MMAD* 进行回归分析。*LPM*/*SPM* 与 *MMAD* 之间的关系是非线性的，因此，观察到的简单幂函数即可为数据提供足够的拟合度。层级分组和 *MMAD* 之间关系的先验模型是未知的。线性模型基本上提供了足够的拟合度，并用于将层级分组结果拟合到 *MMAD*。在这些情况下，每次回归都计算出 95%的预测范围。在图 8.9～图 8.11 中描绘了一个 CFC 混悬型气雾剂（IPAC-RS 随机数据库编号：w9kw01）测定结果的实例。

表 8.4 是对所有 8 个已评估产品回归分析结果的汇总。幂函数和线性模型其各自的表达式为：

$$\text{metric}=b_0[MMAD]^{b_1} \tag{8.1}$$

及

$$\text{metric}=b_0+b_1[MMAD] \tag{8.2}$$

从表 8.4 中可以看出，在所有情况下，适用于比值范围的模型均优于所有产品的任何层级分组（第 1 组～第 4 组），这可以由拟合度（R^2）的相对大小证明。

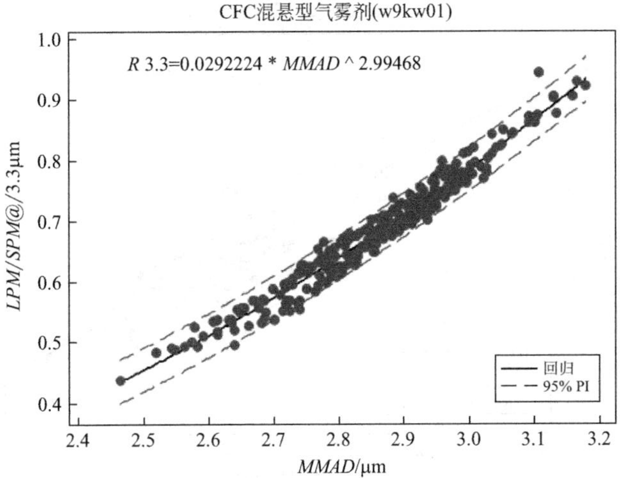

图 8.9 CFC 气雾剂中 LPM/SPM 参数与各独立级联撞击器 APSD 分布的 $MMAD$ 值的关系图

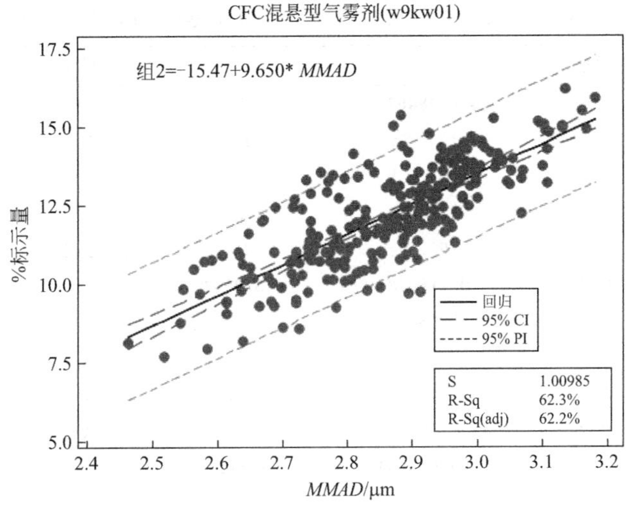

图 8.10 级联撞击器层级第 2 分组与各独立级联撞击器 APSD 分布的 $MMAD$ 值的关系图

此外，所有 OIPs 产品的数据在 LPM/SPM 参数与 $MMAD$ 之间表现出一致的变化趋势。由于缺乏相关性，无论是第 2 组（未分级颗粒）还是第 3 组都没有显现出与 APSD 的平均值（即 $MMAD$）相关的显著信息。仅有一个例外(产品 w9jk01)，第 2 组和第 4 组有一致的模式。一般来说，第 2 组 $MMAD$ 会增加，第 4 组会减少。

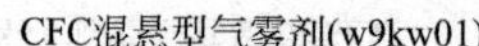

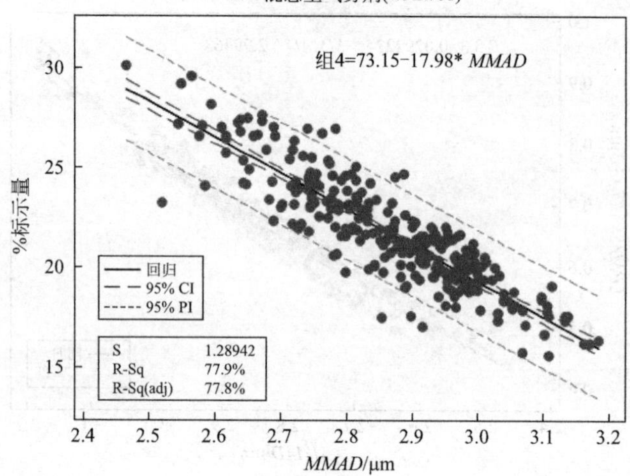

图 8.11 检测 CFC 气雾剂在级联撞击器的 APSD 中级联撞击器第 4 层级分组的 *MMAD* 值

表 8.4 来源于 IPAC-RS 的 APSD 数据库中 8 个随机 OPIs 产品的回归分析

产品	因素	b_0	b_1	模型	R^2/%
w9k201	**比值**	**0.00284634**	**3.69211**	**幂**	**99.9**
	组 1	−40.84	22.076	线性	48.2
	组 2	−32.049	12.2654	线性	79.4
	组 3	41.951	−2.929	线性	5.2
	组 4	16.653	−2.8122	线性	25.5
w9k901	**比值**	**0.118678**	**3.0304**	**幂**	**99.7**
	组 1	58.888	3.252	线性	0.5
	组 2	−17.71	8.5686	线性	74.5
	组 3	−7.11	11.301	线性	13.6
	组 4	6.8964	−1.3431	线性	13.4
w9j901	**比值**	**0.00618604**	**4.24202**	**幂**	**99.8**
	组 1	42.328	0.995	线性	0.2
	组 2	−30.489	18.0471	线性	91.8
	组 3	68.16	−10.151	线性	37.7
	组 4	17.988	−5.67	线性	28.9
w9j601	**比值**	**0.0684496**	**3.53278**	**幂**	**99.8**
	组 1	65.34	2.018	线性	0.1
	组 2	−2.9706	2.2962	线性	50.1
	组 3	41.459	0.088	线性	0.0
	组 4	7.97	−1.7094	线性	31.5

续表

产品	因素	b_0	b_1	模型	R^2/%
w9j801	**比值**	**0.10997**	**2.85358**	**幂**	**99.6**
	组 1	30.549	20.56	线性	31.9
	组 2	−3.5972	6.4721	线性	59.3
	组 3	56.861	−10.406	线性	15.1
	组 4	25.0026	−11.1332	线性	73.5
w9k001	**比值**	**0.00731676**	**4.1528**	**幂**	**99.9**
	组 1	−20.109	11.304	线性	12.0
	组 2	−36.46	14.9147	线性	59.4
	组 3	58.554	−2.684	线性	0.9
	组 4	41.804	−9.5447	线性	57.1
w9jk01	**比值**	**0.0150038**	**3.24843**	**幂**	**99.3**
	组 1	90.81	−9.985	线性	2.8
	组 2	−18.585	8.5812	线性	59.2
	组 3	−9.537	13.078	线性	8.5
	组 4	6.522	0.3908	线性	0.2
w9kw01	**比值**	**0.0292224**	**2.99468**	**幂**	**99.9**
	组 1	−4.411	7.623	线性	10.6
	组 2	−15.472	9.6498	线性	62.3
	组 3	25.338	5.684	线性	5.4
	组 4	73.147	−17.9754	线性	77.9

为了使用 MSA 方法，将通过回归分析确定的预测范围依次用于构建反映各个指标的检测能力大小的因素。预测范围是与回归模型相关的不确定误差的估算。在该案例中，预测值是在考虑特殊参数的情况下估算 *MMAD* 发生检测错误的近似值（例如，*LPM*/*SPM* 或层级分组）。在这种情况下，预测值就是一个测量错误的近似值，该数值是通过考虑特定的指标（即 *LPM*/*SPM* 或层级分组）进行 *MMAD* 估算。

使用回归模型建立了基于预测值区间的计算方法，也称为品质因数。这些质量因数反映了不同度量指标、EDA、层级分组的度量能力和变异性。在本案例中，基于逆回归技术，这是对于检测错误的预估，同时也预估了颗粒参数条件下的 *MMAD*（例如，*LPM*/*SPM* 或层级分组）。使用回归模型建立的质量因数是出于比较的目的，是为了对 EDA 与层级分组的比较制定一个可控指标。无法在统计学上对整体做出绝对精确的计算；它们在相对意义上用于比较两个不同指标的性能。

这样一个质量因数是通过逆回归来创建的。例如，如图 8.9 所示，当 *LPM/SPM* 与 *MMAD* 的平均值相一致的时候，预测范围的限度将会投影在 *MMAD* 轴上。

这表示预期包含 95%的时间或 95%的置信区间，单个 *MMAD* 值与特定比值相关联。

表 8.5 报告了来自不同回归模型的预测间隔。*LPM/SPM* 的预测间隔比层级分组更窄，强调了与层级分组相比，*LPM/SPM* 能够更精确地检测 *MMAD* 的变化。

表 8.5 MSA 方法对 8 个随机 OPIs 产品的 EDA 比值参数（*LPM/SPM*）与层级分组结果比较

产品	因素	CI 层级 $d_{50}/\mu m$	*MMAD* 平均值/μm	95%预测范围变化		鉴别指数 ($m-1$)	(精度/变异性)/%
				下限	上限		
w9k201	**比值**	**4.7**	**3.91**	**3.836**	**3.980**	**6.96**	**18.0**
	组 1			3.484	4.336	1.17	106.6
	组 2			3.700	4.120	2.39	52.5
	组 3			2.158	5.662	**0.29**	438.6
	组 4			3.207	4.613	**0.71**	175.9
w9j901	**比值**	**3.3**	**2.57**	**2.495**	**2.638**	**6.99**	**13.9**
	组 1			−9.494	14.632	**0.04**	2343.8
	组 2			2.407	2.733	3.07	31.7
	组 3			1.868	3.272	**0.71**	136.4
	组 4			1.714	3.426	**0.58**	166.3
w9j801	**比值**	**2.1**	**1.50**	**1.415**	**1.577**	**6.18**	**13.9**
	组 1			0.643	2.357	**0.58**	147.8
	组 2			1.014	1.986	1.03	83.8
	组 3			0.109	2.891	**0.36**	240.0
	组 4			1.148	1.852	1.42	60.7
w9jk01	**比值**	**3.3**	**2.66**	**2.567**	**2.747**	**5.55**	**44.7**
	组 1			1.457	3.863	**0.42**	597.1
	组 2			2.492	2.829	2.97	83.6
	组 3			1.993	3.327	**0.75**	330.8
	组 4			−2.184	7.505	**0.10**	2404.4
w9k901	**比值**	**2.0**	**2.59**	**2.490**	**2.682**	**5.21**	**39.4**
	组 1			−0.879	6.058	**0.14**	1425.0
	组 2			2.446	2.734	**3.48**	59.0
	组 3			1.971	3.209	**0.81**	254.2
	组 4			1.965	3.215	**0.80**	256.6

续表

产品	因素	CI 层级 $d_{50}/\mu m$	MMAD 平均值/μm	95%预测范围变化		鉴别指数 $(m-1)$	(精度/变异性)/%
				下限	上限		
w9j601	**比值**	**2.1**	**2.54**	**2.474**	**2.602**	**7.83**	**20.1**
	组 1			−6.497	11.576	**0.06**	2844.1
	组 2			2.206	2.874	1.50	105.3
	组 3			−91.011	96.114	**0.01**	29448.5
	组 4			2.047	3.034	1.01	155.4
w9k001	**比值**	**3.3**	**3.54**	**3.504**	**3.575**	**13.96**	**14.8**
	组 1			2.880	4.200	**0.76**	272.8
	组 2			3.339	3.741	2.48	83.3
	组 3			0.974	6.105	**0.19**	1060.7
	组 4			3.329	3.751	2.36	87.4
w9kw01	**比值**	**3.3**	**2.86**	**2.807**	**2.910**	**7.43**	**19.6**
	组 1			2.091	3.630	**0.65**	292.1
	组 2			2.654	3.066	2.42	78.4
	组 3			1.753	3.967	**0.45**	420.3
	组 4			2.718	3.001	3.53	53.7

表 8.5 中颜色代码意义如下。

鉴别指数	颜色代码	范围
		>10
		>5
		>1
		<1

在 MSA 中通常使用的另一种方法是，考虑对一个特定的测量数值，在临界范围内（通常根据规格要求确定）能够达到的区分程度。在本例中，*MMAD* 没有具体要求，但是可以假设一个合理的范围并应用于所有的度量指标（如 EDA 和层级分组），从而对性能进行有效的相对比较。假设空气动力学粒径为 1μm，且质量因数按 1.0μm 计算，按之前的逆回归方法得出预计变化范围内宽度为 95%*MMAD* 的平均值分割。检测值列在表 8.5 中。与层级分组相比，*LPM*/*SPM* 的区分指数更高，再一次显示了，与层级分组相比，*LPM*/*SPM* 参数具有更好的发现 *MMAD* 较小偏差或变化的能力。

同时也通过图表对总变异质量因数的精确度进行了审核。在图 8.12 中，这些指标中 95%预计变化范围与围绕每一个产品的总差异性建立的范围进行了比较。代表总差异性的区间刚好低于 4σ 单位的宽度，σ 在这里代表了估计标准偏差，μ 在这里代表了产品 *MMAD* 预估均值。该范围被特别定义为

$$\mu+(1.96\sigma)-[\mu-(1.96\sigma)]=3.92\sigma \tag{8.3}$$

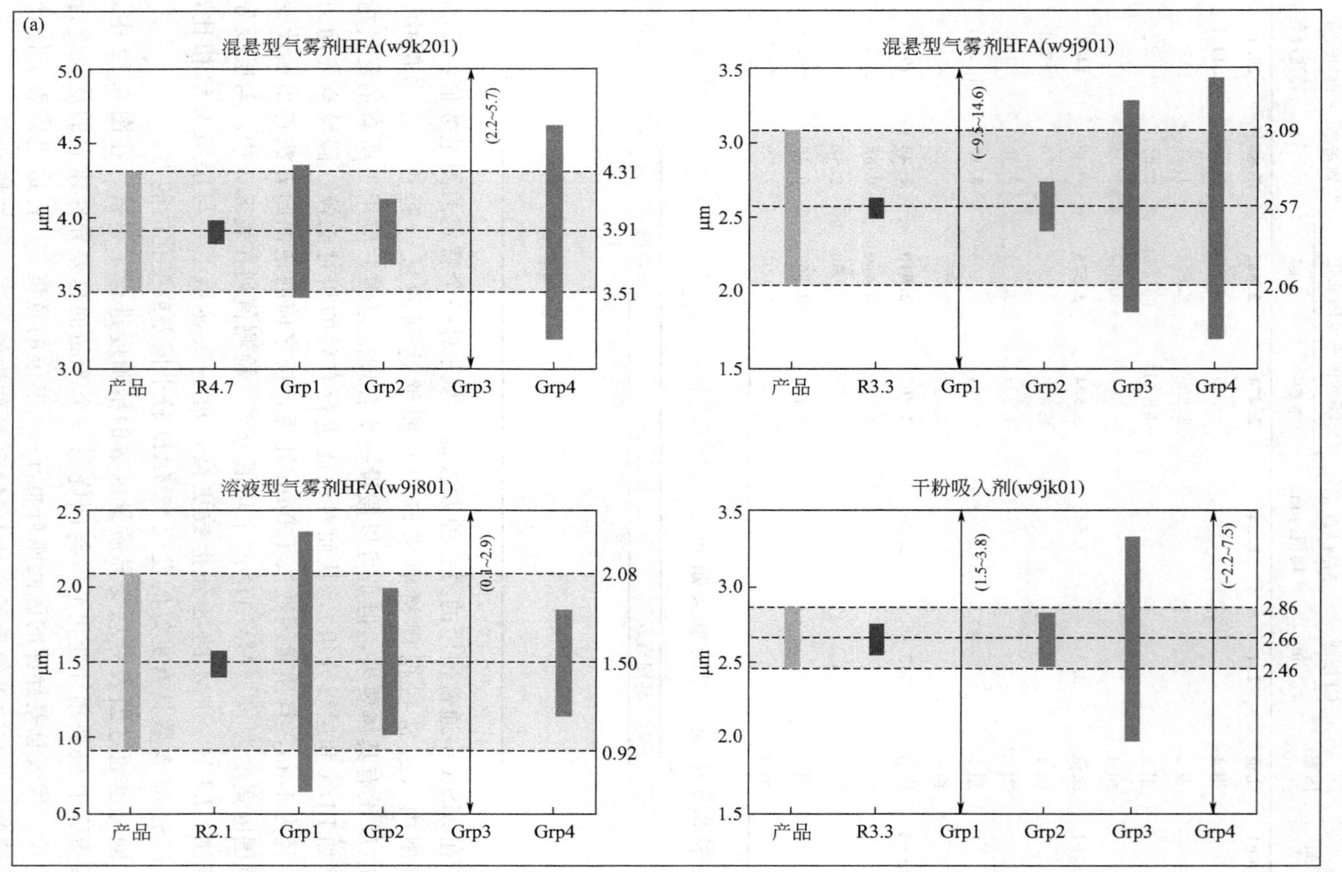
(a)
混悬型气雾剂HFA(w9k201)
5.0
4.5
4.0
3.5
3.0
μm
4.31
3.91
3.51
(2.2~5.7)
产品
R4.7
Grp1
Grp2
Grp3
Grp4
混悬型气雾剂HFA(w9j901)
3.5
3.0
2.5
2.0
1.5
μm
3.09
2.57
2.06
(-9.5~14.6)
产品
R3.3
Grp1
Grp2
Grp3
Grp4
溶液型气雾剂HFA(w9j801)
2.5
2.0
1.5
1.0
0.5
μm
2.08
1.50
0.92
(0.1~2.9)
产品
R2.1
Grp1
Grp2
Grp3
Grp4
干粉吸入剂(w9jk01)
3.5
3.0
2.5
2.0
1.5
μm
2.86
2.66
2.46
(1.5~3.8)
(-2.2~7.5)
产品
R3.3
Grp1
Grp2
Grp3
Grp4

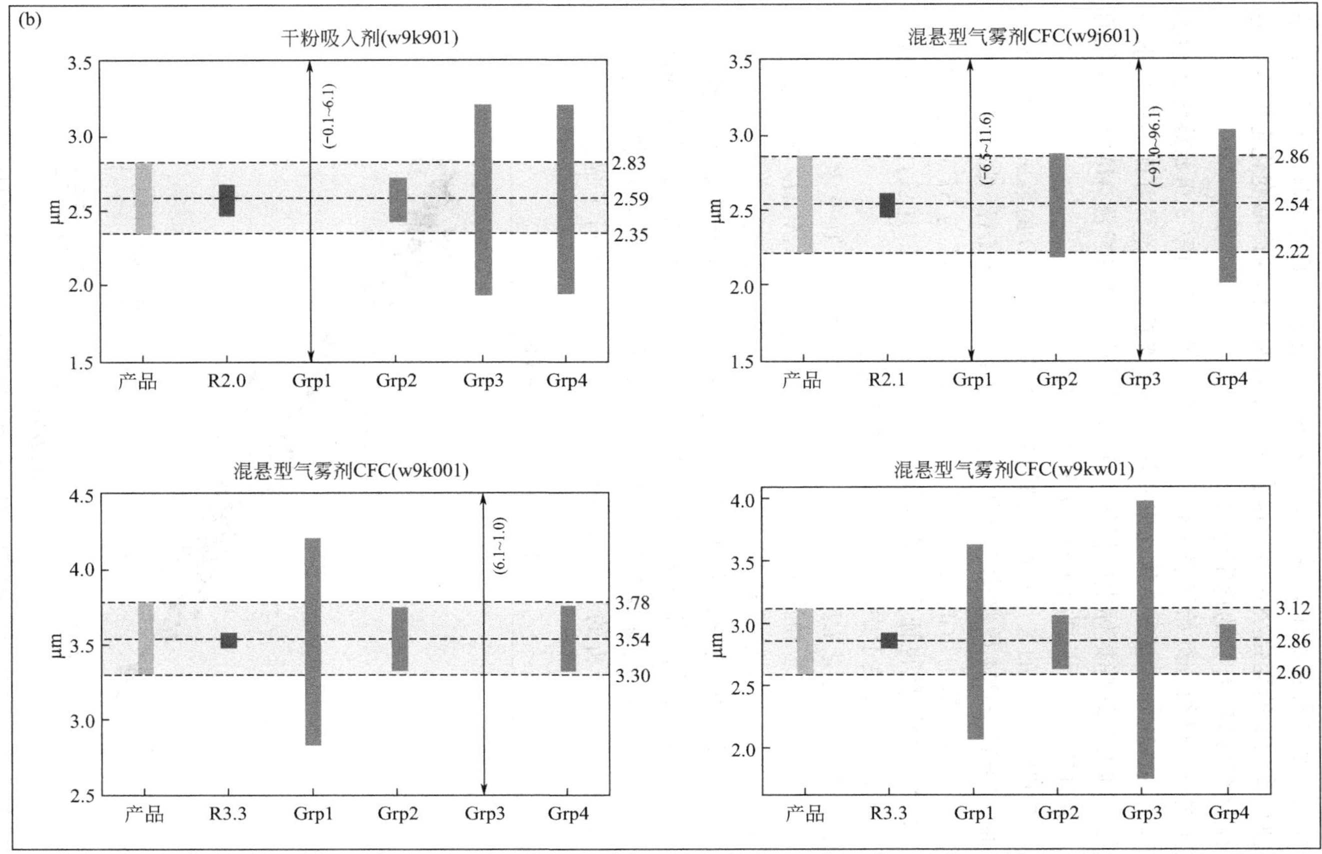

图 8.12　产品差异性检测精确度图表（a）OIPs**w9k201**，**w9j901**，**w9j801**，**w9jk01**；（b）OIPs**w9k901**，**w9j601**，**w9k001**，**w9kw01**

其中，1.96σ 是范围的宽度，包含大约 95%的单个 *MMAD* 值。该质量因数是差异性比较，比较了预估平均 *MMAD* 的差异性和单独的 *MMAD* 检测中的总差异性。在各种情况下，通过 *LPM/SPM* 值估算平均 *MMAD* 的变化始终比单独计算预期的变化小几倍，这表明在正常观察到的产品变化范围内，能够充分检测 *MMAD* 差异的稳定能力。

相比之下，层级分组始终表现较差的性能。第 1 组和第 3 组始终无法检测到该范围内的 *MMAD* 差异，第 2 组和第 4 组在能够检测差异方面表现出不一致的性能。即使在这些指标中的任何一个可能被认为足以检测 *MMAD* 变化的情况下，其性能也比相应的 *LPM/SPM* 值指标差。

表 8.5 和图 8.12 的 8 个产品检测结果证明在与 APSD 的集中趋势相关的检测方面，*LPM/SPM* 始终优于其他的层级分组（如 *MMAD* 值所示）。注意 CI 层级 d_{50} 在该表格中指的是截止点直径，该点将 *LPM* 与 *SPM* 分离开来。这两个 MSA 质量因数也证实了早期考虑的对组 1 和组 3 的建议，即，这些层级分组实际上不包含关于中位 APSD 的任何信息。

识别指数的值表明 *LPM/SPM* 可以持续检测到近似于零点几微米的 *MMAD* 差异。虽然组 2 和组 4 在一定程度上展示出检测 *MMAD* 变化的能力，但对于同一个产品其检测性能不一致且总是低于 *LPM/SPM*。

另一个比较性能的图形化方法是通过将回归模型中度量指标预测的 *MMAD* 和全分辨级联撞击器测得的实际 *MMAD* 绘制成图。该方法局限于比较组 2 和组 4 的比值参数结果，这是由于其他两组均无法提供任何关于 *MMAD* 的信息。该分析的结果在图 8.13～图 8.20 中进行了描绘，且再一

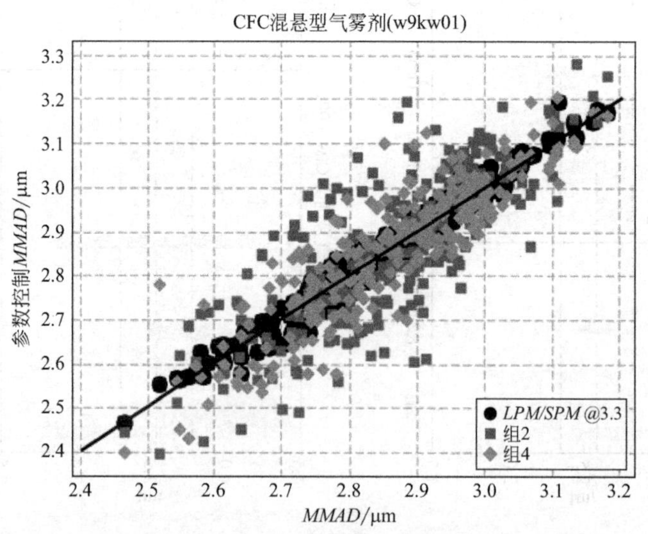

图 8.13　级联撞击器数据中预估（参数控制）*MMAD* 与实际 *MMAD* 的比较：CFC 混悬型气雾剂产品编号，**w9kw01**

次清晰说明了检测 *MMAD* 变化时 *LPM/SPM* 参数相对于层级分组的高度优越性，即，检测任何 OIP 产品所释放的气溶胶平均颗粒粒径的任何变化。

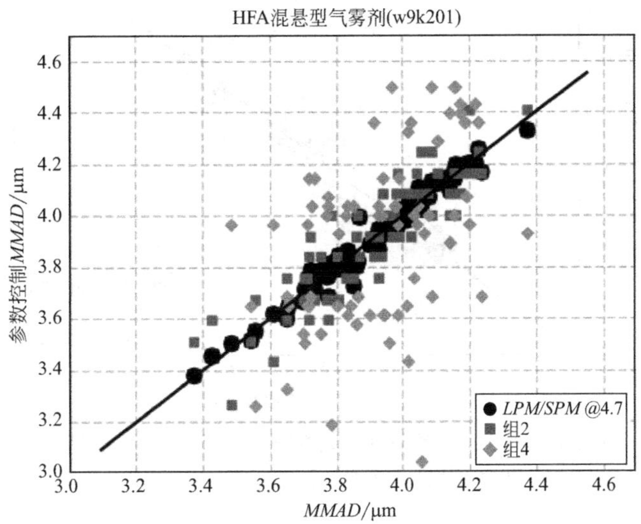

图 8.14　级联撞击器数据中预估（参数控制）*MMAD* 与实际 *MMAD* 的比较：HFA 混悬型气雾剂产品编号，**w9k201**

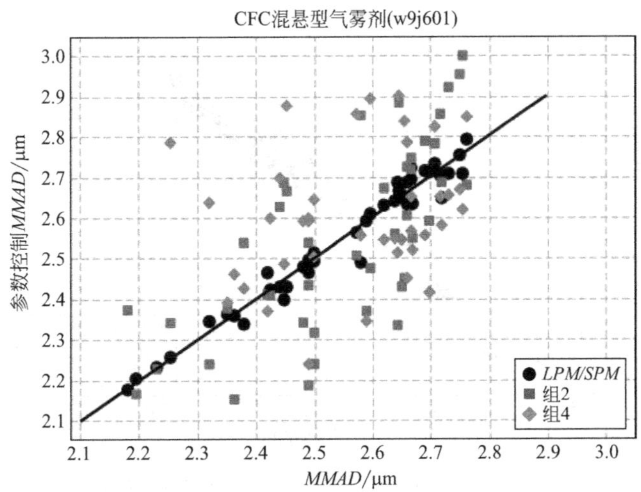

图 8.15　级联撞击器数据中预估（参数控制）*MMAD* 与实际 *MMAD* 的比较：CFC 混悬型气雾剂产品编号，**w9j601**

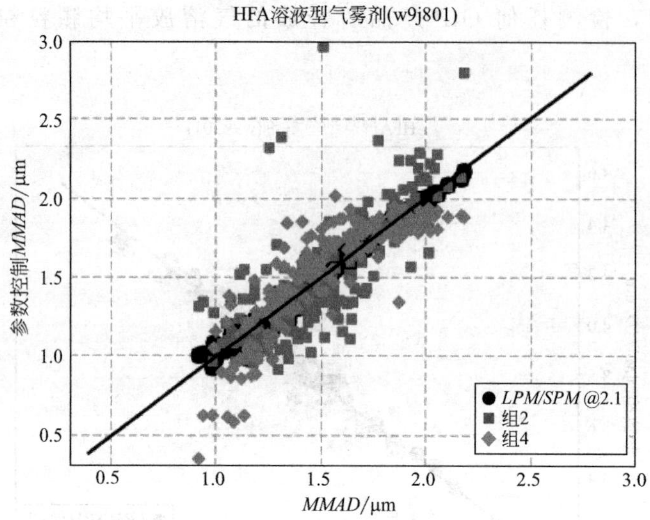

图 8.16 级联撞击器数据中预估（参数控制）*MMAD* 与实际 *MMAD* 的比较：HFA 溶液型气雾剂产品编号，**w9j801**

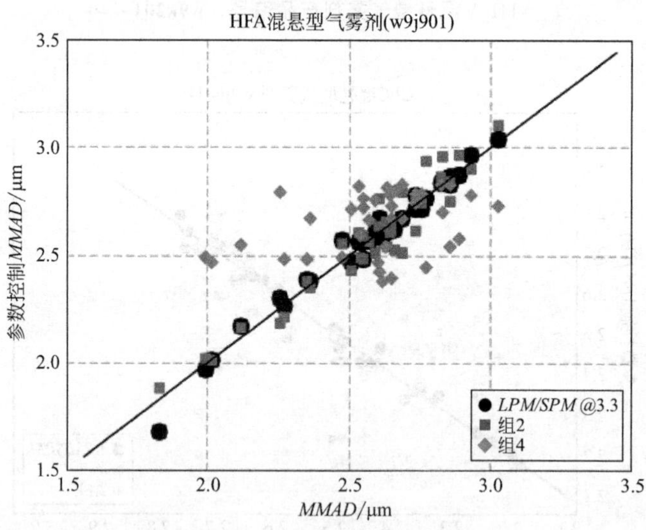

图 8.17 级联撞击器数据中预估（参数控制）*MMAD* 与实际 *MMAD* 的比较：HFA 混悬型气雾剂产品编号，**w9j901**

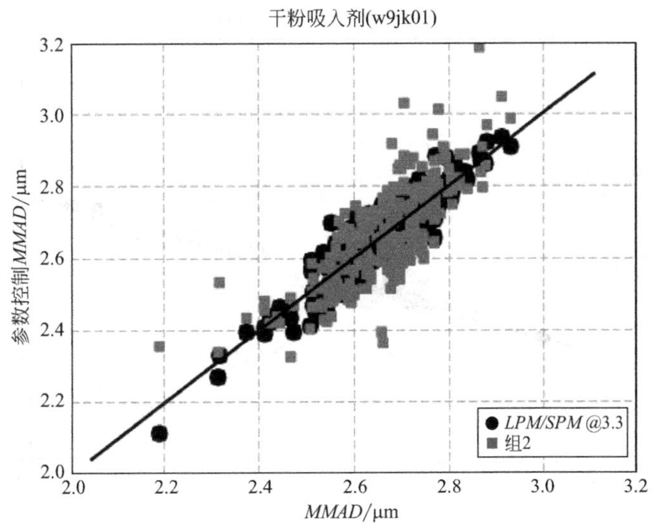

图 8.18　级联撞击器数据中预估（参数控制）*MMAD* 与实际 *MMAD* 的比较：DPI 产品编号，**w9jk01**；由于实际 *MMAD* 相对较差的关联性，因此不包括组 4 的结果

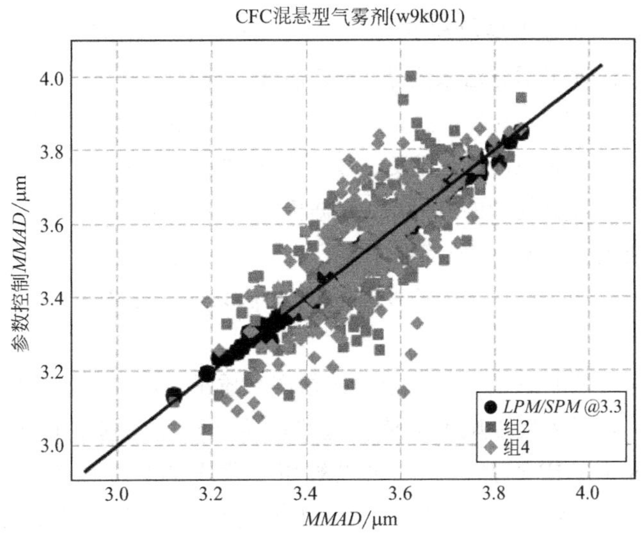

图 8.19　级联撞击器数据中预估（参数控制）*MMAD* 与实际 *MMAD* 的比较：CFC 混悬型气雾剂产品编号，**w9k001**

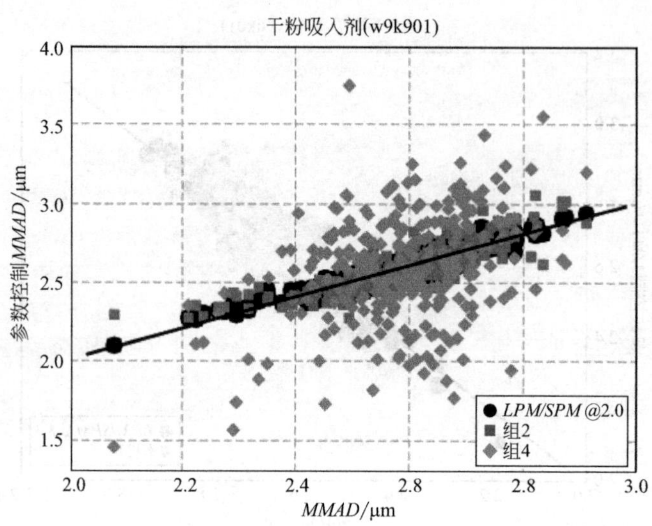

图 8.20 级联撞击器数据中预估（参数控制）*MMAD* 与实际 *MMAD* 的比较：DPI 产品编号，**w9k901**

8.5.2 OCC 方法

为了比较层级分组参数与 EDA 在做出 *MMAD* 变化的正确决策上的相对能力，采用了两种不同方法来测定 OCC 曲线。随后介绍的第一种策略由 Tougas 开发，称为“Tougas”方法，该方法基于更简单的基本假设模型。第二种策略，由 Christopher 和 Dey 开发，被命名为“Christopher-Dey”方法，使用相同概念但是包含更复杂的实际 CI 数据模型，该模型采用更少假设的仿真实验，更多地通过实际 CI 数据特性来运算。然而，这两种不同的评估策略得到了同一个结论，即 EDA 方法即使在保守的假设下，也有更高概率作出正确决策。

该运算的目的并不是为了比较或评估产品质量，而是以比较这两种方法为目的，因此选择了可接受限度的值。这些可接受限度是基于 IPAC-RS 随机数据库提供的 8 个 OIP 产品数据，可以被用于代表整个过程的可行性。然而，这些产品的实际规定限度是未知的，且很可能远超出这里的使用限度。

在该评估中，层级分组仅包括那些撞击器层级的截止上限（表 8.1 中组 2～4）。这是为了确保 EDA 和层级分组方法在规定粒径原料中总颗粒是等效的（即具有相同的 *ISM*）。

8.5.2.1 “Tougas”策略概述

在 Tougas 方法中，根据所考虑的每种产品的实际 CI 数据计算出各个层级分组的平均值，并拟合了累积的粒度分布以建立参考值或“理想”APSD。

如上所述，OCC 的直接确定需要上下限和测量精度的估值。基于 *MMAD* 的变化，为构建反映区分能力的 OCCs，选择了一系列假定的 *MMAD* 极值，并将整体测量精度值应用于所有的 8 种 OIP。所选测量精度（*LPM*/*SPM* 和层级分组）的基础是所研究产品中观察到的精度。应用于该分析的实际值对于 *LPM*/*SPM* 和层级分组检测限分别为 0.05%和 1%。通常，OCC 的计算也需要测试计划和决策方案。为了简单和公平的比较，在当前研究中，假定该决策是基于单次测量的结果。

整体过程总结如下：

(1) 考虑特定的 OIP 产品。

(2) 在可运算的条件下，计算单独层级的平均值。

(3) 将累积粒径分布与层级均值拟合。这定义了一个参考或理想化的 APSD（按照 Christopher 等人的方法[8]，一个 4 因素对数模型，其最小值趋于 0）。需注意，该模型的拟合因素与 *MMAD* 值、最大粒径限度、最小粒径限度和 APSD 累积重量加权曲线的陡度有关。除了 *MMAD* 和陡度，参数还包括了两条渐近线（即，最小和最大颗粒质量），注意前者被强制设为 0。

(4) 定义两种累积颗粒粒度分布，把参考或“理想化”的 APSD 分类并拟合到第 3 步。这两种累积颗粒粒度分布代表了相同的/相似的参考/理想化分布。对于参考/理想化 APSD 相似/相近的程度，是通过统计计算被替代的累积 APSD 和参考/理想化 APSD 之间的拟合度来表达的。该过程的描述如下：目标 APSD 改变了颗粒分布的上、下限的相似范围——自相似现象——用于表征具有相似 APSD 特性和 *MMAD* 数值的最小和最大批次的可重复的方法。

(5) 变化后的累积 APSD 分布和限度，可以通过 *MMAD*、*LPM*/*SPM* 和层级分组进行计算而获得，并用于表示与原始/理想的 APSD 曲线等效。该过程❶展示了“门柱”所有三个参数等同于参考/理想化累积 APSD 参数。标记这些相等的“门柱”为 θ_L 和 θ_H。

---

❶ 应当指出，通过计算每个点的累积 APSD 与目标累积 APSD 之间的拟合度，并通过统计的方法建立预设极限。多级统计（0.9，0.8，0.7，和 0.6）被应用于产品研究，限度结果列入表 8.6。当假设限度通过系统化过程获得，实际值就变得不那么重要了。比较这两个指标性能的重要约束是，每一个特定限度都已经按照等效的要求转换为特定指标。

(6) 基于第 (3) 步预估的因素，产生了一系列只有 *MMAD* 的不同累积 APSDs。

(7) 对第 (6) 步产生的一系列累积 APSDs 进行类似参数计算 (*LPM*/*SPM* 和层级分组)。

(8) 假设每一层级分组及独立检测可接受标准内的 *LPM*/*SPM* 标准偏差为标示量的 0.05% 和 ±1%，计算与限度的近似程度，计算式如下：

$$概率值(\theta_L) \leqslant X \leqslant \left(\frac{\theta_H}{X}\right) \approx 正常值(\mu,\sigma=0.05 或 \sigma=1\%) \qquad (8.4)$$

其中 X 既可以代表 *LPM*/*SPM*，也可以代表层级分组，μ 代表了步骤 (7) 中从一系列产生 *MMAD* 变化的累积 APSDs 计算获得的最佳参数值。无论是比值还是层级分组，观察数据发现它们都是单峰且近似对称，因此，应用常态作为比较基础并不是没有理由的。

(9) 最终 OCCs 是在等效 "门柱" 范围内绘制放行概率或者最佳参数值的概率，并绘制成 *MMAD* 的函数。

表 8.6　用于描绘运行特性曲线的预设限度，比较 *LPM*/*SPM* 与层级分组

拟合度标准(R^2)	假定限度 *MMAD*/μm			
	w9j601	**w9j801**	**w9j901**	**w9jk01**
0.9	2.03～3.04	1.14～1.83	2.25～3.00	2.11～2.97
0.8	1.81～3.24	1.02～1.98	2.09～3.15	1.94～3.14
0.7	1.62～3.40	0.93～2.08	1.96～3.27	1.81～3.27
0.6	1.47～3.54	0.85～2.17	1.86～3.36	1.71～3.38
	w9k001	**w9k201**	**w9k901**	**w9kw01**
0.9	3.17～4.04	3.49～4.31	2.26～3.10	2.56～3.36
0.8	2.99～4.23	3.33～4.47	2.08～3.27	2.39～3.52
0.7	2.85～4.37	3.19～4.59	1.95～3.40	2.26～3.66
0.6	2.73～4.49	3.08～4.69	1.84～3.51	2.15～3.77

8.5.2.2 "Christopher-Dey" 策略概述

Christopher-Dey 与 Tougas (表 8.1) 使用相同的层级分组以达到评估的目的，考虑代表 *MMAD* 可接受值的范围及确定每一个层级分组和超出范围的 *MMAD* 值之间的关系。由此，可以确定每一个层级分组可接受限度，并被证实与典型 FDA 限度一致。应用相同的技术，可以建立 *LPM*/*SPM* 与 *MMAD* 之间的关系，以及相应的 *LPM*/*SPM* 可接受限度，从而提供 "公平合理" 比较层级分组和 EDA 方法的基础。为了保证实际级联撞击器数据性能，有必要扩大级联撞击器结果的范围，这样可以获得在 *MMAD* 可接受值范围内对执行状态的稳定估计。为了达到这个目的，原始数据无论是向 *MMAD* 较大值还是较小值移动，在物理学角度上已能够干预和控制 OIPs 产品的 APSD 改变。

8.5.2.3　“Tougas”策略的结果

通过为特定产品定义目标 APSD 为起点建立 OCCs。图 8.21 表述了 IPAC-RS 数据库中一个产品级联撞击器的研究结果，该产品为 CFC 混悬型气雾剂，定义为 **w9j601**。该图是实验中独立级联撞击器数据的叠加（$n=43$），并代表了空气动力学粒径分布数据。需注意，定义目标 APSD 是依靠收集有足够代表性的结果以充分了解问题产品的真实产品开发过程。在这种情况下，使用了来自 IPAC-RS 数据库的所有可用数据。要从这些数据中选择并建立目标 APSD，第一步需要将层级与层级之间每层 API 的量进行均值处理，第二步是累积加权，第三步拟合累积 APSD 的 Logistic 曲线模型。图 8.22 和图 8.23 描绘了产品 **w9j601**。

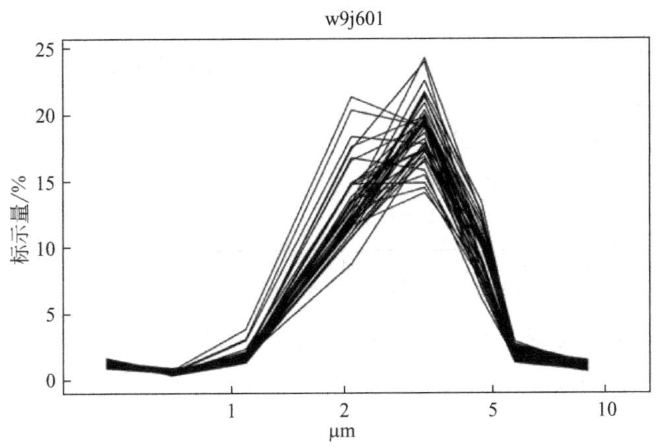

图 8.21　CIPAC-RS 数据库中 CFC 混悬型气雾剂（**w9j601**）级联撞击器检测 APSDs 的叠加图

通过判定系数（R^2）的概念建立统计学模型拟合，并制定限度。目标 APSD 使用 *MMAD* 值来替代，且其虚拟的 R^2 值采用被替代的 *MMAD* 分布来计算。可以选择任意的 R^2 值（0.9，0.8，0.7，和 0.6）来建立 *MMAD* 限度，并且选择相应假设限度的 *MMAD* 值。虚拟 R^2 可以通过式（8.5）进行

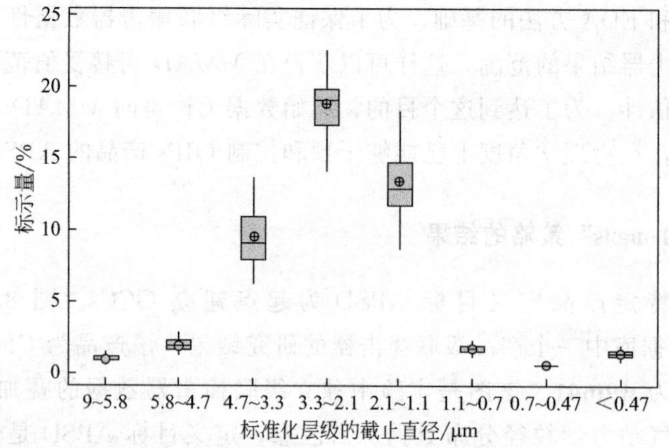

图 8.22　CFC 混悬型气雾剂（**w9j601**）级联撞击器层与层之间检测结果盒型图；“环形＋号”的标记，代表了 $n=43$ 个层级的平均值结果

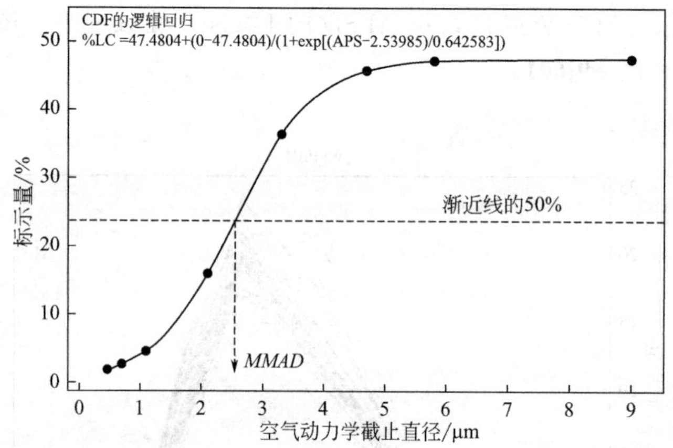

图 8.23　确定 CFC 悬浮液 MDI **w9j601** 的目标累积 APSD：逻辑模型对累积质量加权 APSD 的拟合；百分比标示量（%LC）；等式中的“APS”＝空气动力学粒径（μm）

计算。

$$R^2=\frac{\sum_{i=1}^{n}(y_i-y_i)^2}{\sum_{i=1}^{n}(y_i-\bar{y}_i)^2}=\frac{\sum_{i=1}^{n}(\%LC_{替代}-\%LC_{参考})^2}{\sum_{i=1}^{n}(\%LC_{替代}-\%\overline{LC}_{参考})^2} \tag{8.5}$$

值得注意的是，对于特定颗粒大小的差异，可计算曲线间的垂直距离。这是一种确定可接受 *MMAD* 值范围的目标/参考 APSD 曲线周围边界的方法。

再次提醒读者，这些选项与产品研究的实际质量限度没有任何联系。它们被选出应用于研究特定的 APSD 相关参数的状态。图 8.24 描述了当 R^2 设置为 0.9 时 OIP 产品（**w9j601**）的状态。可以通过全部限度的设置（表 8.6）方法获得 OCCs。

当使用 *MMAD* 值的假设限度，并用累积 APSDs（图 8.25）及以 API 各层级独立数值的形式来绘制 APSDs（图 8.26），可以在假设限度内构建理想化的 APSDs。值得注意的是，该部分内容考虑到了无形状变化下的 *MMAD* 分布的变化。

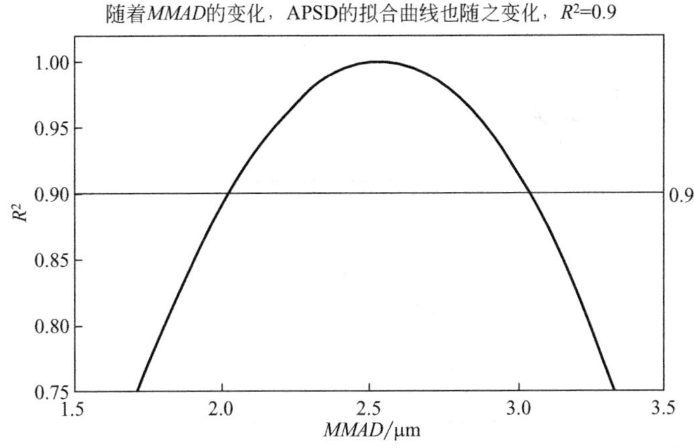

图 8.24　建立假设限度来描绘 OCCs 的过程：通过 *MMAD* 值来定义限度与选取 R^2 值（0.9）的交叉点及拟合度曲线相一致

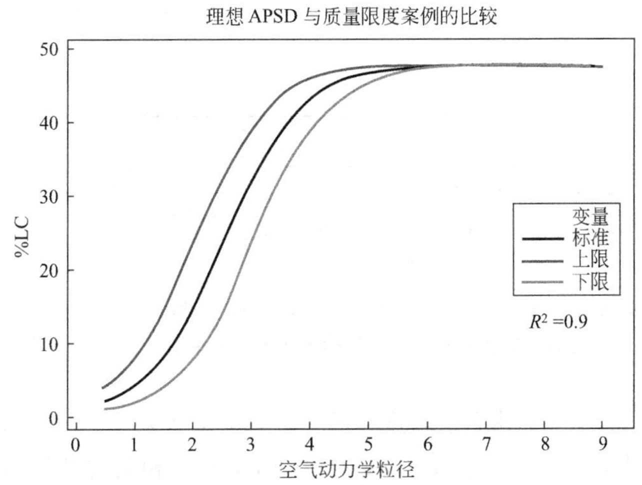

图 8.25　OIP 产品（**w9j601**）累积 APSD 重量图说明 APSDs 的目标和限度在 R^2 为 0.9 时可以获得

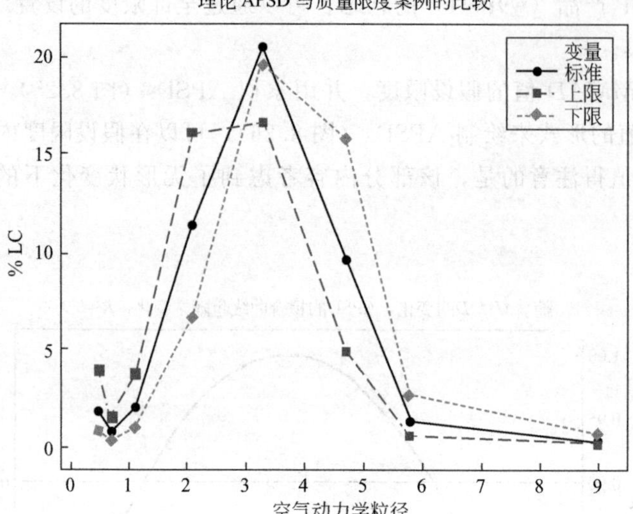

图 8.26　如图 8.25 所示 OIP 产品（**w9j601**）的每层级的原料量可以通过累积 APSDs 目标和限度获得

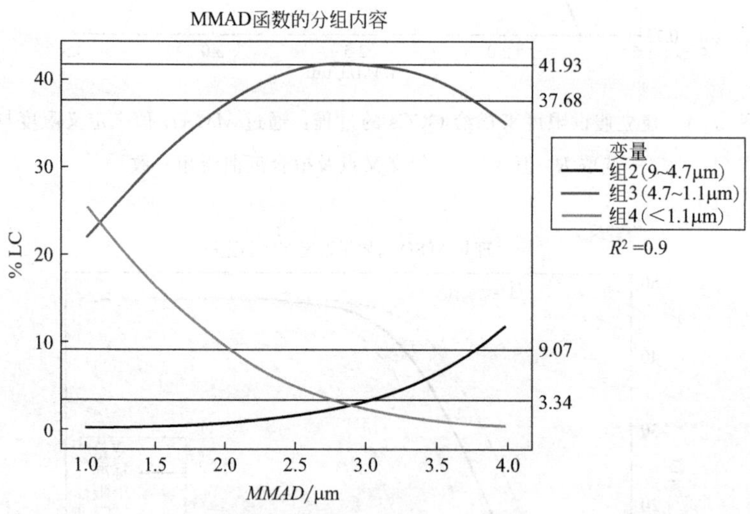

图 8.27　CI 层级分组的理想化作用是用于改变 OIP 产品（**w9j601**）目标 APSD 的 *MMAD* 值；图中水平线表示 APSD（组 2 和组 4）相关的上下线条单极限，及中间组的双极限（组 3）

一旦根据 *MMAD* 建立了限度并计算了相应的极限累积 APSD，就可以通过这些极限累积 APSD 建立与 EDA 和“层级分组”相关的参数指标和相应的限度指标。图 8.27 记录了层级分组的理想化作用是用于改变 OIP 产品（**w9j601**）目标 APSD 的 *MMAD* 值，并通过叠加的方法从极限累计值计算出极值。为了研究与分组相关的 APSD 上下限（组 2 和组 4）建立了单侧限度，按照研究惯例，同时为中心组（第 3 组）建立了双侧限度。

通过对图 8.27 进一步观察，可以得到一些更有意义的结果。首先，这支持了对组 2 和组 4 使用单侧限度概念，通过计算 APSD（*MMAD*）颗粒质量加权平均值检测颗粒粒径的改变。原则上，组 2 层级中 API 量的增加也标志着 *MMAD* 的增加，相反，组 4 层级中收集到的 API 量的增加则标志着 *MMAD* 的降低。其次，组 3 层级的预测状态显示无法提供改变 *MMAD* 的实际控制方法。该图中，预计 *MMAD* 值中每 1μm 的变化仅有 4.25%的标示量不一致。进一步说，组 3 层级的颗粒组成和 *MMAD* 之间的关系并不是单调函数，当 *MMAD* 为 3μm 时有最大值。

绘制 OCCs 的最后一步，是根据每个参数的精度计算每个参数的可接受程度（*LPM*/*SPM* 的 $s=0.05$，层级分组的 $s=1.0$），这些参数具有替代 APSDs 的 *MMAD* 预设限度的功能。在这种层级分组的策略下，所有分组的限度条件都需要符合一定的要求。因此，可以通过考虑所有层级分组都满足预设限度的概率来计算最终可接受的概率。如上所述，预设的第 3 组的要求就存在一定的问题。由该图（图 8.28）产生的实际 OCCs 的曲线形状证明了这一观点。该

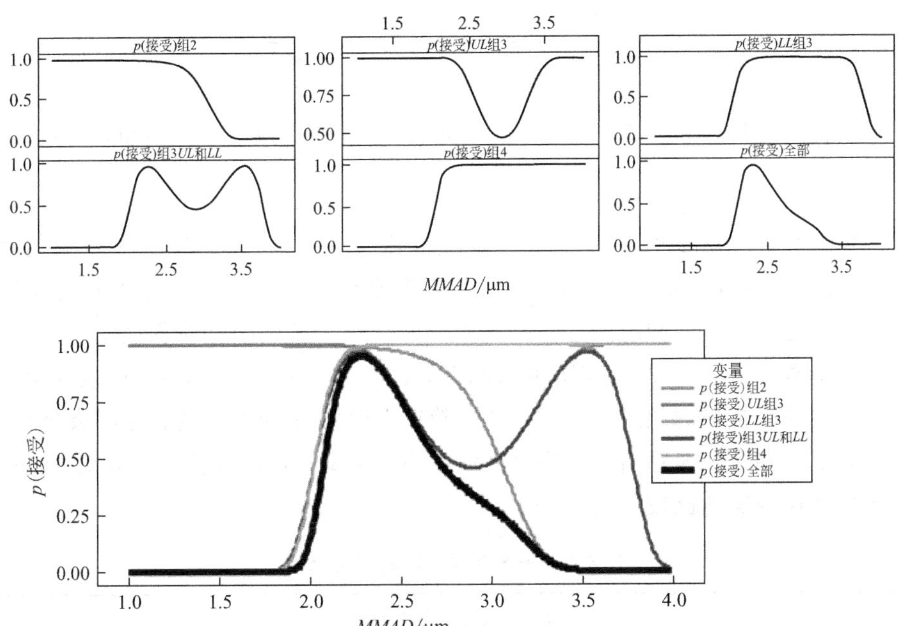

图 8.28　OIP 产品（**w9j601**）可接受限度在单个层级分组条件下的曲线及组合曲线；*LL* 为最低可接受限度；*UL* 为最高可接受限度；*p* 为概率

图说明了在特定情况下各个层级分组对整个OCC的影响，并说明了层级分组3的*MMAD*值在特定数值下的变化方向。这一结果，产生了另外一组OCC，该OCC摒弃了组3的所有要求，并兼顾了满足第2组和第4组可接受限度的要求。

所有关于*LPM*/*SPM*和层级分组的比较结果产生的OCCs均列入图8.29～图8.37中。图8.29说明了*LPM*/*SPM*、层级分组、包含3个层级、仅考虑组2和组4的层级分组组成的OCCs，所有理想化OCC比较的叠加。读者将会回想起特殊情况下解释CFC混悬型气雾剂（产品**w9j601**）的结果，其限度是以R^2为0.9来定的。

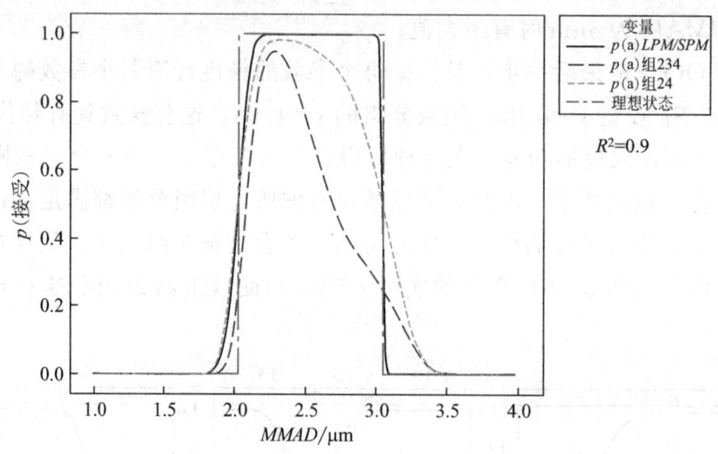

图8.29 *LPM*/*SPM*相对于层级分组的相关OCC在同一OIP产品（**w9j601**）中的比较，且定义R^2=0.9

需要考虑，图中所示的组3其可接受限度在*MMADs*范围内无法达到1.0。并且在所有的限度和OIP中均能够观察到这一现象。在这种特殊情况下，仅考虑观察组2和组4也会出现同样的问题，虽然问题在程度上小一些。同时，参数*LPM*/*SPM*在相应的OCC中表现出卓越的性能，OCC表现出适当的可接受及拒绝的状态，且所有曲线趋近于理想的OCC，然后为层级分组。

表8.7和表8.8总结了在临界区域内相关Ⅰ型（错误接受）和Ⅱ型（错误拒绝）错误的定性比较（图8.38）。

表8.7 表8.8中比较的关键指标

R^2值被用于建立限度	
(a)Ⅰ型范围,下限	(b)Ⅰ型范围,上限
(c)Ⅱ型范围,下限	(d)Ⅱ型范围,上限

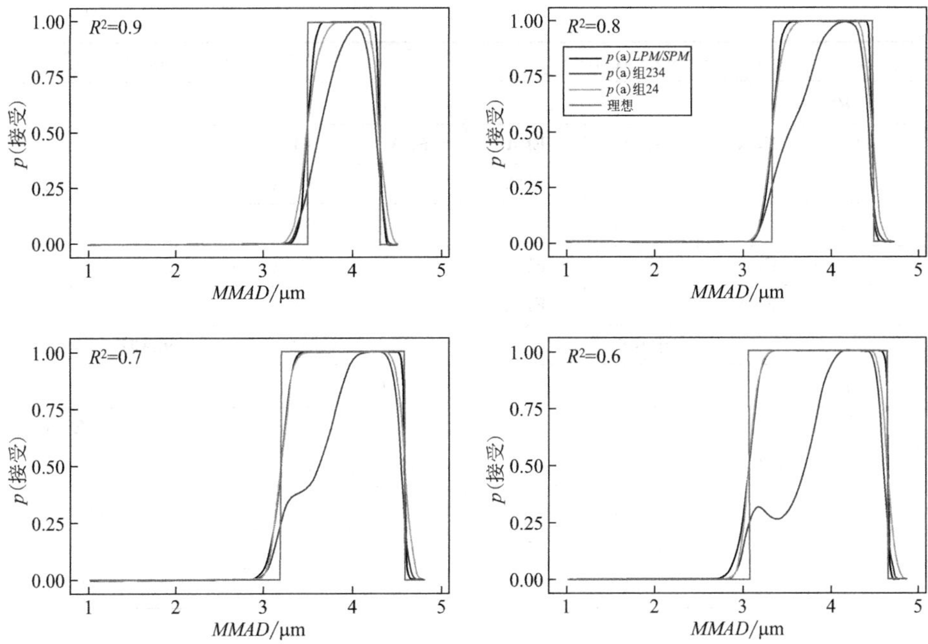

图 8.30　*LPM/SPM* 相对于层级分组的相关 OCC 图在同一 HFA 混悬型气雾剂（**w9k201**）中的比较

表 8.8　IPAC-RS 数据库中 OIP 产品的 APSD 数据绘制 OCCs 曲线在临界区域内关于Ⅰ型和Ⅱ型错误的定性比较：EDA＝基于比值参数的决策（*LPM/SPM*）；Gr24＝基于组 2 和 4 的决策（不包含组 3）

HFA 混悬型气雾剂（**w9k201**）				HFA 混悬型气雾剂（**w9j901**）			
$R^2=0.9$		$R^2=0.8$		$R^2=0.9$		$R^2=0.8$	
EDA	**EDA**	EDA	EDA	EDA	EDA	≈	EDA
EDA	EDA	≈	EDA	≈	EDA	≈	EDA
$R^2=0.7$		$R^2=0.6$		$R^2=0.7$		$R^2=0.6$	
≈	EDA	≈	EDA	≈	EDA	Gr24	EDA
≈	EDA	≈	EDA	≈	EDA	Gr24	EDA
HFA 溶液型气雾剂（**w9j801**）				干粉吸入剂（**w9jk01**）			
$R^2=0.9$		$R^2=0.8$		$R^2=0.9$		$R^2=0.8$	
EDA	**EDA**	EDA	**EDA**	**EDA**	**EDA**	EDA	**EDA**
EDA	EDA	EDA	EDA	EDA	EDA	EDA	EDA
$R^2=0.7$		$R^2=0.6$		$R^2=0.7$		$R^2=0.6$	
Gr24	EDA	Gr24	EDA	≈	EDA	≈	EDA
Gr24	EDA	Gr24	EDA	≈	EDA	Gr24	EDA

续表

干粉吸入剂(**w9k901**)				CFC 混悬型气雾剂(**w9j601**)			
$R^2=0.9$		$R^2=0.8$		$R^2=0.9$		$R^2=0.8$	
EDA	**EDA**	**EDA**	**EDA**	**EDA**	**EDA**	Gr24	≈
EDA	EDA	EDA	EDA	≈	EDA	Gr24	EDA
$R^2=0.7$		$R^2=0.6$		$R^2=0.7$		$R^2=0.6$	
EDA	EDA	EDA	EDA	Gr24	EDA	Gr24	EDA
≈	EDA	≈	EDA	Gr24	EDA	Gr24	EDA
CFC 混悬型气雾剂(**w9k001**)				CFC 混悬型气雾剂(**w9kw01**)			
$R^2=0.9$		$R^2=0.8$		$R^2=0.9$		$R^2=0.8$	
≈	EDA	≈	EDA	≈	EDA	Gr24	EDA
≈	EDA	Gr24	EDA	Gr24	EDA	Gr24	EDA
$R^2=0.7$		$R^2=0.6$		$R^2=0.7$		$R^2=0.6$	
Gr24	EDA	Gr24	EDA	Gr24	EDA	Gr24	EDA
Gr24	EDA	Gr24	EDA	Gr24	EDA	Gr24	EDA

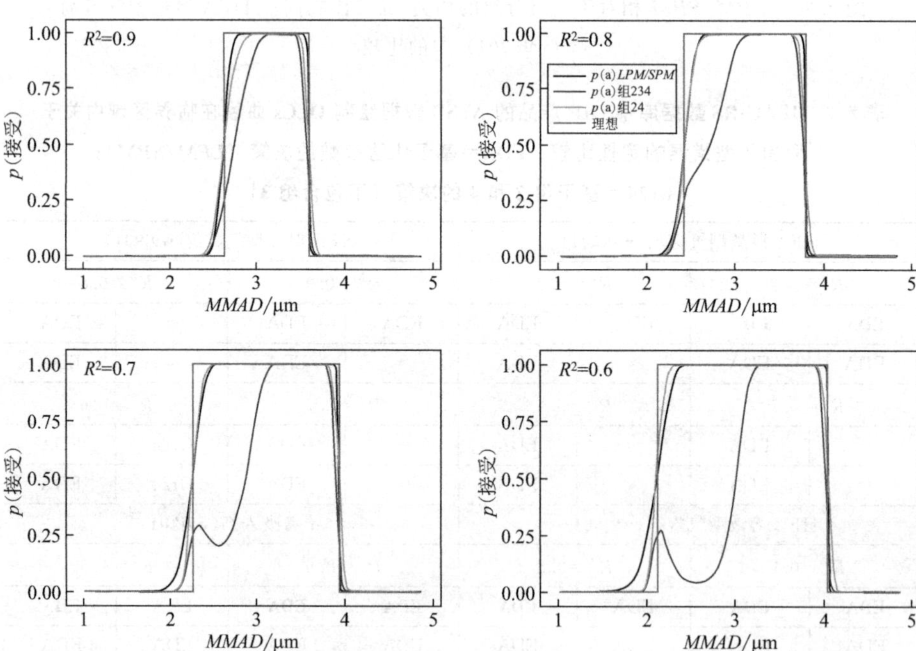

图 8.31 *LPM*/*SPM* 相对于层级分组的相关 OCCs 图在同一 HFA 混悬型气雾剂（**w9j901**）中的比较

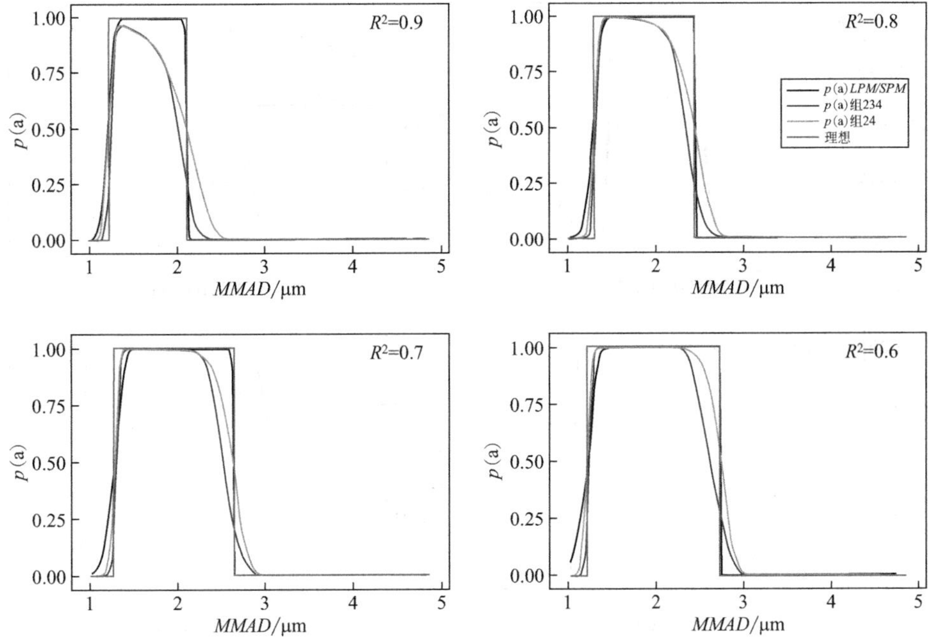

图 8.32 *LPM/SPM* 相对于层级分组的相关 OCCs 图在同一 HFA 溶液型气雾剂（**w9j801**）中的比较；*p*(a) 为接受的概率

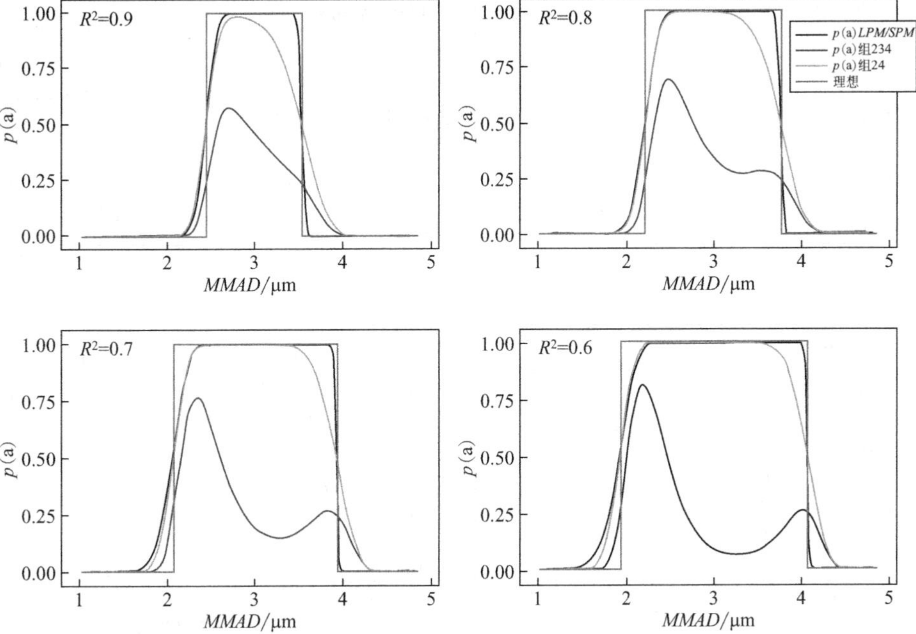

图 8.33 *LPM/SPM* 相对于层级分组的相关 OCCs 图在同一干粉吸入剂（**w9jk01**）中的比较

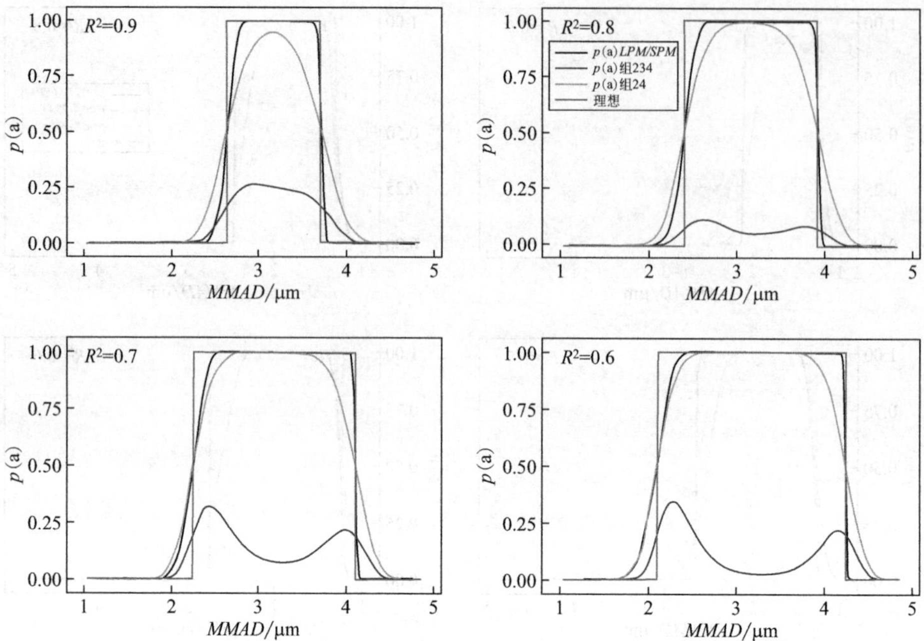

图 8.34 *LPM/SPM* 相对于层级分组的相关 OCCs 图在同一干粉吸入剂（**w9k901**）中的比较

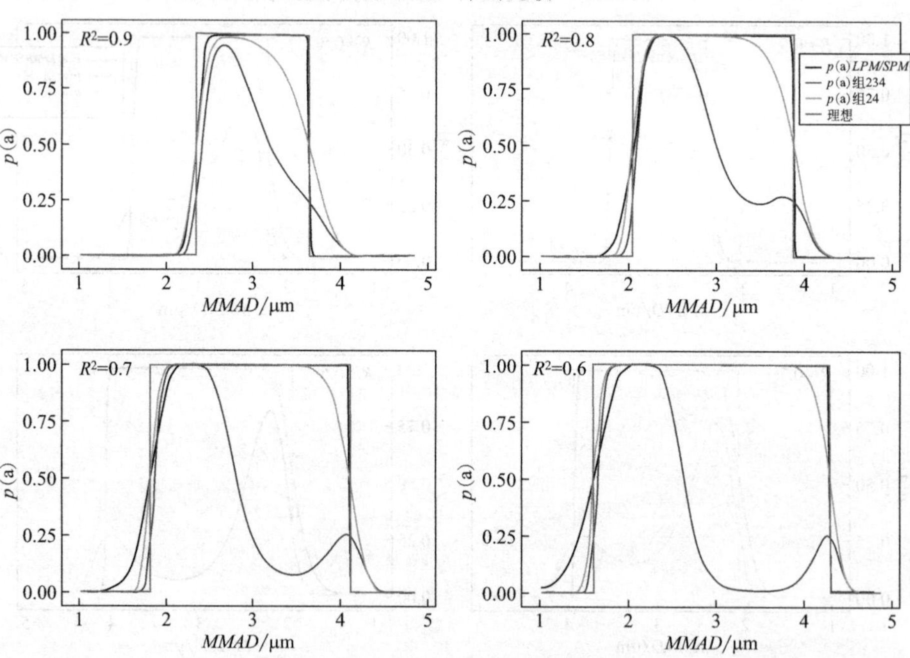

图 8.35 *LPM/SPM* 相对于层级分组的相关 OCCs 图在同一 CFC 混悬型气雾剂（**w9j601**）中的比较

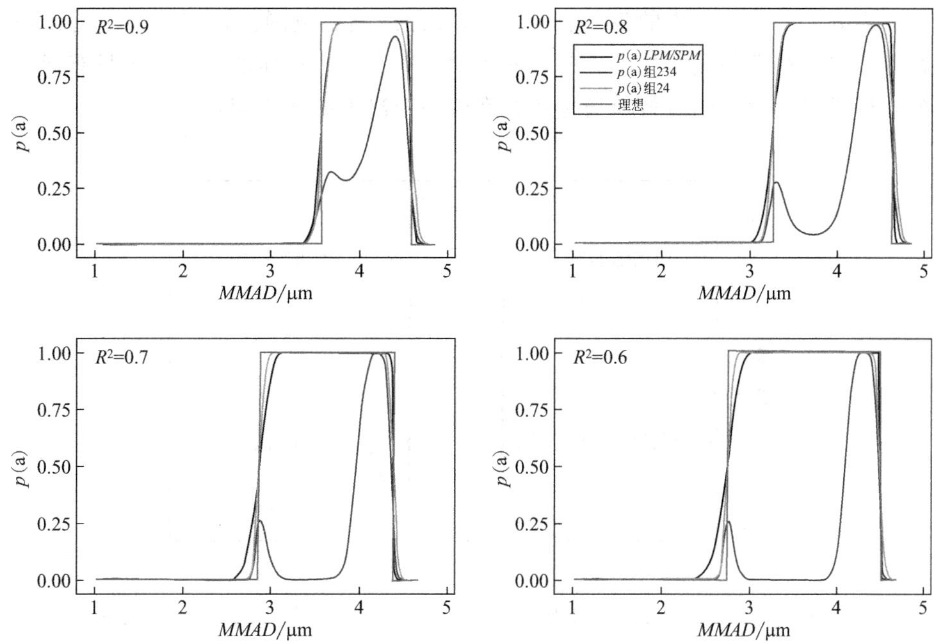

图 8.36　*LPM*/*SPM* 相对于层级分组的相关 OCCs 图在同一 CFC 混悬型气雾剂（**w9k001**）中的比较

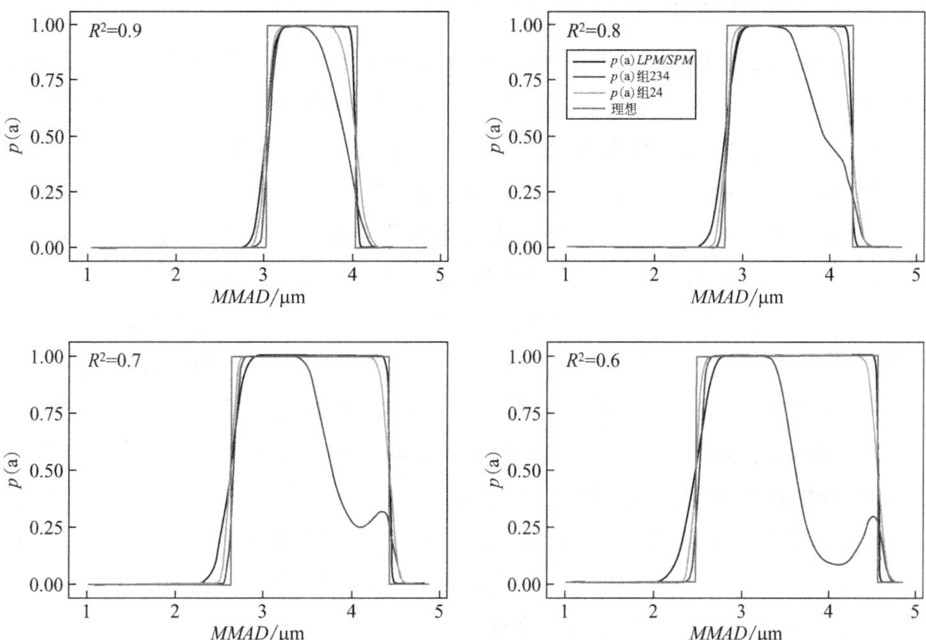

图 8.37　*LPM*/*SPM* 相对于层级分组的相关 OCCs 图在同一 CFC 混悬型气雾剂（**w9kw01**）中的比较

表 8.7 和表 8.8 中的各项表明了 OCC 曲线临界范围内标志性参数的良好性能。当未观察到显著性差异时，使用“≈”符号。粗体的文字表示只有指定的指标是可行的，同时替换指标还存在着一个严重的性能问题。

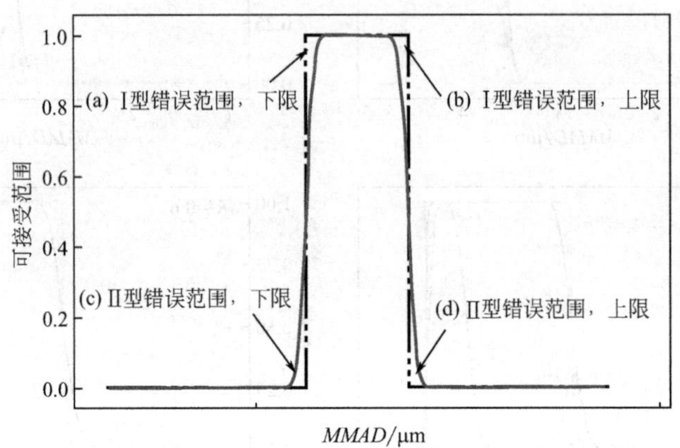

图 8.38　表 8.7 和表 8.8 中显示的相关数据定义了Ⅰ型和Ⅱ型错误的范围

8.5.2.4 “Christopher-Dey” 策略的结果

“Christopher-Dey” 策略采用 APSD 多维模型从统计学角度比较了 EDA 和层级分组方法。预测了两种方法直接发现 APSD 随 *MMAD* 改变而改变的相对能力，这一预估基于利用多元非正态的数据和 OCCs 曲线模拟所获得的错误拒绝范围（Ⅰ型错误）和错误接受范围（Ⅱ型错误）。

质量分布的变化或整个 APSD 的变化必然会改变 *MMAD*。因此，相关方法（EDA 或层级分组）检测 APSD 偏移的能力，可通过评估其实测的 *MMAD* 是否可以落在可接受范围内的能力来确定。使用相同范围的可接受 *MMAD* 值评估每个度量指标，以确保在公平的条件下比较两种方法。

单个 OIP 产品（即，同一个级联撞击器数据值被用于计算每一个参数）使用 CI 检测的 APSD 数据，可通过两种参数设置和相应 *MMAD* 值（参见图 8.39）分别进行计算。在 EDA 方法中，主要关注 *LPM*/*SPM* 的大小。在层级分组方法中，主要关注层级 2，3，4 分布的 API 质量（表 8.1）。特定的 EDA 和层级分组参数在图 8.40 中有详细说明，同时还对 28.3L/min 条件下使用 ACI 的最佳粒径范围进行了详述。

结果表明，如果每一个 *MMAD* 值都在可接受范围内，那每个层级分组的结果也应该落在可接受范围内。*MMAD* 是否在可接受限度内将直接影响用层

级分组来预测 *MMAD* 的效果好坏。同时，EDA 方法做出正确决策的能力与应用比值预测 *MMAD* 值的能力直接相关。

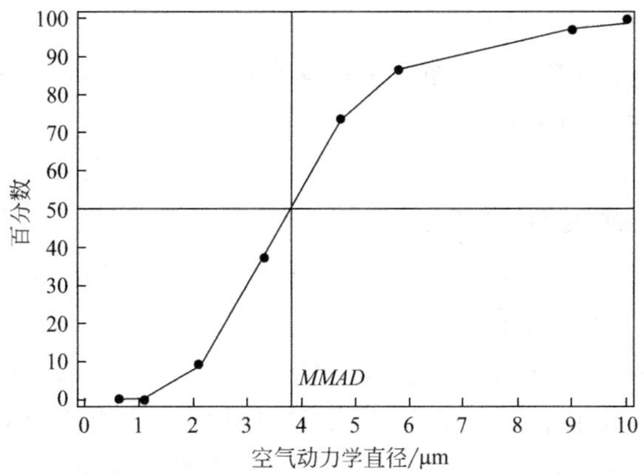

图 8.39　计算每个 APSD 的 *MMAD* 值，且 APSD 使用 4 因素的逻辑曲线拟合见图 7.4

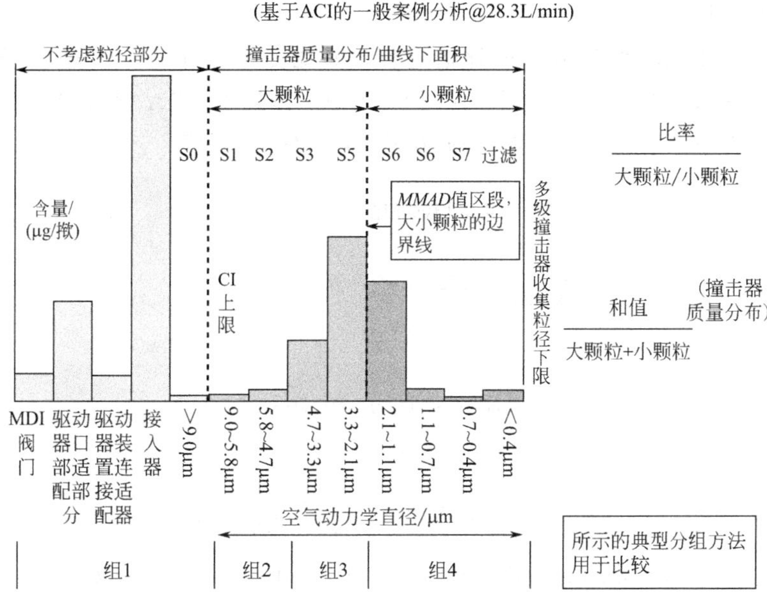

图 8.40　“Christopher-Dey”策略选择的代表性的 APSD 柱状图及相应的 EDA 和层级分组参数

在给定的检验条件下，原假设是CI数据的特征值*MMAD*（类似于总体平均值）处于某个范围内（*MMAD*的上限和下限）。三个层级分组的测试数据即第2组、第3组和第4组的质量分布（类似于样本统计数据，例如平均值或分布百分量）是根据CI样本数据计算出来的。如果所有的三个检测统计数据都在某个限定范围内（各个组的可接受限度上下限内），则原假设是正确的（即没有证据证明*MMAD*在可接受限度范围之外）。

如果三个层级分组测试统计中的任何一组超出了可接受限度，则原假设不成立（即，有证据表明*MMAD*值超出了可接受范围）。同样，可以使用*LPM*/*SPM*检验假设。如果比值落在可接受限度内，接受原假设，若比值落在可接受限度外，则拒绝原假设。

正如先前描述的，对于层级分组方法，*ISM*值完全与APSD的变化相混淆。因此，*ISM*被用于作为评价EDA和层级分组性能差异的额外检测统计量。对于层级分组方法，以上三个层级分组检验统计量和*ISM*必须在可接受的限度内，以证明没有证据显示*MMAD*值超出了可接受范围。类似的，*LPM*/*SPM*和*ISM*必须在可接受限度内以接受原假设。

在这种情况下，确定检验统计量的分布是不可行的，因此不使用封闭式的方法，例如假设检验统计量遵循t分布的方法。相反，可以使用的方法类似于其他非封闭形式的方法，例如自举法。

此处用于比较两种方法的评估过程的数据是来源于IPAC-RS数据库中（产品**w9k001**）的APSD数据。在图8.41中，阐述了EDA和*LPM*/*SPM*的可接受限度以及层级分组条件下*MMAD*的可接受范围值。

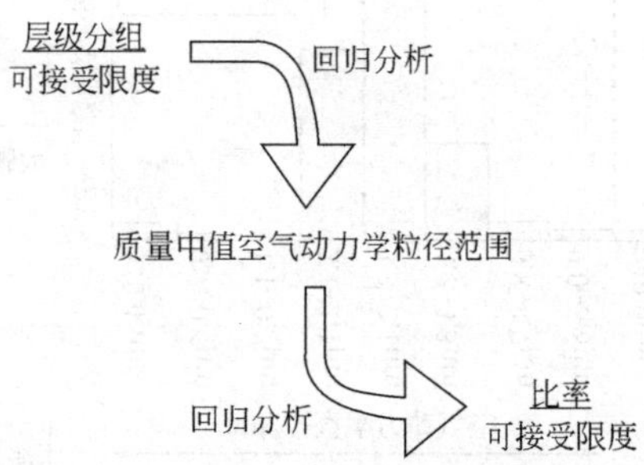

图8.41 图解说明*LPM*/*SPM*与常规范围内*MMAD*值下层级分组可接受限度的可比性

每一个层级分组的可接受限度可通过计算每个层级的分布百分比建立，然后选择分布极端值的质量分数（即 1%～99%），该限度应当与 FDA 限度一致[2]。回归分析被用于在回归线周围的预估范围内，确定每一个层级的质量与相应 *MMAD* 的不确定性关系。为了进行评估，可利用预测区间与各层级上下限的交点建立 *MMAD* 可接受限度的范围，具体见图 8.42～图 8.44。

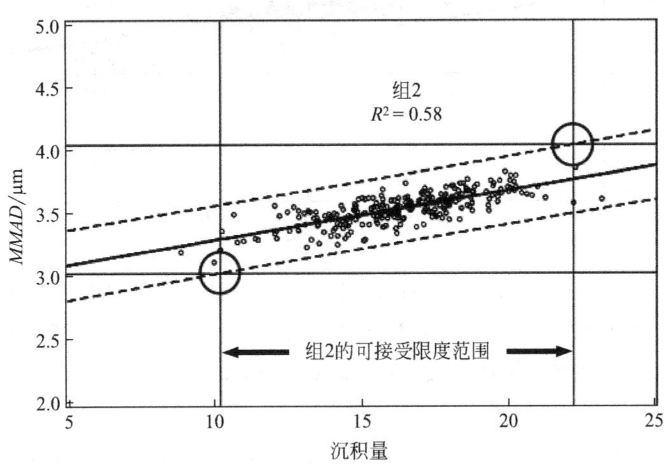

图 8.42　组 2 颗粒分布数据是 *MMAD* 的函数；虚线代表了 *MMAD* 上下限的边界定义的预测范围限度，每一条都是按照可接受预测范围限度和相应的组 2 的可接受限度的中位线定义的

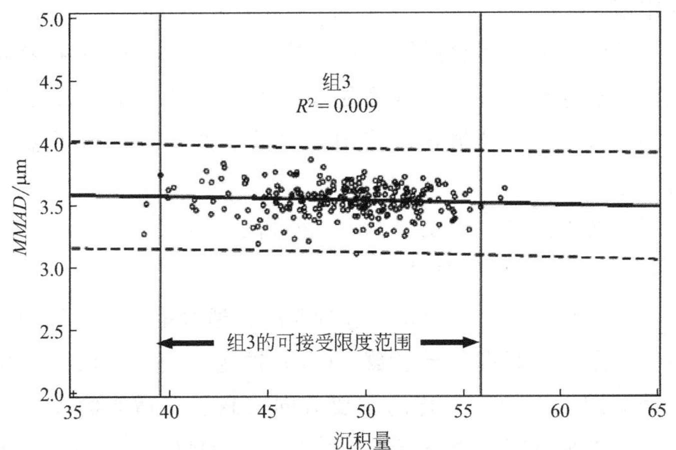

图 8.43　组 3 颗粒分布数据是 *MMAD* 的函数；虚线表示预期限度范围，R^2 的最小值被重点划出，表现出缺乏相关性

组 3 代表了 APSD 的中间部分，与 *MMAD* 显示出低相关性（$R^2=$

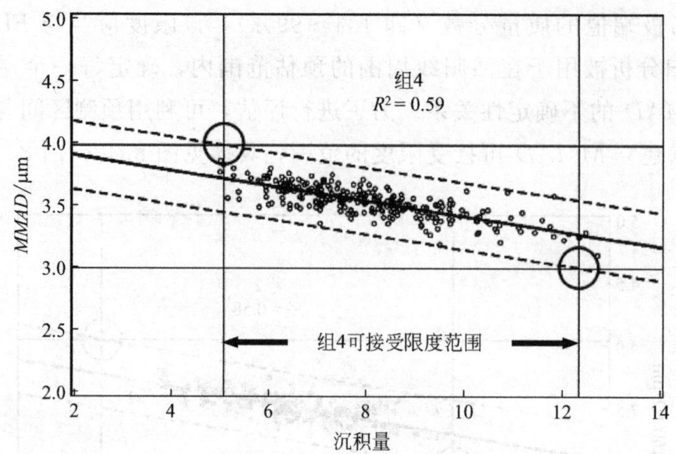

图 8.44 组 4 颗粒分布数据是 *MMAD* 的函数；虚线代表了预计限度范围，虚线的上限和下限中的圆圈代表了 *MMAD* 的限度，每一个 *MMAD* 都是通过组 4 中合适的预计限度范围及相应的可接受限度的水平线来定义

0.009)。组 2 和组 4 代表了 APSD 的尾部水平，与 *MMAD* 显示出高相关性（R^2 分别为 0.58 和 0.59），且 *MMAD*（3.02～4.04μm 和 3.00～3.98μm）具有相同的限度范围。

因此，随后使用组 2 和组 4 限度的平均值作为两种方法评估 *MMAD* 值的共同可接受限度。

在保持原始级联撞击器数据状态的前提下，有必要使用模拟技术扩大数据的范围，确保在建立的 *MMAD* 可接受限度内对两种方法的性能作出正确评估。对于每一组级联撞击器数据，使用 4 参数曲线拟合生成了累积质量加权 APSD 曲线（见图 8.39）。

通过改变曲线来改变 *MMAD*，通过变量法，由每一个级联撞击器层级中 d_{50} 粒径的变量距离来计算预估值。

将这些预测值与原始的粒径 d_{50} 进行匹配，通过缩放与原始预测值的偏差创建一组新的数据，并假设变异系数（CV）恒定不变，确保变量与原始数据一致，并确保 OIP 产品粒径变化的主要方向一致。在适当的增量处生成移位的数据集，以提供足够宽的覆盖范围，并略超出 *MMAD* 的极限范围，以提供适当扩展的数据集进行评估。见图 8.45 中的详细描述。

关于该方法应用于 CI 数据组相关的实例见图 8.46、图 8.47。使用原始数据和 Tougas 等人描述的方法[3]，使用 *MMAD* 的平均边界分离 *ISM* 的组成部分来计算 *LPM*/*SPM*，平均边界即指 *LPM*/*SPM*。就层级分组数据而言，一

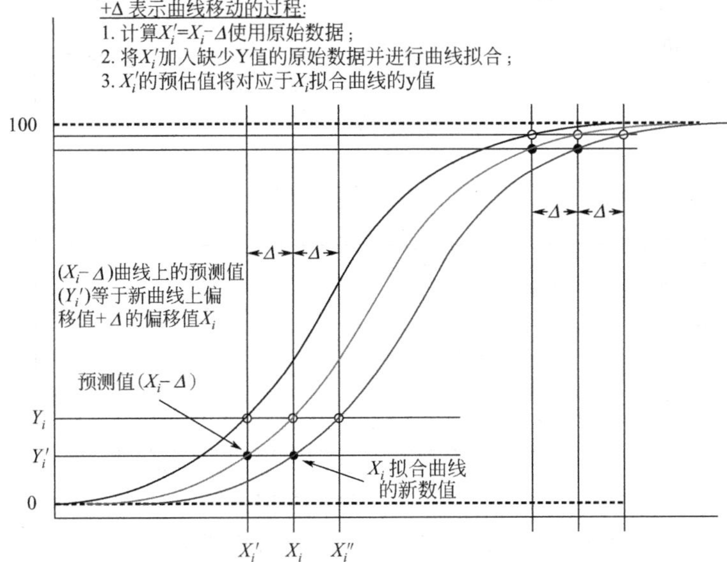

图 8.45　在保持原始级联撞击器检测数据性状不变的基础上，使用模拟技术对 OIP 产品级联撞击器检测 APSD 数据进行"Christopher-Dey"策略化的范围扩展；这一个过程牵涉到粒径总量"±Δ"会改变累积的 APSD

个适当的回归模型被用于定义 *LPM*/*SPM* 和 *MMAD* 之间的关系，在回归线周围的预估范围内，该范围代表了一定程度的不确定性。*MMAD* 可接受范围的预估限度交点，被用于定义 *LPM*/*SPM* 的可接受限度，相应的也用于定义层级分组在 *MMAD* 值范围内的可接受限度（图 8.48）。

使用扩展数据集来建模原始 CI 数据，用软件（SAS 版本 9.1，SAS 协会，Cary，NC，USA）模拟 CI 数据的产生，不仅包括了每一层级上沉积质量的平均值和变异性，也包括了不同层级之间的相互关系[17,18]。

例如，观察在给定的级联撞击器中运行的数据发现，其与模拟数据反映出的情况相同，当一个层级上的沉积量增加时，在另一个层级上的沉积量会减少，反之亦然。

模拟过程的另一个要点是模型不需要每层级的质量沉积都服从正态分布。对于每一组原始的、左移和右移的数据，都会从包含足够大范围 *MMAD* 值的总共 30000 个配置文件中生成 10000 个模拟 APSD 数据文件，与原始数据具有相同的特征且与 OIPs 产品中粒径改变的机制一致。

该模拟数据集可用于评估在各种可比较的可接受极限下这两种方法的性能特征。

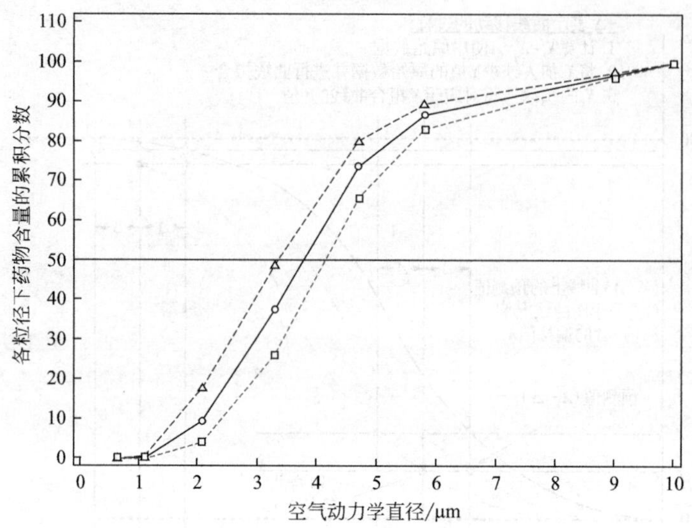

图 8.46 一系列级联撞击器数据向左和向右改变形成的累积质量加权 APSD 曲线，将预测累积曲线的偏差调整为一个恒定的变异系数，以保持与原始数据一致的变异性特征

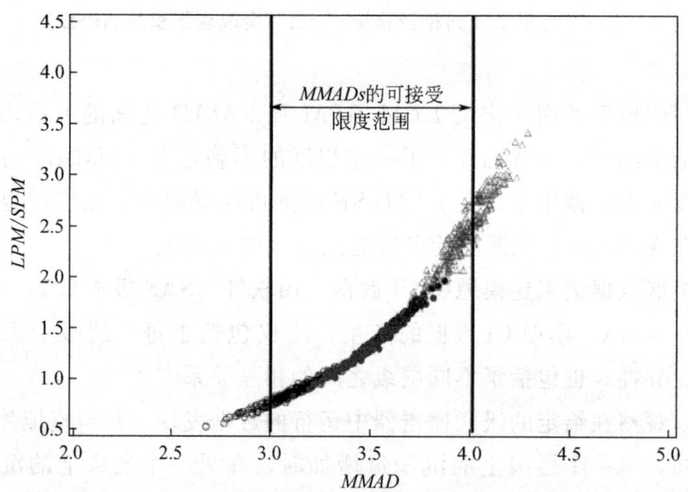

图 8.47 显示 *LPM/SPM* 相对于 *MMAD* 的扩大数据集坐标系；实心的点代表了原始的 APSD 数据；左移为空心，右移为三角形，在限度内 *MMAD* 值的可接受范围内为有效区域

在不同的情况下，可以在相同条件下比较两种方法，使用不同的分布百分比的组合来设置层级分组的限度（如，第 5 和第 95 相对于第 1 和第 99），也可以是不同预测区间（如，95%相对于 99.9%预测区间）。例如，使用 1%到

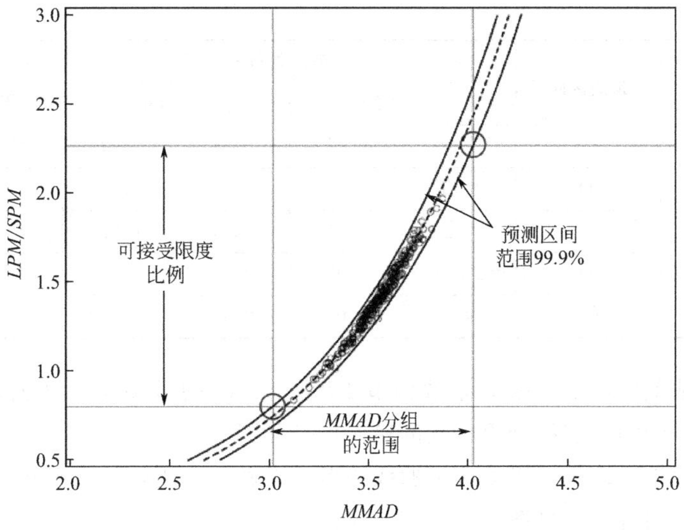

图 8.48　*LPM/SPM* 的可接受限度对应于层级分组中 *MMAD* 可接受限度值，圆圈处代表了 *LPM/SPM* 的上下限

99%的百分比来建立层级分组的可接受组成，同时结合 99.9%的预测区间来建立 *MMAD* 范围，根据合并的第 2 组、第 3 组、第 4 组的结果进行层级分组决策，会分别产生 48%和 0%的不接受错误（Ⅰ型错误）和可接受错误（Ⅱ型错误）。对于层级分组的方法，一个有相同的分组分布百分比，但预测区间为 90%的不同方案，会导致 0.09%的Ⅱ型错误和 21%的Ⅰ型错误。*LPM/SPM* 参数中各种方案和相应的错误程度列入表 8.9。

表 8.9　各方案的模拟结果显示两种方法Ⅰ型和Ⅱ型错误率及相关层级分组与 EDA 比较的Ⅰ型错误率；组 2～组 4 的结果决定了所有的层级分组决策（即，如果组 2～组 4 中任意一组失败，则总决策失败）

分组分布百分比	预测区间/%	错误概率				相关Ⅰ型错误概率:层级分组比 EDA
		LPM/SPM		层级分组		
		Ⅰ型	Ⅱ型	Ⅰ型	Ⅱ型	
10,90	95	6.57	0.03	22.82	0	3.47
	99	10.86	0.01	30.51	0	2.81
	99.9	17.01	0.01	41.82	0	2.46
5,95	95	8.48	0.04	23.08	0	2.72
	99	13.89	0.01	32.39	0	2.33
	99.9	19.66	0.01	43.09	0	2.19

续表

分组分布百分比	预测区间/%	错误概率				相关Ⅰ型错误概率:层级分组比 EDA
		LPM/SPM		层级分组		
		Ⅰ型	Ⅱ型	Ⅰ型	Ⅱ型	
1,99	90	9.61	0.09	20.95	0.09	2.18
	95	12.24	0.08	26.05	0.02	2.13
	99	17.38	0.05	39.03	0	2.25
	99.9	**20.81**	**0.02**	**48.04**	**0**	**2.31**

在预估范围内引入换算系数调节 *LPM/SPM* 的可接受限度也是可行的，这样可以找到满足层级分组方法的错误接受范围。

这些模拟的结果可以 OCCs 曲线的形式来表示。例如，表 8.9 中的最后一行所描述的内容具体见图 8.49～图 8.52。

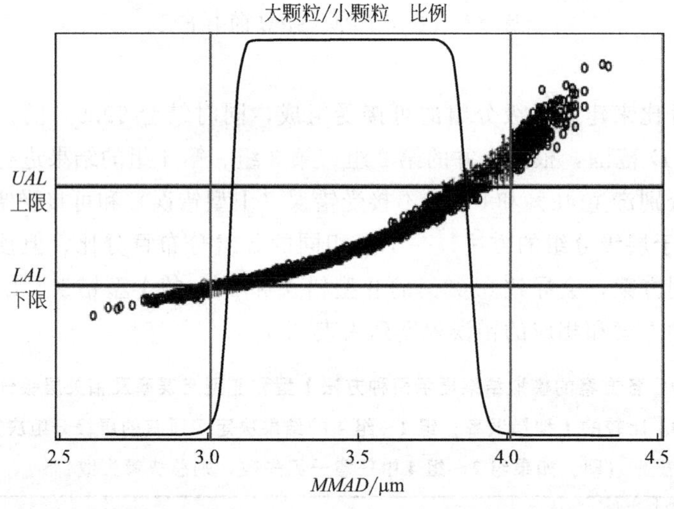

图 8.49 OPI 产品 **w9k001**：OC 曲线（黑实线）和 *LPM/SPM* 的结果；实心圆是正确的决策，空心圆是错误的拒绝（Ⅰ型错误），灰实线是错误的接受（Ⅱ型错误）；*LAL* 和 *UAL* 分别为可接受限度的上下限

除了不可接受错误和可接受错误的相对比率外，在评估决策方法的能力时，错误决策的模式也是非常重要的。如果错误在可接受限度附近，仍有一种方法可以清晰地分辨可接受或不可接受的范围，这种方法在做出正确决策上，相比于在远离限度的范围（在明确可接受或不可接受的质量范围内）产生错误的方法更为有用。这点可以从 OC 曲线的形状中看出。仅发生在可接受边界附

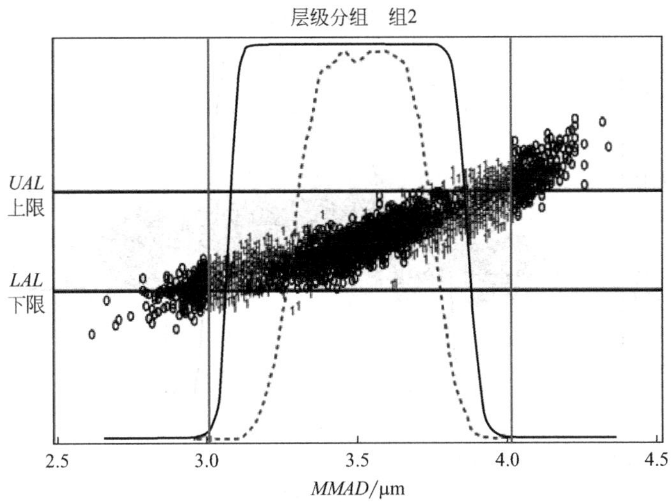

图 8.50　OIP 产品 **w9k001**：OC 曲线（虚线）层级分组 2 的结果；实心圆是指正确决策；空心圆是错误的拒绝（Ⅰ型错误）；以上为 3 组样品的测试数据；*LPM/SPM* 的 OC 曲线是叠加的比较

近的不正确决策会产生一个 OC 曲线，在可接受范围的主要部分由相对陡峭的边和平坦的顶部组成。这种对比可以通过比较 OC 曲线的形状和不正确决策的模式在图中看出来。与分组层级的 OCC 相比，*LPM/SPM* 曲线较宽，曲线的侧边更陡峭，甚至在可接受范围的中心处也无法达到 100%的通过概率。层级分组方法与 *LPM/SPM* 方法相比，用空心的图形符号代表错误拒绝的结果，这些空心图形始终出现在远离可接受区域边界的地方，甚至穿过该区域的中心位置。

比较两种方法在图 8.53 中的结果还有另一种途径。这两种方法的 9 组结果均描绘在 *MMAD* 坐标系中，其中“G”代表层级分组，“R”代表 *LPM/SPM*。正确的决策用“0”来表示，Ⅰ型错误用 1 来表示，Ⅱ型错误用 2 来表示。在这种情况下，两种方法均可以看出使用“G0/R0”显示的正确决策约为 52%。这些都在 *MMAD* 可接受范围的中间区域，也超过了边界。两种方法显示错误拒绝（Ⅰ型错误，使用“G1/R1”来表示）大约为 21%，且仅在可接受范围的限度内出现。然而，层级分组方法显示的错误拒绝（Ⅰ型错误）均在可接受范围内，约为 27%，而这部分 *LPM/SPM* 值显示为正确决策（用“G1/R0”来表示）。

图 8.54、图 8.55 说明了这种辨别能力的差异，两图分别显示了相比于层级分组 2 和 *LPM/SPM* 的值，预估 *MMAD* 可接受范围相对大小的不确定性。相对于 *MMAD* 的可接受限度，估计不确定度的较小数值表明了在可接受范围内发现 *MMAD* 差异的更高能力。

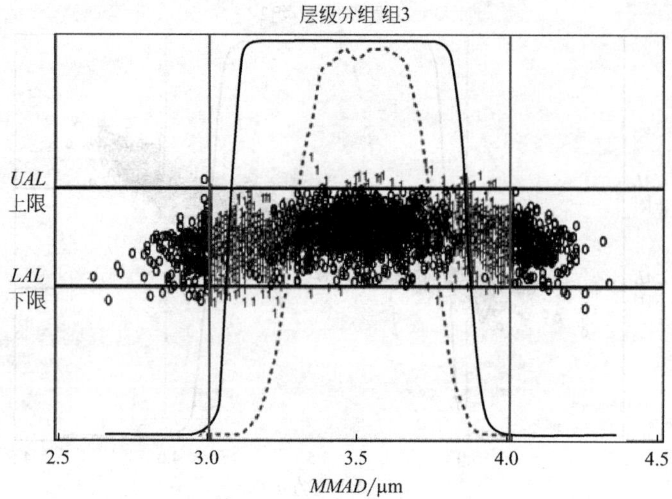

图 8.51　OIP 产品 **w9k001**：OC 曲线（虚线）及层级组 3 的结果；实心圆是正确的决策；空心圆是错误的拒绝（Ⅰ型错误）；以上为三组样品的测试数据；*LPM/SPM* 的 OC 曲线是叠加的比较

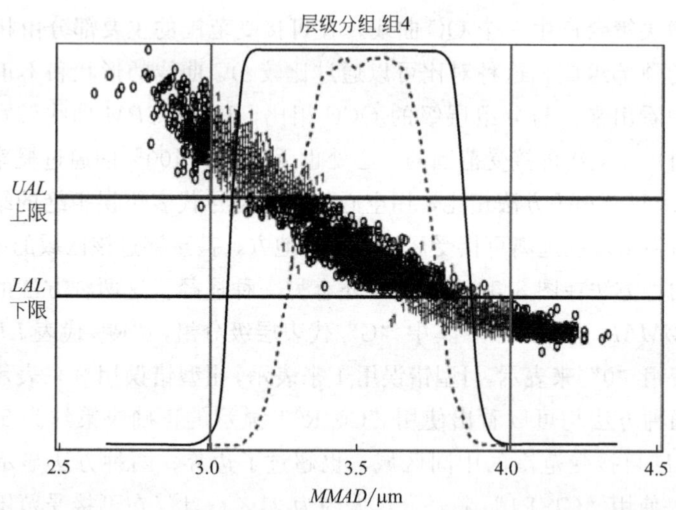

图 8.52　OIP 产品 **w9k001**：OC 曲线（虚线）及层级组 4 的结果；实心圆是正确的决策；空心圆是错误的拒绝（Ⅰ型错误）；以上为三组样品的测试数据；*LPM/SPM* 的 OC 曲线叠加起来进行比较

描述 IPAC-RS 文件号 **w9k001** 的评估过程也用于 IPAC-RS 数据库中的其他产品（表 8.10）。

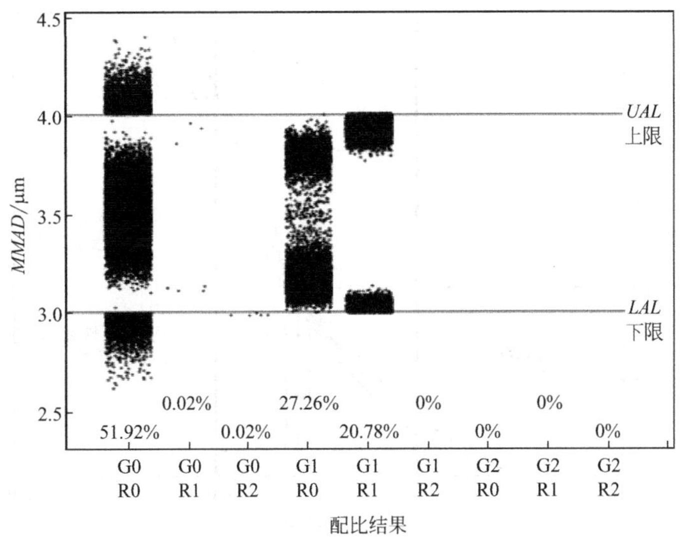

图 8.53　OIP 产品 **w9k001**：图中的点为层级分组（G）及 *LPM*/*SPM*(R）的结果，用“0”标示正确决策，Ⅰ型错误用“1”表示，Ⅱ型错误用“2”表示，每一类用总量的百分比表示

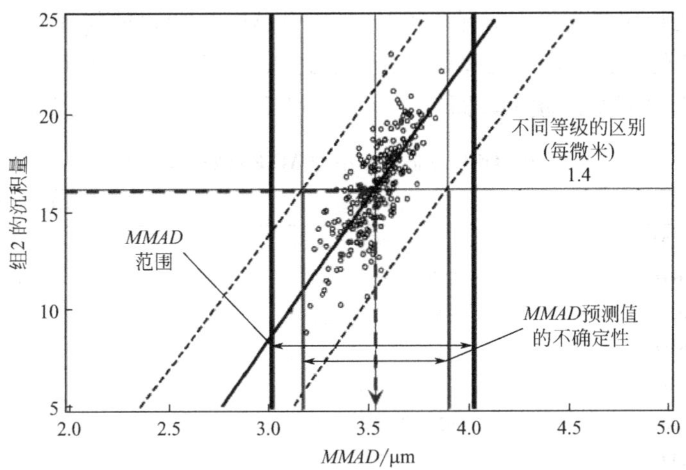

图 8.54　该图说明了层级分组 2 预估 *MMAD* 的能力；可接受 *MMAD* 值的宽度范围只比不确定的预估范围（*MMAD* 范围/不确定预估范围＝每微米差别 1.4 个等级）大了一点点，显示了与可接受限度范围相比，相对较低的分辨不同 *MMAD* 值的能力

有些产品的 APSD 特性相比于其他产品，在成功建模和扩大评估范围方面更具有挑战性，特别是文件号为 **w9j901** 和 **w9j601** 的这 2 个产品，因为它们分别只有 43 和 39 个 CI 数据集。用于扩展 APSD 变化范围的技术也允许 *ISM*

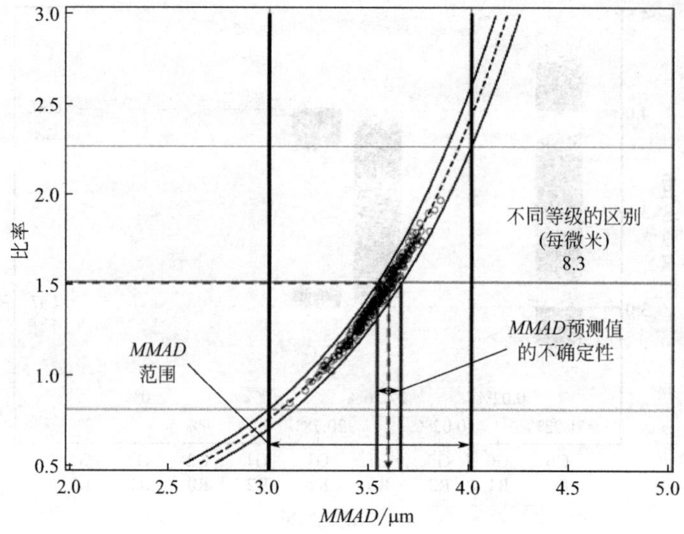

图 8.55 该图描绘了 *LPM*/*SPM* 预估 *MMAD* 的能力；可接受 *MMAD* 值的宽度范围是不确定的预估范围的 8 倍，显示了与可接受限度范围相比，相对较高的分辨不同 *MMAD* 值的能力

的变化，这种允许变化的情况与 OIP 产品中 APSD 变化的物理机制有关。在 APSD 改变的情况下，这些改变也伴随着进入 *ISM* 粒子分布级联撞击器层级中 API 数量的增加或减少，同样也会导致相关参数的增加或减少。

表 8.10 OCC 评估过程中 IPAC-RS 数据库文件号

文件号	OIP 类型	图片描述 OCC 评估
w9k001	CFC 混悬型气雾剂	8.49～8.53
w9j601	CFC 混悬型气雾剂	8.56
w9j801	HFA 溶液型气雾剂	8.57
w9j901	HFA 混悬型气雾剂	8.58
w9jk01	DPI	8.59
w9k201	HFA 混悬型气雾剂	8.60
w9k901	DPI	8.61
w9kw01	CFC 混悬型气雾剂	8.62

这些评估显示，当 *ISM* 被包含在内的时候，决策过程可以发现 APSD 的数量（API 质量）和形状的改变。由于不可接受的 *ISM* 存在，即使 *MMAD* 仍然在可接受范围内，OC 曲线也能表达正确拒绝的情况。这些黑色标记点很明显（表示正确决策），在 *MMAD* 的可接受范围内，但是在层级分组和比值的可接受范围之外。图 8.56～图 8.62 中的评估显示与产品 **w9k001** 的结果一致。

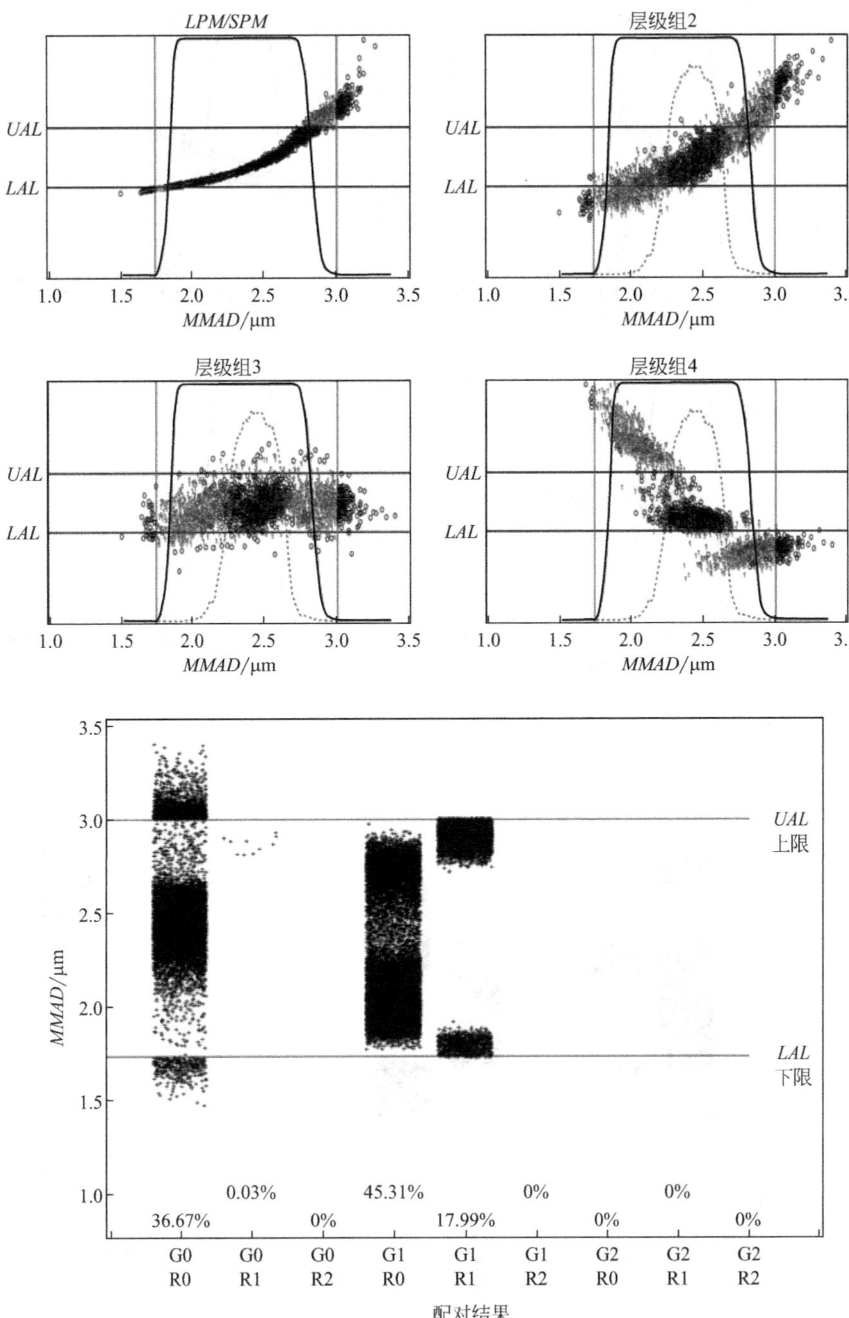

图 8.56 OIP 产品 **w9j601**：层级分组的 OC 曲线（虚线）和 *LPM*/*SPM*（黑色实线）以及 *LPM*/*SPM* 和组 2、组 3、组 4 的结果；同时也显示了层级分组（G）和 *LPM*/*SPM*(R) 数据，正确决策用“0”表示，Ⅰ型错误用“1”表示，Ⅱ型错误用“2”表示，每个类别占总量的百分数；*LAL* 和 *UAL* 分别为可接受限度的上下限

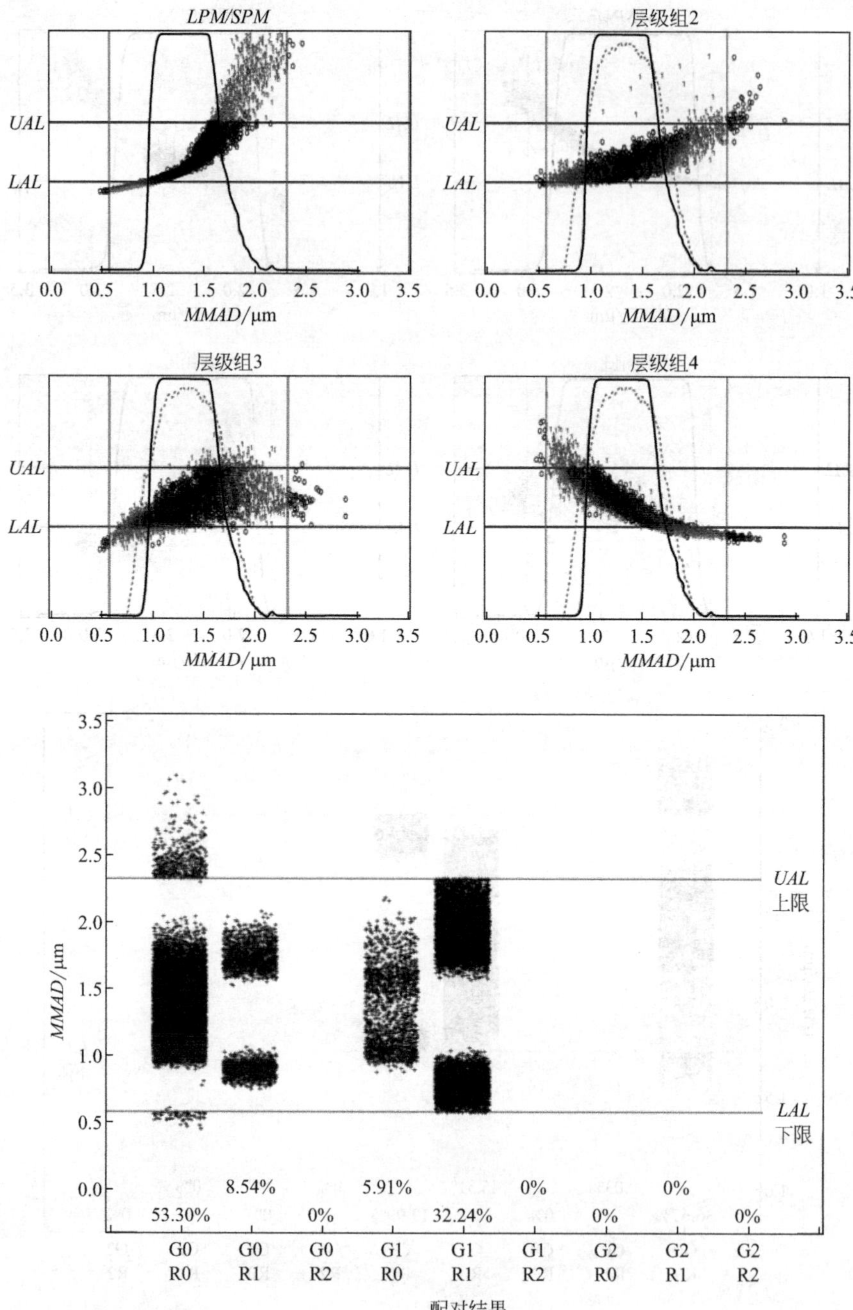

图 8.57　OIP 产品 **w9j801**：层级分组的 OC 曲线（虚线）和 *LPM/SPM*（黑色实线）以及 *LPM/SPM* 和组 2、组 3、组 4 的结果；同时也显示了层级分组（G）和 *LPM/SPM*(R) 数据，正确决策用“0”表示，Ⅰ型错误用“1”表示，Ⅱ型错误用“2”表示，每个类别占总量的百分数；*LAL* 和 *UAL* 分别为可接受限度的上下限

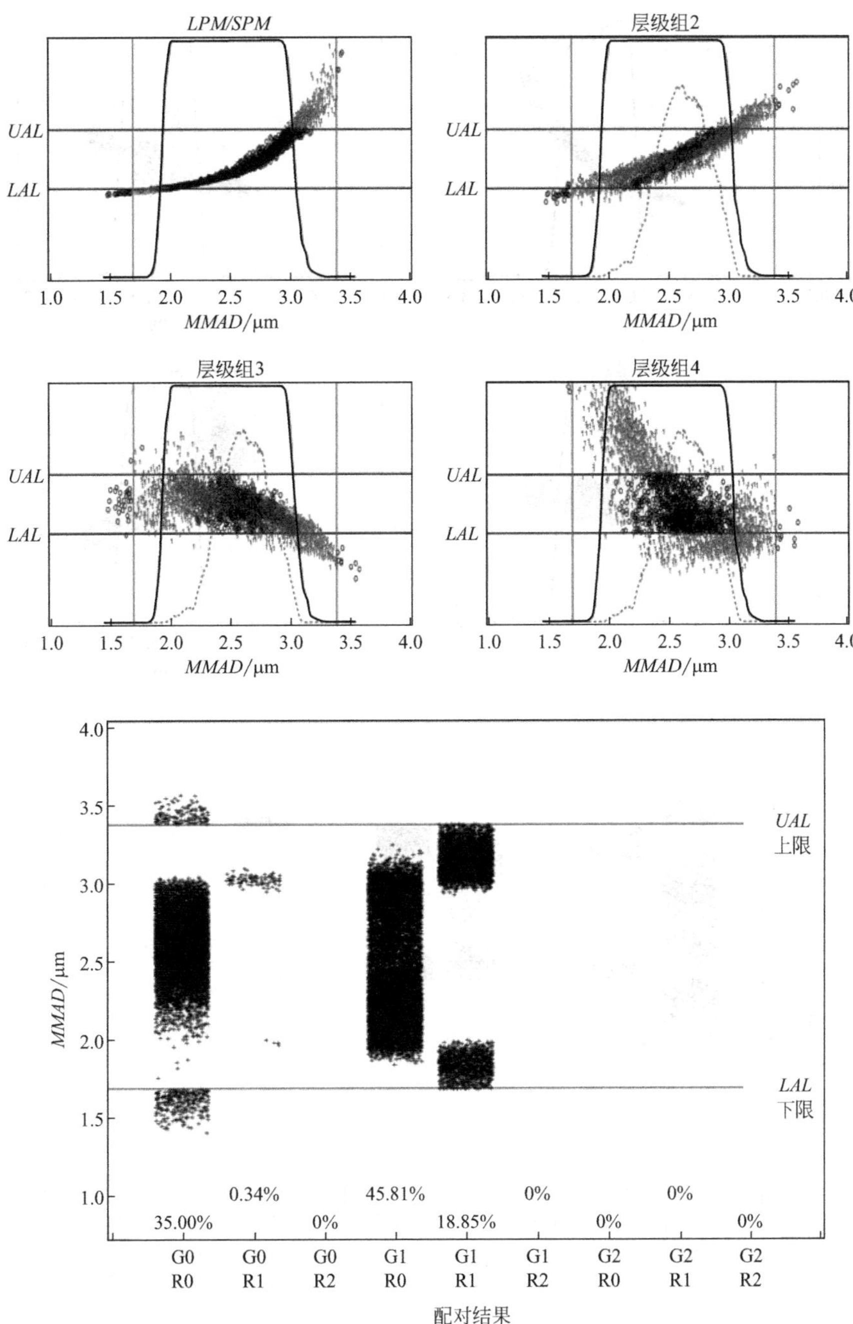

图 8.58　OIP 产品 **w9j901**：层级分组的 OC 曲线（虚线）和 *LPM*/*SPM*（黑色实线）以及 *LPM*/*SPM* 的结果和组 2、组 3、组 4。同时也显示了层级分组（G）和 *LPM*/*SPM*(R）数据，正确决策用“0”表示，Ⅰ型错误用“1”表示，Ⅱ型错误用“2”表示，每个类别占总量的百分数；*LAL* 和 *UAL* 分别为可接受限度的上下限

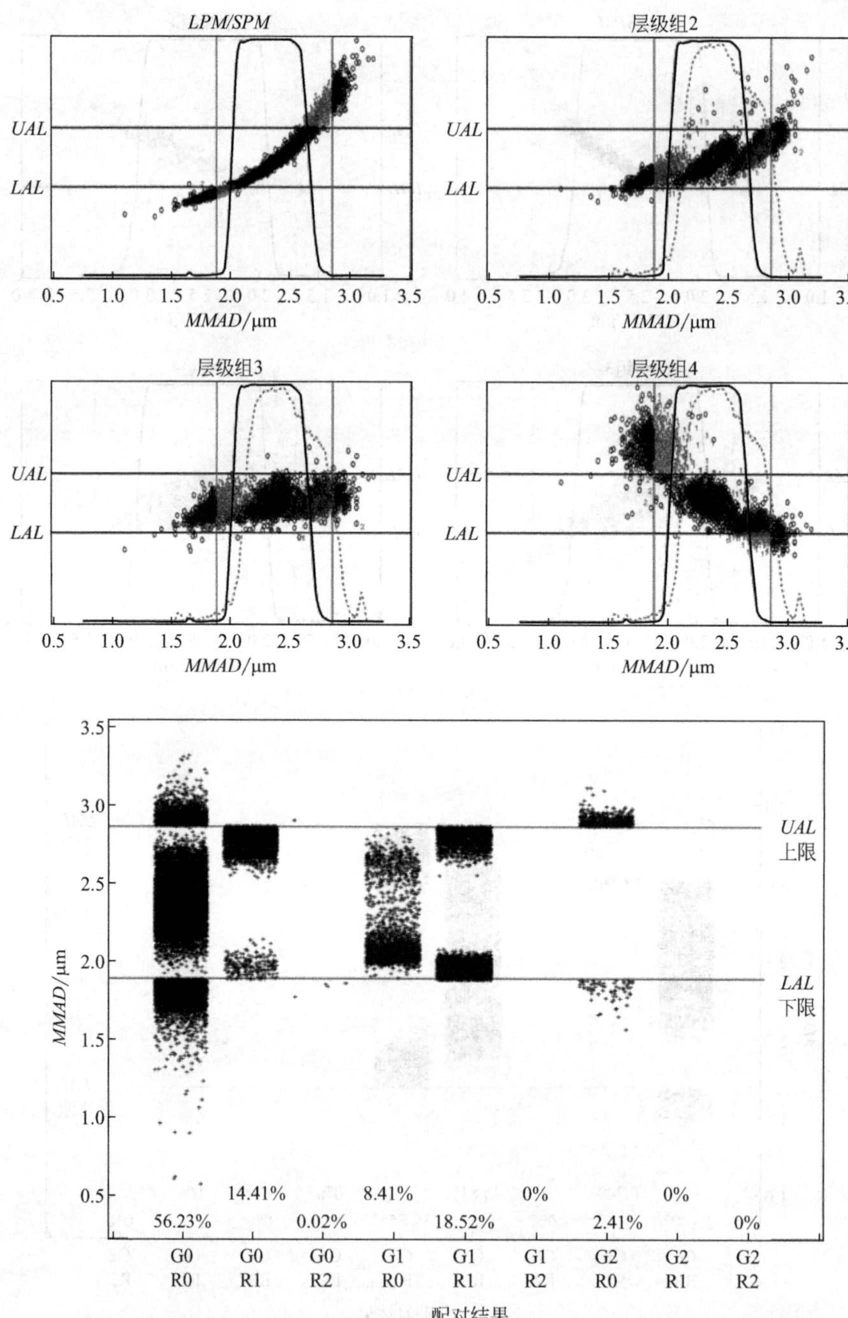

图 8.59 OIP 产品 **w9jk01**：层级分组的 OC 曲线（虚线）和 *LPM*/*SPM*（黑色实线）以及 *LPM*/*SPM* 和组 2、组 3、组 4 的结果。同时也显示了层级分组（G）和 *LPM*/*SPM*(R) 数据，正确决策用“0”表示，Ⅰ型错误用“1”表示，Ⅱ型错误用“2”表示，每个类别占总量的百分数；*LAL* 和 *UAL* 分别为可接受限度的上下限

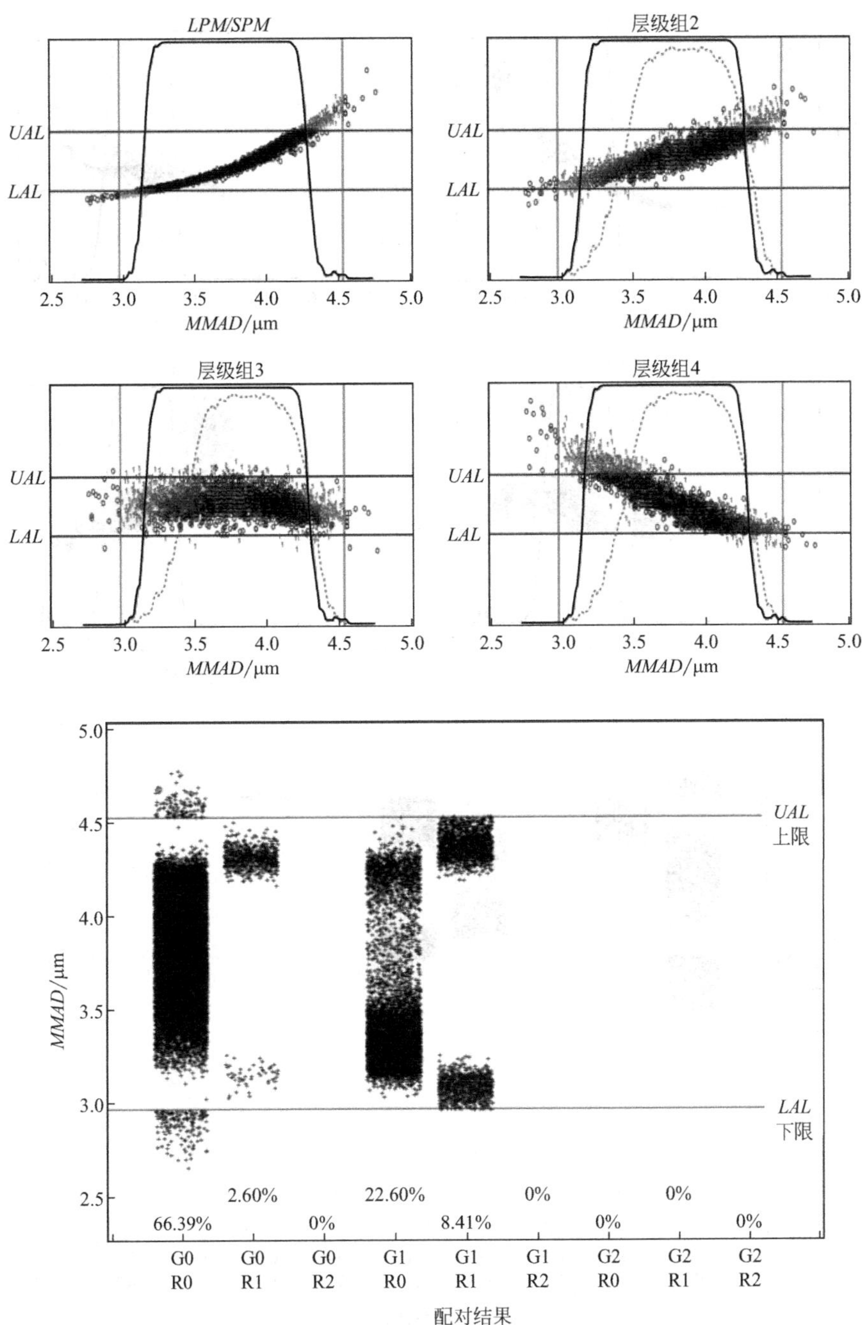

图 8.60　OIP 产品 **w9k201**：层级分组的 OC 曲线（虚线）和 *LPM*/*SPM*（黑色实线）以及 *LPM*/*SPM* 和组 2、组 3、组 4 的结果。同时也显示了层级分组（G）和 *LPM*/*SPM*(R) 数据，正确决策用“0”表示，Ⅰ型错误用“1”表示，Ⅱ型错误用“2”表示，每个类别占总量的百分数；*LAL* 和 *UAL* 分别为可接受限度的上下限

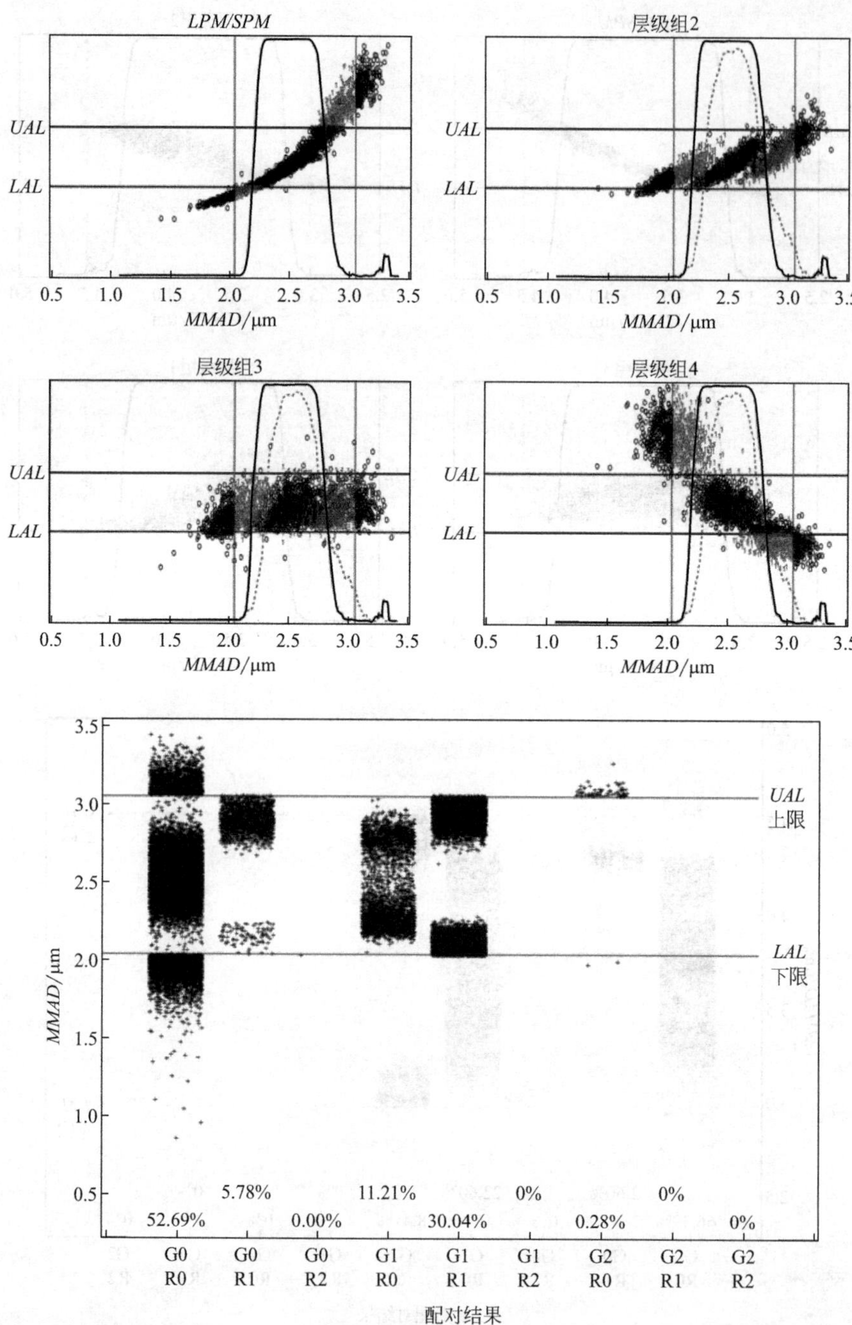

图 8.61　OIP 产品 **w9k901**：层级分组的 OC 曲线（虚线）和 *LPM*/*SPM*（黑色实线）以及 *LPM*/*SPM* 和组 2、组 3、组 4 的结果。同时也显示了层级分组（G）和 *LPM*/*SPM*(R) 数据，正确决策用“0”表示，Ⅰ型错误用“1”表示，Ⅱ型错误用“2”表示，每个类别占总量的百分数；*LAL* 和 *UAL* 分别为可接受限度的上下限

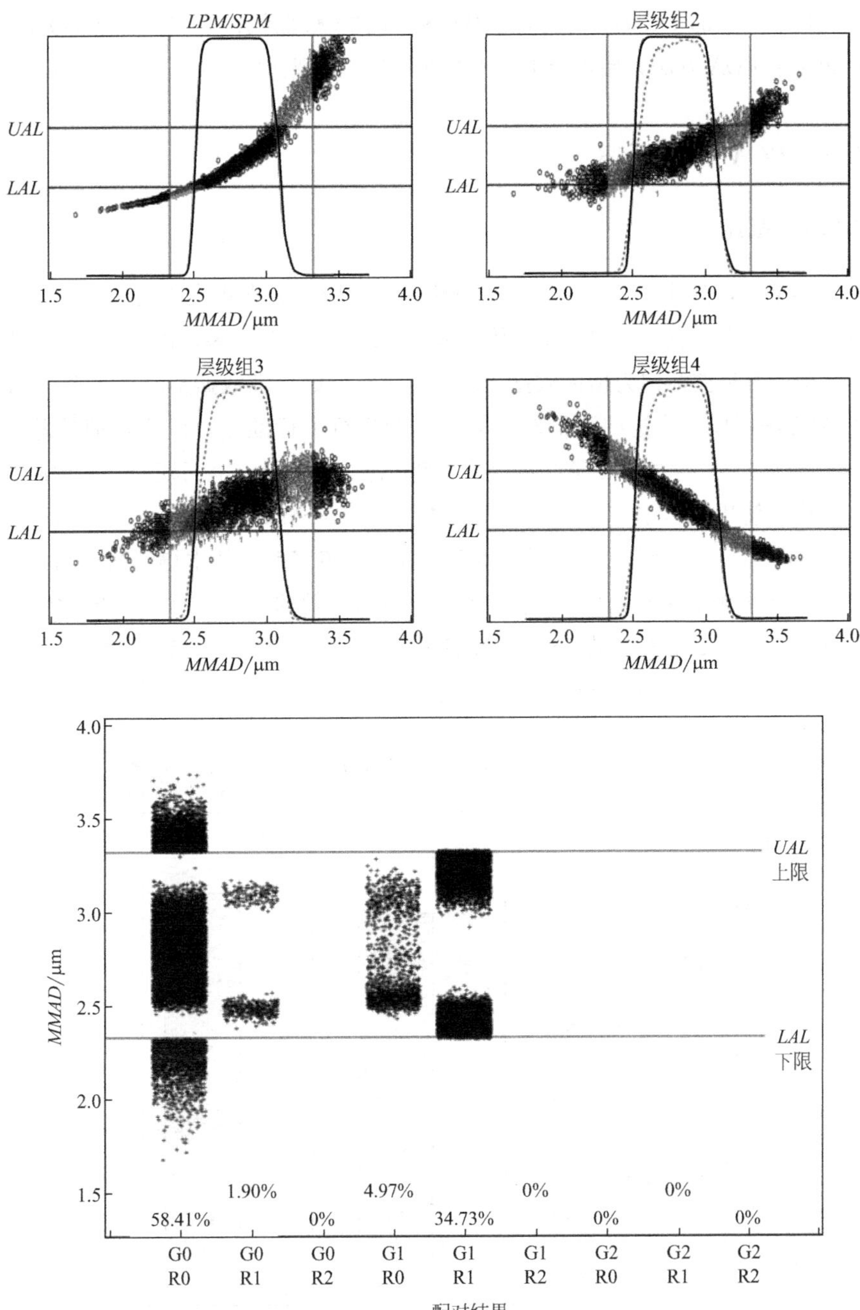

图 8.62 OIP 产品 **w9kw01**：层级分组的 OC 曲线（虚线）和 *LPM*/*SPM* 比（黑色实线）以及 *LPM*/*SPM* 和组 2、组 3、组 4 的结果。同时也显示了层级分组（G）和 *LPM*/*SPM*(R) 数据，正确决策用“0”表示，Ⅰ型错误用“1”表示，Ⅱ型错误用“2”表示，每个类别占总量的百分数；*LAL* 和 *UAL* 分别为可接受限度的上下限

与层级分组的 OC 曲线相比，*LPM*/*SPM* 的 OC 曲线带有陡边，顶部宽而平，而且相对于 EDA 方法，层级分组中错误决策形式出现在更大的可接受范围内。

8.5.3 PCA 方法概述

8.5.3.1 概述

在本节中，描述了一种用多变量方法判断 APSD 数据集是否与原始数据集相似的方法。在多变量术语中，原始数据集被标记为培训数据集，用于与培训数据集比较的新的测量被标记为预估数据集。本章中，原始培训数据集由 252 个 NGI 的 CI 检测方法组成，将这些测量对整体的影响进行了标准化，以清除剂量差异问题。APSD 文件的原始数据集主要反映典型产品、过程及产品后期开发的预期差异分析。这里使用的方法包含了主成分分析方法（Principal Component Analysis Model，PCA）。就判断数据集差异和改变而言，将多变量技术得到的产品与基于 EDA 和层级分组等判断差异的方法相比较，并将比较的结果进行汇总和总结。

用于建立 PCA 模型的 252 个 NGI 检测方法（参见 8.2 节部分），其结果相当理想，即在前两个组分中共捕捉到>90％的差异性数据（图 8.63）。

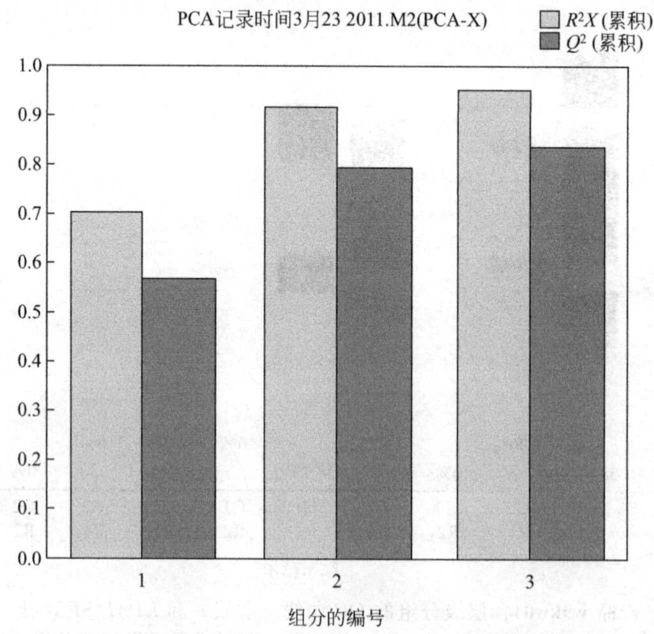

图 8.63 PCA 模型概述：解释［R^2X（累积）］或预估［Q^2（累积）］差异性的比例图，表示组分数量在 PCA 模型中的函数

对 PCA 模型的拟合度用 R^2X 进行了定量统计测量。R^2X 值是一个统计数据，它表明了 PCA 模型在诠释 252 个检测方法的差异性上具有的优势。除了 R^2X 这个参数以外，还引入了另一个参数 Q^2，该参数将直接影响 PCA 模型在预估未知数据上的能力。上述的预估集，既可以通过内部现有数据来计算，也可以通过观察使用独立的验证集来计算。在这种情况下，可以通过内部验证获得较高的 Q^2 值，这也证明了模型完全符合目标要求。

图 8.64 展示的 Hotelling T^2 椭圆[19]（一个近似于单变量分布的多元 t-分布），为该数据集 99%置信区间的得分图。可通过载荷图 8.65，观察模型中独立层级对 NGI 的影响。

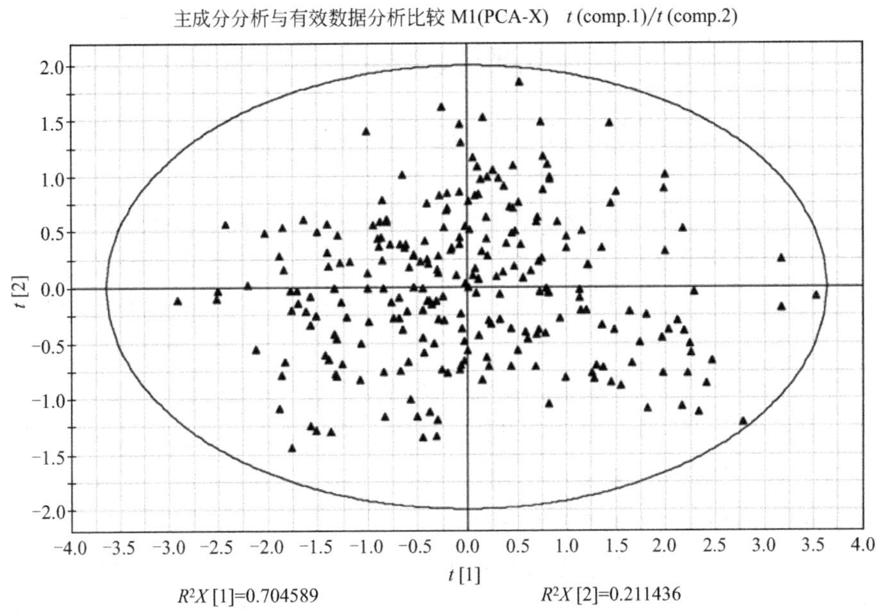

图 8.64　实际（随机）OIP 产品的 252 个使用 NGI 检测临床相关 APSD 方法的分散图

载荷图，就是描绘用于组成主成分每一个独立层级的载荷或质量（$p[1]$ 为横坐标，$p[2]$ 为纵坐标）的散点图。数据点离原点越远，该点代表的层级对主成分值的影响越大，因此，在数据集中通过这些因素的变化可以更全面地解释其差异性。例如，从图 8.65 的载荷图中可以看出，可以通过第一组对大多数 APSD 的差异性或改变进行解释。第一组首先对层级 5 和 6 应用阳性载荷，并对层级 2 和 3 应用阴性载荷，因此可以通过这些层级之间的变化区别，来诠释培训数据集中大量 APSD 变化的差异性。

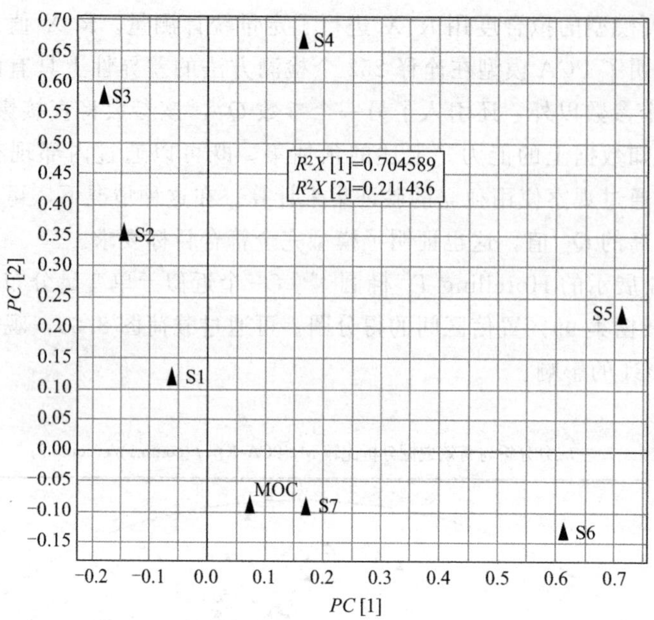

图 8.65 临床相关的 APSD 检测方法载荷图：S1 到 S7 为 NGI 的层级，MOC 为小孔收集器；*PC*[1] 和 *PC*[2] 为主成分 1 和主成分 2；每一层级对 *PC*[1] 和 *PC*[2] 的影响可以是阳性的也可以是阴性的——举例来说，S2 中大量的沉积会使 *PC*[2] 增加，相应减小 *PC*[1]

将该模型作为培训数据集，在整个产品开发过程中还获得了其他 1738 个检测，且对于每一个数据点或批产品，若标记为绿色则可视为“通过”（即数据点落在 Hotelling T^2 椭圆模型内），若标记为红色则可视为“不通过”（即数据点在 Hotelling T^2 椭圆模型之外）。

该图中的数据点代表了多层级撞击器的 APSD 数据，并将载荷用于降低维度到两个组成部分。这些批产品（预测集）组成的值和分数，被绘制和呈现在分数图中。tPS[1] 和 tPS[2] 代表了前两种预估集主成分的分数或组成值。0.99 置信区间的 Hotelling T^2 椭圆模型，体现了“典型”培训数据集中 APSD 数据的空间。因此，在该图中的配色代表“通过”，说明该点与建立模型的群体 APSD 上的点集“相同”，反之，在该图中的配色代表“不通过”，说明全部层级的 APSD 点集与用于建立模型的 252 个 APSD 数据集不相同。

图 8.66 为分数图的着色应用图。对于这 1738 个检测数据，934 个在临床相关数据集的 0.99 可置信区间 Hotelling T^2 椭圆内，可以被认为是“通过”检测，而 804 个点在可置信区间外的则被认为“不通过”。

接下来，使用相同的数据集对 EDA 和层级分组方法进行评估，且每一个数据是通过交叉引用分数图的全分辨 NGI 数据产生的。

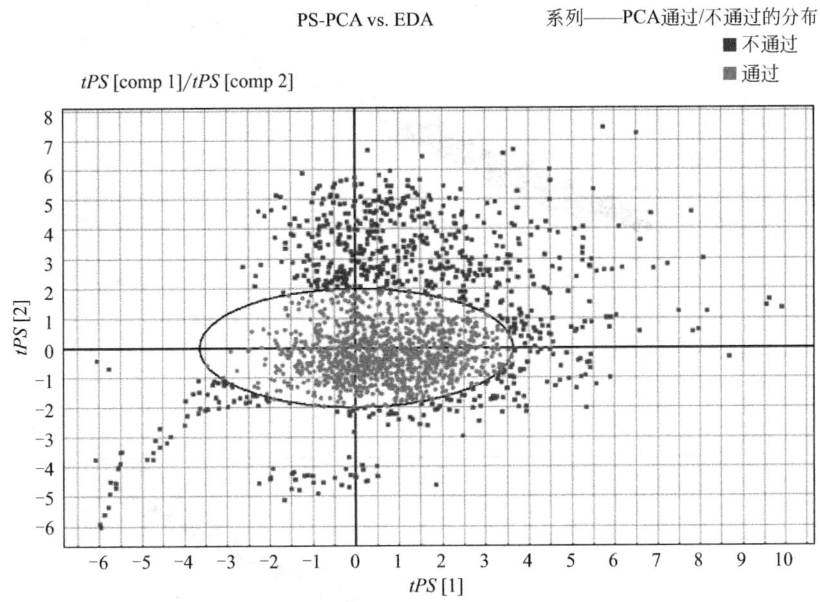

图 8.66　基于所有数据集的 PCA 分数图；tPS[1] 和 tPS[2] 是预估主成分分数（1 和 2），它们来源于将数据覆盖到基于 252 例临床检测建立的 PCA 模型上

8.5.3.2　EDA 度量的 *LPM/SPM* 结果

在 *LPM/SPM* 为纵坐标，*MMAD* 为横坐标的坐标系中，用之前的方法比较相同的数据集。该图是基于 252 个临床相关级联撞击器的 APSD 数据集，且形成了 PCA 模型的培训数据集。这里的 *MMAD*，参见 8.4.1 部分，通过逻辑曲线拟合来计算，为 MSA 准备数据。此处的 *LPM* 是由 NGI 中 S1～S3 分布的 API 总和组成的，且 *SPM* 是由 S4-MOC 中分布的 API 总和组成的。应用直线模型与二维模型（分别参见图 8.67 和图 8.68），对 *LPM/SPM* 进行 *MMAD* 的线性回归。两个模型拟合的差别不大，直线模型更简便因此被采用。使用了 99%的预测区间[3]，该区间被期望包含 99%独立的、临床相关的 APSD 数据集。通过这种方法，预测区间可以与 Hotelling T^2 椭圆 PCA 模型达到相同的目的。

基于直线模型的数据（图 8.67）与二维模型（图 8.68）相比的结果，发现 *LPM/SPM* 中变量的可接受限度在 0.417～0.893 之间。该数据集在 EDA 方法下产生了 1258 个标记为“通过”的检测数据和 480 个标记为“未通过”

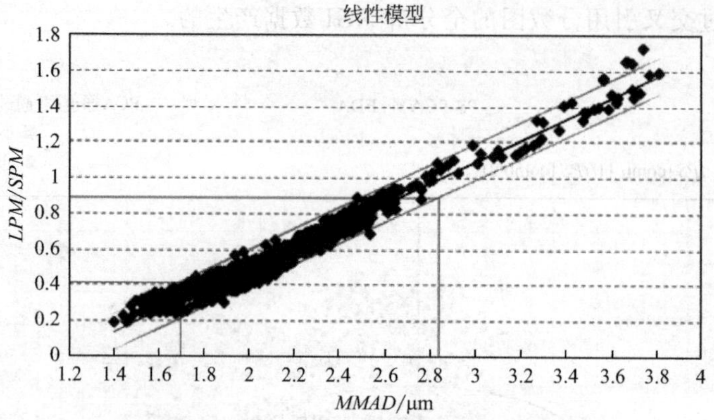

图 8.67 *LPM/SPM* 与 *MMAD* 坐标系中标准直线模型的 EDA 图

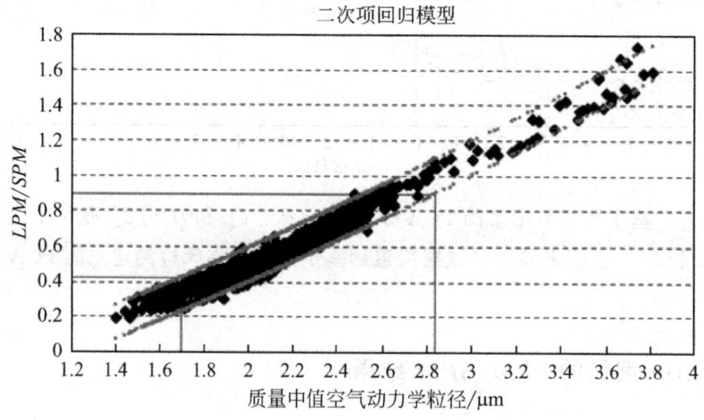

图 8.68 *LPM/SPM* 与 *MMAD* 坐标系二维标准模型的 EDA 图

的检测数据，对临床相关数据（即预测集）之外的 1738 个点应用该可接受标准。结果表明，1738 个 APSD 数据集中有 1258 个可以被认为是类似的，但是仍然有 480 个数据集被认为与 252 个临床相关数据集不同。

ISM 的另一个附加标准是，NGI 中从 S1 到 MOC 的沉积总量，应不包括 *MMAD* 不变但是所有的撞击物质量（IM）增加远超临床批的数据。因此，与 *LPM/SPM* 相关联后得到了 *ISM* 范围的标示量为 21.67%～32.17%，其降低了批产品“通过”的数量，减少至 872 个；同时也增加了批产品“不通过”的数据，增加到 866 个——即，“通过”意味着与 252 个临床相关 APSD 数据集相似；“不通过”表示不相似。该附加标准对于 PCA 模型而言不是必须的，因为 *ISM* 值的大幅度变化会影响独立层级分布的变化，此时的数据就会出现

在 Hotelling T^2 椭圆之外。

8.5.3.3　层级分组的结果

将所有层级分成 4 组便于层级分组分析，这完全符合 FDA 标准的要求。在各种条件下，NGI 中每一层级的质量总和代表了产品的标示量百分数。表 8.11 为通过临床批产品数据获得的可接受值。

表 8.11　层级分组与 PCA 接受限度

组别	NGI 系统	接受限度(%LC)	组别	NGI 系统	接受限度(%LC)
1	IP 和 PS	59.2～95.5	3	S4～S6	10.7～20.5
2	S1～S3	7.7～12.4	4	S7 和 MOC	0.3～2.3

与 PCA 相比，分别评估每一个组以发现 APSD 的改变，再对 4 个组进行综合性的评估（表 8.11）。这些层级分组的数据总共有 635 个“通过”和 1103 个“不通过”。

8.5.3.4　EDA 与层级分组方法比较

以 PCA 作为参比，采用交叉对照法对 EDA 与层级分组分析方法进行比较。PCA 在这里作为合适的参比，因为它是一个纯统计学意义上的数据。比较的结果见表 8.12。在这两种分析中，都有可能产生与使用 PCA 有关的错误结果。这些错误大体上分成两类，被标记为Ⅰ型错误和Ⅱ型错误。Ⅰ型错误表现为不正确的拒绝，即数据表现为“良好”的批产品，其分析结果显示拒绝。换句话说，有这样一种情况，使用 PCA 分析发现，当一批预测集产品的 APSD 数据集被认为与 252 个临床相关数据集相同，但在其他分析条件下被认为不同，此时发生的错误即为Ⅰ型错误。Ⅱ型错误表现为不正确的接受，即数据表现为“不良”的批产品，其分析结果显示通过。同样，使用 PCA 分析发现，当一批预测集产品的 APSD 数据集被认为与 252 个临床相关数据集不相同，但在其他分析条件下被认为相同，此时发生的错误即为Ⅱ型错误。

表 8.12　EDA 参数和层级分组的测试集中数据点的简要分类

方法	通过率	PCA 一致	Ⅰ型错误率	Ⅱ型错误率
PCA	934(54%)	—	—	—
LPM/SPM	1,258(72%)	809(46.6%)	125(7.2%)	449(28.8%)
(*LPM/SPM*)和 *ISM*[①]	872(50%)	783(45.1%)	151(8.7%)	89(5.1%)
组 1	869(50%)	693(39.9%)	241(13.9%)	175(10.1%)

续表

方法	通过率	PCA 一致	Ⅰ型错误率	Ⅱ型错误率
组 2	1,068(61%)	777(44.7%)	157(9.0%)	291(16.7%)
组 3	1,366(79%)	923(53.1%)	11(0.6%)	443(25.5%)
组 4	1,665(96%)	929(53.5%)	5(0.3%)	736(42.4%)
所有的层级	635(37%)	595(34.2%)	339(19.5%)	40(2.3%)

① 译者注：同时以 *LPM/SPM* 和 *ISM* 参数作为衡量标准，通过数量是 872，占整体比例为 50%。

PCA 分数图中关于这些错误的图示，分别以 EDA 和层级分组方式在图 8.69 和图 8.70 中描绘。批产品或 APSD 数据集被标记为紫色且落在 Hotelling T^2 椭圆内被认为与经过 PCA 分析的培训数据集相同，但被认为与 EDA 或层级分组分析的不同。

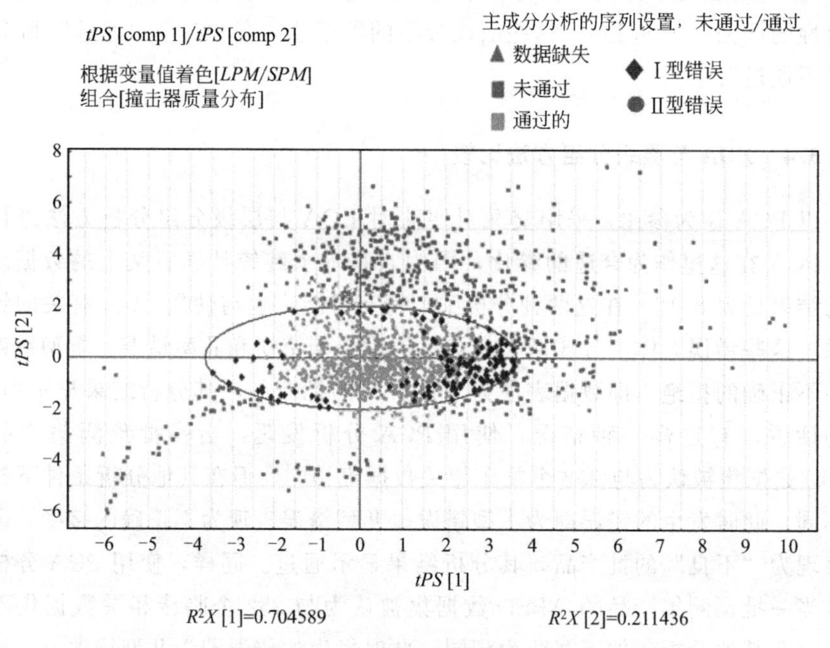

图 8.69 *LPM/SPM* 比及 *ISM* 标准的 PCA 分数着色图

批产品和数据集使用浅蓝色标记的被认为在培训数据集群体之外，但也被认为与经过 EDA 和层级分组分析的培训数据相同。

8.5.3.5 结果

以 PCA 作为参比，层级分组（2.3%）中Ⅱ型错误的数量略低于 EDA 参

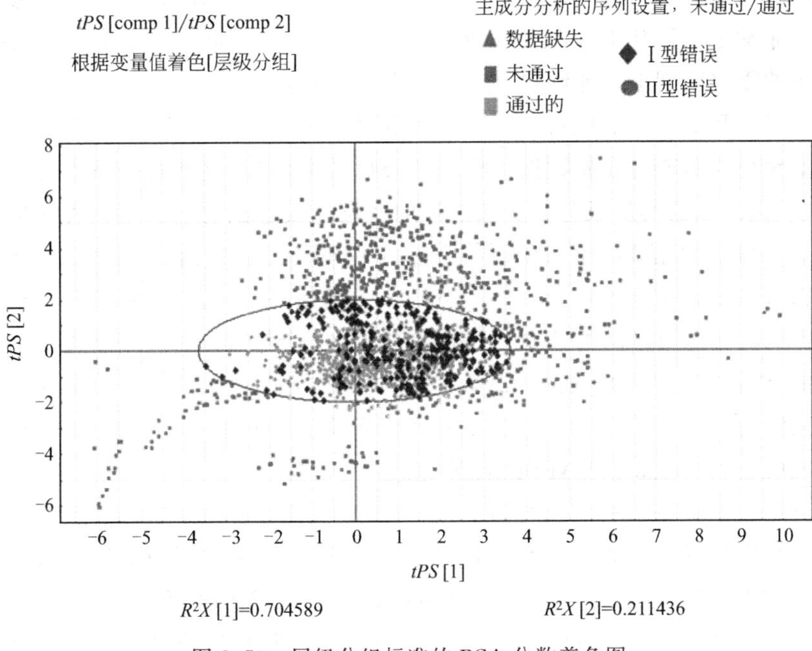

图 8.70　层级分组标准的 PCA 分数着色图

数的标准：同时以 *LPM*/*SPM* 和 *ISM* 为衡量标准（5.1%）。然而，EDA 相对于层级分组的Ⅰ型错误有明显的区别，EDA 中Ⅰ型错误的发生率明显小于层级分组的方法中错误的发生率。该分析证明了 PCA 潜在的价值，它可以作为开发 APSD 控制策略的工具，允许在“理想”状态下对产品性能的变化进行评估。EDA 方法相对于层级分组方法有更高的灵敏度，特别是在 OIP 的质控条件下发现批产品中的错误拒绝，即按照多变量方法的定义，其发现的区别为真实的区别。

在该项工作中，剂量范围内的临床批产品数据被用于表达产品的“理想化”状态，但在实际的产品环境下，这些数据集也可以由关键注册稳定批产品或其他常规操作范围内的 OIP 产品所组成。

8.6 用于 OIP 气雾剂评估的不同检测方法及其改进的方法学开发结果

如果将 EDA 参数作为评估 OIP 产品是否合格的药典备选方法，它们必须在一定程度上高于现有的方法，且“赋予其具有一定优势的特性”[20]。之前章节的结果以强有力的证据证明了 EDA 方法中 *LPM*/*SPM* 和 *ISM* 两个参数的变异性非常小，且相对于层级分组参数在判断单个级联撞击器产生的 APSD 数据集的重要区别上，能够提供更佳的决策能力。

本章前几节所作的比较使用了 4 种不同的评估方法，但每一个都具有一定的可追溯性，那就是原始数据（独立 APSD 数据集），这些数据不是为了要达到比较 EDA 参数与层级分组参数的目的而设计实验获得的。第一种评估方法（Tougas-MSA 方法），第二种评估方法（Tougas-OCC 方法），第三种评估方法（Christopher-Dey-OCC 方法），分别作为起始基础，从 IPAC-RS 随机数据库中得到大量上市产品的独立 APSD 数据集（6 个气雾剂和 2 个粉雾剂都使用药典的 ACI 技术检测）。另一方面，第四种评估方法（PCA 法）比较了同一产品产生的两种独立数据集（将 252 个临床相关 APSD 数据集与随机的 OIP 产品开发中产生的 1738 个 APSD 数据集进行比较）。

虽然 OIPs 产品的 APSD 检测方法是破坏性的，在这种方法中被测试的气雾剂会被检测系统所消耗，无法重复检测，但是 EDA 和层级分组参数都来自相同的物理环境并通过分析产生 APSD 数据集。从统计学角度来说，EDA 参数和层级分组参数中发现的任何性能上的差异，都不会是源于产生 APSD 数据集的物理过程。

对每一个性能进行评估的目标是评价 *LPM*/*SPM* 区分或辨别 APSD 之间存在差异的能力，它涉及集中趋势的变化。若要整体地描述 APSD，仅靠 *MMAD* 是不够的；然而，当一个 OIP 产品的预期 *MMAD* 分布值被确定了，与其他质控参数相仿，它可以被用于评价反常的现象或产品的可接受程度。

在排除 PCA 的性能评估中，每个 APSD 的 *MMAD* 值都被作为关键比较参数（即，*MMAD* 值被当做正确的已知变量来对待）。Tougas 开发的比较 EDA 和层级分组的方法包含两种完全不同的技术。第一种方法本质上是一个 MSA 技术，它主要关注每一个层级分组参数和 *MMAD* 之间的关系，也相当于 *LPM*/*SPM* 和 *MMAD* 之间的关系。本文的 MSA 技术与 Hauck 等人讨论的方差等效方法相似[20]。目的是观察比较通过分析每一个层级分组参数和 *LPM*/*SPM* 的线性回归，逆向预测得到的 *MMAD* 值的不确定性大小。换句话说，可以通过将 *MMAD* 作为已知自变量（x 值），将参数（*LPM*/*SPM* 或层级分组质量）作为因变量（y 值）来进行回归分析。然而，为了替代通过自变量（$x=MMAD$）来计算因变量（$y=LPM/SPM$，组 2 质量，组 3 质量或组 4 质量），在这里实现了使用已知参数值计算 *MMAD* 的反转过程。预测的不确定性在 95%的预测范围。该不确定检测方法也被用于定义性能指标，如识别指数、变异比的精密度等。表 8.5 中列出了这些性能指标，显示 *LPM*/

SPM 在定义和评估 OIPs 产品的 APSD 集中趋势方面更精密。

第二种 Tougas 方法在形式上与 Christopher-Dey 方法相同，此方法中所有的分组都采用 OCC 技术，与 Hauck 等人描述的等效决策方法相同[20]。所有的 OCC 技术都利用了随机 OIP 产品 IPAC-RC 的 APSD 数据集来模拟不同的 APSD 群组。采用 Tougas 方法模拟 APSD 数据集，是基于 8.5.2.1 部分中描述的关于一系列假设的简化模型。Christopher-Dey 的 OCC 方法运用了一个由实际的级联撞击器数据（参见 8.5.2.2 部分）组成的相对复杂模型，该模型依赖较少的假设，更多是基于实际级联撞击器数据特性驱动的模拟。

在决策等效技术中，主要目的是为了决策，与层级分组参数相比，EDA 参数应如何基于规范说明判断一个独立的 APSD 层级曲线是可接受的还是不可接受的。由于 IPAC-RS 数据库不包含适用于特定 OIP 产品的监管规范相关信息，因此，伪规范被用来判断可接受和不可接受的结果。

定性总结 Tougas 开发的 OCC 方法的结果，也就是说，它可以表示 OCC 产生的错误接受和错误拒绝的范围，并用于所有产品和每一个可视化参数的比较。如表 8.7 和表 8.8 所示，在多数情况下，EDA 参数相对于层级分组参数在做出正确决策上显示出更好的性能。表 8.9 中，通过提供预估的错误范围（Ⅰ型＝错误拒绝和Ⅱ型＝错误接受）对 Christopher-Dey 性能评估方法的结果做了定量总结。对于 Tougas 方法和 Christopher-Dey 方法，每一个基于 *LPM*/*SPM* 的产品 OCC 曲线，其形状相对于层级分组参数的 OCC 曲线形状更接近理想的“平顶”状态。Tougas 和 Christopher-Dey 方法的结论是 *LPM*/*SPM* 在分辨可接受和不可接受的 APSDs 方面比层级分组参数更好。

PCA 多变量方法与决策等效程序相类似。在这种情况下，其主要目的是决定一系列的 APSD 数据集是相同的还是不同的（典型相对于非典型）；然而，在 Tougas 和 Christopher-Dey 的 OCC 方法中，其关注点是辨别若使用伪产品规范是否可被接受。由于存在两种不同的 PCA 数据集，原始数据集被用于培训或参考数据集，另一个作为性能评估数据集，所以没有必要模拟 APSD 数据。PCA 性能评估方法的结果显示，相似的错误声明（Ⅱ型错误）中，层级分组参数（总量为 2.3%）低于 EDA 参数（5.1%）。而对于不相似的错误陈述（Ⅰ型错误），层级分组参数（19.5%）明显高于 EDA 参数（8.7%）。

8.7 结论

因相比于从层级分组方法中获得的 API 质量数据，*LPM*/*SPM* 值能更容易预测级联撞击器检测 APSD 的粒径变化，所以 EDA 方法做出不正确拒绝（Ⅰ型错误）与不正确接受（Ⅱ型错误）的比例值小于层级分组方法的比例值。因此，当两种方法的 LPM/SPM 可接受限度被调节到相同的控制错误接受范围，EDA 方法的错误决策将会减小。图 8.71 所示的内容是对图 8.2 中提出问题的回答，在对影响特定粒径范围的 OIP 产品 APSD 改变上，EDA 具有更强的辨识能力，且比使用目前 FDA 推荐的进行 OIP 产品质量评估中用到的层级分组的方法更好。

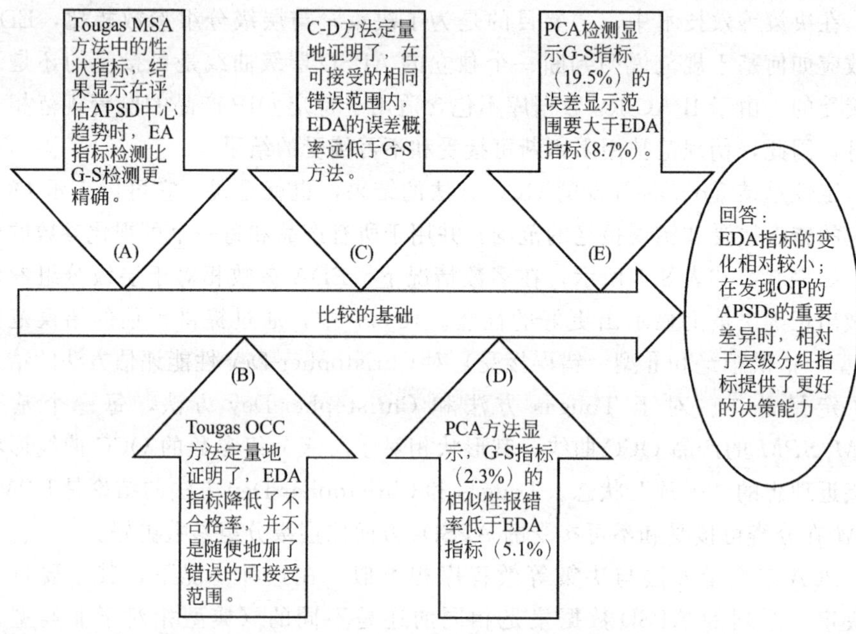

图 8.71　APSD 评估“路径”：回答问题

（邵　奇　文　彬　译）

参考文献

1. US Food and Drug Administration (FDA) (1998) CDER. Draft guidance for industry metered dose inhaler (MDI) and dry powder inhaler (DPI) drug products chemistry, manufacturing, and controls documentation, Rockville, MD, USA. http://www.fda.gov/cder/guidance/2180dft.pdf. Accessed 15 July 2012
2. Peri P (2011) Assessing quality of inhaled products and links to efficacy and safety. Presentation at the IPAC-RS Conference "Bringing value to the patient in a changing world", Rockville, MD, USA. http://ipacrs.com/2011%20Conference.html. Accessed 13 July 2012

3. Tougas TP, Christopher D, Mitchell JP, Strickland H, Wyka B, Van Oort M, Lyapustina S (2009) Improved quality control metrics for cascade impaction measurements of orally inhaled drug products (OIPs). AAPS PharmSciTech 10(4):1276–1285
4. Wheeler DJ (2006) EMP (evaluating the measurement process) III: using imperfect data. SPC, Knoxville, TN
5. AIAG (Automotive Industry Action Group) (2010) Measurement system analysis, Reference Manual, 4th edn. AIAG, Southfield, MI, USA, ISBN#: 978-1-60-534211-5
6. Eisenhart C (1963) Realistic evaluation of the precision and accuracy of instrument calibration. J Res Natl Bur Stds 67C:161–187 [Reprinted, with corrections, in (1969) Precision measurement and calibration: statistical concepts and procedures In: Ku HH (ed) Natl Bur Stds Spec Publ 300 1:21–48]
7. American Society for Testing and Materials (2012) Standard terminology for relating to quality and statistics ASTM E456-12, West Conshohocken, PA, USA. http://www.astm.org/Standards/E456.htm. Accessed 15 July 2012
8. Christopher JD, Dey M, Lyapustina S, Mitchell J, Tougas T, Van Oort M, Strickland H, Wyka B (2010) Generalized simplified approaches for *MMAD* determination. Pharma Forum 36(3):812–823
9. Sandell D, Tougas T (2012) Quality considerations in the establishment of specifications for pharmaceuticals. Stat Biopharm Res 4(2):125–135
10. Jolliffe IT (2002) Principal component analysis. Springer, New York
11. Jackson JE (1959) Quality control methods for several related variables. Technometrics 1(4):359–377
12. Berntsson O, Danielsson LG, Johansson MO, Folestad S (2000) Quantitative determination of content in binary powder mixtures using diffuse reflectance near infrared spectrometry and multivariate analysis. Anal Chim Acta 419(1):45–54
13. Eriksson L, Hagberg P, Johansson E, Rännar S, Whelehan O, Åström A, Lindgren T (2001) Multivariate process monitoring of a newsprint mill: application to modeling and predicting COD load resulting from de-inking of recycled paper. J Chemometr 15(4):337–352
14. Euerby MR, Petersson P (2003) Chromatographic classification and comparison of commercially available reversed-phase liquid chromatographic columns using principal component analysis. J Chromatogr A 994(1–2):13–36
15. Intelmann D, Haseleu G, Dunkel A, Lagemann A, Stephan A, Hofmann T (2011) Comprehensive sensomics analysis of hop-derived bitter compounds during storage of beer. J Agric Food Chem 59(5):1939–1953
16. Sandler N, Wilson D (2010) Prediction of granule packing and flow behavior based on particle size and shape analysis. J Pharm Sci 99(2):958–968
17. Pan Z, Christopher JD, Lyapustina S, Chou E (2004) Statistical techniques used in simulation of cascade impactor particle size distribution profiles. In: Dalby RN, Byron PR, Peart J, Suman JD, Farr SJ (eds) Respiratory drug delivery-IX. Davis HealthCare International, River Grove, IL, pp 669–672
18. Christopher D, Pan Z, Lyapustina S (2005) Aerodynamic particle size distribution profile comparisons: considerations for assessing statistical properties of profile comparisons tests. Am Pharm Rev 8(1):68–72
19. Hotelling H (1931) The generalization of Student's ratio. Ann Math Stat 2(3):360–378
20. Hauck WW, DeStefano AJ, Cecil TL, Abernethy DR, Koch WF, Williams RL (2009) Acceptable, equivalent, or better: approaches for alternatives to official compendial procedures. Pharma Forum 35(3):772–778

第9章

通过理论失效模式评价、失效模式分析和真实数据案例研究证明EDA概念

Helen Strickland，Beth Morgan，David J. Christopher，Volker Glaab，
Adrian Goodey，Keyur Joshi，Lei Mao，Jolyon P. Mitchell

摘要：前面几章通过对吸入制剂质量粒径分布特性评价的分析方法进行比较，阐述了EDA方法的理论可靠性。本章将进一步阐述以下两部分内容：第一部分内容从理论的角度探讨EDA方法可能失效、不能检测出APSD变化的假想情况，第二部分则通过一系列不同吸入制剂产品的案例研究证明EDA是一个有效、简单易用的体外CI数据评估工具。在这里，理论失效模式只是概括性地进行了讨论，对于具体产品或方法的研制与研发，各研发单位需根据各自实际情况开展各自具体产品的潜在失效模式分析。同理，案例研究也是旨在通过几个真实吸入制剂产品例证EDA和AIM的应用。不同研发单位需根据各自实际情况灵活应用EDA和AIM。

9.1 概述

根据吸入制剂从业机构的经验，EDA作为一个新的概念技术尚需时间来建立人们对它的信心。EDA方法要获得药审部门认可，还需要大量的验证性数据来证明EDA在所有可能失效的情况下均已得到充分评估。验证性数据包括药典收录的全分辨CI方法或经由合理验证的AIM系统实际测量获得的数据。为积累相关支持证据，本章将从以下两个角度考察EDA概念。

（1）理论方面考虑：探索与现有上市吸入制剂产品无关的情况下，EDA方法可能无法检测APSD变化的假想情况；

(2) 实际操作方面考虑：对几个匿名的上市或正在进行研发的吸入制剂产品的案例进行研究。

9.2　EDA 如何检测 APSD 变化

在介绍 EDA 可能失效的假想情况（9.3 节）、EDA 失效模式分析（9.4 节）以及真实案例研究（9.5 节）之前，本节先回顾一下 EDA 如何检测吸入制剂产品中气溶胶的 APSD 变化。

EDA 方法检测 APSD 变化有两个指标，分别为 *ISM* 和 *LPM/SPM*。*ISM* 体现了检测 APSD 曲线（层级药物质量-空气动力学直径曲线）下面积（*AUC*）大小的能力；而 *LPM/SPM* 可检测基于空气动力学直径为坐标轴的集中趋势（如，质量加权平均直径或传统的空气动力学质量中值直径（*MMAD*）的变化。如图 9.1[1] 所示，两个指标结合起来可检测出常见的不同单峰 APSD 的变化。

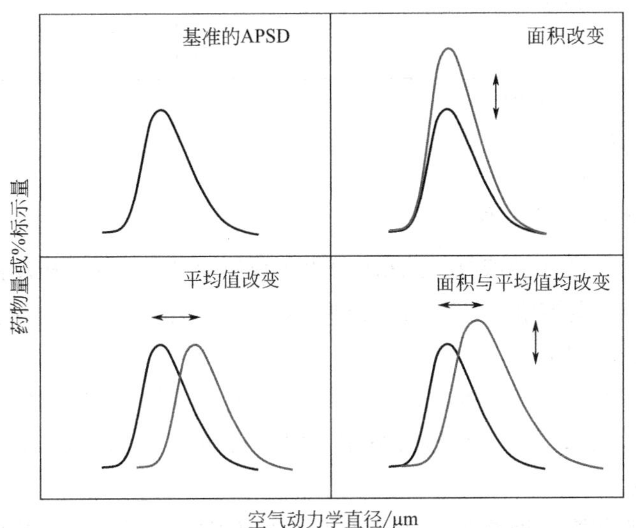

图 9.1　假想的单峰 APSD 的基本变化类型；基准的单峰 APSD（左上图）；APSD 曲线峰高改变，表现为 *AUC*（面积）变化（右上图）；APSD 曲线沿粒度坐标轴发生位置改变，表现为 *MMAD*（平均值）变化（左下图）；APSD 曲线的峰高与位置均发生变化（右下图）

在此，有必要再次介绍一下第 3 章中阐述的一个关键概念：导致 APSD 变化的基本物理过程不会引起 APSD 曲线细微结构的变化，也就是说 APSD

变化过程中不会出现由 7 级或 8 级 CI 装置中的一个或两个层级可检测的一个或多个独立峰型，可观测的 APSD 变化一定出现在更宽的粒径范围内。这一概念也得到了美国产品质量研究所（Product Quality Research Institute，PQRI）工作组在测定真实产品 APSD 分布时所获数据的支持[2]。

表 9.1 中详细描述了图 9.1 中例证的 APSD 变化的各种情况。Mitchell 等人曾报道了表 9.1 中出现的 8 种可能的变化情况，研究发现 *LPM* 和 *SPM* 两个参数（包括由这两个指标衍生的比值 *R* 以及 *ISM*）会彼此发生变化[3]。

表 9.1　APSD 变化的 8 种可能类型

类型	APSD 变化总结	Δ*MMAD*①	Δ*AUC*②	Δ*LPM*	Δ*SPM*	Δ*R*③	Δ*ISM*④
1	*MMAD* 改变但 *AUC* 不变	↑	≈	↑	↓	↑	≈
2		↓	≈	↓	↑	↓	≈
3	*AUC* 改变但 *MMAD* 不变	≈	↑	↑	↑	≈	↑
4		≈	↓	↓	↓	≈	↓
5	*AUC*,*MMAD* 均改变	↑	↑	↑	≈↓	↑	↑
6		↓	↓	↓	≈↓	↓	↓
7		↓	↑	≈↓	↑	↓	↑
8		↑	↓	≈↓	↓	↑	↓

① Δ*MMAD*：*MMAD* 变化量。

② Δ*AUC*：*AUC* 变化量。

③ R：*LPM*/*SPM*。

④ *ISM*：*LPM* 和 *SPM* 的和。

对于第 1 和第 2 种情况，*LPM* 的改变会伴随 *SPM* 发生相反的等量变化，并导致 *R* 值发生变化，但 *ISM* 指标不变。EDA 指标可解释为 APSD 的 *MMAD* 改变但 *AUC* 不变。

对于第 3 和第 4 种情况，*LPM* 和 *SPM* 发生相同方向与比值的改变，导致 *ISM* 同向变化，但 *R* 值相对恒定，因此可解释为 APSD 的 *AUC* 改变但 *MMAD* 不变。

对于第 5 和第 6 种情况，*ISM* 和 *R* 值随 *LPM* 增减发生的相同方向变化。*ISM* 和 *R* 值的增加或降低分别可解释为 APSD 的 *AUC* 与 *MMAD* 的同时增加或同时降低。

对于第 7 和第 8 种情况，*SPM* 的增减变化均导致 *ISM* 和 *R* 值两者出现相反方向的变化，而 *ISM* 总是与 *SPM* 的增减趋势相同。*ISM* 减少结合 *R* 值增大可解释为 *AUC* 降低，但 *MMAD* 增大；相反，*ISM* 增加结合 *R* 值减小可解释为 *AUC* 增大，但 *MMAD* 减小。

综上所述，当 APSD 出现 *MMAD* 增大，但 *AUC* 不变的情况时，可马上通过 EDA 指标 *R* 值增大、但 *ISM* 不变得以检测。上面介绍的情况中，有四种情况 *MMAD* 和 *AUC* 均同时发生了改变；而另外四种情况中，其中两种只有 *MMAD* 变化，另两种只有 *AUC* 变化。

接下来讨论当药物从吸入器释放进入 CI 装置的气溶胶总质量（Total Mass，*TM*）发生改变时，上述各类情况会发生什么变化？*TM* 既包括了药物从吸入器释放后气溶胶中进入未分级的预分离系统但未进入层级筛分的那部分颗粒，也包括经各层级筛分测定了粒径的部分。EDA 没有考虑那些粒径未分级部分药物量，因此这部分药量的变化不会改变 *R* 值或 *ISM* 的大小。

TM 的变化对 EDA 结果的影响将被细分成各类不同假想情况进行详细考察，分别将不同的假想 APSD 类型与基准的 APSD 进行了比较。假想的 APSD 采用 *TM*，*NISM*（Non-Impactor-Sized Mass）/*ISM*（Impactor Sized Mass），*LPM*，*SPM*，*LPM*/*SPM* 和 *ISM* 等参数进行描述，而基准的 APSD 代表了吸入制剂通常遇到的情况，具体参数如下：

TM＝100 质量单位；

NISM(粒径未筛分部分的药物量)＝65 质量单位；

ISM＝35 质量单位；

NISM/*ISM*＝1.857；

LPM＝17.5 质量单位；

SPM＝17.5 质量单位；

R 值(*LPM*/*SPM*)＝1.00；

ISM 度量值＝35 质量单位。

假想的 APSD 涵盖以下参数：

（1）*TM* 值为基准 APSD 的 90％，100％或 110％；

（2）*NISM*/*ISM* 范围涵盖 0.667（*NISM*/*ISM* 40/60）到 3.0（*NISM*/*ISM* 75/25）；

（3）*LPM*/*SPM* 范围涵盖 0.667（*LPM*/*SPM* 40/60）到 3.0（*LPM*/*SPM* 75/25）。

每一种假想 APSD 类型的 EDA 指标按表 9.1 中的 8 种情况进行计算，并分类归纳在表 9.2 中。

表 9.3 概述了那些 APSD 变化在 CI 方法中可检测、但在 EDA 方法中却不能检测的各类可能情况。在开展此类分析时，小颗粒质量分数（Small Particle Mass Fraction，*SPF*）和大颗粒质量分数（Large Particle Mass Fraction，*LPF*）通常比 *SPM* 和 *LPM* 这两个参数更有用，更容易开展 APSD 的

数值与形态的比对分析，因为 APSD 是通过质量分数进行归一化的。

表 9.3 数据（或与之等价的条件）表明在某些条件下 EDA 的确可能出现失效的情况。因此，要获得 EDA 总体适用性的结论尚有待阐明这些失效情况发生的可能性，并深入分析影响吸入制剂气溶胶颗粒产生的物理过程。

表 9.2 EDA 度量分类给出八类可能的与 APSD 变化相关的类型
（表中的变化是通过与一个假想的基准 APSD 相比）

分类情况	*TM*（质量单元）	*NISM*：*ISM*（*LPM*：*SPM*）	*LPM*（质量单元）	*SPM*（质量单元）	*LPM*/*SPM*	*ISM*（*LPM*+*SPM*）（质量单元）
基准 APSD	100	65：35(50：50)	17.5	17.5	1.00	35.0
增大 *LPM*/*SPM*，但 *ISM* 不变	90	61：39(55：45)	19.3(↑)	15.8(↓)	1.22(↑)	35.1(≈)
		61：39(60：40)	21.1(↑)	14.0(↓)	1.50(↑)	
	100	65：35(55：45)	19.2(↑)	15.8(↓)	1.22(↑)	35.0(≈)
		65：35(60：40)	21.0(↑)	14.0(↓)	1.50(↑)	
	110	68：32(55：45)	19.4(↑)	15.8(↓)	1.22(↑)	35.2(≈)
		68：32(60：40)	21.1(↑)	14.1(↓)	1.50(↑)	
减小 *LPM*/*SPM* 但 *ISM* 不变	90	61：39(40：60)	14.0(↓)	21.1(↑)	0.67(↓)	35.1(≈)
		61：39(45：55)	15.8(↓)	19.3(↑)	0.82(↓)	
	100	65：35(40：60)	14.0(↓)	21.0(↑)	0.67(↓)	35.0(≈)
		65：35(45：55)	15.8(↓)	19.2(↑)	0.82(↓)	
	110	68：32(40：60)	14.1(↓)	21.1(↑)	0.67(↓)	35.2(≈)
		68：32(45：55)	15.8(↓)	19.4(↑)	0.82(↓)	
LPM/*SPM* 不变但 *ISM* 增大	90	25：75(50：50)	33.8(↑)	33.75(↑)	1.00(≈)	67.5(↑)
		60：40(50：50)	18.0(↑)	18.0(↑)		36.0(↑)
	100	25：75(50：50)	37.5(↑)	37.5(↑)	1.00(≈)	75.0(↑)
		60：40(50：50)	20.0(↑)	20.0(↑)		40.0(↑)
	110	60：40(50：50)	22.0(↑)	22.0(↑)	1.00(≈)	44.0(↑)
		65：35(50：50)	19.3(↑)	19.25(↑)		38.5(↑)
LPM/*SPM* 不变但 *ISM* 减小	90	65：35(50：50)	15.8(↓)	15.75(↓)	1.00(≈)	31.5(↓)
		75：25(50：50)	11.3(↓)	11.25(↓)		22.5(↓)
	100	70：30(50：50)	15.0(↓)	15.0(↓)	1.00(≈)	30.0(↓)
		75：25(50：50)	12.5(↓)	12.5(↓)		25.0(↓)
	110	70：30(50：50)	16.5(↓)	16.5(↓)	1.00(≈)	33.0(↓)
		75：25(50：50)	13.8(↓)	13.75(↓)		27.5(↓)

续表

分类情况	*TM*（质量单元）	*NISM*∶*ISM*（*LPM*∶*SPM*）	*LPM*（质量单元）	*SPM*（质量单元）	*LPM*/*SPM*	*ISM*(*LPM*＋*SPM*)（质量单元）
同时增大 *LPM*/*SPM* 与 *ISM*	90	40∶60(55∶45)	29.7(↑)	24.3(↑)	1.22(↑)	54.0(↑)
		60∶40(60∶40)	21.6(↑)	14.4(↑)	1.50(↑)	36.0(↑)
	100	40∶60(55∶45)	33.0(↑)	27.0(↑)	1.22(↑)	60.0(↑)
		60∶40(60∶40)	24.0(↑)	16.0(↓)	1.50(↑)	40.0(↑)
	110	40∶60(60∶40)	39.6(↑)	26.4(↑)	1.50(↑)	66.0(↑)
		60∶40(60∶40)	26.4(↑)	17.6(↓)	1.50(↑)	44.0(↑)
同时减小 *LPM*/*SPM* 与 *ISM*	90	65∶35(40∶60)	12.6(↓)	18.9(↑)	0.7(↓)	31.5(↓)
		75∶25(45∶55)	10.1(↓)	12.4(↓)	0.8(↓)	22.5(↓)
	100	70∶30(40∶60)	12.0(↓)	18.0(↑)	0.7(↓)	30.0(↓)
		75∶25(45∶55)	11.2(↓)	13.8(↓)	0.8(↓)	25.0(↓)
	110	70∶30(40∶60)	13.2(↓)	19.8(↑)	0.7(↓)	33.0(↓)
		75∶25(45∶55)	12.4(↓)	15.1(↓)	0.8(↓)	27.5(↓)
LPM/*SPM* 减小，*ISM* 增大	90	50∶50(40∶60)	18.0(↑)	27.0(↑)	0.7(↓)	45.0(↑)
		60∶40(45∶55)	16.2(↓)	19.8(↑)	0.8(↓)	36.0(↑)
	100	50∶50(40∶60)	20.0(↑)	30.0(↑)	0.7(↓)	50.0(↑)
		60∶40(45∶55)	18.0(↓)	22.0(↑)	0.8(↓)	40.0(↑)
	110	60∶40(40∶60)	17.6(≈)	26.4(↑)	0.7(↓)	44.0(↑)
		65∶35(45∶55)	17.3(↓)	21.2(↑)	0.8(↓)	38.5(↑)
LPM/*SPM* 增大，*ISM* 减小	90	65∶35(55∶45)	17.3(↓)	14.2(↓)	1.22(↑)	31.5(↓)
		70∶30(60∶40)	16.2(↓)	10.8(↓)	1.50(↑)	22.5(↓)
	100	70∶30(55∶45)	16.5(↓)	13.5(↓)	1.22(↑)	30.0(↓)
		75∶25(60∶40)	15.0(↓)	10.0(↓)	1.50(↑)	25.0(↓)
	110	70∶30(55∶45)	18.2(↓)	14.8(↓)	1.22(↑)	33.0(↓)
		75∶25(60∶40)	16.5(↓)	11.0(↓)	1.50(↑)	27.5(↓)

表 9.3　吸入制剂气溶胶 APSD 的改变、CI 装置相应的检测结果以及 EDA 的潜在失效情况

改变的性质	CI 装置的检测结果	EDA 失效的情况
MMAD 增大	药量从 CI 装置的较高层级向较低层级转移	APSD 的变化完全发生在 *LPF* 或 *SPF* 边界内
MMAD 减小	药量从 CI 装置的较低层级向较高层级转移	APSD 的变化完全发生在 *LPF* 或 *SPF* 边界内
APSD 变宽（*MMAD* 不变）	药量从 CI 装置的中间层级向周边层级转移	APSD 的变化完全发生在 *LPF* 或 *SPF* 边界内，或边界值正好与 *MMAD* 相同

续表

改变的性质	CI 装置的检测结果	EDA 失效的情况
APSD 变窄（*MMAD* 不变）	药量从 CI 装置的周边层级向中间层级转移	APSD 的变化完全发生在 *LPF* 或 *SPF* 边界内，或边界值正好与 *MMAD* 相同
APSD 曲线形态改变	所有层级药量发生变化，且 *MMAD* 改变	APSD 的变化完全发生在 *LPF* 或 *SPF* 边界内
APSD 从单峰变双峰	新峰形位置药量增加，而原峰形位置药量减少	APSD 的变化完全发生在 *LPF* 或 *SPF* 边界内

9.3 潜在失效模式：理论方面考虑

讨论本节主题最好的方式是改变原有的 APSD 概念。原有的 APSD 概念认为颗粒从吸入器传输到 CI 测试装置过程中，*ISM* 以及 *LPM*/*SPM* 这两个参数是保持不变的。APSD 概念的改变在某种程度上类似于产品稳定性的评价策略，作为特定 OIP 开发过程的一部分，需要对吸入制剂产品 APSD 变化的可能性进行更为广泛的考虑。

Mitchell 等人[3] 设想了一系列有可能导致 EDA 失效的假想情况。但发生这种情况的可能性很小，因此在具体考虑这些情况时，超出 *LPF* 或 *SPF* 边界范围部分颗粒的 APSD 不受这些假想情况影响。

图 9.2 为吸入器到 CI 装置的颗粒输送简化模型，显示了影响 APSD 测量的潜在机理。

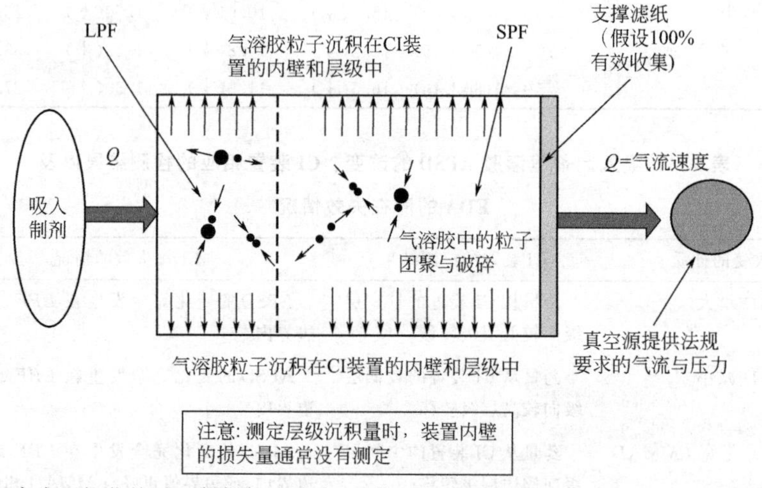

图 9.2 高度理想化的吸入制剂气溶胶在 CI 装置中的运动模式以及影响 APSD 的潜在机制

气溶胶颗粒除了根据各自的不同动量惯性按设计的大小筛分方式沉积于各层级外，或多或少也会在装置内壁发生非理想沉积，非理想沉积量取决于 CI 装置的设计方式。通常设想 CI 装置中支撑滤纸能 100%收集穿过最后一个层级的颗粒，但 NGI 的微孔收集器（MOC）并不能完全收集。除了沉积装置机制性方面原因能导致 APSD 变化外，气溶胶内颗粒与颗粒间相互作用也可能影响 APSD。

需注意的是本节讨论没有考虑人工喉和预分离器的潜在影响。这些组件也会导致药物颗粒损失。美国与欧盟药典中的人工喉有一个 90°的弯曲，可在此产生湍流惯性沉积[4]，此外湍流经过预分离器时同样会产生类似沉积[5]。

以下三节内容将详细阐述 Mitchell 等人设想的那些可潜在导致 EDA 失效的情况[3]。

9.3.1　前后只改变 *LPF* 形状，但 *LPM* 绝对值不变

在如图 9.3 所示的假想情况下，APSD 中不同粒径的颗粒质量分布变化只会发生在 *LPF* 所定义的大小范围之内。从影响吸入制剂气溶胶的物理过程考虑，在气溶胶内发生的颗粒-颗粒间的团聚与聚团破碎，以及内壁出现的惯性或湍流沉积均可导致层级间 *LPF* 发生变化。但是从 APSD 整体上考虑，层级间药物质量分数变化不太可能只出现在 *LPF*，而 *SPF* 完全不变[3]。相反，典型的情况通常是 APSD 分布峰变宽，导致 *SPM* 和 *LPM* 的值均发生变化，引起 *LPM*/*SPM* 变化，从而使得 EDA 可检测出这一种 APSD 变化。

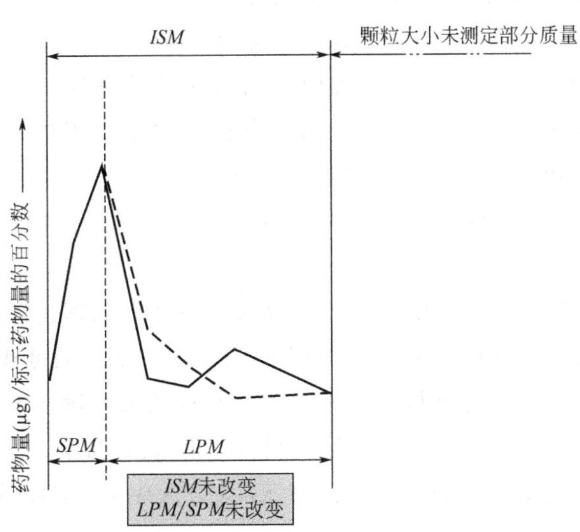

图 9.3　EDA 可能失效的第一种情况：*LPF* 形状改变，但前后 *LPM* 总量不变[3]

如第3章所述，颗粒相互接触可导致团聚。在吸入制剂气溶胶通过CI的时间范围内，以下四个典型过程可潜在引起气溶胶颗粒的相互接触：

(1) 在气溶胶沉降路径中，较大的颗粒能够裹挟那些较小的颗粒而团聚。因为对于微米级颗粒，重力起主要作用，尤其是气流中出现湍流时，较大的颗粒沉降速度更快。

(2) 气溶胶颗粒的布朗运动产生颗粒流动轨迹交错，引起颗粒碰撞团聚。但布朗运动作为影响药物颗粒团聚的主要因素，只会发生在当颗粒粒径与周边空气分子的平均自由程大小相当的时候。在标准大气压下空气分子的平均自由程约为0.0068μm，因此对吸入气溶胶而言，布朗运动所致的团聚可基本忽略不计。

(3) 颗粒可因局部湍流而发生随机扩散，从而与邻近颗粒发生碰撞而团聚。

(4) 大颗粒在气流转弯或遇阻的情况下，由于加速度不够而冲出气流，拦截其他颗粒，导致惯性所致的团聚。

团聚现象是气溶胶颗粒数量和时间依赖性的一个随机过程。团聚所致的粒径增大可平稳地改变整个APSD，并主要体现在细微颗粒的分布区域，因为若按照数量加权平均来计算APSD中颗粒数量，细微颗粒的数量总是远远超过大颗粒气溶胶的数量。

气溶胶颗粒的传递过程中，一些物理因素，诸如由于重力作用颗粒沉积到附近表面，或由于惯性撞击到阻碍物等，会对APSD中大粒径颗粒分布有很大影响，同时对APSD的其他部分有着随颗粒粒径减小而递减的作用。同样，局部湍流产生的剪切力引起的聚团破碎现象也会导致颗粒粒径向APSD中小颗粒端移动。这种影响具有粒径大小依赖性，并不会发生在*SPF*或*LPF*的边界范围内。因此，团聚或聚团破碎作用所致的APSD变化，以及*LPM*/*SPM*变化和*ISM*值降低是可以通过EDA方法加以检测的。

除此之外，Mitchell等人[3]认为还需要考虑以下物理过程的影响：

(1) 颗粒从气溶胶相迁移至CI装置内表面的布朗运动可选择性地降低细颗粒的浓度。布朗扩散对沉积的这种影响与粒径相关，随着粒径增大，布朗扩散产生的影响会平稳下降。在吸入制剂气溶胶粒度范围（0.5～10μm）内，布朗扩散引起的APSD变化可通过EDA方法中的*LPM*或*SPM*参数得以检测。

(2) 热泳（thermophoresis）与扩泳（diffusiophoresis）等现象通常与粒

径大小无关，因此这些过程对 *LPM* 或 *SPM* 的影响无法预测。如果热泳现象是一个影响颗粒迁移的因素，那么需要在 CI 装置中存在一个垂直于 CI 器壁的温度梯度。在实际操作中，通过控制 CI 操作条件可避免出现温度梯度，因此可防止发生热泳沉积。此外，扩泳沉积需要 CI 装置内壁存在凝结水汽，而运送气溶胶的空气中湿度远没有达到饱和浓度，因此扩泳沉积在实际操作中不会出现。

(3) 静电作用对 APSD 的影响与所测试的气溶胶中颗粒所带电性相关(详见第 3 章)，理论上这一作用非常复杂也很难预测。采用导电金属材质的 CI 装置可大幅消除静电沉积，但层级的表面涂膜材料，例如密封材料的表面硅油，还是会产生静电沉积。导电涂层的使用是解决静电沉积问题的明确方法。尽管如此，据笔者的经验，静电所致的气溶胶沉积不太具有颗粒大小选择性，不能只考虑测量到的 *LPF* 内的变化。

(4) 颗粒破碎（聚团破碎），或者因改变干粉吸入剂中药物颗粒与载体之间吸附方式从而增加 APSD 中较大颗粒的数量，所增加的颗粒可能完全在 APSD 的 *LPF* 部分。这种变化主要是因为部分原来沉积在人工喉和预分离器的药物转移到了 CI 装置的层级中。这种 APSD 变化会导致 *LPM* 和 *ISM* 均增大，因此可以通过 EDA 方法检测。在极端情况下，即使 *LPF* 出现了相同质量的药物颗粒转移到 *SPF*，*LPM* 前后也会保持完全不变，但 *SPM* 和 *ISM* 还是均会出现相应的增大，从而不会影响到 EDA 对此类变化的检测。

9.3.2 前后只改变 *SPF* 形状，但 *SPM* 不变

Mitchell 等人[3] 考虑的第二种情况如图 9.4 所示，APSD 中颗粒质量转移完全发生在 *SPF* 边界范围内。本质上，这种情况是对上述第一种情况的补充。

布朗扩散所致的 CI 装置内壁上的沉积差不多全部局限在 *SPF* 内。若按质量加权来分析 APSD，能被布朗扩散影响的颗粒的空气动力学直径通常小于 0.5μm。因为所有的 *SPF* 颗粒均会被 CI 装置内壁或滤纸捕获，只有当沉积在 CI 内壁的药物颗粒通过适当的方法检测并归属到相应的粒径大小范围时，*SPM* 才有可能保持不变。在这种情况下，*LPM* 也会保持不变，因此 *ISM* 也将不变。但是，在实际操作中，这种情况不太可能发生，在按药典方法推荐的装置与气流条件下，气溶胶在 CI 装置中传递的时间很短。

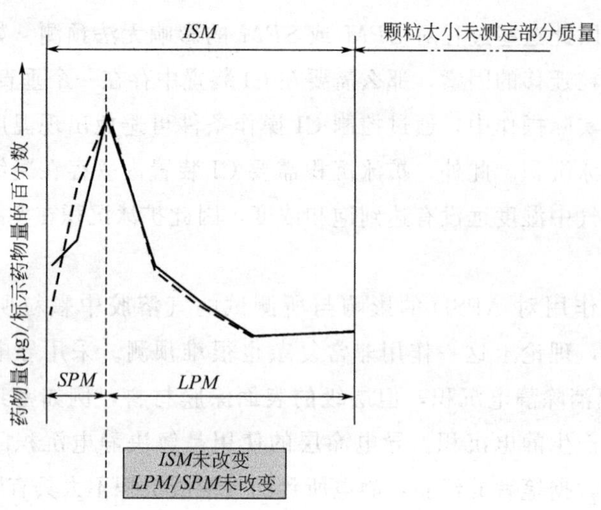

图 9.4　EDA 可能失效的第二种情况：*SPF* 形状改变，但前后 *SPM* 总量不变[3]

因为这些装置不属于低流速撞击器，气流操作条件不得小于 15L/min。而对于典型的低流速撞击器，例如 QCM 系统（California Measurements Inc.，Sierra Madre，CA，USA），它可在仅 0.24L/min 的低气流下操作[6]。

当 NGI 中使用微孔收集器（MOC）时，需要注意的是，MOC 并不能完全收集药物颗粒。如果因布朗扩散导致穿过 MOC 的颗粒总质量发生显著改变时，通过 *LPM*/*SPM* 可检测出这一变化。

布朗扩散所致的 APSD 变化只会影响颗粒分布小于 1.0μm（空气动力学直径）的部分，因此，对所有上市的吸入制剂而言，最可能因此受到影响的只有 pMDI 溶液剂型。即使 EDA 不能检测出第二种情况的 APSD 改变，这种变化对临床用药影响的显著性极低。因为除了在屏气模式下，这些极细的颗粒实际上并不能有效沉积在病人呼吸道[7,8]。

对吸入制剂所产生的气溶胶而言，湍流扩散对 APSD 的影响没有特别的颗粒直径大小选择性。但这种现象主要影响的是气溶胶颗粒在 CI 装置中人工喉和预分离器的沉积。

9.3.3　前后 *LPF* 和 *SPF* 形状同时改变，但 *LPM* 和 *SPM* 均不变

Mitchell 等人[3] 考虑的第三种过程是上述两种情况同时发生的情况（图 9.5），*SPF* 部分药物颗粒粒径变化以及相关的颗粒质量改变必须在 *SPF* 定义

的范围内，而 *SPM* 保持不变；与此同时，*LPF* 部分的颗粒粒径变化和质量改变则在 *LPF* 所定义的范围内发生了变化，因此 *LPM* 也保持不变。

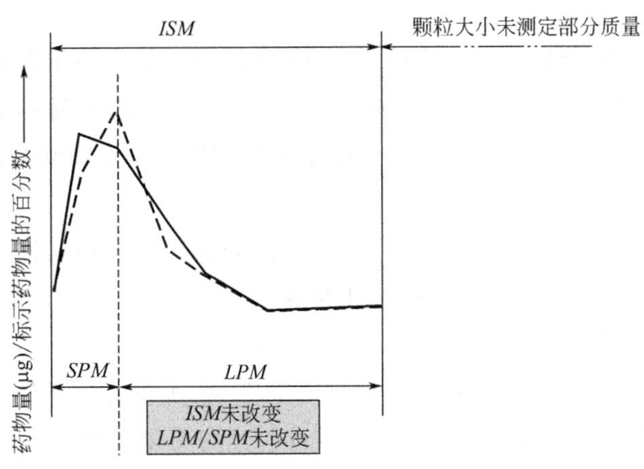

图 9.5　EDA 可能失效的第三种情况：*LPF* 和 *SPF* 形状同时都改变，但前后 *LPM* 和 *SPM* 总量都不变[3]

虽然 EDA 不能检测出这种情况下 APSD 的变化，但在实际应用中，这种情况出现的概率几乎为零。如果从进一步的实验机制方面考虑，正如在第一种失效模式中所介绍，颗粒团聚会增加 *LPM*，但也会相应地使 *SPM* 减小，从而能使 EDA 检测出此种变化。值得注意的是，团聚的过程总是会导致 APSD 分布峰变宽，并同时导致 APSD 总体上向 *LPF* 一侧偏移。毕竟 *SPF* 部分的颗粒由于团聚作用已经转移到 *LPF* 一侧，并且由于没有其他来源的小粒径颗粒对 *SPF* 一侧进行补偿，因此 *SPF* 值必然会减小。

如果发生气溶胶颗粒由于重力沉降或惯性（湍流）沉积在 CI 装置内壁而导致 APSD 向 *SPF* 一侧的整体偏移，那么 *LPM* 必然会减少，且 *LPM* 的减少量必然多于因相同原因所导致的 *SPM* 的减少量。这样，*LPM*/*SPM* 以及 *ISM* 值均会下降，于是，APSD 的变化可通过 EDA 检测。同理，湍流的聚团破碎效应也会导致 APSD 整体向 *SPF* 偏移，*LPM*/*SPM* 的下降也可相应地检测出来。

在某些种类的干粉吸入剂中，改变药物颗粒和载体颗粒间的吸附方式，能使更多大粒径颗粒进入 CI 装置各层级中，从而导致 APSD 中 *LPF* 与 *SPF* 均发生改变。但这种变化通常可通过 *LPM*/*SPM* 变化发现。即使在极端情况下，*SPF* 正好从 *LPF* 部分获得了等比量的补偿，使得 *LPM*/*SPM* 不变，

EDA 方法还是可通过 *ISM* 的变化检测出 APSD 的变化。

9.3.4 小结

根据实际案例分析，以及上述对 EDA 潜在失效的假想情况讨论中可以看出，建立 EDA 分析方法的理论基础可靠。因为 AIM 测试尚不是产品申报资料中使用的常规方法，所以第 9.5 节中案例研究还是基于级联撞击器测试的全分辨数据。

即使采用简化测试方法，与在 EDA 失效的那些情况中描述的物理过程依然相同。但是，无论使用哪一种 AIM 装置，在建立简化测试方法时，有必要评估撞击器内壁表面积减少对颗粒损失的影响。第 10 章将介绍大量的 EDA 验证性工作。开展这些工作的目的是评估市售 AIM 装置，或是为评估基于已有的 CI 装置测试得到的全分辨数据而设计构建的简化装置。

9.4 失效模式分析

Glaab 等人通过开展失效模式分析考察了 EDA 方法的可靠性[9]。他们首先研究了影响 CI 测定 APSD 结果的相关制剂因素，这些因素涉及干粉吸入剂的制剂配方、吸入装置、原料药等三个方面（图 9.6）。

然后他们考察了生产工艺中可能对 CI 测试产生影响的各类因素（图 9.7）。

在进一步探索影响吸入制剂产品 APSD 结果的测试操作因素时，他们重点评估了药物含量分析以及 CI 测试过程本身对 APSD 测试结果的潜在影响（图 9.8）。

在评价工作的第二部分内容中，他们对一种虚拟的 MDI 制剂进行同样的影响因素分析，具体考虑了生产工艺、制剂配方、吸入装置、装置-配方相互作用、储存、装置附件（如 VHC）等因素对 APSD 测试结果的影响（图 9.9）。

Glaab 等人接下来提出了各种可采用的控制策略。这些策略不仅可有效检测药物、辅料或产品的质量差异，而且还可检测或预防产品在生产或分析过程中出现的偏差。他们把这些控制策略细分为以下三个范畴：

（1）质量保证与生产过程控制；

（2）产品处理控制；

（3）吸入制剂产品自身整体质量控制。

这些控制策略相互作用，并影响吸入制剂的生产和使用（图 9.10）。

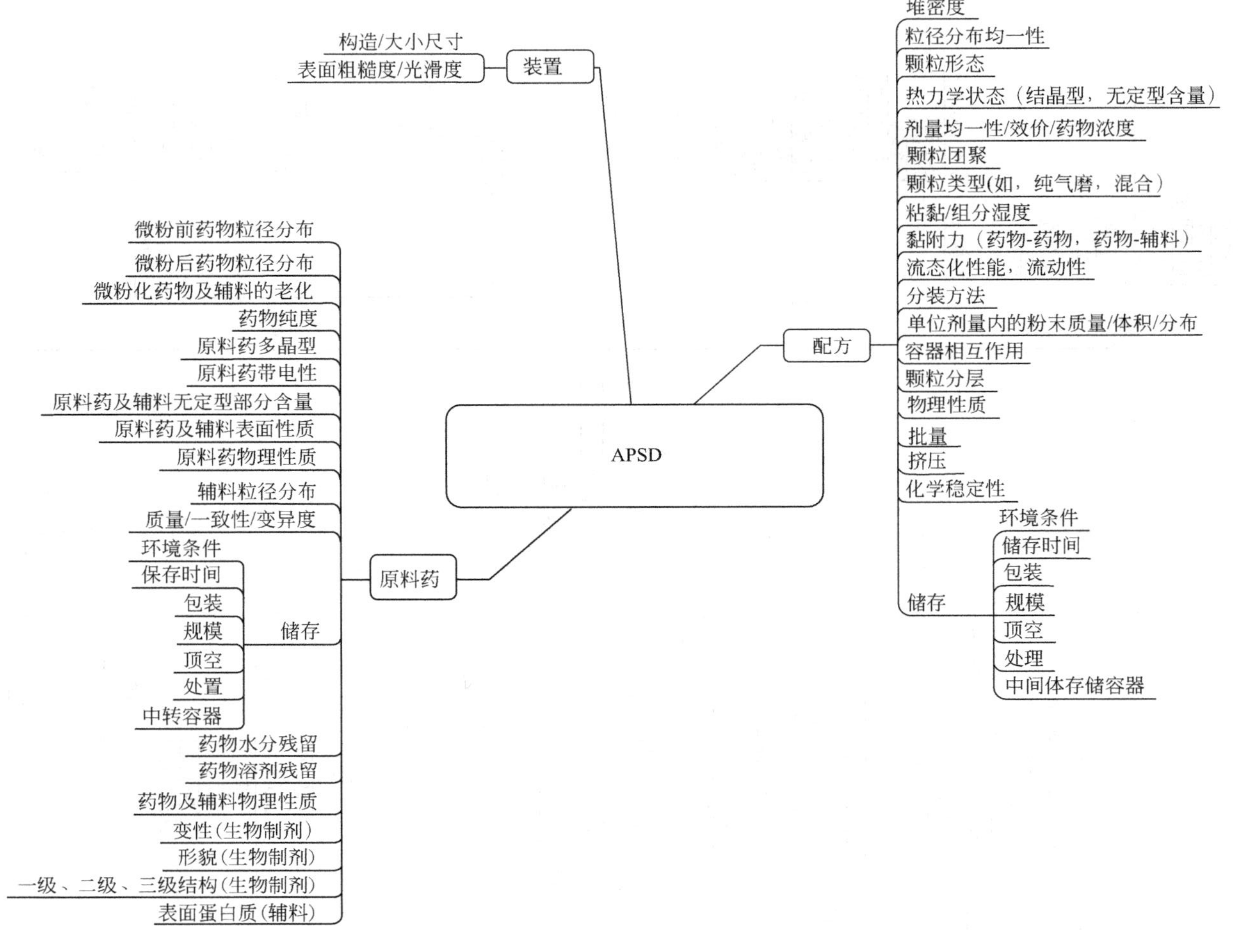

图 9.6　可影响 DPI 制剂 APSD 结果的潜在制剂因素[9]

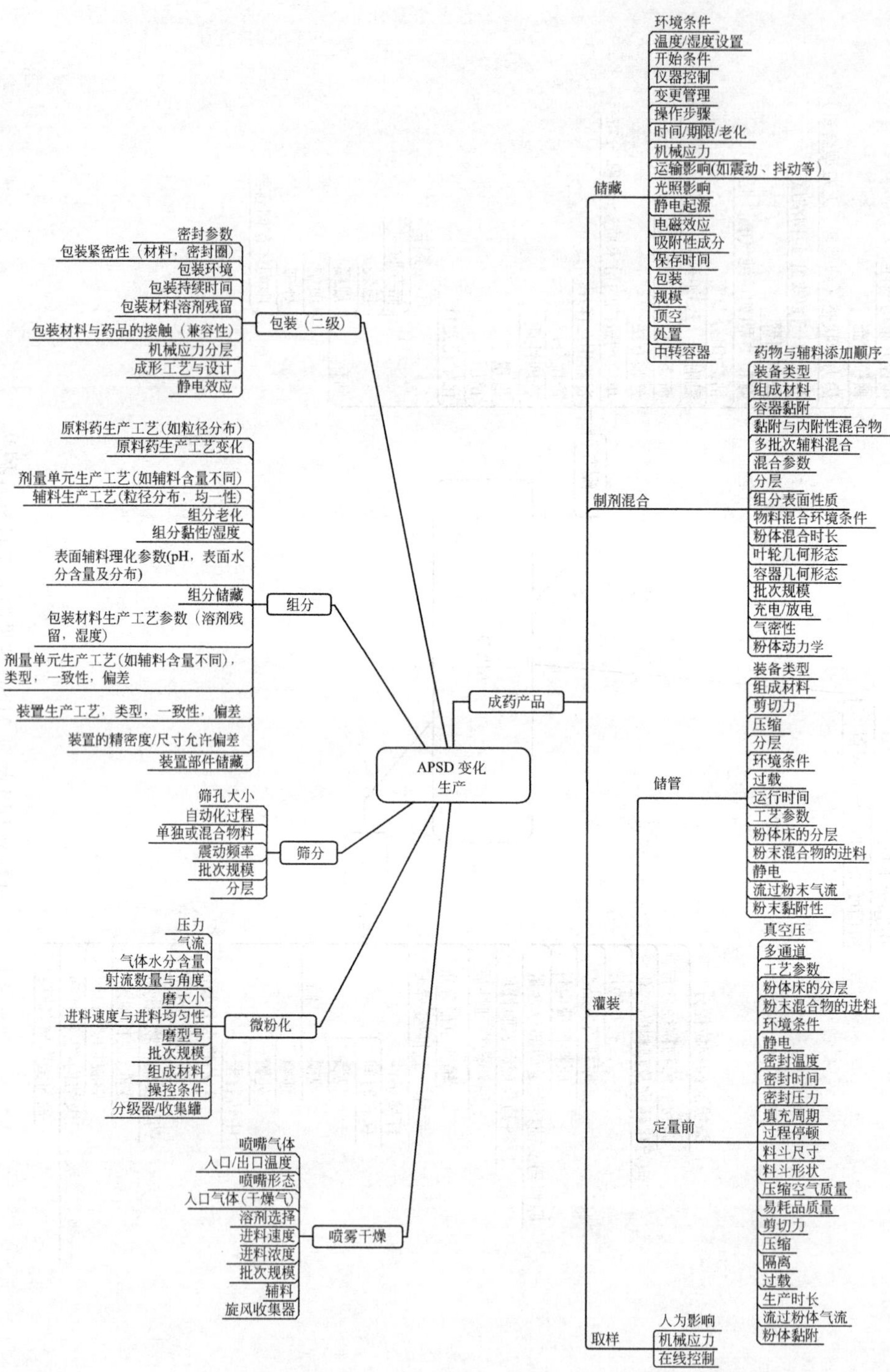

图 9.7 可影响 DPI 制剂 APSD 结果的潜在生产工艺因素[9]

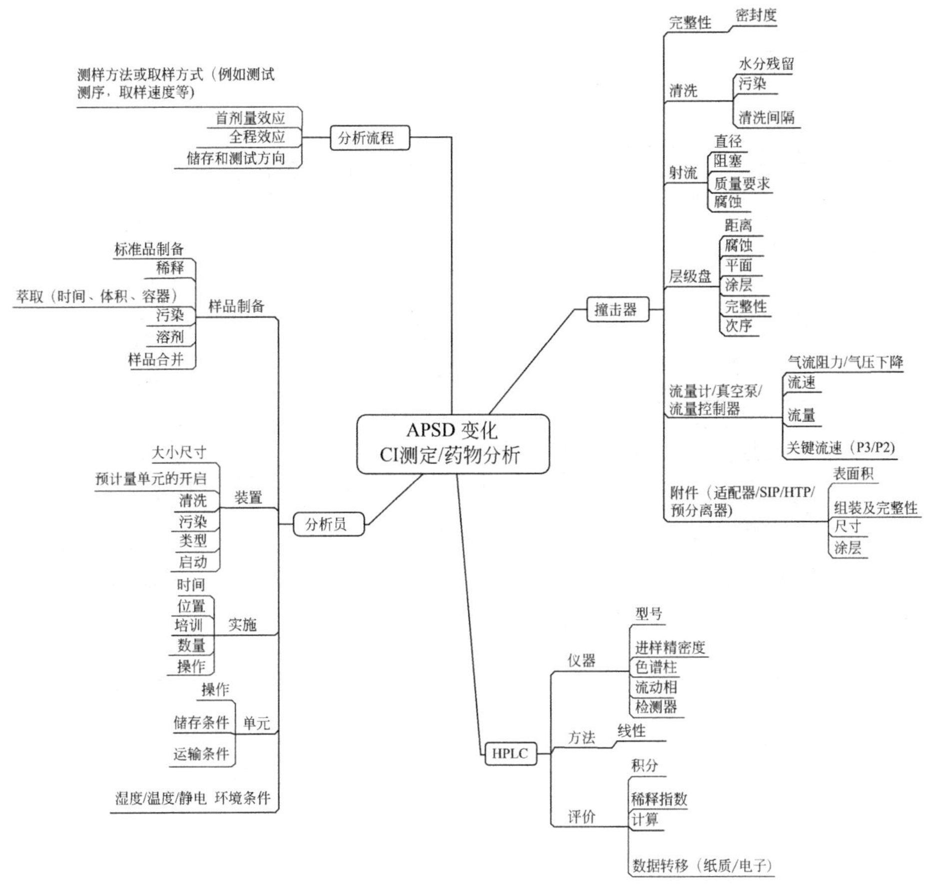

图 9.8　可影响 DPI 制剂 APSD 结果的潜在分析操作因素[9]

Glaab 等人[9] 继续分析了可减少吸入制剂 APSD 变化的各种控制策略（图 9.11）。他们假定，如果所有这些控制措施到位的话，可在早于产品放行质检之前就发现和消除那些可能会影响到产品 APSD 特性的因素。这些控制措施的实施会同时促进 EDA 方法在吸入制剂产品控制中的应用[10]。

最后，Glaab 等人还评估了一些可导致产品灾难性失败因素的相对风险程度[9]。Glaab 等人认为，就特定的吸入制剂产品而言，对制剂产品涉及的每个因素都开展经典风险评估不切实际，只有评估那些对气溶胶 APSD 特性具有影响的因素才有价值。但是，每一个影响因素对 APSD 的影响程度各不相同，影响的严重程度不能一概而论。

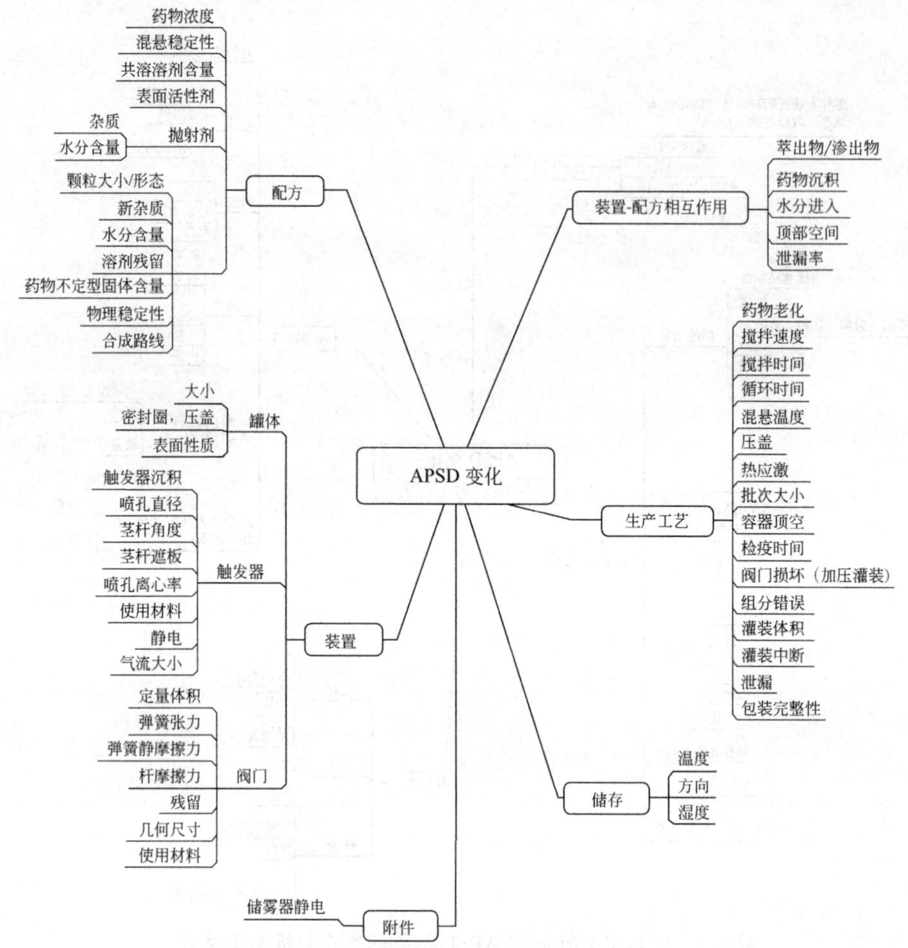

图 9.9 可影响 MDI 制剂 APSD 结果的潜在因素[9]

Glaab 等人同时认为很难根据特定人群或某个病人来评估这些因素对产品性能的影响。鉴于这些局限性，他们的风险评估是通过回答以下问题得出的结论：

(1) 所检测 APSD 变化对级联撞击测试的依赖程度如何?

(2) 这种 APSD 变化导致灾难性产品失败的可能性有多大?

然后 Glaab 等人根据他们的个人经验，按统一格式回答了上述问题。为进一步简化评估，在评价某一因素是否会造成灾难性产品失败时，只有可能或不可能两个选项，没有中间选项。同样，对上述第一个问题也只有两个选项，即可选择 CI 以外的装置，或只能用 CI 类装置。

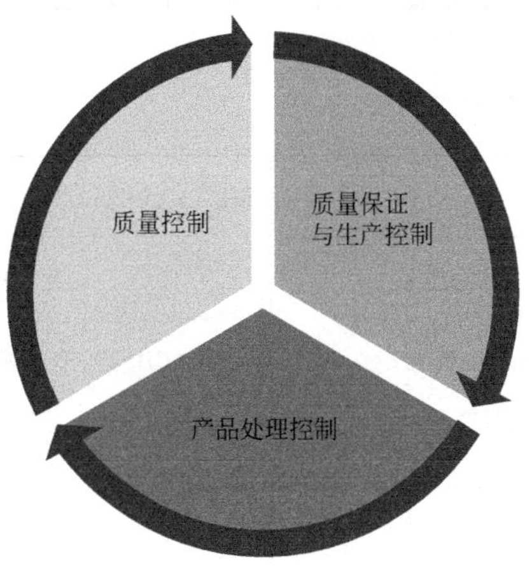

图 9.10　吸入制剂产品研制、生产与销售中的控制策略[9]

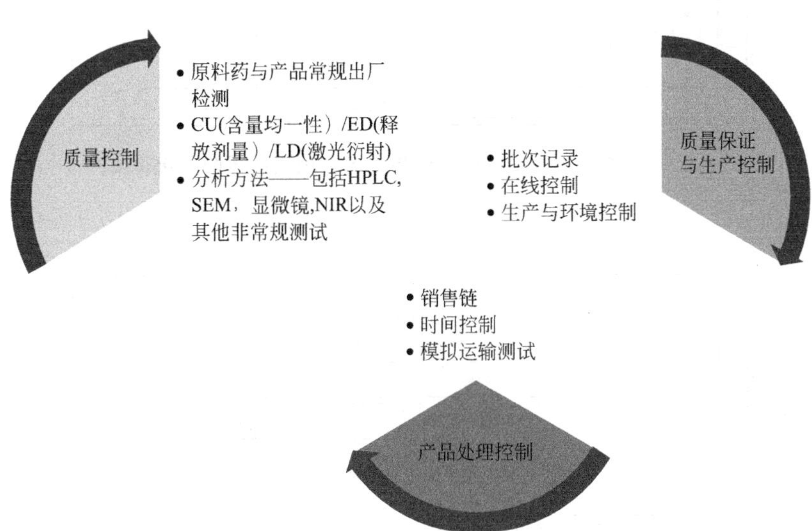

图 9.11　吸入制剂产品研制、生产与销售中控制策略分解图[9]

通过这个方法，可以把影响因素归类到如图 9.12 的四个象限中，其中两条相交坐标轴分别代表导致灾难性产品失败的可能性以及对 CI 装置的依赖性。

在建立这个框架后，Glaab[9] 等人把与 DPI（图 9.13）与 MDI（图 9.14）相关的影响因素分配到了相应的象限中。象限Ⅰ代表 CI 依赖性强，且致灾难性产品失败风险高；其他象限中的因素则可采用其他方法检测（象限Ⅱ），或致灾难性产品失败风险低（象限Ⅳ），或两种情况同时出现（象限Ⅲ）。

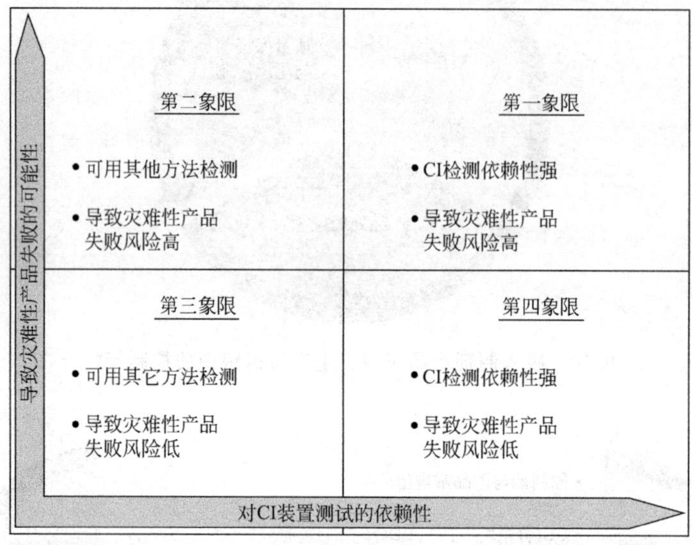

图 9.12　影响吸入制剂 APSD 结果的潜在因素的风险严重程度[9]

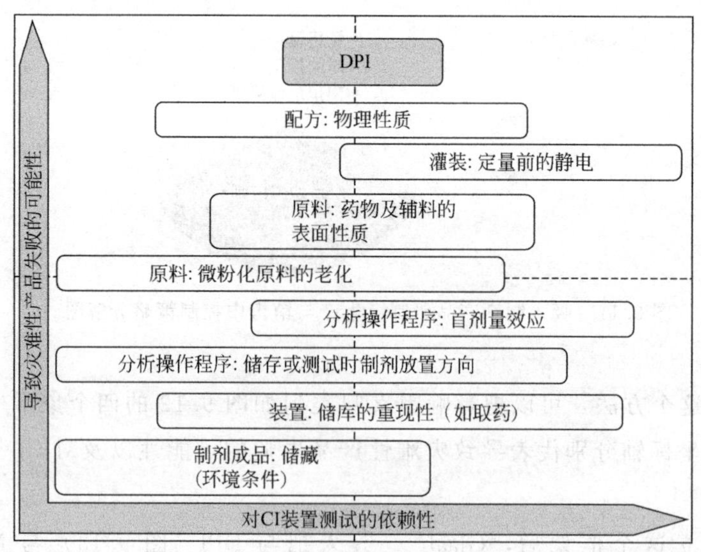

图 9.13　影响 DPI 制剂 APSD 结果的那些重要因素的风险严重程度[9]

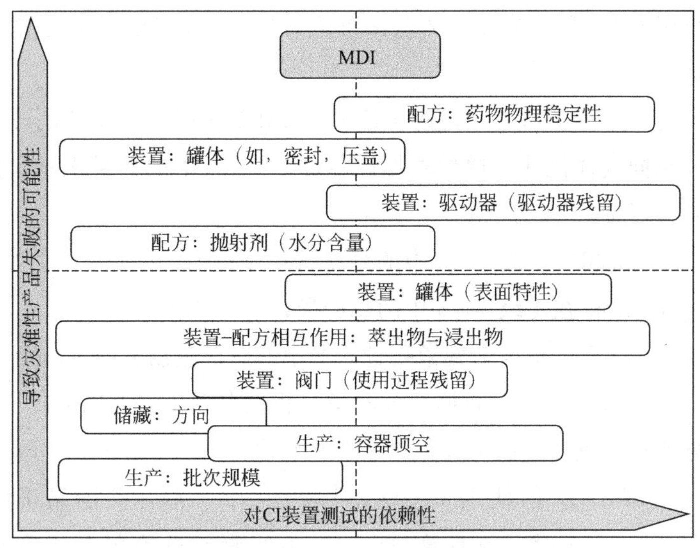

图 9.14　影响 MDI 制剂 APSD 结果的那些重要因素的风险严重程度[9]

Glaab 等人发现，上述风险因素在影响出厂检测时吸入制剂气溶胶 APSD 特性的可能性不仅取决于产品本身，而且也取决于产品开发的过程。在产品开发后期，风险评估中鉴定的大多数影响因素可通过严格控制工艺参数得到控制，其中工艺参数的控制需严格执行质量保证程序并符合质量控制参数。

但是，某些 APSD 变化只有通过 CI 方法才能检测到。尽管 CI 方法比较麻烦，且对分析人员能力要求较高，但该方法可按空气动力学粒径大小测定各部分药物的含量。

本节的风险评估内容是对上一节中有关气溶胶 APSD 理论分析内容的有益补充。当评估一个吸入制剂产品的 APSD 评价方法时，本节提供的框架可对 EDA 失效的风险进行详细评估。

9.5　EDA 成功应用的案例研究

现实产品的案例研究是证明 EDA 原理应用潜力的最重要方式。首例此类研究是由 Mao 等人报道的 Catalent Pharma Solutions 公司承担的一项测试研究[11]。该团队应用EDA开展了3项独立的分析测试研究，他们采用NGI测定了从一组溶液型HFA定量吸入气雾剂气溶胶的APSD。将这些数据汇总后进行了分析。

所开展的三个分析研究中的每个溶液型MDI都相同，NGI的测试都采用30L/min的相同气体流速。原始数据以每部位/层级中的药量表示，并按以下方式分组进行评价：

（1）组2＝沉积在层级1～3中的总药量；

（2）组3＝沉积在层级4～6中的总药量；

（3）组4＝沉积在层级7到微孔过滤器中的总药量组。

其中组1是未用于分析的那部分药量，指的是进入NGI但未进入层级筛分的那部分药量，其中包括人工喉等部位中的药量。

APSD的*MMAD*值使用CITDAS®软件（2.0版，英国诺丁汉Copley Scientific Ltd）计算获得。在此算法中，气溶胶颗粒的空气动力学粒径是当APSD中各层级累积颗粒质量达到或最接近CI中颗粒总质量的50%时的粒径（d_{50}），例如，当NGI第3层级的d_{50}值3.99μm被选定为大颗粒与小颗粒之间的划分边界时，那么d_{50}小于3.99μm的为小颗粒，d_{50}大于等于3.99μm则为大颗粒。据此计算，*LPM*则为层级1～3中沉积的总药量（包含了边界的那个层级），而*SPM*则为层级4到微孔过滤器中沉积的总药量。为评估EDA技术的灵敏度，本节中边界的颗粒大小设定会根据实际情况发生变化。

如在图9.15所示的例子中，大小颗粒的边界设置在接近2.30μm（空气动力学粒径），据此*LPM*可计算为沉积在层级1～4中的总药量[1]。为获得最佳EDA分析灵敏度，不同的d_{50}值被设置为大小颗粒的边界。在上述3项独立研究中，计算所得的各组沉积药量、*MMAD*、不同边界d_{50}值下的*LPM*/*SPM*等数据总结在表9.4中，而*LPM*/*SPM*与其他相关参数之间的线性相关性呈现在图9.16中。

Mao等人[11]发现不管选择哪一个边界粒径大小，*LPM*/*SPM*与组2和组4沉积药量之间的相关性（R^2值）要比与组3沉积药量之间的相关性要好（表9.5）。这一结果与其他文献报道的预测分析结果完全吻合[12,13]，说明组2或组4里药物颗粒出现了向邻组迁移的现象。颗粒的邻组间迁移（组2迁移到组3或是组4迁移到祖3）正好抵消了组3的药量变化。

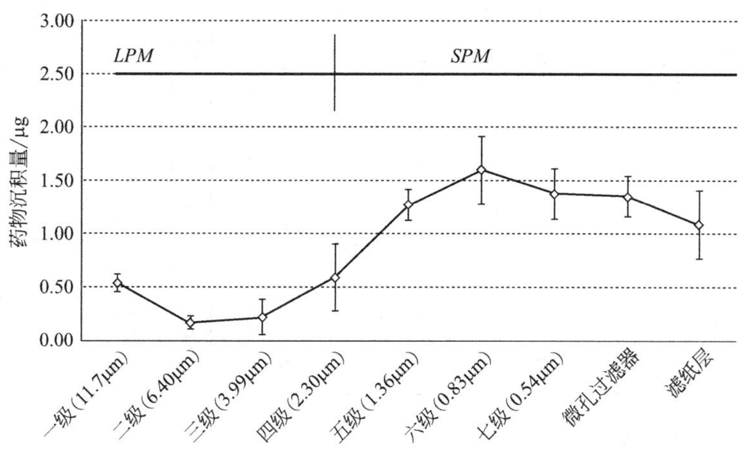

图 9.15　NGI 的各层级沉积（平均值±标准偏差）分布，其中 *LPM* 与 *SPM* 的边界空气动力学粒径大小分别设定在 2.30μm[11]

该案例研究证明用 *LPM*/*SPM* 作为分析指标时具有较高的灵敏度，可检测出能影响 *MMAD* 数值的 MDI 气溶胶 APSD 的微小变化。*LPM*/*SPM* 很容易通过 CI 的各层级沉积数据计算得出，与层级分组方法一样，没有任何难度。

在另一系列案例研究中，Strickland 评估了两个已退市产品的稳定性评价数据，这些数据通过多级 CI 装置测定，并在相关文献中已阐明导致 APSD 变化的可能原因[14]。其中产品 A 的 24 个月的稳定性数据使用 ACI 测试获得，并根据美国药审要求采用层级分组进行了评价。

组 1：包括 0 级在内的未经层级筛分部分的总沉积药量分数；

组 2：层级 1 和层级 2 收集的总大粒径颗粒质量分数；

组 3：层级 3 到层级 5 收集的小粒径颗粒质量分数；

组 4：层级 6、层级 7 以及滤纸部位收集的超细粒径颗粒质量分数。

每组数据以标示药量的百分数表示。当进行分组评价时，图 9.17 显示组 2 中数值没有明显的时间依赖性，而组 3 和组 4 中数值随储存时间增加而呈明显下降趋势。组 4 的稳定性在产品质量要求中只设置了上限，因此未作为质量风险指标。当以欧洲药监要求采用 FPM 作为评价指标时，这一指标同样可检测出产品稳定性发生显著变化的趋势（图 9.18）。

表 9.4 分组沉积药量（μg），*LPM/SPM* 和 *MMAD*[11]

(a)案例 1

MDI	变量 1		变量 2		变量 3		变量 4		变量 5		变量 6		变量 7		变量 8	
灌编号	1	2	1	2	1	2	1	2	1	2	1	2	1	2	1	2
组 2(S1～S3)	1.22	1.25	0.84	1.11	0.64	0.71	0.69	0.72	0.73	0.67	0.78	0.75	0.67	0.75	0.79	0.76
组 3(S4～S6)	3.02	3.15	3.02	3.33	3.36	3.32	3.69	3.34	3.36	3.15	3.72	3.87	2.91	3.42	3.34	3.62
组 4(S7～F)	3.17	3.17	3.56	3.41	4.51	4.67	5.02	4.50	4.77	5.12	4.76	5.39	3.36	3.87	3.70	3.76
MMAD/μm	1.03	1.04	0.88	1.00	0.78	0.76	0.77	0.78	0.77	0.70	0.81	0.76	0.86	0.87	0.88	0.90
边界为 0.83μm 的 *LPM/SPM*	1.13	1.17	0.97	1.13	0.78	0.75	0.77	0.78	0.73	0.64	0.82	0.76	0.91	0.93	0.95	1.01
边界为 1.36μm 的 *LPM/SPM*	0.53	0.53	0.42	0.51	0.26	0.24	0.24	0.25	0.24	0.22	0.26	0.23	0.30	0.31	0.31	0.32
边界为 2.30μm 的 *LPM/SPM*	0.24	0.24	0.18	0.22	0.05	0.05	0.04	0.05	0.04	0.04	0.05	0.05	0.06	0.06	0.06	0.06
边界为 3.99μm 的 *LPM/SPM*	0.09	0.09	0.06	0.08	0.02	0.02	0.02	0.02	0.02	0.01	0.02	0.02	0.02	0.03	0.03	0.03

(b)案例 2

MDI	变量 1		变量 2		变量 3		变量 4		变量 5		变量 6		变量 7		变量 8	
灌编号	1	2	1	2	1	2	1	2	灌编号	1	2	1	2	1	2	1
组 2(S1～S3)	1.25	1.37	1.26	1.14	0.74	0.94	0.74	0.74	0.85	0.89	0.90	0.89	0.82	0.81	0.93	0.82
组 3(S4～S6)	3.74	3.41	3.43	3.86	3.40	3.51	3.39	3.21	3.27	3.56	3.88	3.64	3.19	3.20	3.81	4.07
组 4(S7～F)	3.51	3.06	3.10	3.63	4.05	3.67	3.96	3.83	4.29	4.28	4.12	3.79	3.84	3.90	4.13	4.20
MMAD/μm	1.11	1.20	1.16	1.06	0.85	0.95	0.86	0.85	0.81	0.85	0.92	0.94	0.86	0.85	0.90	0.90
边界为 0.83μm 的 *LPM/SPM*	1.28	1.37	1.33	1.24	0.92	1.07	0.94	0.92	0.84	0.91	1.03	1.06	0.90	0.88	0.98	1.02

续表

MDI	变量 1		变量 2		变量 3		变量 4		变量 5		变量 6		变量 7		变量 8	
灌编号	1	2	1	2	1	2	1	2	灌编号	1	2	1	2	1	2	1
边界为 1.36μm 的 *LPM/SPM*	0.68	0.73	0.69	0.62	0.41	0.48	0.43	0.42	0.31	0.35	0.45	0.48	0.33	0.32	0.30	0.31
边界为 2.30μm 的 *LPM/SPM*	0.29	0.33	0.29	0.26	0.14	0.17	0.15	0.14	0.11	0.12	0.15	0.17	0.10	0.09	0.06	0.06
边界为 3.99μm 的 *LPM/SPM*	0.10	0.12	0.10	0.09	0.05	0.05	0.05	0.04	0.04	0.04	0.05	0.05	0.03	0.03	0.03	0.03

(c)案例 3

MDI	变量 1		变量 2		变量 3		变量 4		变量 5		变量 6		变量 7		变量 8	
灌编号	1	2	1	2	1	2	1	2	灌编号	1	2	1	2	1	2	1
组 2(S1～S3)	1.63	1.41	1.20	1.36	1.07	1.05	1.01	1.25	0.70	0.86	0.99	1.07	0.84	0.84	0.60	0.60
组 3(S4～S6)	3.80	3.29	3.50	3.71	3.53	3.59	3.40	3.24	3.00	3.37	4.64	3.55	3.36	3.13	3.52	3.21
组 4(S7～F^*)	2.94	2.56	3.09	2.90	3.53	3.44	3.29	3.18	4.41	3.80	4.48	3.60	3.78	3.63	3.43	3.10
MMAD/μm	1.36	1.37	1.15	1.26	1.01	1.03	1.03	1.09	0.75	0.89	0.97	1.00	0.91	0.88	0.91	0.92
边界为 0.83μm 的 *LPM/SPM*	1.60	1.59	1.36	1.56	1.17	1.22	1.19	1.18	0.76	1.00	1.17	1.14	0.97	0.94	1.07	1.08
边界为 1.36μm 的 *LPM/SPM*	0.83	0.83	0.69	0.78	0.57	0.59	0.58	0.58	0.30	0.39	0.53	0.56	0.38	0.37	0.33	0.34
边界为 2.30μm 的 *LPM/SPM*	0.37	0.37	0.28	0.33	0.24	0.24	0.23	0.24	0.13	0.16	0.22	0.24	0.13	0.13	0.06	0.07
边界为 3.99μm 的 *LPM/SPM*	0.14	0.13	0.10	0.12	0.09	0.08	0.08	0.08	0.05	0.06	0.06	0.08	0.04	0.04	0.02	0.02

注：F 为支撑滤纸。

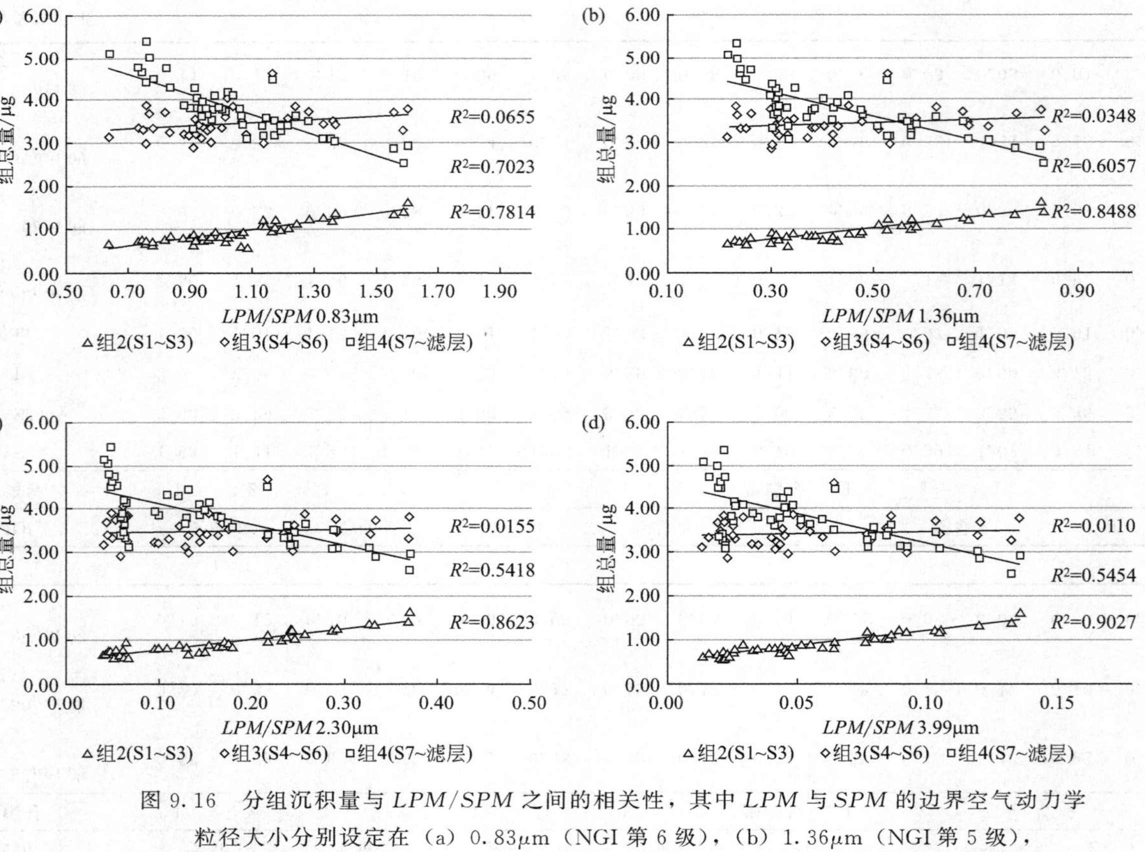

图 9.16 分组沉积量与 *LPM*/*SPM* 之间的相关性，其中 *LPM* 与 *SPM* 的边界空气动力学粒径大小分别设定在（a）0.83μm（NGI 第 6 级），（b）1.36μm（NGI 第 5 级），（c）2.30μm（NGI 第 4 级），和（d）3.99μm（NGI 第 3 级）[11]

表 9.5 基于溶液型 MDI 的 CI 测定数据的 EDA、*MMAD* 以及分组数据的比较评价[9]

以不同 d_{50} 为边界的 *LPM/SPM* 与层级分组数据及 *MMAD* 之间的线性相关系数(R^2 值)				
D_{50}(μm)	*MMAD*/μm	组 2	组 3	组 4
0.83	0.98	0.7814	0.0655	0.7023
1.36	0.92	0.8488	0.0348	0.6057
2.30	0.84	0.8623	0.0155	0.5418
3.99	0.86	0.9027	0.0110	0.5454

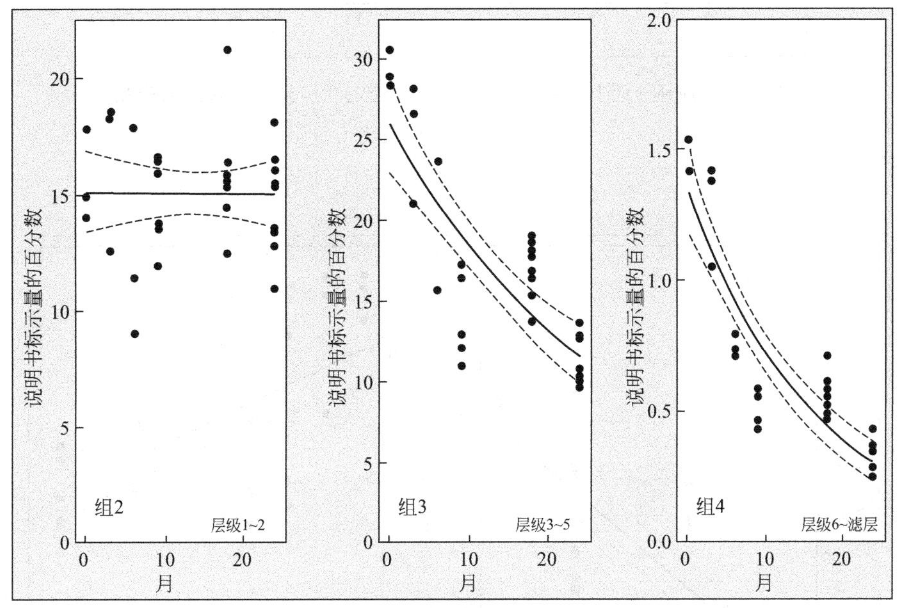

图 9.17 应用 CI 层级分组方法评估 24 个月稳定性实验中吸入制剂产品“A”的 APSD 变化

EDA 方法通过观测 *LPM/SPM* 随时间变化的趋势同样可检测出制剂稳定性的变化（图 9.19），而以 *ISM* 为指标则检测不出稳定性变化。

在产品 B 的评价中，当进行分组评价时，三组数据均可检测出稳定性变化（图 9.20）；其中组 2 的数值随时间增加而增加，而组 3 与组 4 中的数值则均随时间增加而减少，说明 APSD 整体向粒径增大的方向发生了偏移。

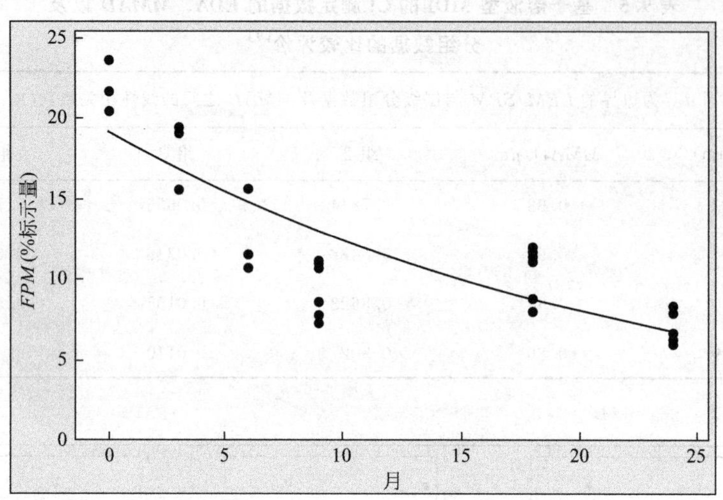

图 9.18 应用 FPM 的变化评估 24 个月稳定性实验中吸入制剂产品“A”的 APSD 变化

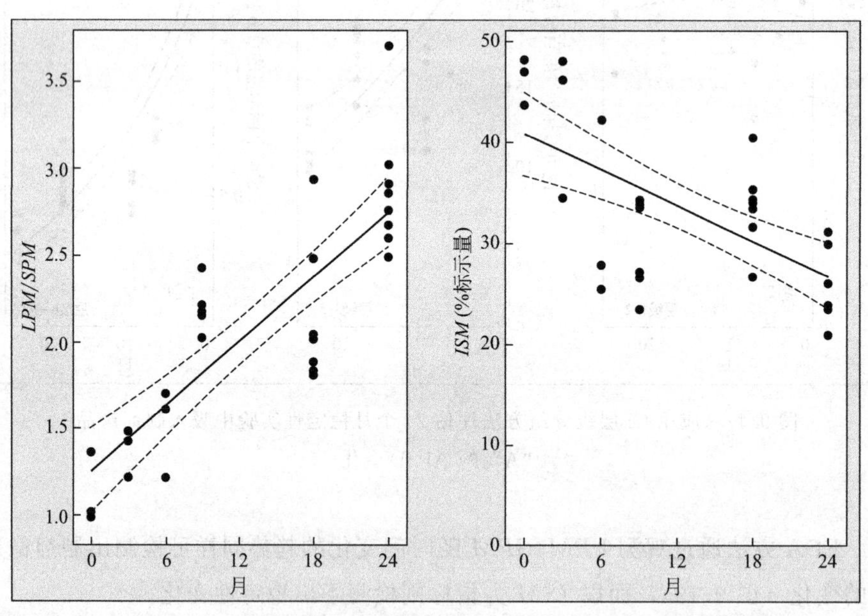

图 9.19 应用 EDA 指标 R（*LPM/SPM*）和 *ISM* 评估 24 个月稳定性实验中吸入制剂产品“A”的 APSD 变化

APSD 的偏移也可通过 FPM 随时间增加而减少的趋势发现（图 9.21）。

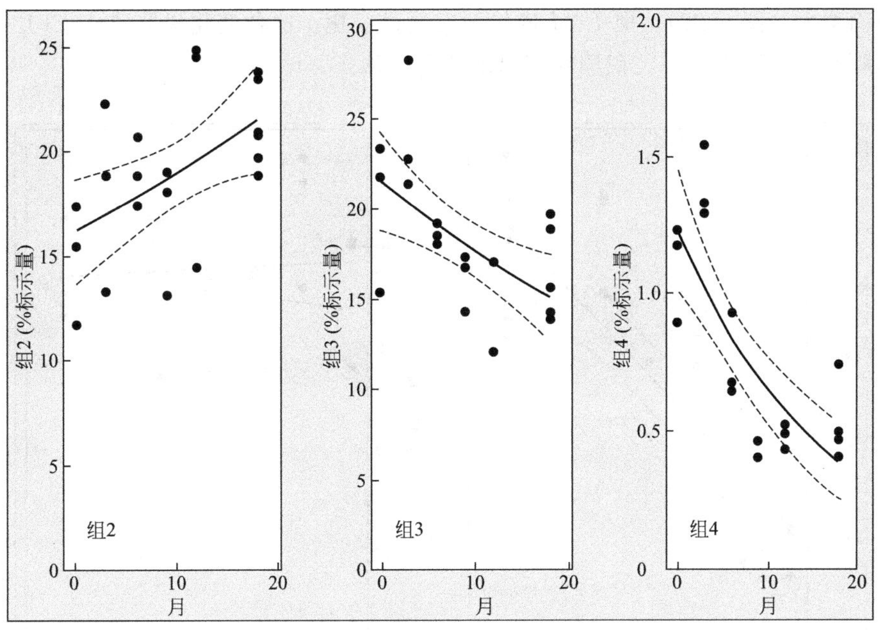

图 9.20 应用 CI 层级分组方法评估 24 个月稳定性实验中吸入制剂产品“B”的 APSD 变化

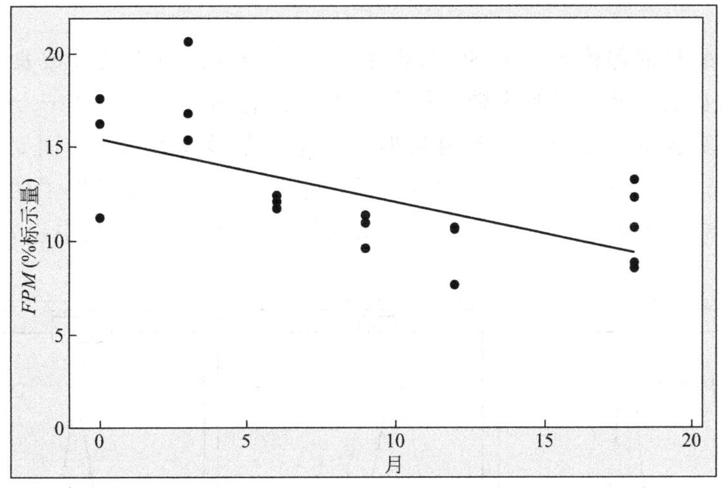

图 9.21 应用 FPM 的变化评估 24 个月稳定性实验中吸入制剂产品“B”的 APSD 变化

当采用 EDA 方法评价时，APSD 的偏移体现在 *LPM*/*SPM* 随时间的增加而增大（图 9.22），但 *ISM* 依然没有明显变化。这种变化说明进入 CI 层级的颗粒总药量不变但沉积层级间出现药量转移。

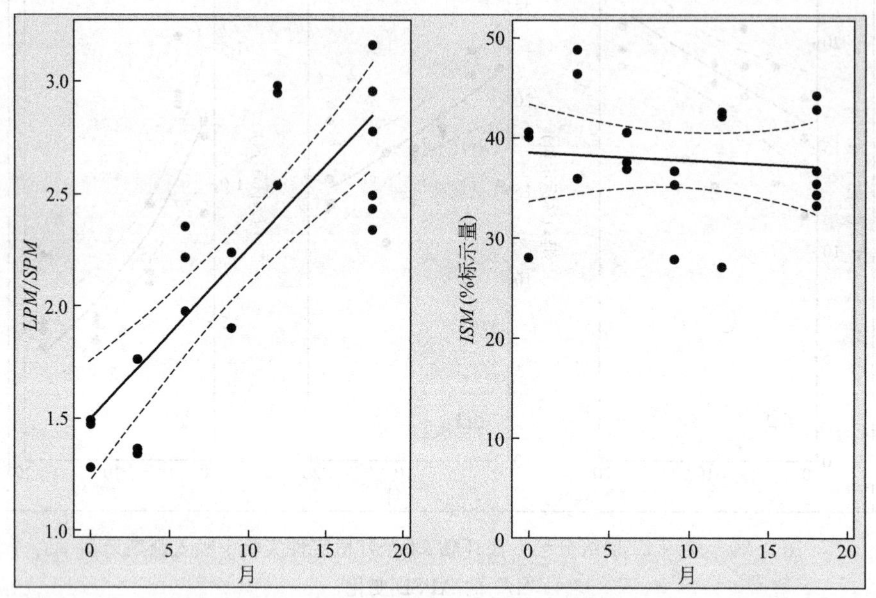

图 9.22　应用 EDA 指标 *R*（*LPM*/*SPM*）和 *ISM* 评估 24 个月稳定性实验中吸入制剂产品“B”的 APSD 变化

在产品 C 的评价中，APSD 数据来自一款经过针对性设计改良的产品，经设计改良的这些气溶胶中颗粒性质发生了预想的变化[14]。Strickland 对各个分组的数据进行了分析，各组数据以正态分布形式表示。如图 9.23 结果所示，当产品由设计 1 转变为设计 2 后，组 2 与组 3 数据发生了明显变化，而组 4 的数据变化不大。当采用 EDA 方法评价这批数据时，集中趋势和 *AUC*

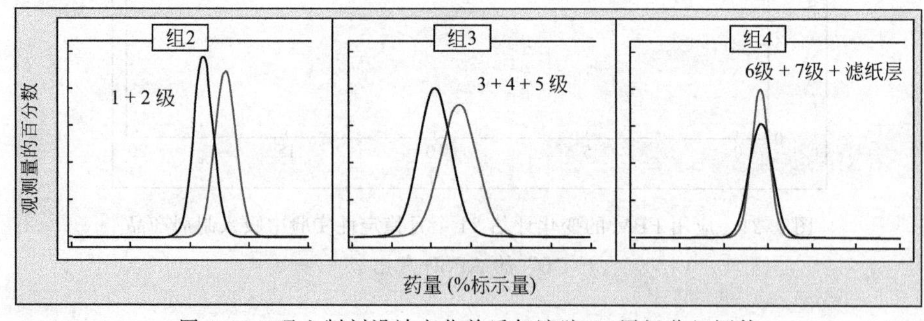

图 9.23　吸入制剂设计变化前后气溶胶 CI 层级分组评估

的变化可通过使用 LPM、SPM、$R(LPM/SPM)$ 和 ISM 等指标同时体现出来（图 9.24）。

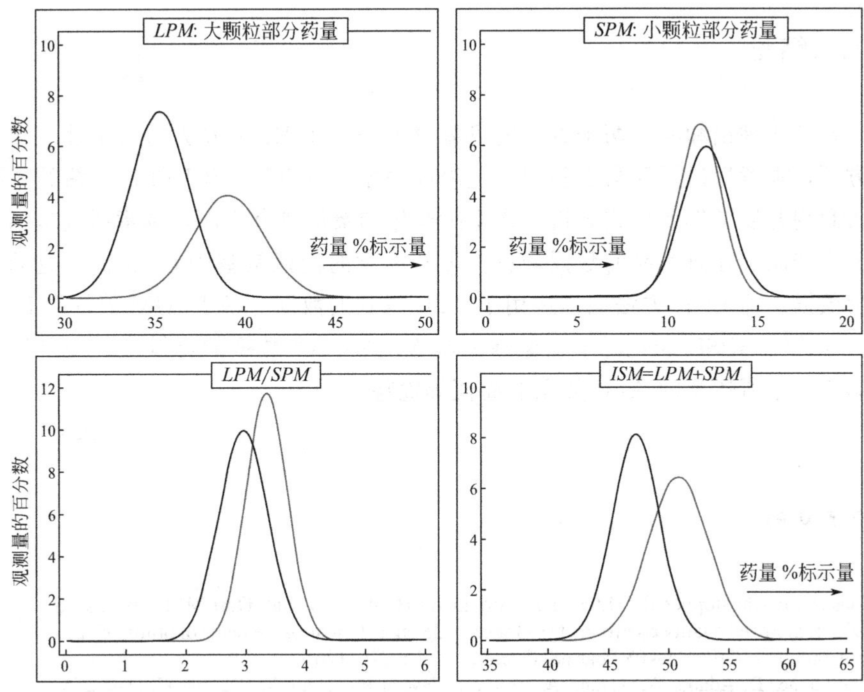

图 9.24　用 EDA 方法评估吸入制剂设计变化前后气溶胶颗粒粒径变化

这些案例研究[11,14] 证明 EDA 方法不仅没有减少吸入制剂 APSD 变化检测的有用信息，反而加强了对 CI 测定数据的理解，有助于分析人员对测试产

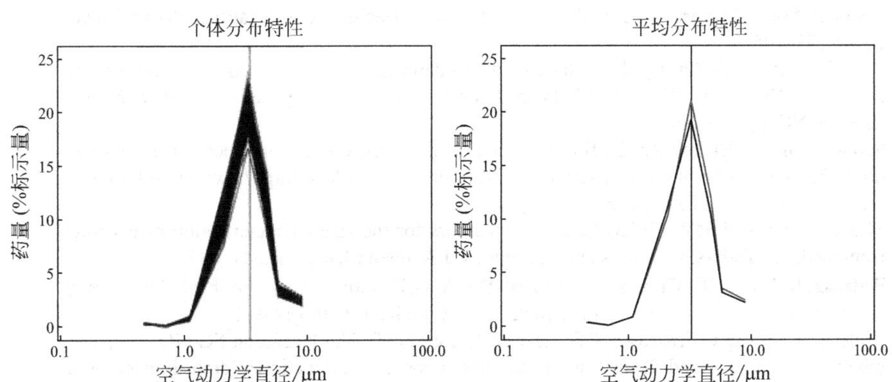

图 9.25　多级 CI 测定的产品 C 的 APSD 特性；黑线代表最初设计的吸入制剂，灰线代表设计优化后的产品

品做出正确决策。虽然单个或平均 CI 测定的 APSD 分布数据（图 9.25）信息更丰富，但这些信息不容易理解，反而不利于开展决策判断。

9.6 结论

本章从理论和实际两个方面的可靠论据证明了 EDA 方法的耐用性。在理论方面，本章探讨了测量过程中的气溶胶力学，并针对 MDI 和 DPI 两类主要吸入制剂开展了失效模式分析。在实际操作的案例研究方面，本章研究包括了已上市产品和在研产品的数据分析。虽然本章的论证是基于 CI 装置测定的全分辨数据，但 EDA 方法同样适用于 AIM 得到的数据。基于 AIM 数据的 EDA 分析在检测 APSD 变化时不仅保持了本章介绍的 CI 数据的灵敏度，而且还具有第 5 章中所述及的 AIM 数据的简便等优势。

（廖永红　译）

参考文献

1. Tougas TP, Christopher D, Mitchell JP, Strickland H, Wyka B, Van Oort M, Lyapustina S (2009) Improved quality control metrics for cascade impaction measurements of orally inhaled drug products (OIPs). AAPS PharmSciTechnol 10(4):1276–1285
2. Christopher D, Adams W, Amann A, Bertha C, Byron PR, Doub W, Dunbar C, Hauck W, Lyapustina S, Mitchell JP, Morgan B, Nichols S, Pan Z, Singh GPJ, Tougas T, Tsong Y, Wolff R, Wyka B (2007) Product quality research institute evaluation of cascade impactor profiles of pharmaceutical aerosols: Part 3 – Final report on a statistical procedure for determining equivalence. AAPS PharmSciTechnol 8(4):article 90. http://www.aapspharmscitech.org/view.asp?art=pt0804090. Accessed 10 Jan 2012
3. Mitchell JP, Christopher JD, Tougas T, Glaab V, Lyapustina S (2011) When could efficient data analysis (EDA) fail? Theoretical considerations. In: Dalby RN, Byron PR, Peart J, Suman JD, Young PM (eds) Respiratory drug delivery 2012. Davis Healthcare International, River Grove, IL, pp 237–245
4. Stein SW, Gabrio BJ (2000) Understanding throat deposition during cascade impactor testing. In: Dalby RN, Byron PR, Farr SJ, Peart J (eds) Respiratory drug delivery VII. Serentec, Raleigh, NC, pp 573–576
5. Sethuraman VV, Hickey AJ (2001) Evaluation of pre-separator performance for the 8-stage nonviable Andersen impactor. AAPS PharmSciTech 2(1):article 4. http://www.aapspharmscitech.org/. Accessed 11 Jan 2012
6. Mitchell JP, Nagel MW (2003) Cascade impactors for the size characterization of aerosols from medical inhalers: their uses and limitations. J Aerosol Med 16(4):341–377
7. Pedersen S, Dubus JC, Crompton G (2010) The ADMIT series—issues in inhalation therapy 5: inhaler selection in children with asthma. Prim Care Resp J 19(3):209–216
8. Roller CM, Zhang G, Troedson RG, Leach CL, Le Souëf PN, Devadason SG (2007) Spacer inhalation technique and deposition of extrafine aerosol in asthmatic children. Eur Respir J 29(2):299–306
9. Glaab V, Goodey A, Lyapustina S, Mitchell J (2011) Efficient data analysis for MDIs and DPIs: failure mode effect analysis. In: Dalby RN, Byron PR, Peart J, Suman JD, Young PM

(eds) Respiratory drug delivery Europe 2011. Davis Healthcare International, River Grove, IL, pp 225–236

10. Mitchell JP, Tougas T, Christopher D, Bauer R, Church T, Dey M, Glaab V, Goodey A, Holmes S, Iley T, Lyapustina S, Patel R, Quiroz J, Russell-Graham D, Strickland H, Svensson M, Van Oort M, Wu Z (2010) Abbreviated impactor measurement (AIM) and efficient data analysis (EDA) concepts: a partnership for the assurance of oral inhaled product (OIP) quality. Inhalation 4(6):6–10
11. Mao L, Ponder D, Hughes A, White J, Glaab G, Mitchell J, Lyapustina S (2012) Efficient data analysis (EDA) case study I: pressurized metered dose inhalers (MDIs) containing a solution formulation. In: Dalby RN, Byron PR, Peart J, Suman JD, Young PM (eds) Respiratory drug delivery 2012. Davis Healthcare International, River Grove, IL, pp 441–446
12. Christopher JD, Dey M (2011) Detecting differences in APSD: efficient data analysis (EDA) vs. stage groupings. In: Dalby RN, Byron PR, Peart J, Suman JD, Young PM (eds) Respiratory drug delivery Europe 2011. Davis Healthcare International, River Grove, IL, pp 215–223
13. Tougas TP, Christopher JD, Mitchell JP, Lyapustina S (2010) Efficient data analysis and abbreviated impactor measurement concepts. In: Dalby RN, Byron PR, Peart J, Suman JD, Young PM (eds) Respiratory drug delivery 2010. Davis Healthcare International, River Grove, IL, pp 599–603
14. Strickland H (2011) EDA and stage group metrics: can these metrics detect product changes. IPAC-RS conference "Bringing value to the patient in a changing world", Rockville, MD, USA, Mar 2011, http://www.ipacrs.com/PDFs/IPAC-RS%202011%20Conference/AIM%20Workshop/6-CI%20Workshop%202011-Strickland.pdf. Accessed 11 Jan 2012

第 10 章

简化撞击器的验证与相关检测技术

Mark Copley，Jolyon P. Mitchell，Marten Svensson，J. David Christopher，
Jorge Quiroz，Geoffrey Daniels，Melanie Hamilton，Dave Russell-Graham

摘要：对简化撞击器各种设备性能的验证，是简化撞击器的概念应用于实际工作中的重要支撑依据。本章综述了不同实验室对简化撞击器的验证实验，这些方法主要由欧洲药用气雾剂协会（EPAG）的级联撞击器小组提供支持，该小组于 2010 年 12 月举办了主题研讨会。这些研究涉及了所有的经口吸入制剂模式，从而增加了该方法广泛适用性的可信度。本章末尾总结了一系列的“学习心得”，为计划实施简化撞击器方法的人员提供了指导。

10.1 概述

如前几章所述，理想研究方法是引入简化撞击器装置用于经口吸入制剂吸入器性能测试。该方法不仅可以通过简化获得空气动力学粒径量度指标，减少检测变异性，而且高效数据分析原则的应用也比目前基于全分辨 CI 检测或单一性能检测（如微细粒子质量）的层级分组方法能更好地区分产品质量。该过程中最为关键的部分是验证各种已上市主流经口吸入制剂使用简化撞击器装置检测的适用性。

早期研究的共识认为，实验研究对简化撞击器概念的发展以及详细的理论合理化具有重要的价值。以下为关键研究事件的简短概要：继 2007—2008 年 Trudell 国际医药对市售混悬型和溶液型定量吸入制剂进行了概念验证研究之后，2009 年，国际药用气雾剂联盟（IPAC-RS）的级联撞击器小组在同一地点进行了简化和全分辨撞击器之间的精度对比实验。随后，欧洲药用气雾剂协会（EPGA）的撞击器研究小组启动了对不同吸入制剂类型和简化撞击器结构的后续研究。从 2010 年以来，数个行业外的组织也开展了实验研究，将其包

含在本章中，以证明简化撞击器-高效数据分析（AIM-EDA）的概念是值得关注的，并正在获得经口吸入制造行业更广泛的认可。研究中使用了以下简化撞击器系统：科普利-快筛撞击器（科普利科技有限公司，英国诺丁汉），FPD（Westech Instruments Services，Upper Stondon，Beds，UK），其他简化安德森级联撞击器，特别是 Trudell（医药）快筛安德森撞击器 T-FSI，快筛撞击器 FSI（MSP Corporation，St. Paul，MN，USA），和改造过的新一代药用撞击器 NGI。这些初步实验结果可以为用于多种类型的经口吸入制剂（干粉吸入剂，吸入气雾剂和雾化吸入剂）的简化撞击器概念提供支持。

可以在欧洲药用气雾剂协会（EPAG）[1] 和国际药用气雾剂联盟（IPAC-RS）[2,3] 的网站上检索到许多机构在过去 5 年中的大量实验和研究工作结果相关信息。

10.2　简化撞击器装置：发展历史概述

“科普利 Copley-Fison” 金属二级撞击器[4]（图 10.1）和 “葛兰素史克 Glaxo” 二级撞击器[5]（图 10.2）被认为是简化撞击器概念最早的两种物理表现形式。在 2002 年第四版欧洲药典出版之前，两者分别被列为装置 A 和装置 B，之后装置 B 因不再使用而被撤回。

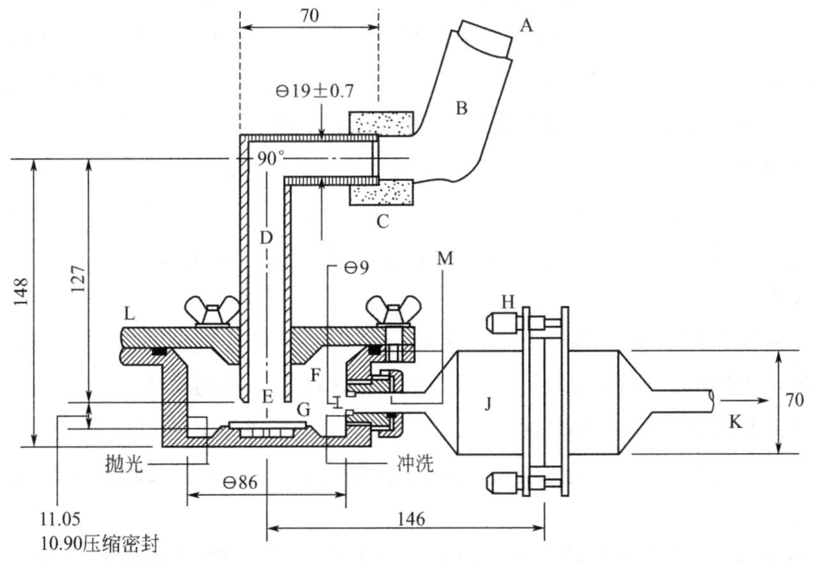

图 10.1　科普利金属二级撞击器（*CopleyScientific Ltd.*，*Nottingham*，*UK* 提供）

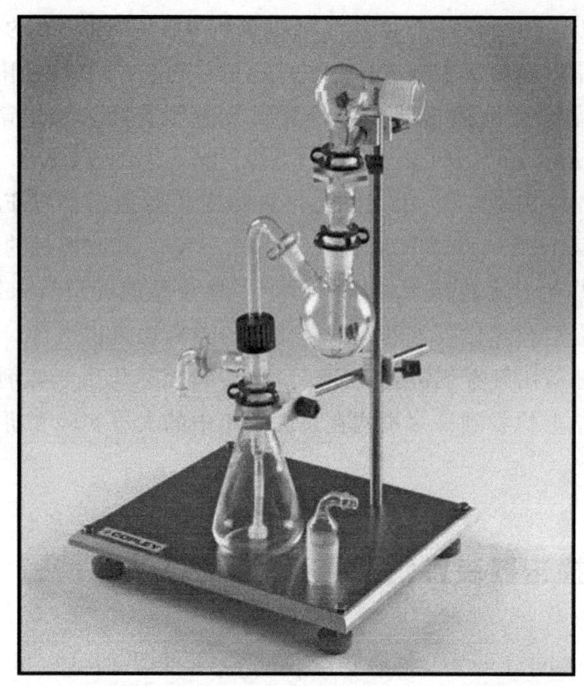

图 10.2 葛兰素史克二级撞击器（TI）[由英国科普利科技有限公司提供（CopleyScientific Ltd.，Nottingham，UK）]

二级撞击器（Twin Impinger，TI）为基于液体级联撞击器（Multistage Liquid Impinger，MSLI）的玻璃器皿设计[6]。上一层对应 MSLI 液体级联撞击器的喉部以及第一层级和第二层级，最后一层对应第三层级、第四层级和滤膜层。在这两个层级中，均是通过颗粒在液体表面上的撞击来收集，这种方法尤其适用于压力定量吸入气雾剂和干粉吸入制剂的分析。报告显示，在实验流速为 60L/min 时，仪器上层的 d_{50} 为 6.3～6.4μm[7,8]。按照如今的标准，这个限制可能过大。然而，通过减小通往撞击器的管径，将 d_{50} 值降低为 5μm 并不太难。

两种仪器均将吸入器喷出的气溶胶分离为两个尺寸范围：上层捕获的大于某一截止直径的粒子和剩余所有能够通过最终收集介质的粒子。

科普利金属二级撞击器在实验流速 60L/min 条件下，上层截止粒径为 d_{ae} 9.8μm，因此细-粗粒子的分离界线可能会再次高于经口吸入制剂应用的可接受范围。

TI 的引入在当时得到了其实验用途细节的支持，TI 这种设备的价值在于它能区分气溶胶的“好”和“差”，尤其是可将其应用于检测产品开发过程中

pMDI 处方中的聚集现象[5]。然而，在 20 世纪 90 年代中期，人们发现相比于可更全面测量 APSD 的四级液体撞击器，TI 检测方法缺乏灵敏度，这被认为是鉴别能力研究的一个潜在缺陷，尤其是在仿制制剂与创新型经口吸入制剂的比较方面[9]。进一步研究证实了 TI 撞击器测量对操作参数变化（如收集流体成分、体积与流速）的不敏感性的最初说法[7]。然而，在流速超过设计值 60L/min 时使用 TI 对低阻力的干粉吸入剂测试是可行的[10]。用单分散气溶胶校正已经确认，与其他类型的惯性撞击器一样，当采样流量超过常规使用的 60L/min[8]时，上一层级截止粒径减小，其预测关系如下：

$$d_{ae,50,1}=d_{ae,50,ref}\left[\frac{Q_{ref}}{Q_1}\right]^{1/2} \tag{10.1}$$

式中，Q_1 和 Q_{ref} 分别为 60L/min 的校准流速和参考流速；$d_{ae,50,1}$ 和 $d_{ae,50,ref}$ 分别为校准流速和参考流速下的截止粒径。

回顾过去，很明显，Miller 等人[7] 的研究加剧了 TI 在区分具有明显不同的 APSD 的 OIP 气溶胶能力的不确定性，使其简化为单峰和对数正态分布，因此，分别使用 *MMAD* 和 *GSD* 表示集中趋势和扩散。因为该仪器仅能将气溶胶颗粒分为大和小两个部分，并且只能给出宽泛而非清晰的范围，所以不能区分 *MMAD*/*GSD* 落在同一范围的气溶胶。当只使用两个粒子尺寸分数来分析时，*MMAD*/*GSD* 组合的离散范围结果可能会相同，而宽泛的细-粗粒子尺寸边界和 *MMAD* 会加剧该问题。参考 Tougas 等人[11] 最近的研究，可以清楚地看出，该设备对 APSD 相关迁移的灵敏度将根据产品 *MMAD* 位置的不同而发生很大变化。目前市售许多吸入气雾剂和干粉吸入剂产品的 *MMAD* 可能在 1～3μm 之间，这可能与未修改的 TI 各层级截止粒径相差较大，从而影响测量的精度。

目前的两种二级撞击器 TI（科普利的二级金属撞击器 Copley-Fisons 2-Stage Metal Impactor）的另一缺点是无法轻易改变不同层级气溶胶截止粒径大小。尽管如此，随着 AIM 研究的推进，在不久的将来可能将重新考虑和审视该类仪器的潜在作用，并改进层级截止直径，因为撞击器本身的设计可消除粒子反弹和 2 次夹带所引起的粒径相关偏差[12]。在实验流速 30～100L/min 范围内，将 TI 的截点调整到空气动力学粒径 5μm 是相对容易的，大多数的经口吸入制剂都是在这个范围内评估的，根据下述的关系式，可通过修改通往上一层级的管路直径来实现（第 2 章）：

$$\sqrt{C_{c,50}}\,d_{50}=\left[\frac{9\pi\eta W^3}{4\rho_0 Q}\right]^{1/2}\sqrt{St_{50}} \tag{10.2}$$

式中，St_{50} 为收集层收集效率为 50%时收集到的无量纲粒子的斯托克斯数；

W 为管径；d_{50} 为层级截止粒径；Q 为体积流量；η 为空气黏度；ρ_0 为单位密度（如：1kg/m^3）；$C_{c,50}$ 为大小为 d_{50} 粒子的坎宁安滑移校正因子[13]。然而，据作者所知，通过这一改变使仪器可在接近 30L/min 的速度下评估吸入气雾剂的适用性还没有被证实。

级联撞击器层级截止粒径对流速的敏感性问题在第 2 章有详细的讨论，强调了 AIM 概念在干粉吸入剂测试中有一个重要的潜在局限性。

药典方法中，与吸入气雾剂或雾化吸入剂性能评估方法（流量保持固定值）相反，干粉吸入剂的研究通常需要在多个流速下进行测试。

使用全分辨 CI 从每个所需流量下获得的累计质量加权空气动力学粒径分布中插入比固定尺寸限制更小的 API 质量（通常为 5.0μm 空气动力学直径）是一个相对简单的过程，即使各个层级的 d_{50} 值会发生变化。相反，由于没有生成 APSD，当使用简化级联撞击器时，无法进行插值，因此需要在每个所需的流量下使用不同的上一层级进行测试，以便将层级 d_{50} 固定为合适的值。

在这一点上，公平地说，虽然以双级撞击器的物理形式提出的 AIM 概念被视为进行相对粗略区分的一种方便有效的分析工具，但对其灵敏度仍存在疑虑。在这些初步的实际研究之后，Tougas 等人[11] 对 EDA 度量指标的发展进行的理论研究在第 7 章和第 8 章有详细描述。总之，EDA 通过下述方法结合经口吸入制剂 APSD 数据实现更高的测量精度：采用 *LPM*/*SPM* 而不是单独的质量分数，同时联合使用 *ISM*，基于 *MMAD* 值选择 *LPM*/*SPM* 的最佳临界值。

直到 20 世纪 90 年代，人们对 AIM 先导概念的兴趣一直都很低，十年后，基于对惯性撞击的最新理解开发出了全分辨 NGI，标志着这一时期的结束[14]。20 世纪 90 年代中期，在基于 AIM 设备的背景下，Van Oort 和 Downey[15] 以及 Van Oort 和 Roberts[16] 回到通过减少大小分数的数量来减少分析负担的问题，这次是通过减少在安德森撞击器中使用的级数来实现（见第 5 章）。在这些工作中，第一次意识到调整 EDA 所用的两个尺寸之间的边界以适用于被测产品的重要性。基于使用 ACI 或 NGI 收集得到的全分辨数据，重点分析能收集到的大多数药物的层级，可更精确、更成功地捕获经口吸入制剂的 APSD 变化。

不幸的是，在那个时候，甚至直到下一个十年的早期，简化工作方式的建议都未能得到监管机构的青睐[17]，他们依旧赞成全分辨 APSD 检测，从而使得对简化系统开发的兴趣减弱。但是，此后行业内发生了很大的改变。特别是随着新理念的引入［其中最重要的是 QbD（质量源于设计）］，监管法规方面发生了很大改变。基于开放和安全的知识，促进产品和工艺开发[18]。尽管如此，人们仍然担心这种新的工作方式将大大增加分析的负担。

因为这些方法是建立在可靠的科学基础上的，制药行业和监管机构都更容易接受这些新方法，这可能有助于减少所需的检测数量。研究者也因此对使用基于 NGI 和 ACI 的 AIM 系统重新产生了兴趣。

10.3 Trudell 国际医疗进行的概念验证实验：基于安德森 8 层级固定级联撞击器系统的性能评估

实际上，正如 Van Oort 及其同事的早期工作所指出的那样，使用 ACI 的垂直堆叠设计来简化测量相对简单，以减少层级配置和调整弹簧长度来弥补 ACI 的配置。然而，空气动力学性能是一个关键的问题。减少的层级可能会改变气流模式，这会显著影响惯性冲击行为。粒子反弹、二次夹带、内部表面的有效损耗分布及撞击器死体积的影响都被视为重要的考虑因素[19,20]。此外，为产品质量控制确定最优截止直径值，以及为进一步开展人呼吸道（pHRT）相关研究提供潜在支持以发展体内外相关性（后者将在第 12 章重点介绍），也是将该系统与实用性 AIM 和其他全分辨 CI 设计相结合[21]。

2008 年，Trudell 国际医疗（TMI）的研究小组进行了两项概念验证实验研究，以验证两个简化系统的性能，提高 pMDIs 使用的附加设备（储雾罐和单向阀储雾罐）的测试效率。他们的工作基于全分辨安德森 8 级固定级联撞击器，C-FSA 和 T-FSA 简化系统也基于固定 ACI 操作原理[19,20]。

C-FSA 是由英国科普利科技提供的商用两级 pHRT 简化撞击器，基于安德森固定 CI，将进入撞击器的药物剂量分为粗、细、超细三个部分（*CPF*，*FPF* 和 *EPF*）[图 10.3(a)、(b)]。实际生产检测时，实验流速为 28.3L/min、60L/min 或 90L/min 时，可分别配备 4.7μm 和 1.1μm 的截止直径（d_{50} 值），或在特定应用条件下，流速 28.3L/min 时配备 5.0μm 和 1.0μm 的截止直径。

T-FSA 的设计类似于 C-FSA，也是从基于简化撞击研究发展而来。在抛射剂蒸发后，MDI 递送沙丁胺醇（丁烯醇）“干颗粒”[图 10.4(a)]。T-FSA 是一种混合的 C-FSA，上级截止粒径为 4.7μm，因此该层级的数据可以直接与全分辨 ACI 的第 2 级 API 的沉积质量进行比较。下一层级 d_{50} 为 1.0μm 而不是 1.1μm。

在之后的修改中，T-FSA 同样包含了不可忽略的 ACI 0 层级（移除了收集盘表面），在第一个分层级之前提供了功能性死体积，这样可以更好地模拟全分辨 ACI。

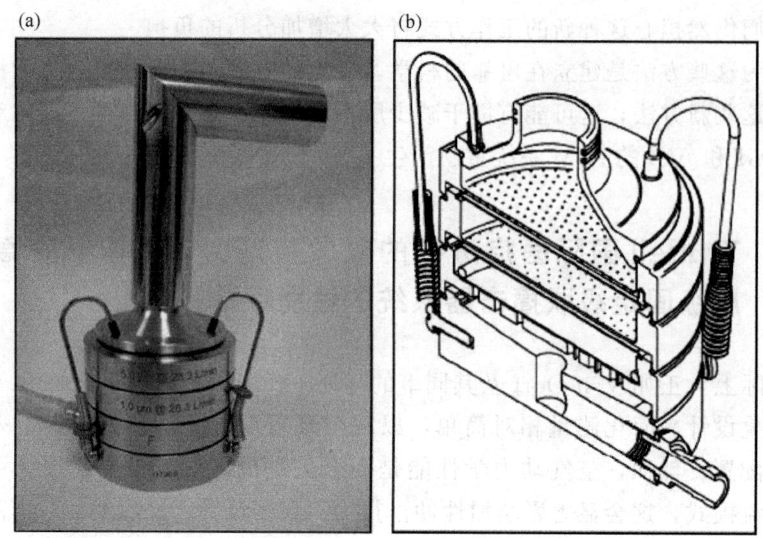

图 10.3　标准的 Copley C-FSA 切割点尺寸为 1.0μm 和 5.0μm 空气动力学直径——其他切割点尺寸也可提供；(a) 外观显示为级联撞击器的欧洲药典/美国药典人工喉；(b) 不带进气口的 CI 内部横截面（图片来源——Copley Scientific）

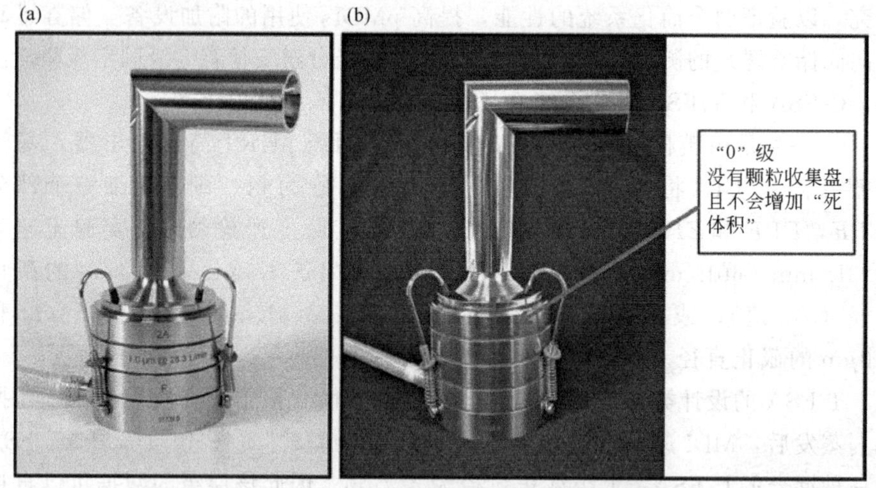

图 10.4　4T-FSA 连接欧洲药典/美国药典人工喉；(a) 基础 T-FSA 沙丁胺醇吸入气雾剂的干燥粒子；(b) 改良的 T-FSA 增加一层没有颗粒收集盘的 0 级。实验时粒子进入第一层级前的死腔，这种配置更加接近完整的 ACI；实验时，丙酸倍氯米松从吸入气雾剂容器中释放时连同辅料乙醇一同进入撞击器（图片来源 Turdell，伦敦，加拿大）

两项独立的研究均聚焦于 pHRT 产生的气溶胶上，一项涉及干颗粒（抛射剂 HFA134a 蒸发后），另一项包含与进入测量仪器的气溶胶粒子相关的低挥发性液体乙醇。在第一项研究中，使用市售的吸入气雾剂辅舒酮 Flovent®-HFA（GSK 英国）通过雾化得到的丙酸氟替卡松（FP）干颗粒；110μg/揿喷嘴外驱动器，使用 T-FSA 和 C-FSA 进行无涂层收集盘表面的空气动力学粒径分布测量，然后测量了收集盘表面有聚氧乙烯月桂基醚（Brij-35）表面活性剂涂层的空气动力学粒径分布。将这些数据与使用全分辨 ACI 生成的结果进行了比较（表 10.1）。

表 10.1　使用改良的 C-FSA($n=5$)＋收集盘涂层 Flovent®-110 测量的累积质量加权数据[19]

C-FSA 定位	粒径范围 /μm	粒径上限 /μm	粒径下限 /μm	每次测定的揿压数			
				1	2	5	10
				累积含量%＜粒径上限和(平均值±SD)			
插入器	无	无	$CPF_{>4.7\mu m}$	60.8±4.2	60.8±3.3	60.1±1.2	61.4±2.5
上层级 2A	＞4.7①						
下层级	1.0～4.7	4.7	$FPF_{<4.7\mu m}$	39.2±4.2	39.2±3.3	39.9±1.2	37.9±3.0
底部滤膜	＜1.0	1.0	$EPF_{<1.0\mu m}$	3.1±0.6	3.5±0.3	3.5±0.4	3.3±0.2

① 上层层级截止粒径 4.7μm，不是空气动力学直径 5μm。

本章节的所有表格中，除另有说明之外，$CPF_{>4.7\mu m}$、$FPF_{<4.7\mu m}$、$EPF_{<1.0\mu m}$ 分别代表粗、细和超细质量分数，下标表示相关的尺寸限制。切点的大小是基于制造商在流量 Q 为 28.3L/min 下测定的标示值，最左侧列中的编号是基于全分辨 ACI 层级的序列编号，“A”表示层级 2 不是截止直径为 5μm 的标准 C-FSA 层级。

实验过程中直接研究了驱动数量的影响。研究发现所有的实验中每个系统的质量回收率基本等同，并且完全符合 FDA 制定的规范[22]（±15%标示量/驱动）。此外，在简化系统中，即使是单次驱动，每次驱动回收的微细粒子质量也是可接受的。这是一个非常重要的结果，因为 FDA 推荐在每个层级可检测的限度范围内，最小化驱动次数至临床剂量（通常为 2 次驱动），以改善撞击器性能。

对于未涂层的收集盘表面（表 10.2），超细组分的量随着驱动次数的增加而减少，从单次驱动的（9.4±0.7）μg 减小到 10 次驱动的（5.3±0.4）μg（改良的 C-FSA 数据）。这与之前报道的观察结果一致，即材料在没有涂层的收集盘表面上的沉积使其逐渐变黏，潜在地降低了粒子反弹的程度[23-25]。相比较于全分辨ACI产生的基准结果，使用表面涂层收集消除了对驱动次数的依赖，提高了T-FSA和C-FSA的精确度（表10.3，图10.5）。

表10.2 使用改良的C-FSA($n=5$)+收集盘没有涂层Flovent®-110测量的累积质量加权数据[19]

C-FSA定位	粒径范围/μm	粒径上限/μm	粒径下限/μm	每次测定的揿压数			
				1	2	5	10
				累积含量%<粒径上限和(平均值±SD)			
插入器	无	无	$CPF_{>4.7\mu m}$	59.3±2.3	61.7±2.6	60.5±1.7	61.1±3.4
上层级2A	>4.7①						
下层级	1.0～4.7	4.7	$FPF_{<4.7\mu m}$	40.7±2.3	38.3±2.6	39.5±1.7	37.8±4.0
底部滤膜	<1.0	1.0	$EPF_{<1.0\mu m}$	9.4±0.7	7.5±0.6	6.4±0.4	5.3±0.4

① 第一级截止粒径为4.7μm，而不是5μm空气动力学粒径。

表10.3 使用T-FSA（$n=5$/级联撞击器系统）5次驱动Flovent®-110关键尺寸分数指标确定：与来自改良的C-FSA和ACI[19] **等价数据进行比较**

C-FSA定位	粒径范围/μm	粒径上限/μm	粒径下限/μm	累积含量%<粒径上限和(平均值±SD)		
				T-FSA	C-FSA	ACI
插入器	无	无	$CPF_{>4.7\mu m}$	59.3±2.3	61.7±2.6	60.5±1.7
上层级2A	>4.7①					
下层级	1.0～4.7	4.7	$FPF_{<4.7\mu m}$	40.7±2.3	38.3±2.6	39.5±1.7
底部滤膜	<1.0	1.0	$EPF_{<1.0\mu m}$	9.4±0.7	7.5±0.6	6.4±0.4

① 改良的C-FSA第一层级的截止粒径为4.7μm，而不是5μm空气动力学粒径。

结果发现，使用带有表面涂层的收集盘进行的测试基本等同于全分辨CI（表10.3）。尽管在相同数量的吸入器驱动下，AIM系统中每个层级的API相对沉积质量要高于全分辨CI，但还是出现了上述结果，可能导致层级更早过载。有趣的是，在设计简化体系时删除了在全分辨ACI层级中的微量但可测量的壁损失，被认为在简化系统中转移到了较低层级。幸运的是，这只导致了2%的超细颗粒质量的增加。

可以预期，收集盘表面涂层在简化系统中非常重要，因为任何非理想的趋势都会受到粒子惯性增大的影响而被放大，否则在全分辨配置的前几个层级就会被收集。

在后续研究中[20]，测量了含有8%乙醇作为助溶剂的处方［Qvar™；80μg/每揿丙酸倍氯米松（BDP）促动器吸嘴］，测量仪器C-FSA和T-FSA均使用含表面活性剂涂层的收集盘。用可以透过液体乙醇的感光纸进行的测试证实，乙醇在撞击器内的蒸发仅渗透到第一层级［图 10.6(a)，(b)］。

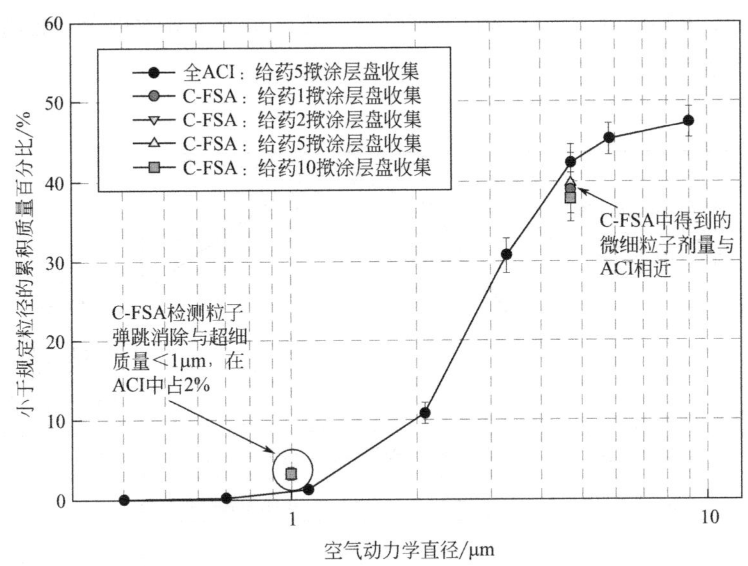

图 10.5　使用收集盘表面涂层的 C-FSA 测量辅舒酮 Flovent-110® 驱动次数的影响[19]

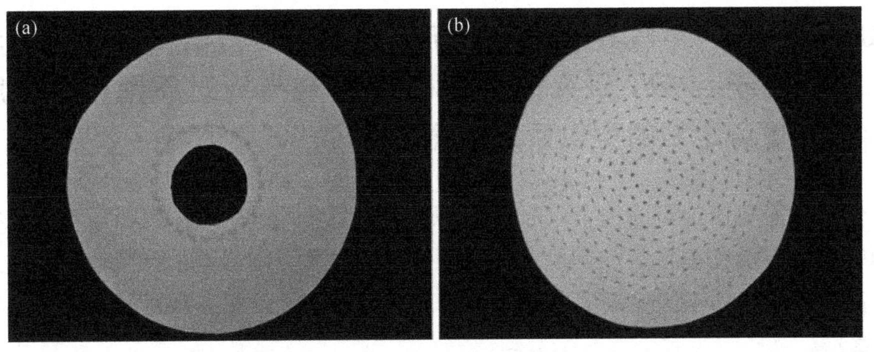

图 10.6　使用可以收集液体乙醇的感光纸，乙醇液体滴落在 C-FSA 上层层级；(a) 跟踪和确认实验样品吸入气雾剂 Qvar™-80 按压 10 次进入 C-FSA，在 0 层级收集盘里放入可收集液体乙醇感光滤纸；(b) 跟踪和确认实验样品吸入气雾剂 Qvar™-80 按压 10 次进入 C-FSA，在 1 层级收集盘里放入可收集液体乙醇感光滤纸[20]

与C-FSA相比，在T-FSA增加额外的死腔可以改善与ACI在细颗粒质量方面的一致性，这是由于前者提供了更类似乙醇蒸发的条件（图10.7）。总的来说，使用微改良的C-FSA和T-FSA数据之间的差异非常小，两种简化系统都可用于该特定处方。但是，需要注意，要重新评估处方中含有较高水平的低挥发成分助溶剂的情况。

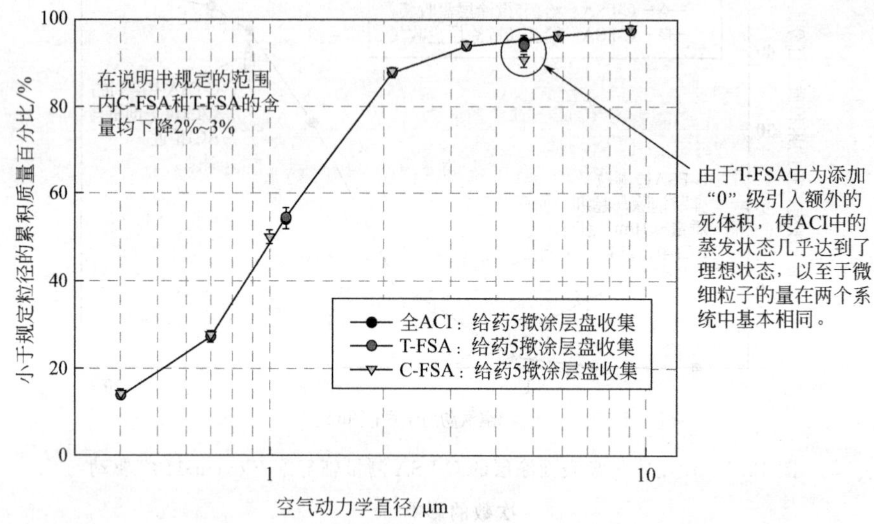

图10.7　比较Qvar™-80按压5次进入T-FSA和C-FSA分别测量数据[20]

10.4　国际药用气雾剂监管与研究协会对撞击器精度的比较：用于pHRT研究的AIM ACI系统与针对质量控制应用量身定制的类似系统的性能比较

实施简化撞击器的一个核心目标是适当为简化系统中有限数量的不同粒径的颗粒分布设置边界值。在很大程度上，在经口吸入制剂质量控制环境中，这个决定将依产品不同而不同，这取决于产品在早期开发中获得的APSD（见第6章）。

在产品质量控制环境外，另一种策略是设定粒径边界以反映其潜在的临床作用，5μm以下的粒子分数显然是*FPF*的测定目标，是欧洲药典中规定的细粒子剂量的粒径限制节点[4]。流速为28.3L/min时，全分辨ACI仪器第2层级的截止直径略低，空气动力学直径为4.7μm，因此，常将此尺寸作为极限值以便于吸入气雾剂评估。除了区分细粒子与粗粒子质量分数外，可能需要评估某些经口吸入制剂，尤其是溶液型 pMDI 处方（如 Qvar™ 和 Alvesco®）的小于 1μm 的超细粒子部分，其是微细粒子质量的一部分。在这种情况下，第二撞击层级为简化撞击器提供了额外的灵活性，其截止粒径刚好在此极限范围内，或者在从全分辨固定 ACI 移除层级的系统中保留第 5 层级，实验流速 28.3L/min 时的截止粒径为 1.1μm。这就是潜在的开发 HRT 配置的基本原理，该配置现在称为 AIM-pHRT 简化撞击器，已在 2009 年由 Trudell 国际医疗进行的 IPAC-RS 精度比较研究中对其进行了评估[26]。为了完整起见，此处包括该设备，因为它构成了精度比较研究的一个分支。AIM-pHRT 配置发展的潜在原因将在第 12 章中详述。与前面描述的 T-FSA 一样，“pHRT-FSA”配置含有一个不可操作的 0 层级，增加了一层级前的死腔，使得简化撞击器与基准全分辨撞击器等效。将“pHRT-FSA”系统与一个称为 AIM-QC 的配置一起进行了评估，该配置为截止粒径 2.1μm 的单层级（在实验流速 28.3L/min 条件下全分辨 ACI 的第 4 层级），该层级选择与评估中所用产品（用 AIM-QC 仪器测定）的空气动力学直径（*MMAD*）接近。

图 10.8 展示了对两种简化配置与基准全分解析系统的对比。C1、C2 和 C3 分别是全分辨固定 ACI、AIM-QC 和 AIM-pHRT 系统的配置。本实验使用市售的 HFA-沙丁胺醇 pMDI 用作测试产品，并在实验设计中最大程度地减少了潜在误差因素（如：操作人员、环境、吸入器等）的影响。

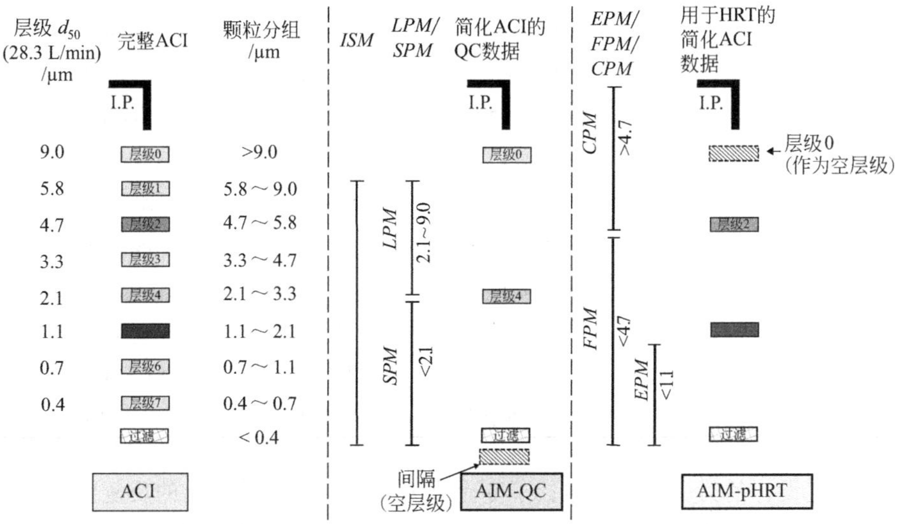

图 10.8 级联撞击器配置使用-IPAC-RS 简化撞击器精度测试，在简化撞击器滤膜层的下方增加一个空的层级，这个空层级没有测量功能也不会干扰分析[26]

实验采用的是3个已经介绍的撞击器配置和6个吸入器，每个撞击器-吸入器组合进行了3种测量（表10.4）。研究的具体目的是评估撞击器配置的可重现性（而不是评估吸入器产品的性能），因此，本实验合理控制了以下影响因素：

(1) 评估了OIP制造过程中吸入器与吸入器之间的差异。

(2) 吸入气雾剂罐的使用寿命趋势。

(3) 操作者间的变异性。

(4) 撞击系统内部的变异性。

表10.4 有3个级联撞击配置的试验设计，6个吸入器，按吸入器设定3个剂量，同一吸入器重复测定3次，括号中的数字显示是某天的第几次试验[26]

吸入器	重复次数	级联撞击器的配置[剂量数]		
1	1	ACI[1]	AIM-QC[2]	AIM-pHRT[3]
	2	AIM-pHRT[5]	ACI[6]	AIM-QC[4]
	3	AIM-QC[9]	AIM-pHRT[7]	ACI[8]
2	1	AIM-QC[2]	ACI[1]	AIM-pHRT[3]
	2	ACI[4]	AIM-pHRT[6]	AIM-QC[5]
	3	AIM-pHRT[9]	AIM-QC[8]	ACI[7]
3	1	ACI[1]	AIM-pHRT[3]	AIM-QC[2]
	2	AIM-pHRT[6]	AIM-QC[5]	ACI[4]
	3	AIM-QC[8]	ACI[7]	AIM-pHRT[9]
4	1	AIM-QC[3]	AIM-pHRT[1]	ACI[2]
	2	AIM-pHRT[5]	ACI[6]	AIM-QC[4]
	3	ACI[7]	AIM-QC[8]	AIM-pHRT[9]
5	1	ACI[1]	AIM-pHRT[3]	AIM-QC[2]
	2	AIM-QC[5]	ACI[4]	AIM-pHRT[6]
	3	AIM-pHRT[9]	AIM-QC[8]	ACI[7]
6	1	AIM-pHRT[2]	ACI[3]	AIM-QC[1]
	2	ACI[4]	AIM-QC[5]	AIM-pHRT[6]
	3	AIM-QC[9]	AIM-pHRT[7]	ACI[8]

研究设计的另一特点是包括了6个吸入器在3个撞击器上的反复实验。采取这些预防措施是为了能够独立评估每个撞击系统的内在变异性（精度），而不受其他潜在的混杂因素影响。

首先对以下三个与吸入器释放的沙丁胺醇总质量相关的主要指标进行了量

化，统计分析评估并平行比较了三种撞击器配置的重复性，并按每次驱动进行了归一化处理：

（1）撞击器累积量（*IM*），定义为从导管端口下游测量系统的所有部件回收的 API 的总质量（包括了全分辨安德森撞击器 0 层级）。

（2）驱动装置外的质量（*Ex-ActM*），定义为从测量系统的所有部件（包括喉管）回收的 API 总质量。

（3）定量阀外质量（*Ex-MVM*），定义为从测量系统和吸入器驱动器吸嘴回收的 API 总质量。

随后建立了质量/驱动的分值，并量化了仅由 AIM-QC 和全分辨 ACI 确定的 *IM*（能够被所有系统测量）和撞击器粒子质量（*ISM*）之间的关系（图 10.9）。

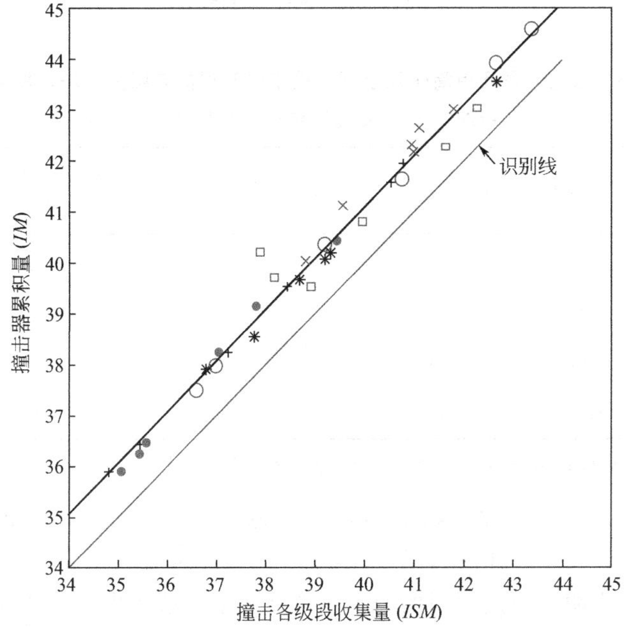

图 10.9 对 6 个吸入器单独测量比较撞击器的收集量和撞击器各层收集量关系[26]

IM 和 *ISM* 的一致偏移量约为 1μg/揿，表示 API 在全分辨 ACI 0 层级有一个固定的截留质量，在基于 *IM* 的条件下，能够对两种简化配置和全分辨 CI 进行精确比较（图 10.10）。

在此基础上，两个简化撞击器与 ACI 的精度相当（表 10.5）。

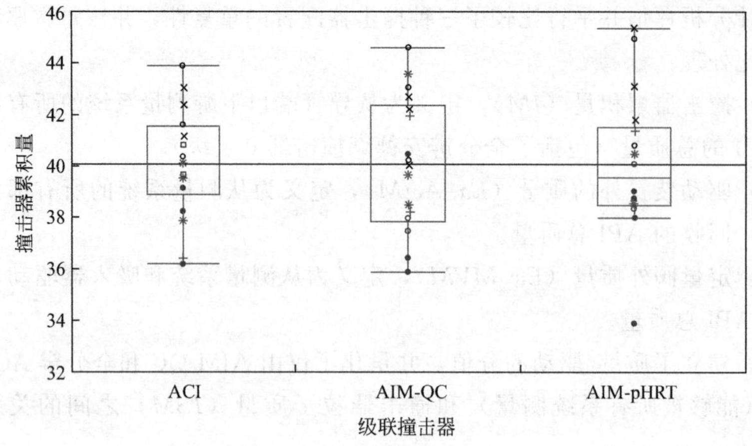

图 10.10 吸入器撞击质量和级联撞击器配置的统计图，线中心的标记代表平均值[26]

表 10.5 总统计量及用简化及全配置撞击器测得的与吸入 APSD 相关指标标准偏差的 95%置信区间的比值[26]

指标	撞击器配置	平均值/μg	SD/μg	变异系数/%	95%的简化 CI① 与全配置级联撞击器的 SDs 比
ISM	ACI	38.97	1.57	4.07	—
	AIM-QC	38.96	2.68	6.87	[0.93;3.05]
LPM/SPM	ACI	2.70	0.28	9.98	—
	AIM-QC	2.69	0.35	12.83	[0.68;2.24]

① 在置信区间（CI）中包含 1.00 表示在统计学上无显著性差异。

对应用 AIM-QC 和全分辨 ACI 测得的每个指标（*ISM*，*LPM/SPM*）及应用 AIM-pHRT 和 ACI 测得的 *FPM*（与 CPM 精度相同）分别进行了变异性估算。结果表明，应用适当的简化撞击器测定的这些指标的精度基本上与应用全分辨系统的测定结果相当（图 10.11 和表 10.5 和表 10.6）。

有趣的是，持续跟踪 6 只吸入器之间这些指标的细微差异［图 10.11(b)，(d)，(f)］发现，当将来自任一简化撞击器的尺寸分数与 ACI 的相应累积质量加权 APSD 数据进行比较时（图 10.12），发现在所有情况下均显示出极好的一致性。然而，意想不到的结果是，AIM-pHRT 系统测得的与 *EPF* 相关的正偏差大小比相应的全分辨数据大了近 8%（表 10.6），这可以从该指标与 ACI 期望值的比较中得到解释说明（图 10.12）。

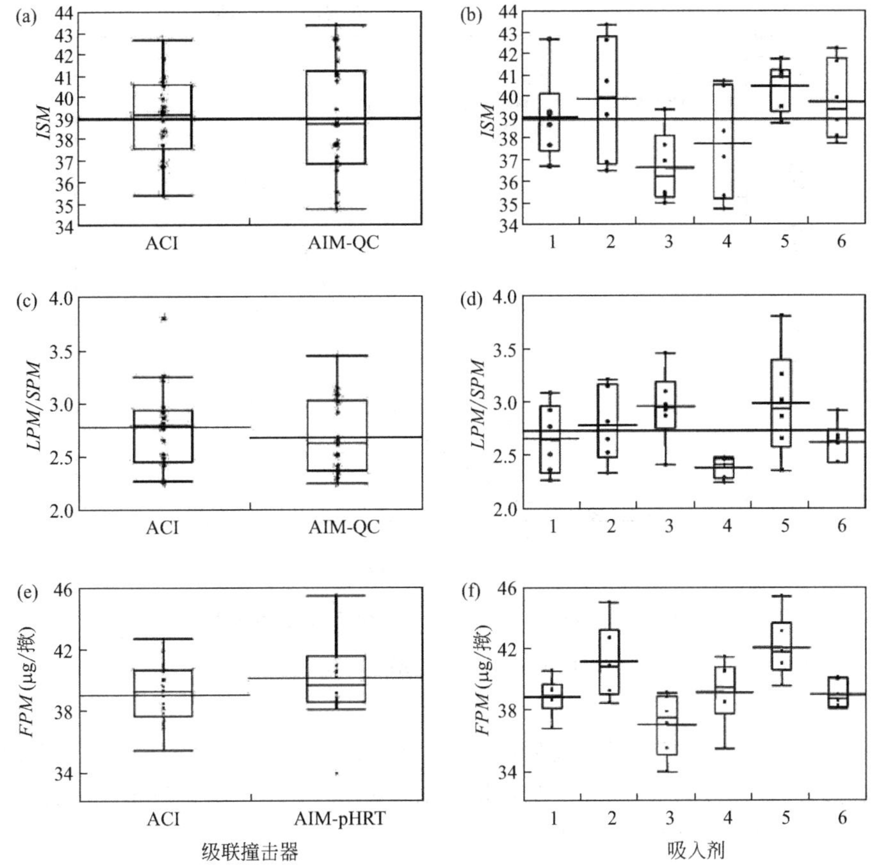

图 10.11　精密研究中的性能指标比较：(a) 不同类型撞击器的 *ISM*；(b) 不同吸入次数的 *ISM*；(c) 不同型号撞击器的 *LPM*/*ISM* 值；(d) 不同吸入次数 *LPM*/*ISM* 值；(e) 不同型号撞击器的 *FPM*；(f) 不同吸入次数的 *FPM*（源自文献[26]—经授权使用）

表 10.6　汇总统计数据及使用简化撞击器 AIM-pHRT 系统和固定的安德森撞击器测得的 APSD 相关指标的标准偏差 95%可信区间的比值[26]

指标	撞击器配置	平均值/μg	SD/μg	变异系数/%	95%的简式与全配置级联撞击器的 SDs 比
CPM	ACI	44.08	2.87	6.52	[0.57;1.89]
	AIM-pHRT	45.17	3.00	6.64	
FPM	ACI	35.43	1.40	3.88	[0.69;2.25]
	AIM-pHRT	35.00	1.74	4.97	
EPM	ACI	2.21	0.74	33.72	[0.73;2.40]
	AIM-pHRT	7.93	0.99	12.44	

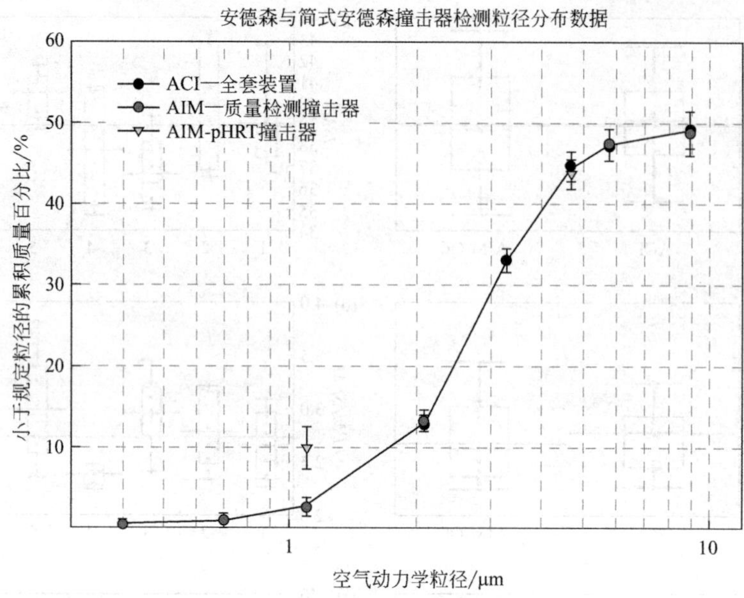

图 10.12　AIM-QC，AIM-pHRT 简化系统与 ACI 测量结果（原始 AIM-pHRT 数据）的比较[26]

这个观察结果促使了开展后续调查，以消除造成偏差的原因[27]。用显微镜观察第二层级的涂层表面（截止粒径 1.1μm），发现涂层在喷嘴正下方出现凹陷，预计有粒子撞击（图 10.13）。

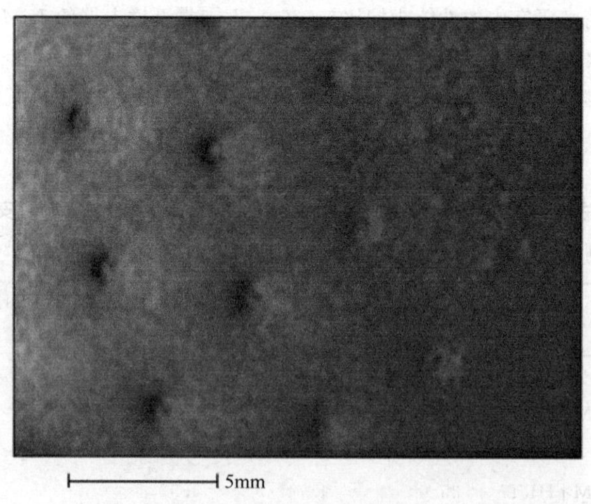

图 10.13　从 AIM-pHRT 撞击器第二层级的收集盘表面移除 Brij 35 后显微镜下观察到的图片

有趣的是，在这两个简化系统中，其他的收集表面都没有发现同样的问题。因此得出结论，在较低层级相对较高的雷诺数与通过喷嘴流体的流动有关（流量为 28.3L/min 时 $Re_{\mathrm{f}}=292$），这会导致涂层表面发生移动，抑制了其有效收集颗粒的能力。因此，粒子反弹相对较高，重新夹带的物质应该被有效地收集到 EPM 中。

通过在收集盘的顶部附上一个有表面活性剂涂层的过滤器（图 10.14）成功解决了这个问题，该过滤器既能吸收能量，同时又能抵制输入气流引起迁移（图 10.15）。无论是哪种 OIP，这个结果加强了对所有简化系统粒子弹跳的思考。

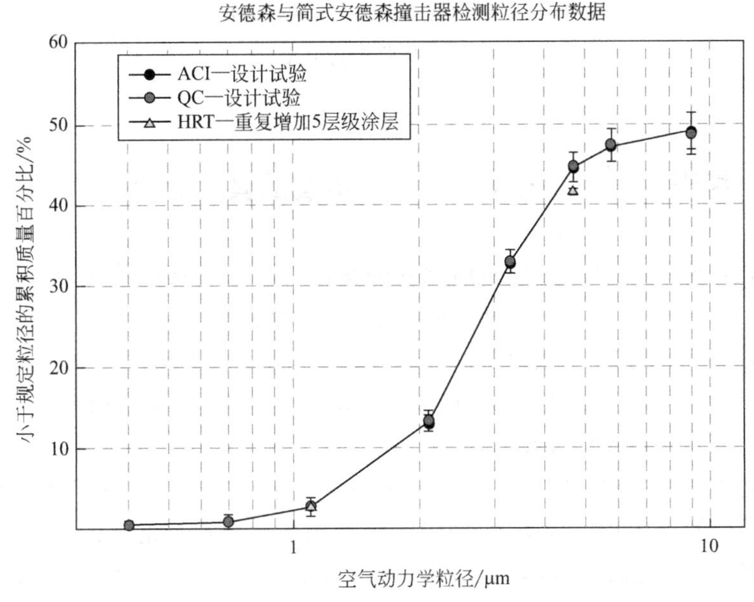

图 10.14 AIM-pHRT 撞击器的第二层级用 Brij 35 浸湿过的滤膜改良后的测量结果（*CPF*（粗粒子分数），*FPF*（细粒子分数）和 *EPF*（超细粒子分数）的比较[27]

令人惊讶的是，精度提高最初被认为是简化撞击器的潜在优势之一，这是因为它消除了因收集到的 API 量接近检测下限所引起的层级间变异性。然而，在这两种简化系统中都没有观察到精度的提高。对这一现象的可能解释是，通过消除从样品很少的层级中收集物质的分析使测试精度的提高，被其他因素的影响抵消掉了。这些因素可能与简化系统中气溶胶的流动有关。因为有了这个发现，使得在测量时间方面的收益非常显著。使用简化系统进行分析所需时间仅约为应用 ACI 测量所需时间的 30%。这一快速测定的发现与本章将在后面讨论的其他研究报告中报道的一致。

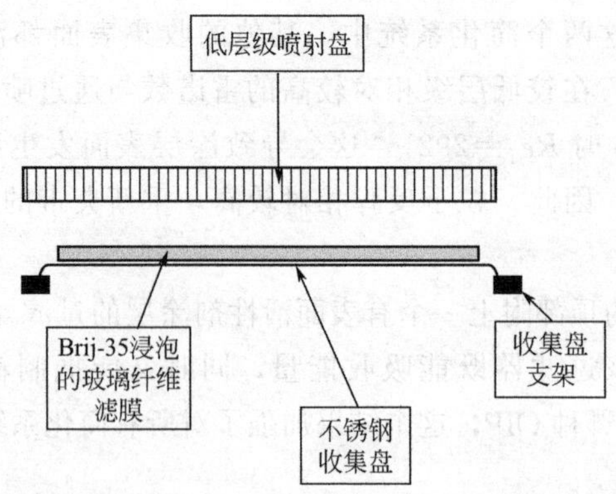

图 10.15　用 Brij-35 浸泡的玻璃纤维滤膜示意图，显示滤膜置于不锈钢金属收集盘上面[27]

10.5　基于安德森撞击器的 AIM 系统的其他研究

最近，Keegan 和 Lewis 对简化安德森撞击器商业化型号（FSA，Copley Scientific Ltd.）进行了大量的研究评估，目的是在产品早期开发中筛选 pMDI 的驱动器[28,29]。在一个快速原型环境，通常需要通过级联撞击器的方法获得递送质量和细颗粒质量（≤5μm）来优化设备。大量原型的及稍微改变的配置可以通过筛选提供优化方案。

在他们的第一项研究中[28]，受试样品是含有 13%无水乙醇作为助溶剂的丙酸倍氯米松（BDP）溶于 HFA134a 抛射剂中制备而成的吸入气雾剂产品，配备孔径为 0.22mm 的 Bespak630 系列驱动器。标准 FSA 截止粒径为<5μm 和<1μm，作为简化撞击器的配置。在所谓的快速（rFSA）程序中，BDP 仅从撞击盘收集，而采用标准方法（FSA）时，该 API 是从所有撞击器的表面回收。因此，rFSA 方法只允许每种原型配方中驱动 3 次以分析获得 $FPM_{<5.0\mu m}$，而用标准（FSA）程序实现所需灵敏度需要 4 次驱动。FSA 组装后（使用任一方法）将撞击盘进行涂层覆盖，使用专有工艺使含有 1%甘油的 HFA134a 抛射剂雾化，回收溶剂是体积比为 85∶15 的甲醇-水混合物。

在每次驱动至 FSA 后，从美国药典/欧洲药典的喉管和撞击盘（包括滤膜）中收集样品，但未确定层级间的药物损失。然后用干净的部件重新组装撞击器。在最后一次驱动后，从驱动器中采集样本，并报告在适当数量的 pMDI 驱动后的平均沉积量。在标准 FSA 和 rFSA 程序中，应用 UPLC-MS 检测 BDP 含量。

除了简化撞击器检测以外，还使用 ACI 进行了基于模型产品两次驱动的基准全分辨 APSD 测定，该收集盘用 1%（质量分数）的甘油进行涂层，并且配备了相同的喉管。所有测量在 28.3L/min 的流速下进行。

表 10.7 比较了 TEM、$FPM_{<5.0\mu m}$ 和 $EPM_{<1.0\mu m}$ 三个关键指标。注意，在本研究中，递送剂量相当于 TEM。

表 10.7　采用 3 个撞击方法测定的 BDP（每揿 50μL，含药量 100μg）粒度分布比较，$n=3$；平均值±标准差（Mean±SD）[28]

方法	$TEM/\mu g$		$FPM_{<5.0\mu m}/\mu g$		$EFM_{<1.0\mu m}/\mu g$	
	Mean	SD	Mean	SD	Mean	SD
ACI	88.2	2.5	50.8	3.1	18.4	1.1
FSA	88.2	3.3	45.9	3.7	20.9	1.9
rFSA	85.9	3.2	46.0	0.5	21.3	1.4
p 值①	0.59		0.13		0.12	

① 单向方差分析 ANOVA。

报告的指标之间无显著统计学差异（$p>0.05$；方差分析）。但是，与从基准 ACI 得出的等效测量值相比，两种 FSA 方法均略微低估了 $FPM_{<5\mu m}$，而轻微高估了 $EPM_{<1\mu m}$。这个发现与前面所讨论的含有低挥发性助溶剂乙醇的气雾剂结果是一致的[20]。重要的是，这项研究显示，rFSA 或 FSA 方法无统计学差异（$p>0.05$，ANOVA），尽管后者忽略了层级间的药物沉积（图 10.16）。

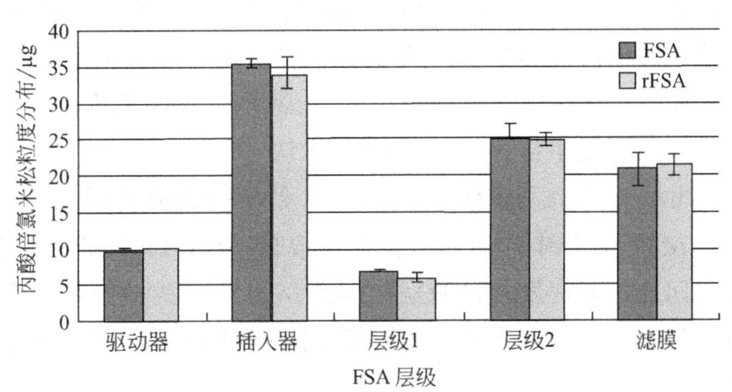

图 10.16　应用简化撞击器测定的含有（FSA）及不含（rFSA）层级间药物损失的 BDP（每揿 50μL，含药量 100μg）沉积曲线（$n=3$；每个数据系列为平均值±标准差）[28]

在研究的第二阶段，用标准程序（$n=2$；ACI）和 rFSA（$n=3$）方法评估了 4 组原型驱动器以确定快速方法的筛选能力。结果表明，所观察到的原型 A～D 之间 $FPM_{<5\mu m}$ 的变化趋势与撞击器方法无关，而原型 B 递送剂量最佳（图 10.17）。

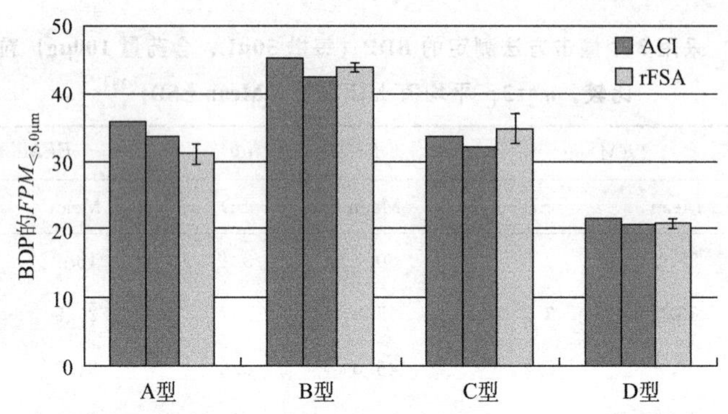

图 10.17　应用新型标准驱动器 A-D 雾化 BDP（每揿 50μL，含药量 100μg）所测得的 $FPM_{<5\mu m}$ 值比较：系列 1 和 2 是两个单独的 ACI 测量（$n=2$）；系列 3 是 rFSA 测量结果（$n=3$），结果表示为平均值±标准差[28]

Keegan 和 Lewis 观察到，他们的 rFSA 方法将获得相同的 ACI 测量所需的时间减少了 50%。此外，还能减少溶剂消耗、减少分析时间和数据处理。因此他们得出结论：简化方法是一种足够精确的方法，可用于确定关键的颗粒分布指标，例如 $FPM_{<5\mu m}$，以进行筛选和设计优化研究。

在第二次研究中[29]，Keegan 和 Lewis 将研究转向利用 FAS 作为快速筛选含乙醇浓度增加的溶液型吸入气雾剂的工具。用含 13%乙醇的制剂研究了添加 1.3%（质量/体积）甘油的效果。Keegan 和 Lewis 使用的通用测试程序类似于他们第一次研究中描述的完整 FSA 方法[28]。

根据 Mitchell 等人的测量建议，在 FSA 的第一级撞击层级之上增加了一个额外的间隔层级（见图 10.4）[20]。在修改的 FSA（mFSA）配置结构中，可以有更多时间让乙醇挥发，目的是与这些 MDI 产品的全分辨基准 ACI 测量结果更接近。但是，这种环形的空间层级不同于 Mitchell 等人采用的没有喷孔板的金属环（图 10.18）。

制备了同样以 BDP 为 API（每揿 50μL，含药量 100μg）的 MDIs，在 HFA134a 抛射剂中分别含有质量分数为 8%、13%和 26%的乙醇。每个 MDI 都配备了与第一次研究一样的驱动器。图 10.19 总结了在每种撞击器配置下测

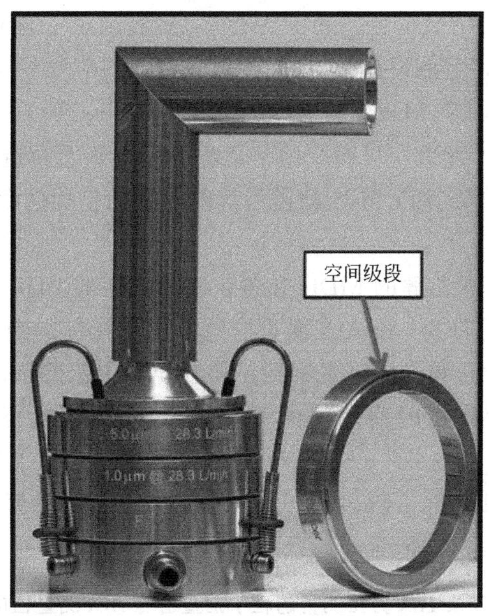

图 10.18 Keegan 和 Lewis 使用的带有环形空间层级（mFSA）的 FSA[29]

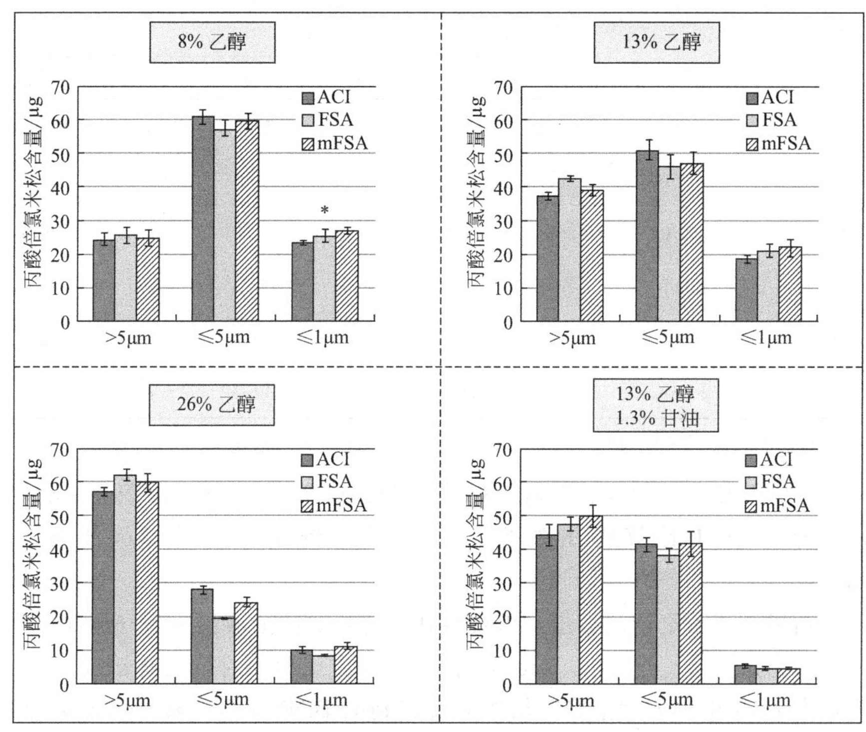

图 10.19 含 BDP（每揿 50μL，含药量 100μg）的溶液型处方的撞击微粒分数比较（ANOVA；* $p<0.05$；** $p<0.01$）($n=3$；±SD)；mFSA 为如上所述改良的 FSA[28]

量的 $CPM_{>5.0\mu m}$、$FPM_{<5.0\mu m}$ 和 $EPM_{<1.0\mu m}$ 值。对于含有甘油的处方，无论使用哪种撞击器，所测得的值之间无显著差异（$p>0.05$）。在溶液型 pMDI 处方中加入甘油可调节 $MMAD$，从 1.3μm（13% 乙醇）增加到 2.5μm。由于残留的液滴更大，此效应可减少由于乙醇不完全蒸发而造成的撞击。当乙醇质量分数达到最高 26%时，不同撞击系统所测得的指标间存在显著差异（$p<0.01$）。

表 10.8 列出了含乙醇的 MDIs 在各粒度分数下的 BDP 平均质量差值。本表中的残差值代表了 FSA 和 ACI 测量的每一度量指标的绝对差值，以百分比和微克表示。Keeagn 和 Lewis 观察到，随着配方中乙醇浓度的增加，FSA 值和 ACI 层级沉积计算出的值之间的差异幅度持续增加。然而重要的是，在 FSA 中加入额外的“空腔”（Spacer），如早期 Mitchell 等所观察的那样[20]，减弱了 FSA 和 ACI 之间 $CPM_{>5.0\mu m}$ 和 $FPM_{<5.0\mu m}$ 测量值的差异，然而此时 $EPM_{<1.0\mu m}$ 的发散度增加。

表 10.8　残余 FSA 方法测得的粒子剂量值与 ACI 测量值的比较[28]

指标	FSA 类型	乙醇质量分数/%					
		8		13		26	
		g	%	g	%	g	%
$CPM_{>5.0\mu m}$	FSA	−1.1	4.5	−4.9	**13.1**	−4.8	8.4
	mFSA	−0.3	1.2	−1.4	4.1	−2.5	4.4
$FPM_{<5.0\mu m}$	FSA	3.8	6.2	4.9	9.6	8.4	**30.4**
	mFSA	1.3	2.0	3.8	7.5	3.6	**13.0**
$EPM_{<1.0\mu m}$	FSA	−2.0	8.6	−2.4	**13.0**	2.3	**22.8**
	mFSA	−3.6	**15.5**	−3.2	**17.3**	−0.9	8.9

注：粗字体显示与 ACI 报告值的差异>10%。

图 10.20 显示了“空腔”对 FSA 第一层级收集盘上 BDP 沉积的影响，并与从全分辨 ACI 计算得出的当量值做了比较（撞击器层级质量小于 $FPM_{<5.0\mu m}$）。

该结果证实了之前的报道，即观察到含有乙醇的溶液型吸入气雾剂部分蒸发的液滴的撞击[20]。但是，Keegan 和 Lewis 注意到，对于乙醇浓度>8%的配方，在 FSA 中加入“空腔”层级对观察到的 BDP 沉积没有任何显著影响。他们建议，“空腔”层级可能有助于降低 FSA 与 ACI 之间的一些差异。然而，其效果的大小很可能与特定处方/装置有关。

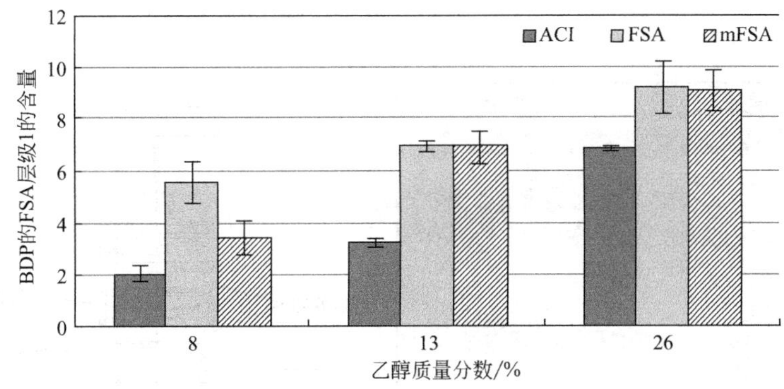

图 10.20 沉积在 FSA 配置的第一层级的 BDP 量与 ACI 等效沉积质量的比较（$n=3$；±SD）；mFSA 为如上所述改良的 FSA[28]

Keegan 和 Lewis 得出结论，通常 FSA 可以提供与全分辨 ACI 没有显著性差异的代表性的关键粒子度量值。如果它能被使用，那么这个简化撞击器可以作为一个工具，在筛选处方时无需再进行分析后的数据处理即可获取关键指标。

本章节报告的所有结果都强调了一个建议，即采用简化撞击器方法之前，应始终使用适当的全分辨 CI 作为基准，对感兴趣的特定产品进行某种形式的验证研究。

10.6 基于安德森可变级联撞击器评估 AIM 系统的性能

安德森可变级联撞击器（AVCI，The Andersen Viable Cascade Impactor）是将要开发的安德森多级 CI 的最早版本[30]。它的工作原理与固定 ACI 类似，但差异在于层级深度更大，因此能够容纳一个有盖的培养皿代替收集盘[31]。Westech 微细粒子剂量撞击器（Westech Instrument Services，Upper Stondon，Beds.，UK）是基于简单 2 级撞击器和过滤器进样器，用于快速测定 28.3L/min 时 pMDIs 中的微细粒子质量［Smurthwaite MJ（2012）Westech instrument services，UK，personal communication］。该设计基于简化 AVCI（图 10.21），但是结合了一些新的设计以提高易用性，尤其是层级之间的卡口固定，允许撞击器快速装配/拆卸。采用玻璃或金属培养皿替换标准 ACI 收集盘有助于 API 原位回收。基于 AVCI 层级 2 和层级 6 的喷射孔直径分别为 0.914mm 和 0.254mm，相应的截止直径为 4.7μm 和 1.1μm 空气动力学直径。

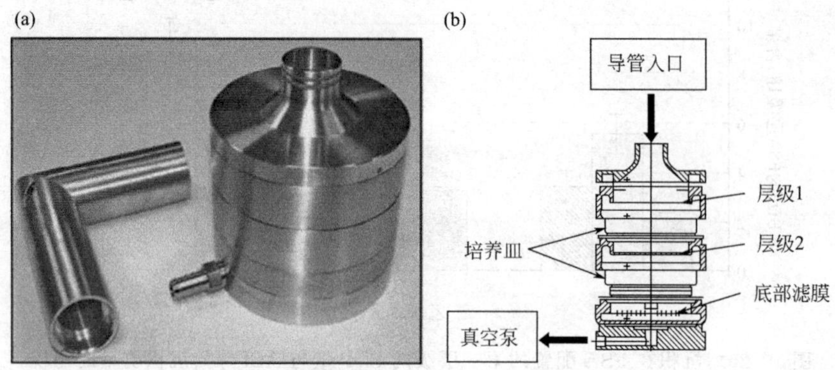

图 10.21 Westech 微粒子剂量撞击器（FPD-AVCI）；(a) 外观；(b) 内部截面图（*Westech Instrument Services Ltd*. 提供）

2010 年，英国阿斯利康（AZ）的 Chambers 和同事们对 FPD 设备进行了性能评价研究，将 6 级安德森固定撞击器与 2 级简化基准安德森撞击器（sACI）进行了比较，利用 ACI 的第二层级和第五层级以及空白的 0 层级（相当于 T-FSA/AIM-pHRT 的设计）作为基准[32]。在这里，前缀“S”代表标准（如，固定 ACI）组件。对级联撞击器性能评估的指标如下：

(1) 总质量［撞击收集剂量相当于撞击质量（*IM*）］。

(2) 导入端口收集到的 API 质量（美国药典/欧洲药典）［相当于没有被撞击器分级的质量（*NISM*）］。

(3) 空气动力学直径>4.7μm 的粗粒子质量（$CPM_{>4.7\mu m}$）。

(4) 空气动力学直径<4.7μm 的细粒子质量（$FPM_{<4.7\mu m}$）。

(5) 被最后的滤膜层收集的<1.1μm 的超细粒子质量（$EPM_{<1.1\mu m}$）。

三个包含单个 API 的吸入气雾剂被用来评估 FPD-AVCI 和 sACI 的性能，并与含有 6 个层级的 ACI 生成的数据对比。按照常规操作，此类 OIP 的 6 层级 ACI 收集盘没有涂层。但是，基于第 10.3 节中报道的早期研究结果，分别用 Brij 35 溶液涂敷 sACI 和 FPD-AVCI 的收集盘和培养皿。

另一个实验是为了研究粒子可能 2 次夹带程度，在 sACI，FPD-AVCI 的收集盘和培养皿中放置 Brij 涂覆的 Westech 滤纸，具体见章节 10.4，对第 2 层级的 AIM-pHRT 系统进行评价[27]。每种类型选择了 3 个撞击器进行评估，为了防止在不同实验中出现系统性偏差，在实验中交换了撞击器的顺序（表 10.9）。用含 Brij 涂覆的培养皿的 sACI 测量的 IM 标示剂量的百分比与从对照 ACI 获得的结果最接近（图 10.22）。

表 10.9　阿斯利康（英国 2011）对 FPD-AVCI 评估研究的实验顺序

实验	pMDI 编号	pMDI 揿压次数	撞击器
6 层级的 ACI(对照)	1	1～6	A
	2		B
	3		C
Brij 涂层盘的 sACI	1	9～11	A
	2		B
	3		C
Brij 涂层培养皿的 FPD-AVCI	1	14～16	A
	2		B
	3		C
Brij 涂层滤膜覆盖在培养皿上的 FPD-AVCI	1	19～21	A
	2		B
	3		C
Brij 涂层滤膜覆盖在盘上的 sACI	1	24～26	A
	2		B
	3		C

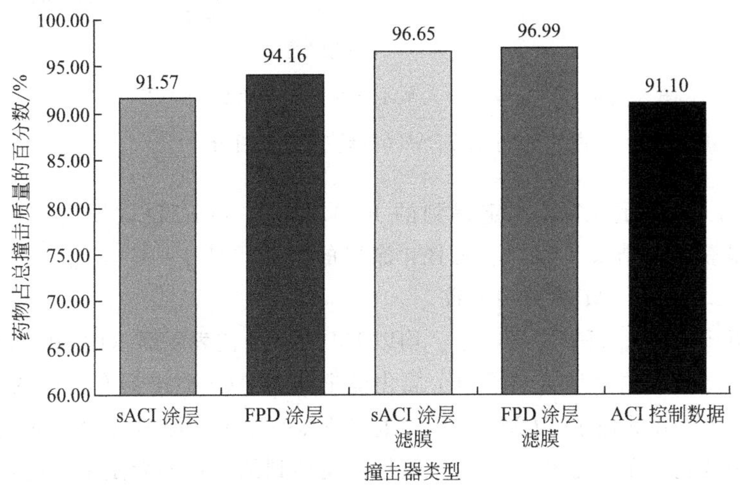

图 10.22　Chambers 等人从不同类型撞击系统评估得到的活性药物总撞击质量（*IM*）占标示剂量的百分比[32]

由 FPD-AVCI 测定得到的 *IM* 比用表面活性剂（Brij）涂覆的对照 ACI 大 3.4%，而比用 Brij 涂覆的相同 CI 要大 6.5%。重要的是，在 sACI 增加 Brij 涂层滤膜会导致 IM 增加，这与 ACI 类似，本例中是增加了 6.7%。

这些数据显示，与仅用相同的表面活性剂简单覆盖收集盘所实现的效果相比，当使用 Brij 浸泡的过滤器来进一步减轻颗粒反弹时，内部损失减少。考虑到内部几何形状和死腔的相似性，采用带涂层板的 sACI 进行的测量与对照 ACI 相比，其结果的一致性是可以预见到的。

所有简化系统均与 6 级 ACI 紧密相关，无论是 $CPM_{>4.7\mu m}$ 还是 $FPM_{<4.7\mu m}$（图 10.23）。相对于对照 ACI，sACI 略微低估了 $CPM_{>4.7\mu m}$，但是，在 sACI 中使用 Brij 涂层滤膜增加了 $CPM_{>4.7\mu m}$。这说明了当流体通过 CI 时，若无法稳定涂层，则表面活性剂涂层无法完全消除二次夹带和反弹。

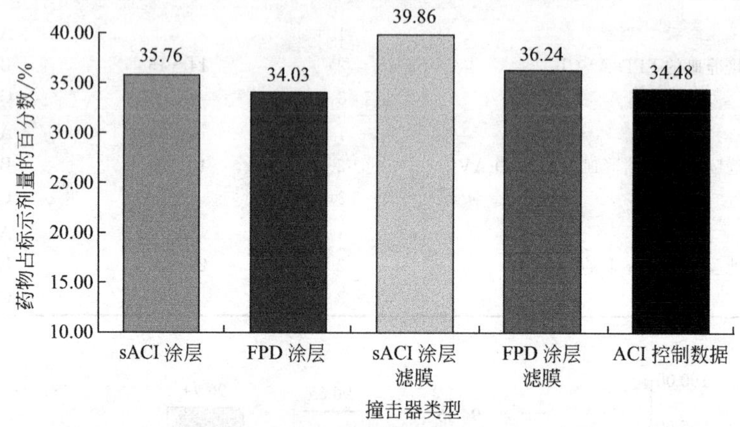

图 10.23 Chambers 等人从不同系统评估得到的 $FPM_{<4.7\mu m}$ 占 MDI 外部 TEM（质量/揿）的百分比[32]

由 Brij 涂覆的 sACI 测定得到的 $FPM_{<4.7\mu m}$ 和 FPD 数据均与使用参照 ACI 测量获得的结果一致。增加 Brij 涂层的滤膜可使 $FPM_{<4.7\mu m}$ 增加，这与对 $CPM_{>4.7\mu m}$ 和 IM 的影响一致。

当 $FPM_{<4.7\mu m}$ 和 $CPM_{>4.7\mu m}$ 均以 IM 的百分比表示时（图 10.24），这种数据显示形式更清晰地突出了两个简化撞击器与 ACI 撞击器有良好的相关性；虽然 sACI 略微低估了 $CPM_{>4.7\mu m}$。通过在 sACI 中增加 Brij 涂层滤膜增加了该配方中药物在上一层级的沉积。但是，观察到的这些差异是微小的，与产品本身的真实变异性相当。

撞击器之间最大的差异（图 10.25）是滤膜超细粒子沉积（$EPM_{<1.1\mu m}$），使用 FPD-AVCI 测得值（用 Brij 涂层为标示剂量的 1.55%；用 Brij 涂层滤膜为 1.32%）比使用 sACI（Brij 涂层盘 0.33%，Brij 涂层滤膜 0.43%）或对照 ACI（0.41%）获得的等效值高出 3 倍。

从测量得到的 $FPM_{<4.7\mu m}$ 看，各种简化撞击器的差异模式具有可比性。在 FPD-AVCI 收集盘上增加 Brij 涂层滤膜仅使 $EPM_{<1.1\mu m}$ 微量减少这一事实说明，粒子的 2 次夹带可能不是原因所在。

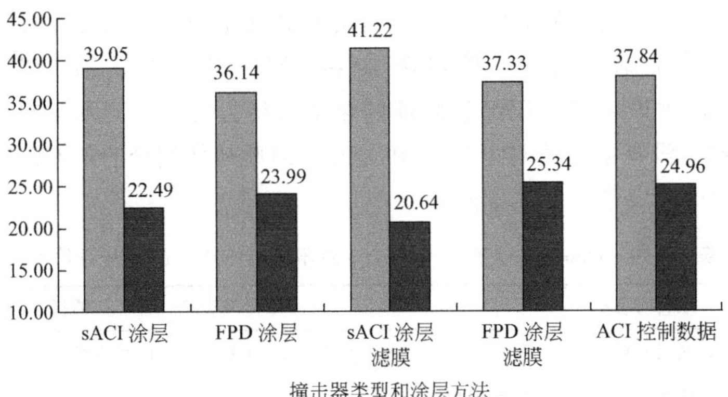

图 10.24　Chambers 等人研究的不同系统中 $FPM_{<4.7\mu m}$ 和 $CPM_{>4.7\mu m}$ 占撞击器总量 IM 的百分比[32]

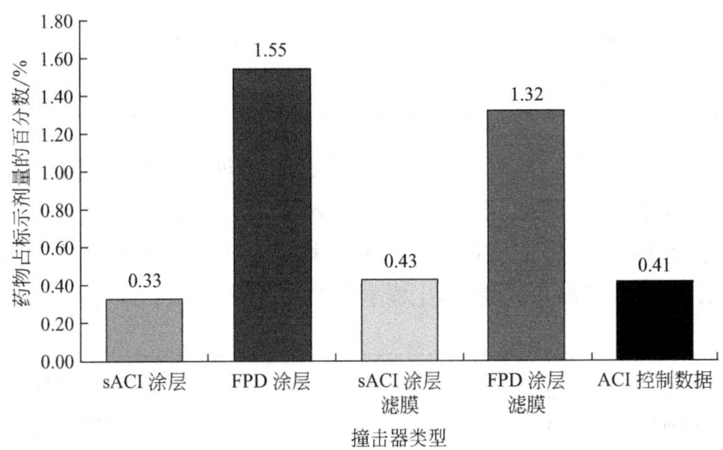

图 10.25　Chambers 等人研究的不同系统中超细粒子量 $EPM_{<1.1\mu m}$ 占 MDI 外部 *TEM*（质量/揿）的百分比[32]

然而，应该强调的是，这些简化撞击器系统在有或没有表面活性剂涂层和滤膜来控制粒子反弹和 2 次夹带时，与对照 ACI 之间的差异都很小，因此，以这一特定配方以及这些选项来阻止对简化撞击器的选择是不太可能的。这种类型的详细研究很好说明了，当对任何经口吸入制剂采用简化撞击器系统时，都应该采取这种验证方法。

Guo 等人最近也使用 Westech FPD-AVCI 撞击器对 8 种不同类型的混悬型和溶液型 pMDI 进行了测量（表 10.10）[33]。将通过 FPD-AVCI 测定得到的

$CFM_{>5\mu m}$、$FPF_{<5\mu m}$ 和 $EPF_{<1.0\mu m}$ 与用 8 级固定 ACI 撞击器得到的相同指标进行了平行比较。每次实验递送 10 揿 pMDI 进入撞击器 FPD-AVCI 或 ACI，然后，收集 API 后用经过验证的化学分析方法进行定量。由于 ACI 的层级截止粒径没有刚好精确为 5μm 和 1μm，因此从使用全分辨 CI 获得的累积 APSD 数据中插入了三个测量值。

表 10.10　Guo 等人使用 FPD-AVCI 对不同 pMDI 产品进行评价[33]

产品名称	原料药名称	抛射剂类型	辅料	剂型
Aerobid®	氟尼缩松	CFC	山梨醇酐三油酸酯	混悬液
Combivent®	沙丁胺醇(AS)/异丙托溴铵(IB)	CFC	大豆磷脂	混悬液
MaxAir™	吡布特罗	CFC	失水山梨醇三油酸酯	混悬液
Advair®	丙酸氟替卡松(FP)/昔萘酸沙美特罗(SX)	HFA	无	混悬液
Flovent-110®	丙酸氟替卡松	HFA	无	混悬液
Proair®	沙丁胺醇	HFA	乙醇	混悬液
Proventil™	沙丁胺醇	HFA	油酸、乙醇	混悬液
Atrovent®	异丙托溴铵	HFA	水、柠檬酸、乙醇	溶液

在 FPD 和 ACI 中，所有 pMDI 产品的 API 的回收率相当（图 10.26）。虽然 FPD-AVCI 和 ACI 的数据一致性总体较好，但 Guo 等人发现在某些处方中，有三个指标，尤其是 $CPF_{>5\mu m}$ 值，均存在细微但显著的差异，使用 FPD-AVCI 测定的值高于使用 ACI 检测的对应值（图 10.27）。

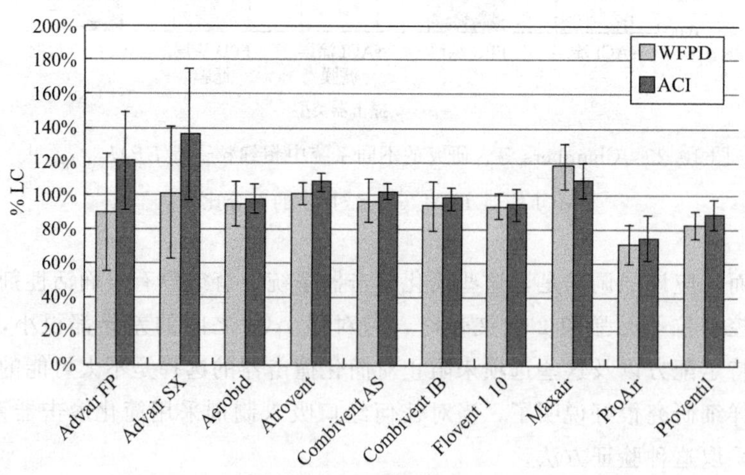

图 10.26　应用 FPD-AVCI 和固定的 8 级 ACI 测定的 8 个 pMDI 产品的活性成分回收率比较，标示量%[33]

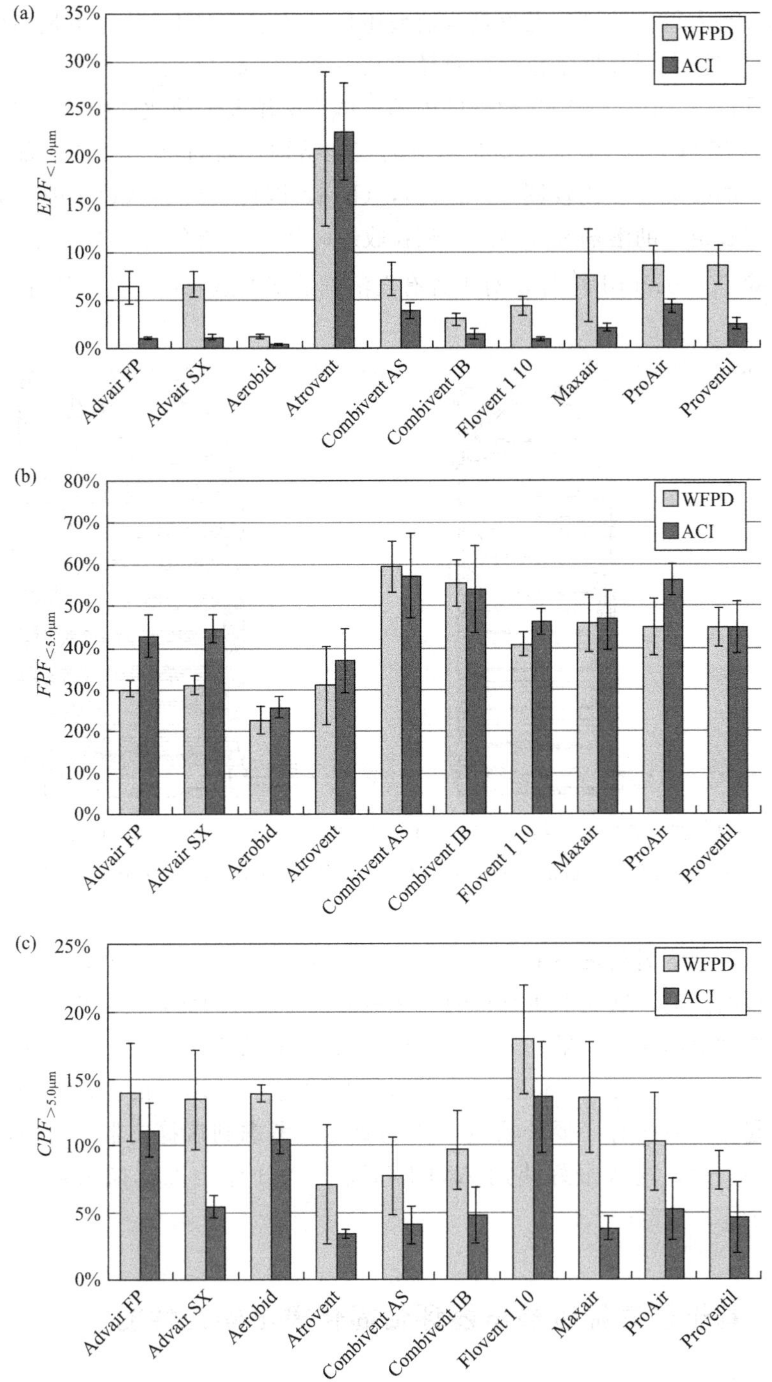

图 10.27　使用 FPD-AVCI 和固定的 8 级 ACI 对 8 个不同 pMDI 产品测量得到的 $CPF_{>5.0\mu m}$，$FPF_{<5.0\mu m}$，和 $EPF_{<1.0\mu m}$ 值的比较，标示量%[33]

Guo 等人得出结论，无论是溶液型还是混悬型 pMDI，处方不是简化撞击器和全分辨撞击器数据是否存在差异的唯一决定因素[33]。

回顾过去，PFD-AVCI 相关的内部死体积明显大于简化的固定 ACI 系统，这是因为 PFD-AVCI 需要适应培养皿的三维结构，而固定 ACI 的内部配置是近乎扁平的收集盘［比较图 10.28(a)，(b)］。因此，FPD-AVCI 中的额外死体积会延长由于助溶剂蒸发导致的颗粒收缩时间，可能会使 $FPF_{<5.0\mu m}$ 增加。然而，除了 Proventil™ 外，对于含有助溶剂的配方这一结果并不明显。

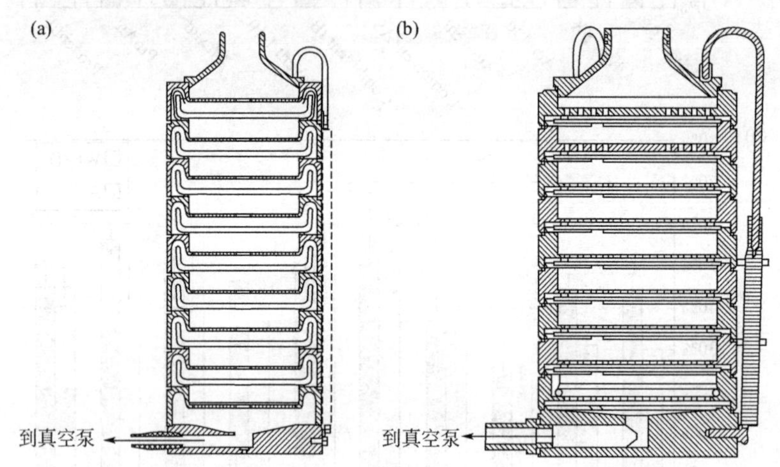

图 10.28 安德森 8 级撞击器 (a) 可变的 (AVCI)；(b) 固定的 (ACI)

［经 Westech Instrument Services Ltd. (a) 和 Copley Scientific Ltd. (b) 同意］

此外，助溶剂蒸发不能解释观察到的偏大的 $CPF_{>5.0\mu m}$ 值，无论处方中是否含有助溶剂，这几乎在所有的产品中都很明显。因此，需要以一种更令人信服的方式解释这些结果。一种可能性是在 FPD-AVCI 的第一层级可能粗粒子撞击增加，这又是由于这种简化撞击器与固定 ACI 之间的内部几何结构的差异引起的。因此有必要开展进一步的研究，考虑到该撞击器与 FPD-AVCI 内部的相似性，这次最好使用 AVCI 和固定 ACI 作为控制撞击器［比较图 10.16 与图 10.28(a)］。

10.7 基于快速筛查撞击器评估简化撞击器的性能

到本节之前，其重点一直是基于固定或非固定 ACI 内部配置的简化撞击器。这样的系统首先被评估，这是因为它们可以很容易地从现有的全分辨 ACI

系统的组件构建，例如简化的固定 ACI 系统。自从商业化后，在过去的 10 年（译者注：指从 2003～2013 年间），尤其是自从它被接受作为 APSD 测定的药典仪器以来（美国药典 601 仪器 5 和 6，欧洲药典 2.9.18 仪器 E——见第 2 章），NGI 被越来越多地用于表征 OIP。基于此撞击器的简化系统或者是新引进单元，或者是对全分辨撞击器的改进，将在本章后面讨论。

快速筛选撞击器（FSI，Fast Screening Impactor）是一种最新引进的单级撞击器（图 10.29），重要的是，虽然它的设计基于改良的 NGI 预分离器，却没有“父级”的全分辨设备[34]。有了这种简化的撞击器，来自雾化系统的大的不可吸入液滴/粉雾剂中的粉体颗粒被一个液体捕集器所捕获，然后被测试样品由一个 d_{50} 为 5.0μm 的撞击器层级分离。预分离器下部的过滤收集器收集细颗粒。

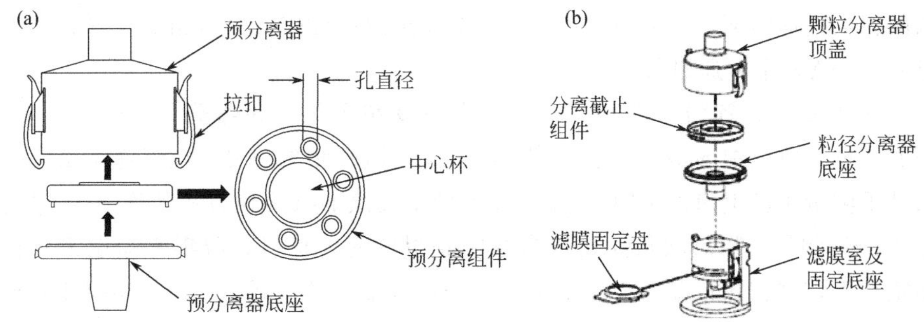

图 10.29 快速筛选撞击器（FSI）；(a) 部件；(b) 装配（经由 MSPCorp.，St. Paul，MN 提供）

Roberts 和 Romay 曾报道了 4 个设计上有略微差异的 FSI（空气动力学粒径的分界点为 5μm）的层级收集效率特点[34]（表 10.11）。结果表明，可以在流量 30～90L/min 的范围内操作 FSI，因此这种撞击器不仅适用于 DPI，也适用于其他类型的经口吸入制剂。

考虑到给出的几何标准差（$GSD_{层级}$）接近 1（见第 2 章），粒度分割的准确度在所有的情况中都很好（随后被证实当实验流速为 35L/min 时，插入层级的 $GSD_{层级}$ 接近 1.10）。这些值与 NGI 的 $GSD_{层级}$ 值 1.1～1.4 范围相当[35,36]，而 NGI 的设计被认为在粒子分级及分辨能力方面具有最佳性能[14]。现在生产的收集盘有多个 5μm 的切割孔，以 5L/min 的间隔从 30L/min 到 100L/min 的流速条件下使用[37]，该产品主要用于 DPI 测试，方法见欧洲药典 2.9.18。

表 10.11 FSI 不同流速下的设计和校准数据，插入了一个 d_{50} 为 5.0μm 的标称层级[34]

流速/(L/min)	孔数	孔径/mm	孔与孔间的圆周距离/孔直径（无量纲）	$STK^{1/2}$（撞击临界系数）	$GSD_{层级}$
30	6	4.08	11.0	0.49	1.07
35	7	4.08	9.4	0.49	1.10a
60	12	3.94	5.7	0.51	1.12
90	9	5.00	5.9	0.51	1.12

注：文献［34］发表后的测量数据。

如果需要更好地控制切割点，并且可以改变吸入器的采样流速，则在不同的流速（Q）下使用固定的插入物能够对粗/细粒子的边界进行微调，截止粒径（d_{50}）根据 Marple-Liu 理论［式（10.2)］发生偏移。因此，其他插入组件可以定制，在一个给定的流速下，可以在空气动力学粒径 1.0～10μm 的范围内提供任何需要的切割点［RobertsDL（2012）MSP Corporation，St. Paul，MN，USA，个人通讯］。

2009 年末，辉瑞（英国）的一个小组发布了第一份报告[38,39]，描述了 FSI 在 DPI 研究中的应用。首先使用带 5μm 插入物的 FSI，在流速 70L/min 条件下测量了已上市的 DPIs。在 FSI 评价中按照 DPI 测试方法使用 NGI 进行了 APSD 测量，以反映从简化撞击系统获得的简要信息。收集未涂层 FSI 的测定结果，并在收集盘表面涂上薄薄的一层硅油液体［用含 1%（体积比）硅油的环己烷涂层］。将指标 $CPF_{>5\mu m}$，$FPF_{<5\mu m}$ 和总撞击物回收率（等同于 IM）结果与来自全分辨 NGI 撞击器的数据进行了比较。因为 NGI 没有截止空气动力学直径恰好为 5.0μm 的层级，假设 APSD 呈单峰和对数正态分布，对来自全分辨率 APSD 的数据进行插值计算以得出等效 $FPF_{<5.0\mu m}$。使用未涂层的 FSI 颗粒收集表面获得的指标与使用全分辨 NGI 测得的指标相当接近（图 10.30)，但其 $FPF_{<5.0\mu m}$ 存在微小的系统性偏差，使用 FSI 方法测定的 $FPF_{<5.0\mu m}$ 值偏高。

这些发现与粒子反跳和 2 次夹带一致，在很大程度上，使用液体硅油涂层可以消除（图 10.31)。

使用通过药典的标准方法确定的流速对其他 DPI 进行了类似的实验，并使用合适的插件在每种流速下均可维持一个 5μm 的层级截止粒径。这些实验的结果证实了最初的结论，即应用涂层的 FSI 获得的 $FPF_{<5\mu m}$ 与完整 NGI 获得的 FPF 值非常接近。然而，NGI 与 FSI 之间的细微差异因产品而异，这表明对每一个吸入产品，通过合适的方法开发及与全分辨撞击器测试结果的比较，来证明使用简化撞击器测试的可靠性是必要的。

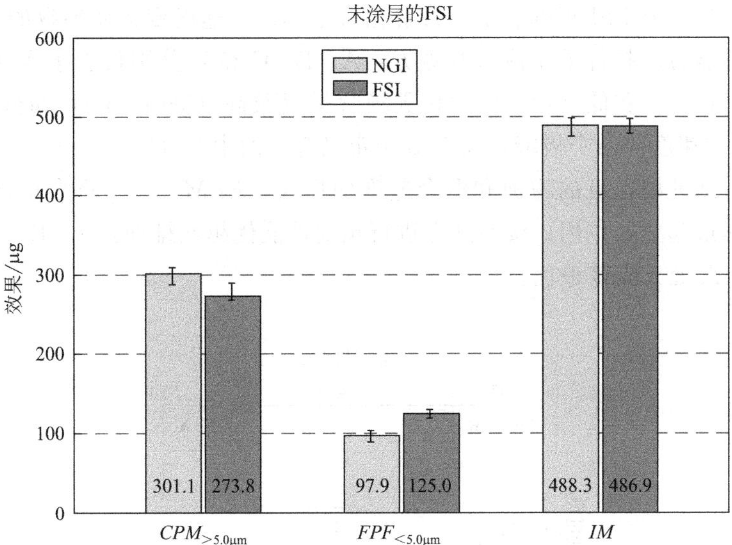

图 10.30　收集盘涂层 FSI 测得的粒子大小相关指标与完整 NGI 测定指标的对比[38]

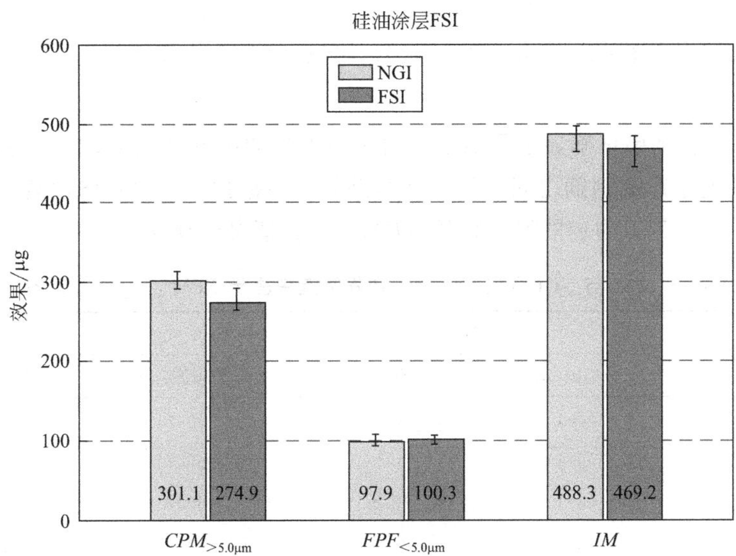

图 10.31　应用收集盘硅油涂层后的 FSI 测定的粒子大小相关指标与等效 NGI 指标的对比[38]

该小组进一步评估了使用简化撞击器作为早期阶段处方筛选过程中筛查工具的价值[38]。该调查模拟了在产品早期开发阶段常用的实验设计（DoE）。这里的目标是研究 FSI 正确识别因细乳糖含量和混合速度变化而导致的 FPF 变化趋势的能力。制备了 5 种 DPI 处方：A、B、C 和 D 分别代表了实验研究范围中高（15%）和低（10%）微粉乳糖含量以及高（550r/min）和低（430r/min）混合速度的四个极端，而 E 处于定义范围的中心（图 10.32）。从理论上讲，随着细乳糖含量的增加和混合速度的提高，$FPM_{<5.0\mu m}$ 将会增加，而赋形剂的含量起主要作用，按照处方进行预期性能优越性排列：A、B、E、C 和 D，其中 A 处方应该最优。

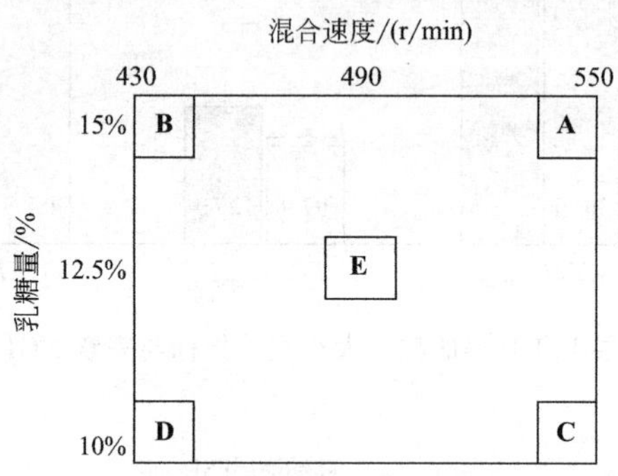

图 10.32 应用 FSI 研究的干粉混合参数 DoE 设计[38]

FSI 实验结果正确显示了赋形剂含量对处方的影响（表 10.12），但是以不同混合速度生产的制剂之间未见统计学差异。根据预测顺序与各混合物中细粉乳糖的比例，FSI 测定的混合物的 $FPM_{<5.0\mu m}$ 值符合预期。

表 10.12 FSI 与 NGI 方法在乳糖混合物筛选中基于 $FPM_{<5\mu m}$ 值的比较[38]

混合物	NGI		FSI	
	平均值/μg	RSD/%	平均值/μg	RSD/%
A	58.4	4.9	66.6	3.8
B	59.2	4.5	66.2	4.0
C	50.4	13.4	60.9	3.1
D	55.4	3.7	60.6	3.6
E	63.2	6.8	62.8	6.0

然而，令人惊讶的是，混合速度似乎对这个指标没有影响。相比之下，除了混合 E 组的 $FPM_{<5.0\mu m}$ 比预期值高外，NGI 测定得到的 $FPM_{<5.0\mu m}$ 显示出了混合速度与乳糖含量之间的预期差异。

在一项补充研究中，1 个商业化的干粉吸入装置装载了不同填充量的胶囊，详细调查了 FSI 对微细粒子质量（$FPM_{<5.0\mu m}$）在较大变化范围内的跟踪能力。这一指标的跟踪能力评估远超过预期开发产品的规模（～90μg）。一种新上市的 DPI 用四种不同填充重量的胶囊填充，使用不同于之前评估的处方得到不同的 $FPM_{<5.0\mu m}$。如前所述，采用药典描述的测定方法将每个填充重量的胶囊通过三次驱动将药物递送到每个 CI 系统中。

通过比较两种测量技术获得的 $FPM_{<5.0\mu m}$ 显示，在很宽的范围内二者的相关性接近 99%（图 10.33）。在此基础上，如果采取措施消除粒子反弹和 2 次夹带带来的偏差，FSI 能够像 NGI 一样追踪这一性能指标的变化。然而，这些作者承认，在混合性能的差异就像通常产品研发中发现的那样小的情况下，需要做更多的工作来比较 FSI 和 NGI 的跟踪能力。虽然本研究的主要目的是比较 NGI 和 FSI 追踪 $FPM_{<5.0\mu m}$ 的能力，这种方法也可以用于在早期产品开发中测试新的吸入器和药物混合物。使用 $CPF_{>5.0\mu m}$ 和总撞击器回收率（Total Impactor Recovery，TIR）分别作为补充性能指标和系统适用性检查。

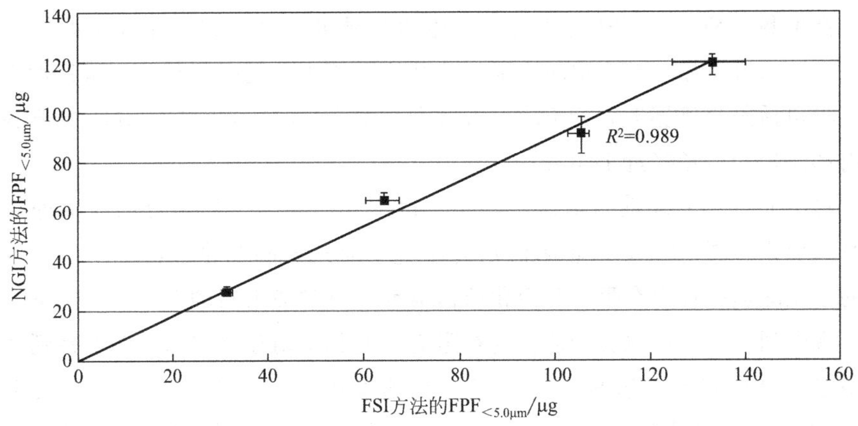

图 10.33　使用 NGI 和 FSI 通过测量 $FPF_{<5.0\mu m}$ 比较干粉混合性能的影响[38]

辉瑞公司除了做出了技术贡献外，还提供了与 AIM 可能节省时间有关的实用信息（表 10.13）。

表 10.13　使用 FSI 和 NGI 以气溶胶形式重复测量 6 个 DPI 所用时间的比较（h）[38]

撞击器	实验设计参数	分析	数据处理	总计
FSI	2.0	0.67	0.33	3.0
NGI	6.0	2.5	0.5	9.0

6 次 FSI 快速撞击器测量所需要的时间约为六次等效全优化 NGI（利用多套设备和分析人员）分析所需时间的三分之一。鉴于 FSI 技术在评估过程中还没有完全优化，这些发现表明，保守地讲，使用简化撞击系统可轻松节省 50％以上的时间，这可能会大大提高生产力。

此后，研究组将 NGI 与 FSI 进行了比较，测量了一系列不同 DPI 药品，来扩展研究当吸入装置经历不同的压力模式时，对简化和全分辨撞击器所测得的撞击数据的影响[40]。评估了以下条件：

(1) 产品 1 包含同一 API 的 2 个剂量，每个剂量都以测量流速 60L/min 进行评估［图 10.34(a)］。

(2) 产品 2 和 3 均是复方干粉吸入剂，分别在流速为 60L/min 和 70L/min 的条件下测量［图 10.34(b)，(c)］。

(3) 产品 4 是一种干粉吸入剂，其 API 的 APSD 对流速的依赖性较大，FSI 在流速 60L/min 时评估，NGI 在流速 60L/min 和 90L/min 时评估［图 10.34(d)］。

据推测，NGI 与 FSI 之间的内部体积差异可能会导致产品经历的压降曲线差异，当流量控制器启动时，通过改变流经撞击器的时间相关流量特性来实现。当包括预分离器时，FSI 的内部体积（估计约为 960mL）明显小于 NGI 的内部体积，后者接近 1940mL[41]。

每个 DPI 的启动动力学显示，通过每个装置与撞击器组合的吸嘴处压降随时间变化（图 10.35），表明设置的流速（通过压降测量）不是产品瞬间经历的，压降随装置内在阻力和简化撞击器或全分辨撞击器的选择而有所不同。

观察到压降平衡取决于装置内在阻力，尤其是对于产品 3，也观察到两种设备之间存在差异。这是一个意想不到的发现，但是不足以解释观察到的 *FPF* 差异，特别是对于产品 1～3（已知这些产品对流量的依赖性不高）。该小组提出了另一种解释：与全分辨设备相比，简化设备中每种干粉吸入剂的初始加速度压降变化很大（图 10.36）。

在最初的 0.1～0.2s 期间，粉体的解聚对于 DPI 的药物递送至关重要，FSI 测量的压降几乎是 NGI 的 2 倍。这一效应对于具有最高设备阻力的产品（产品 4）也许是巧合，因为它是这组装置中对流量依赖性最大的。这项工作成果支持了以下假设：在比较 FSI 与 NGI 进行 DPI 产品测试时，不同内部容积对结果影响显著。但是需要开展进一步的工作以提供验证数据，包括在 FSI 设备中引入额外的撞击器容积。

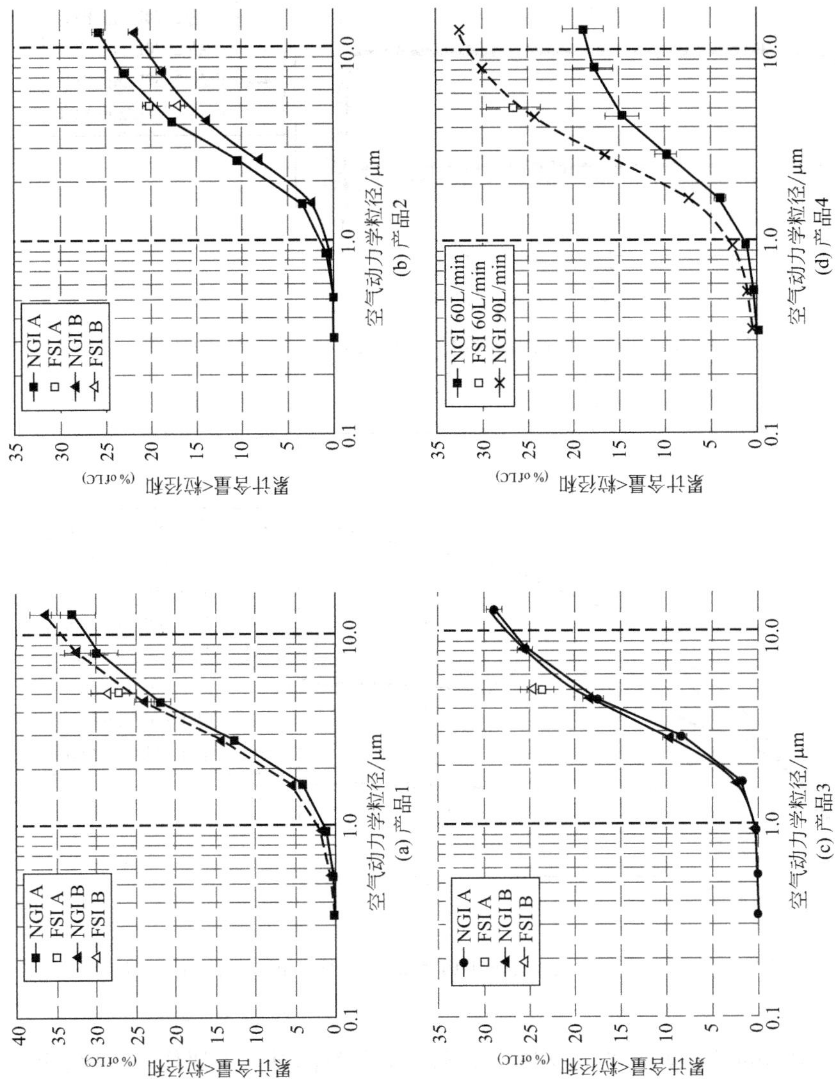

图 10.34 Russell-Grahametal 等应用 FSI 和 NGI 测定的不同 DPI 产品的结果比较；表中 A 和 B 是指每个不同剂量的 API[40]

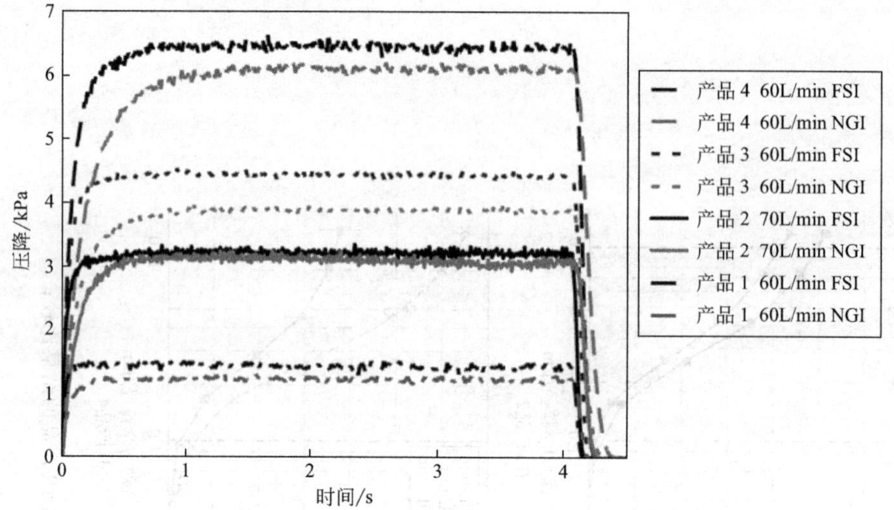

图 10.35 由 Russell-Graham 等研究的不同 DPI 的压降-时间曲线[40]

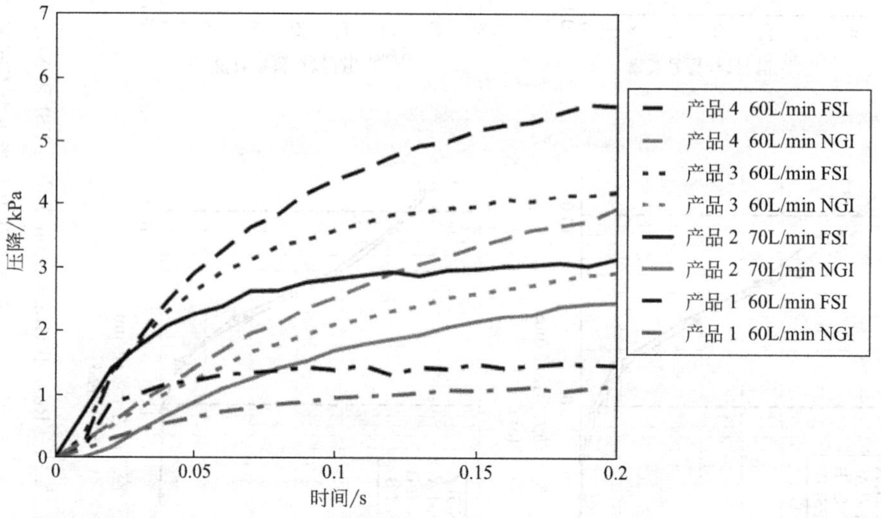

图 10.36 由 Russell-Graham 等人研究的 DPI 测试开始时扩展的压降-时间曲线[40]

最近，Pantelides 等人进一步对 FSI 压降-运行时间进行了评估，探索了死体积的影响，为了模拟流量的快速膨胀（配置 A）和渐进膨胀（配置 B）[42]，在 FSI 内部以 500mL 的间隔增加了不同体积和形状的玻璃容器配件，以增加 FSI 的内部体积（图 10.37），这些玻璃腔装在 FSI 和转换阀之间（图 10.38）。

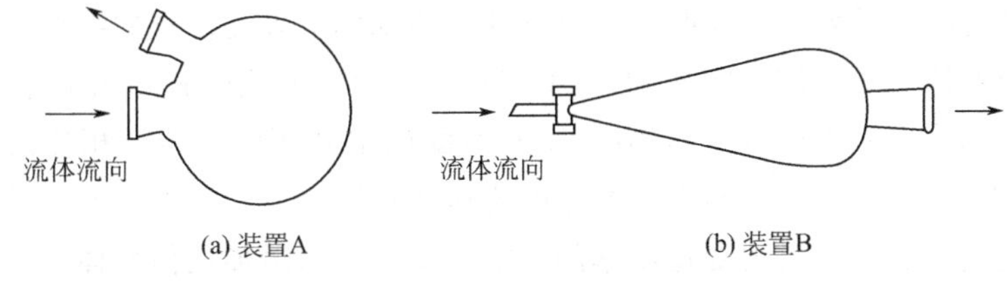

图 10.37　Pantelides 等人采用的死体积配置：
(a) 流量快速膨胀；(b) 流量渐进增加[42]

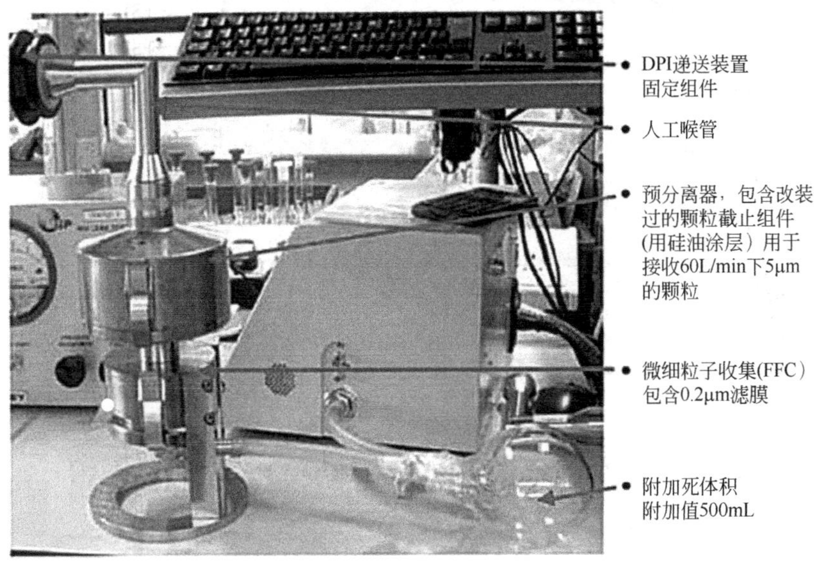

图 10.38　Pantelides 等人用到的在 FSI 上增加一个 500mL 死体积的配置 A[42]

此外，在改良精细切割预分离器之前，应用标准 NGI 预分离器对 FSI 进行了测试。使用类似于 Burnell 等人描述的方法，通过在 DPI 的吸嘴处使用吸入曲线记录仪记录压降曲线[43]。

如上所述，通过在 FSI 的粗粒子收集盘上用硅油涂层，以防止粒子反跳和夹带。NGI、FSI 和改良后的 FSI 配置的压降分布曲线如图 10.39 所示。

从表面上看，流速开始部分类似于图 10.35 中所示部分，这是辉瑞（英国）研究组之前的研究。新的数据显示，所有的 DPI 产品压力坡降（即加速度）随着撞击器死体积的增加呈减缓趋势，顺序为 FSI（美国药典/欧洲药典，导入端口体积为 1045mL）、FSI＋500mL 配置 A、NGI（2025mL，带预分离器和美国药典/欧洲药典的导入端口[41]）。压力上升速率与在测量的稳定流速-时间部分达到峰值压降之前从撞击器中排出的空气量有关。重要的是，对 DPI

产品1进行的一系列测量表明，更改FSI上增加的额外死体积的结构、形状和大小，会对压力斜率产生明显的影响（图10.40）。因此配置B允许在启动时流体逐渐膨胀，从而产生了与NGI紧密匹配的FSI压降曲线。相比之下，使用相同1L的额外体积，当配置A允许流速快速膨胀时，FSI产生的压降曲线明显更陡峭，反映了压力变化斜率的增加，但没有未增加任何死体积的FSI那么陡峭。

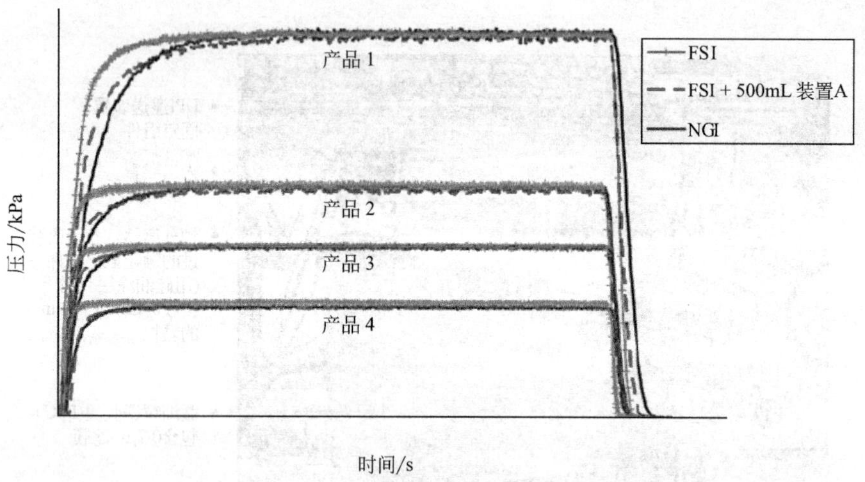

图10.39 DPI产品1～4在额定流速为60L/min时的压降-时间曲线[42]

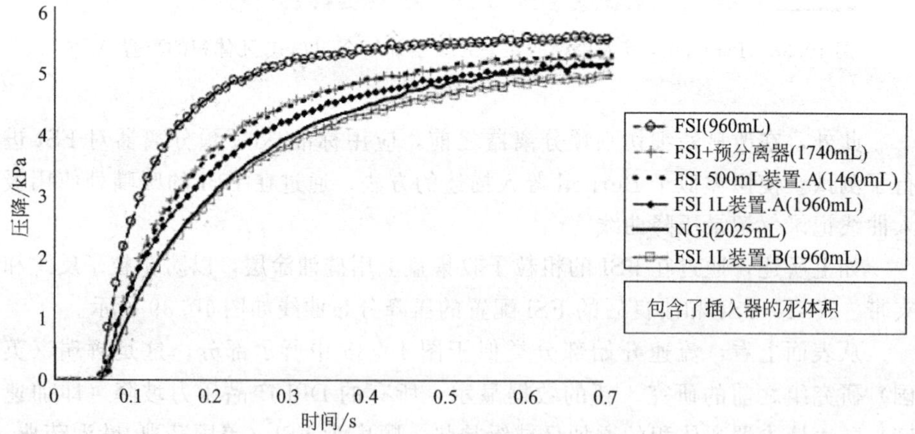

图10.40 Pantelides等人评估的DPI产品1在额定流速60L/min时的压降-时间曲线[42]

这项研究显示，如果在 FSI 的细粒子分离层级之前配备一个标准的 NGI 预分离器（780mL[41]），其压力下降的方式与 NGI 非常接近，表明对 FSI 进行简单修改即可实现两个系统的流体动力学的可比性。然而，其压降值仍存在显著差异（0.25s 时约 1kPa），这种差异可能是图 10.40 所示的组合系统的 *FPF*%显著升高的原因。

Pantelides 等人通过将所有不同 FSI 配置获得的每次驱动的 $FPM_{<5.0\mu m}$ 与 NGI 获得的 DPI 产品 1 的参考数据（全 APSD）进行对比，完成了研究（图 10.41）。增加 FSI 的体积可使微细粒子质量更接近 APSD 参考值。但是，测量系统的死体积形状和流动阻力[44] 可能也有影响。因此，与使用同样增加 1L 内部体积的“配置 A”相比，FSI 使用 1L“配置 B”获得的细颗粒质量更接近参考 NGI 值。重要的是，这种行为可从图 10.40 中的压降-时间曲线的相对位置预测出。这些验证测量结果进一步证实，尽管存在上述压力差异，但在 FSI 中添加 NGI 预分离器可改善该设备与 NGI 在所测得的细颗粒质量方面的相关性。

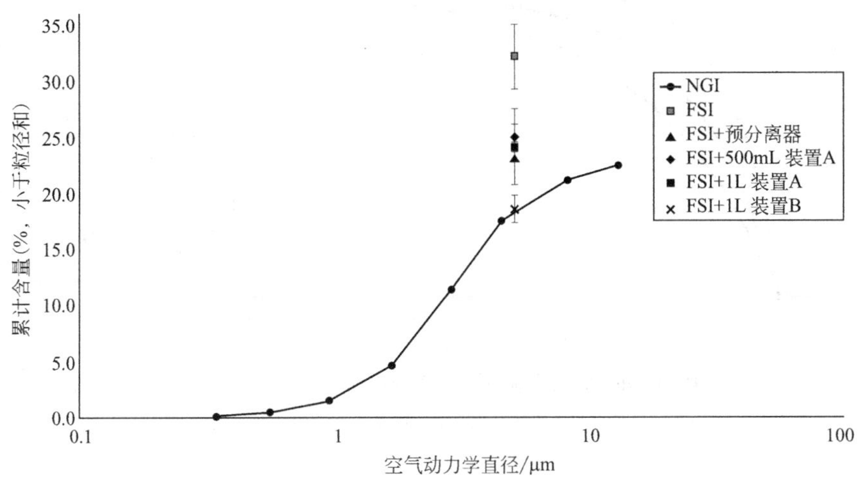

图 10.41　DPI 产品 1 在不同配置的 FSI 测得的 $FPM<5.0\mu m$，与 Pantelides 等用 NGI 测量的 APSD 比较（误差线代表±1SD，$n=3$）[42]

图 10.41 显示带有预分离器的 FSI 与 NGI 的数据差异很小，这是后续研究的主题，在该研究中，FSI 的内部体积通过图 10.42 所示的装置扩充到 1740mL[45]。图 10.43 显示了与先前研究中评估的相同 DPI 产品 1 的最终压降-时间曲线。

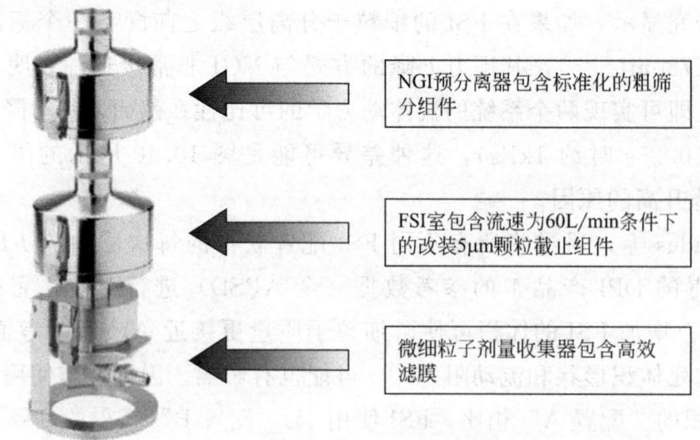

图 10.42　Pantelides 等人后续研究中用到的 FSI 配置，其内部体积配置与 NGI 更接近[45]

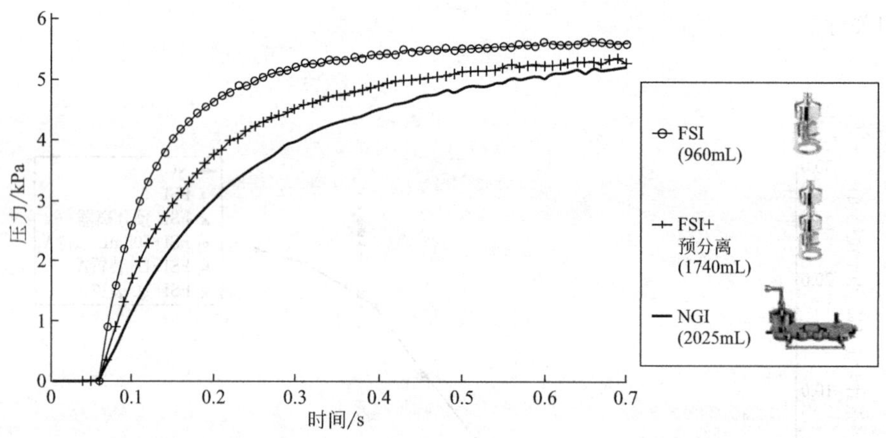

图 10.43　Pantelides 等人在流速为 60L/min 条件下，应用 FSI、内部体积增加的 FSI 和 NGI 测定的 DPI 产品 1 的压降-时间曲线[45]

正如预期的那样，通过比较内部死体积，发现体积增加的 FSI 的压力下降曲线与 NGI 很接近。这种死体积接近的匹配方式使两个系统所测得的每揿微细粒子质量非常接近。图 10.44 说明了 FSI、体积增强型 FSI 以及 NGI 中，微细粒子质量和空气加速度的变化率之间的接近线性的相关关系，表明有必要使简化撞击器内部的死体积尽可能接近全分辨撞击器，以提高工作的精确度。然而，在将 FSI 用于 DPI 气溶胶测量的早期阶段，Pantelides 等人观察到的效应可能与 DPI 类型有关。由此可见，只有与全分辨撞击器进行适当比较后，在有些情况下才有必要增加死体积。

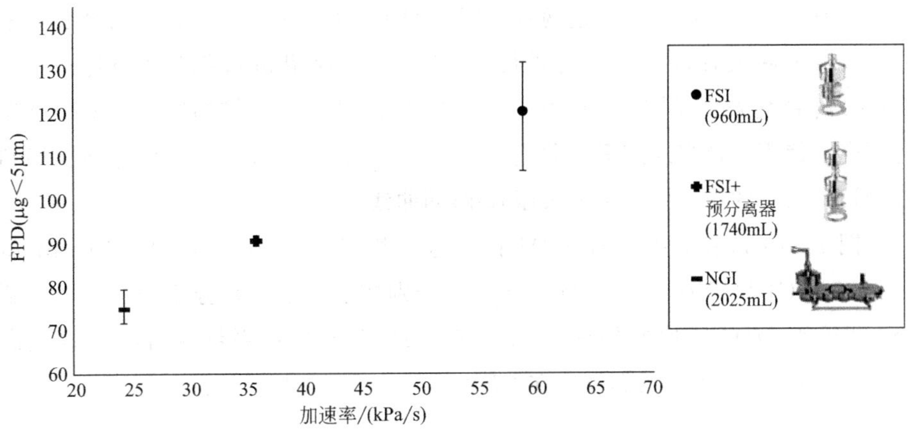

图 10.44　Pantelides 等人在流速为 60L/min 条件下，应用 FSI、内部体积增加的 FSI 和 NGI 测定的 DPI 产品 1 的 $FPM<5.0\mu m$ 与空气加速度的相关性[45]

Daniels 和 Hamilton 使用粗细颗粒临界粒径为 5μm 的基本 FSI 配置作为简化撞击系统，与简化 NGI（rNGI）的简易系统做了比较[46]。

这种改进是通过去除 NGI 中的收集层级来进行的，在进气道之后，粗细粒子分离发生在层级 2 位置。然而，包含定制滤膜的过滤器收集层级被定位在第三层级的正上方（图 10.45），剩下的 NGI 层级均未使用（见章节 10.7）。一起清洗和收集沉积在 NGI 第一层级和第二层级的药物（代表 *LPM*），第三层级滤膜层分开收集（代表 *SPM*，即空气动力学粒径<4.46μm 的细粒子质量）。

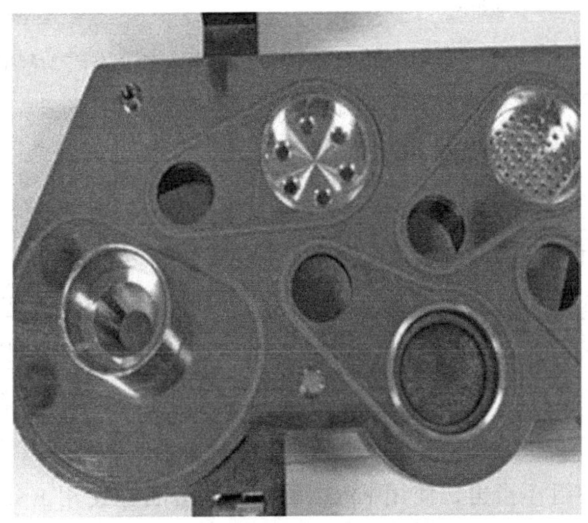

图 10.45　减少层级的 NGI GSK 配置[46]

本研究使用了可同时递送两种不同 *MMAD* 值组分的 DPI，并以测试流量 60L/min 和吸入时间 4s 的条件进行了测试。FSI 使用 5μm 插片进行操作。所有这 3 种系统采用相同的 COPLEY 真空泵与 TPK 流量控制器。类似于辉瑞的研究，使用一种多通道吸入曲线记录仪（GSK），通过将压力传感器连接到被测设备喉部的压力接头来记录压降-时间曲线。

图 10.46 总结了系统的 *SPM* 值（这里相当于 $FPM_{<4.5\mu m}$）和 *LPM* 值（相当于 NGI 和 rNGI 的 $FPM_{>4.5\mu m}$），分别按照标示量百分比表示。观察到 FSI 测得的 *SPM* 值比使用标准 NGI 系统或简化 NGI 系统获得的等效值高 5%～10%。正如预期的那样，在 $CFM_{>5.0\mu m}$ 观察到相反的情况。

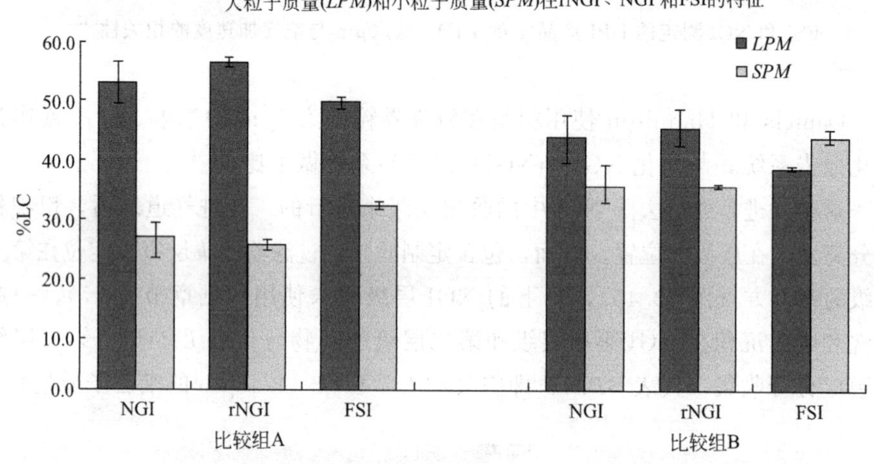

图 10.46 Daniels 和 Hamilton 评估的能同时递送两种具有不同 *MMAD* 的 DPI 的 *SPM*（相当于 $FPM_{<5.0\mu m}$）和 *LPM*（相当于 $FPM_{>5.0\mu m}$），测试流速为 60L/min[46]

对于 NGI 和 rNGI，这三种配置的压降-时间曲线（图 10.47）几乎是相同的，这可能是因为它们的死体积基本相似。然而，FSI 空气加速度启动流速要快于其他系统。Daniels 和 Hamilton 的小组做了一个很重要的观察，发现这些差异可能对分离粒子大小的效率有显著影响，因此，会影响小粒子质量（细）和大（粗）粒子质量的比值，因为它们出现在粉末雾化时的流量-时间曲线的关键时期。该小组还指出，使用 rNGI 的测量和分析比使用 FSI 进行类似操作的时间大约长 2～3min。

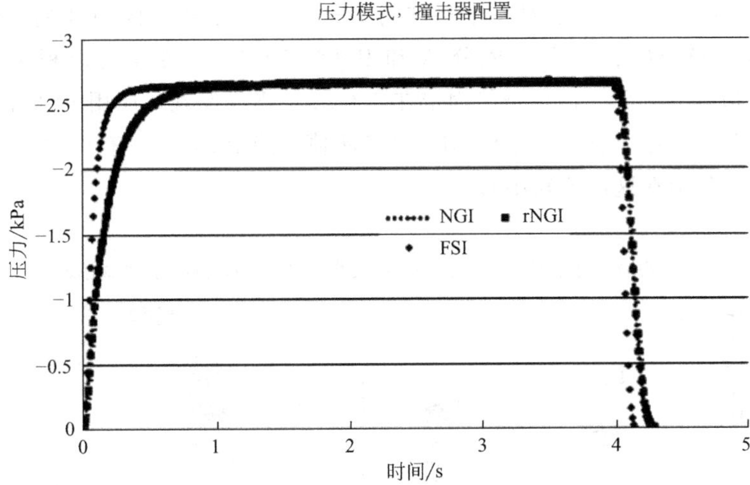

图 10.47 Daniels 和 Hamilton 评估的能同时递送两种具有不同 *MMAD* 的 DPI 的压力下降时间曲线，测试流速为 60L/min[46]

为了证实前面所述的重要观察结果，在进一步研究中[47]，Daniels 和 Hamilton 通过使用电子肺TM（eLung）对两个具有代表性的患者（哮喘和慢性阻塞性肺病）吸入曲线进行模拟，研究了曲线上升阶段的差异（图 10.48）。

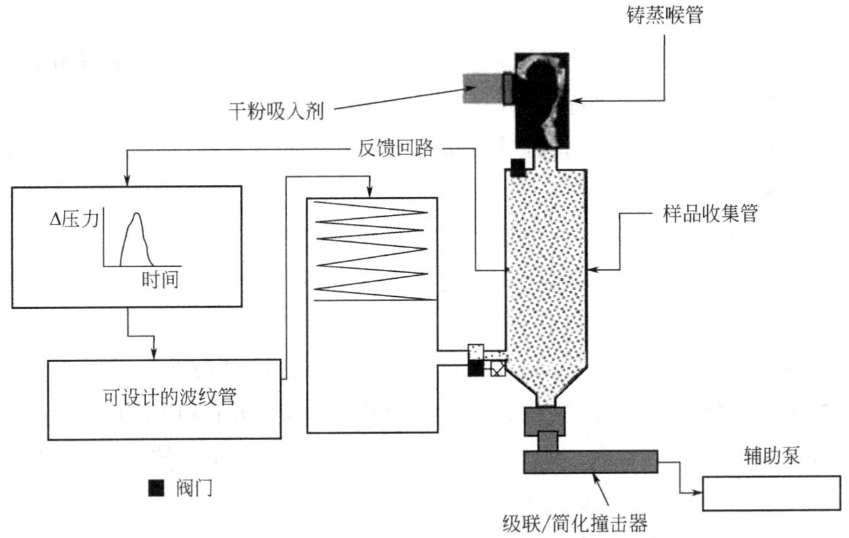

图 10.48 Daniels 和 Hamilton 提供用于 DPI 检测的电子肺（eLung）配置[47]

在这项工作中，他们对一个特殊的 DPI 进行了采样，该 DPI 能同时递送具有不同 *MMAD* 值的两个成分 A 和 B（图 10.49），使得可以根据 *LPM*/*SPM* 的值进行区分，边界仍然固定在 5.0μm。研究发现，应用 FSI 和全分辨率 NGI 所测得的两个组分的 *SPM* 和 *LPM* 值（图 10.49）具有可比性（注意，rNGI 没有包括在这次比较中）。

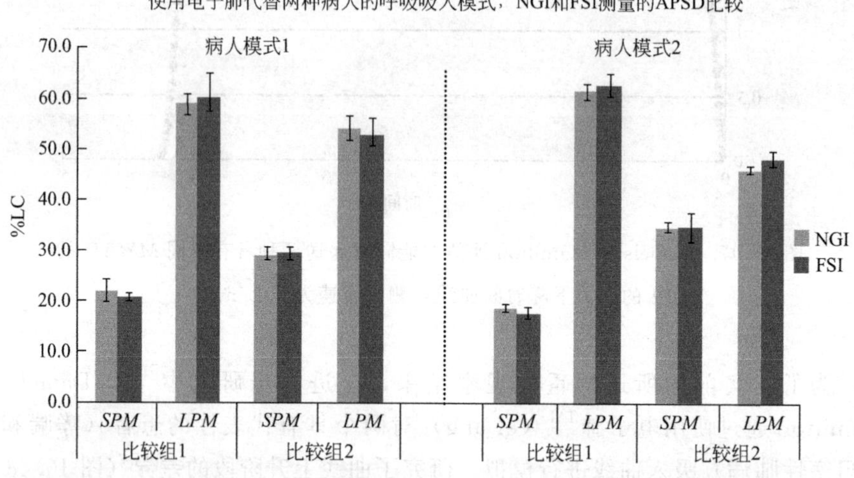

图 10.49　应用电子肺替代人类病人呼吸模式后，NGI 和 FSI 数据的比较[47]

这一结果被认为是消除了流入级联撞击器（简化或全分辨）的气流对 DPI 的升压曲线及其剂量发射特性的任何潜在影响。将控制剂量发射的流速曲线与剂量表征的流速曲线分开，证实了该组之前报道的数据[46]是由于 FSI 和 NGI 之间的加速动力学差异而产生的。

辉瑞和 GSK 的最初研究都证实，在 DPI 性能评估中，为了获得最准确的结果，必须将简化 CI 的内部死体积与作为参比的全分辨 CI 的内部死体积相匹配。

阿普塔医药（Aptar Pharma，Le Vaudreuil，法国）最近也报道了 FSI 的可行性研究，详细介绍了它用于另一个干粉吸入剂 DPI（Prohaler^{TM}）的测量，特点是采用自己专有的 OBIC^{TM}（开放、吸气、关闭）技术[48]。他们研究的目标是探讨撞击力测试的几个方面，包括：

（1）FSI 和 NGI 的性能。

（2）在 FSI 中，插入的收集盘表面涂层的影响。

（3）从 FSI 发出的剂量数据与剂量单位取样器（DUSA）发出的剂量数据

的比较-监管机构推荐的标准设备，用于测量剂量递送的均匀性。

（4）NGI 和 FSI 测量参数比较。

（5）估算 FSI 测试相对于 NGI 测试的时间和成本优势。

使用 NGI 和配备 5μm 层级的 FSI 以 35L/min 的流量，2L 的样品体积进行对比测试，每种情况下均对吸入器装置进行三次驱动。在 DPI 的三个驱动下，FSI 测定的总发射剂量（相当于 *TEM*）和小于 5μm 的粒子质量（相当于 $FPM_{<5\mu m}$）均比 NGI 的测定值稍高（图 10.50）。

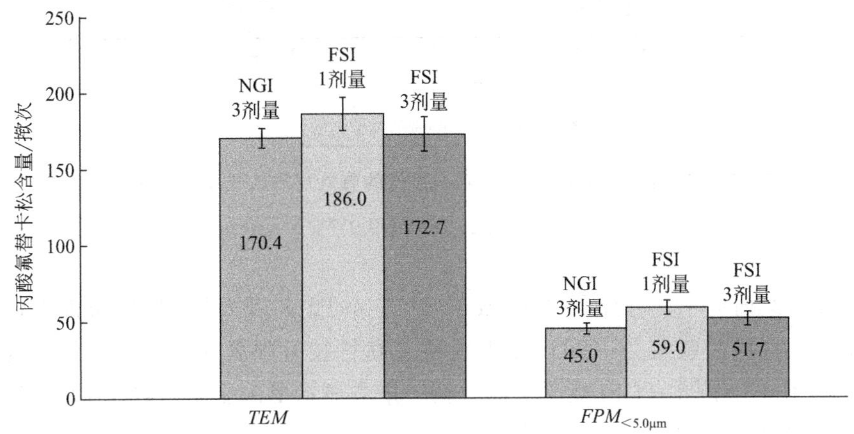

图 10.50　Després-Gnisand Williams 报告的应用 NGI 和 FSI 测量得到的 *TEM* 和 $FPM_{<5.0\mu m}$ 值的比较；（误差线代表±1SD）[48]

与 NGI 的相应数据相比，通过 FSI 测量的单次驱动 DPI 时 *TEM* 和 $FPM_{<5.0\mu m}$ 的平均值均高出约 10%（*TEM*）～30%（$FPM_{<5.0\mu m}$）。但是，FSI 的 3 个剂量数据与相应的基准 NGI 指标非常接近，仅比相应的 NGI 值高 1%（*TEM*）和 15%（$FPM_{<5.0\mu m}$）。假设观察到的差异是由于单次测量时颗粒弹跳和夹带增加，但是单次驱动的测试结果表明，收集盘表面涂层是不必要的，在有［用 1%（体积比）甘油的乙醇溶液］和没有标准层级涂层的情况下测量（图 10.51）所得到的 *TEM* 和 $FPF_{<5.0\mu m}$ 之间无统计学差异。

然而，尽管这些差异没有统计学意义，但使用涂层测量得到的 *TEM* 值（207.2 μg/驱动）比相应的没有使用涂层得到的数值（190.2μg/驱动）要大，表明进一步检查层级涂层方法仍然是有益的，可能需要一个涂层介质饱和的过滤器，就像在后续的 IPAC-RS 精度研究中所做的那样，以完全消除该原因引起的偏差[27]。

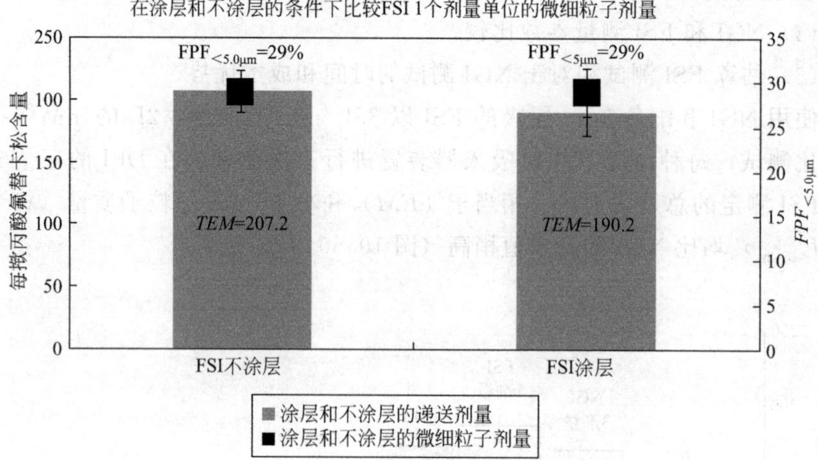

图 10.51 Després-Gnisand Williams 报告的有涂层和没有涂层的 FSI 性能（误差线代表±1SD）[48]

在后续研究中，在流量 35L/min、压差 4kPa 和吸入量 2L 的条件下使用剂量均一性样品收集管（DUSA 英国科普利科技有限公司提供）取样，与单剂量 FSI 进行了同一 DPI 测量值的比较。报告显示单次驱动得到的 *TEM* 结果与 DUSA 测量结果非常一致（图 10.52）。

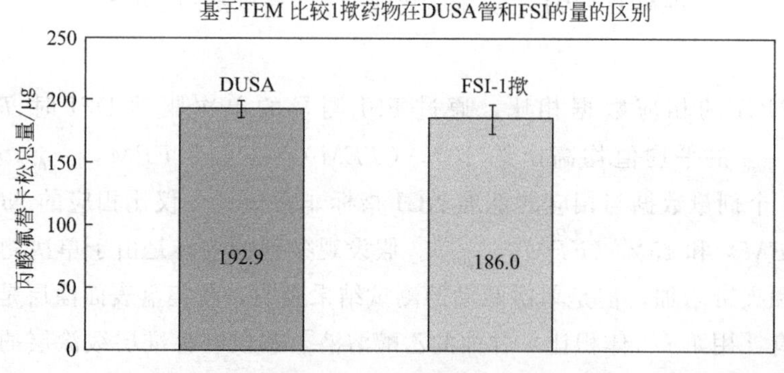

图 10.52 由 Després-Gnis 和 Williams 提供的 FSI 和 DUSA 测试结果比较（单个剂量数据）[48]

综上所述，这些结果显示，仅使用单次驱动的 FSI 可以进行 *TEM* 和 *FPM*<5.0μm 的测量，以支持药物研发阶段的筛选研究，前提是通过插入表面涂层收集盘提供预防措施，以减少由于粒子反弹和 2 次夹带引起的偏差。

Després-Gnis 和 Williams 的研究结果支持了 Stobbs 等人的报告[38]，从节省时间的角度来看，表明在测试时间和高效液相分析时间上均可以提高 50% 的效率。可以减少使用 33% 的溶剂，这对于日益关注的绿色化学计划具有重要意义（表 10.14）。

表 10.14　FSI 和 NGI 在每次测量节省时间，HPLC 分析时间和 API 回收溶剂使用量的比较[48]

装置	实验时间/min	原料分析时间/min	溶剂体积/mL
NGI	60	140	300
FSI	25	63	200
收益/%	58	55	33

最后，与他们使用的测试条件有关的其他数据表明，FSI 的密封完整性与 NGI 相当，而总体压力要低得多（表 10.15）。FSI 级间的损失也减少了，可能是由于撞击器系统的驱动次数减少了。然而值得注意的是，在 DPI 测试时，FSI 较低的压降值得仔细考虑，以实现类似的运动动力学（压降-运行时间）。在使用此类 OPI 进行简化方法开发时，需将这些内容作为关键部分考虑。

表 10.15　FSI 和 NGI 的密封完整性，设备空气阻力及级间 API 损失比较[48]

(a)密封完整性($\Delta_{\Delta p}$,kPa)

FSI(n=5)		NGI(n=4)	
平均值	0.3	平均值	0.4
SD	0.07	SD	0.04

(b)设备空气阻力($cm_{H_2O}{}^{1/2}$L/min)①

FSI(n=3)		NGI(n=3)	
平均值	0.12	平均值	0.19
SD	0.00	SD	0.00

(c)层级间 API 损失量[壁损失](μg)

FSI 1 揿(n=3)		NGI 3 揿(n=3)	
平均值	0.6	平均值	1.7
SD	0.33	SD	1.03

① 使用前密封完整性验证。

注：n 为重复次数。

诺华制药的Roguedaetal 等人也对FSI（在90L/min的条件下以5μm作为分割点）和NGI进行了比较，将NGI作为全分辨参考撞击器[49]。他们使用低阻力的基于乳糖药物混合粉末的DPI产品的测试数据也证实，与使用NGI的同等测试相比，由FSI测定的$FPF_{<5.0\mu m}$可以高出20%（DPI见图10.53"系统"C)。这两种设备均使用了预分离器，内部收集盘没有使用表面涂层(通常与NGI一起使用)。

在预分离器底部的表面覆盖表面活性剂涂层可以减少粒子反弹，会导致DPI产品"C"的$FPF_{<5.0\mu m}$值明显下降（图10.53)。这个值几乎与参比NGI的测试结果相当（图10.54)。但是，应用FSI对于其他产品"A"和"B"的评估数据仍然略低或略高于由NGI测定的相应值（图10.54)。然而，与使用NGI的等效值相比，这些差异小于他们设置的可接受标准的10%限制。

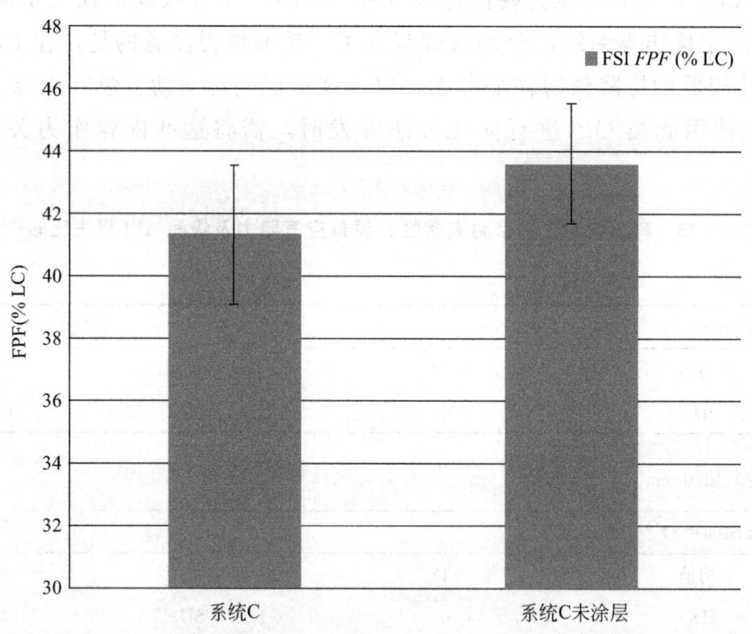

图10.53　用没有涂层和表面活性剂涂层预分离底部的FSI测量的DPI产品"C"的$FPF_{<5.0\mu m}$值，误差线代表±1SD[49]

该小组还报告，基于其他类似DPIs的时间测量结果，使用FSI可以比使用NGI节省35%～42%的时间，相当于在实验工作中节省了22%～37%的时间（不包括HPLC分析)。

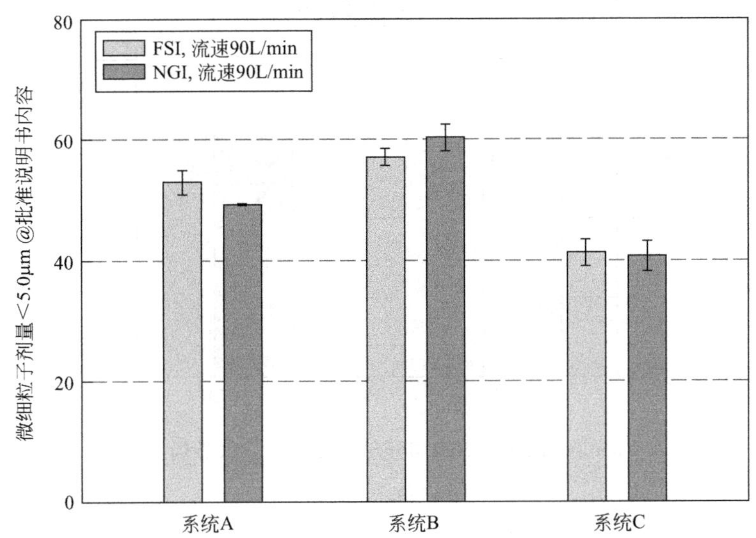

图 10.54 应用涂层预分离器时 FSI 和 NGI 测量时间比较（实验流速 90L/min，吸气量 4L，$n=5$，一个操作者），误差线代表±1SD[49]

2009 年初，MAP 制药公司（美国加利福利亚）的 Sheng 等人提供了应用 FSI 测量的 pMDI 和雾化器递送颗粒的验证证据[50]。在他们研究的第一部分中，使用 FSI 以 30L/min 流速测量了 2 种特定布地奈德 HFA 混悬型 pMDI 吸入剂，*FPM* 截止粒径为 5μm，同时使用 NGI 作为参考仪器。基于原假设 $FPM_{5.0\mu m\text{-}NGI}=FPM_{5.0\mu m\text{-}FSI}$ 和 $TEM_{NGI}=TEM_{FSI}$ 的基础上，使用双测 t 检验比较了细颗粒质量（$FPM_{<5.0\mu m}$）和总发射质量（*TEM*）结果（图 10.55，一种产品）。两组数据之间没有观察到统计学差异（$p>0.05$）。

在他们研究的第二部分，使用 AeronebGO®（Aerogen 有限公司，爱尔兰）振动膜系统雾化了 4 种包含不同形态和浓度颗粒（在每种条件下重复 3 次）的液体混悬型布地奈德吸入剂（A、B、C 和 D）。气溶胶在到达撞击器之前先通过 AeronebGo®/NGI 的端口适配器。

雾化剂测试时，推荐流速为 15L/min[51]。然而，由于那时还没有商业可行的方法控制 FSI 的流速小于 30L/min（见本章后面 *Tservistasetal* 等人采用的方法[52]），Sheng 等人在他们的研究中在这样的流速下限使用 FSI。对于所有处方，使用 FSI 和 NGI 测量的 $FPM_{<5.0\mu m}$ 和 *TEM* 结果相似（图 10.56）。重要的是，*TEM* 值包含的剂量范围很广，约为 80μg，而且和 pMDI 气溶胶测量一样，两种测量方法之间并无显著统计学差异（$p>0.05$）。

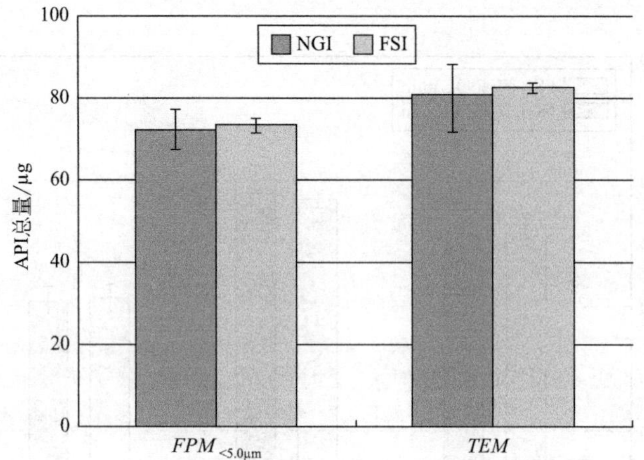

图 10.55 Sheng 等人使用 NGI 和 FSI 测定的吸入气雾剂 $FPM_{<5.0\mu m}$ 和 TEM 值的比较[50]

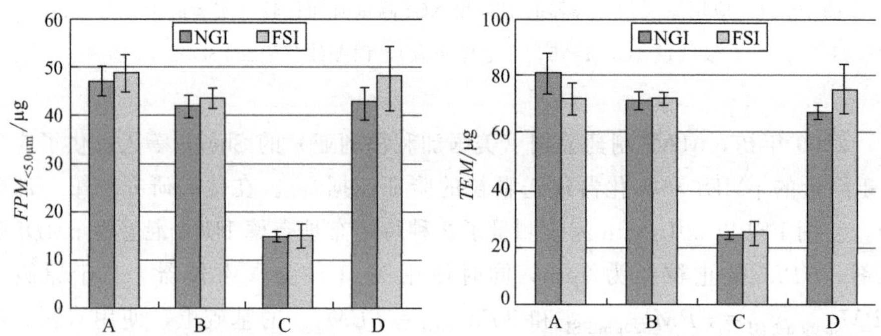

图 10.56 Shen 等人使用 NGI 和 FSI 系统测得的 4 个通过雾化生成的布地奈德气溶胶的 $FPM_{<5.0\mu m}$ 和 TEM 值，误差线代表±1SD[50]

2010 年，Sheng 和 Watana 将最初的工作扩展到评估 FSI 作为经口吸入制剂早期开发阶段 pMDI 处方快速筛选的工具[53]。他们证实了在 pMDI 处方筛选过程中，由 FSI 和 NGI 确定的 $FPM < 5\mu m$ 测量值之间的一致性（$p > 0.05$）（图 10.57）。在一些情况下，他们还注意到 FSI 测量结果的变异性略低，尽管还需要进一步重复实验来证实这一发现。

有趣的是，在他们比较实验流量为 30L/min、45L/min 和 60L/min 的 pMDI 测量数据时（私人通讯海报），Sheng 和 Watanabe 也将 ACI 作为一个参考撞击器。FSI 测得的 $FPF_{<5.0\mu m}$ 值一般高于 ACI 的等效值，在最高流速下差异最大（图 10.58）。

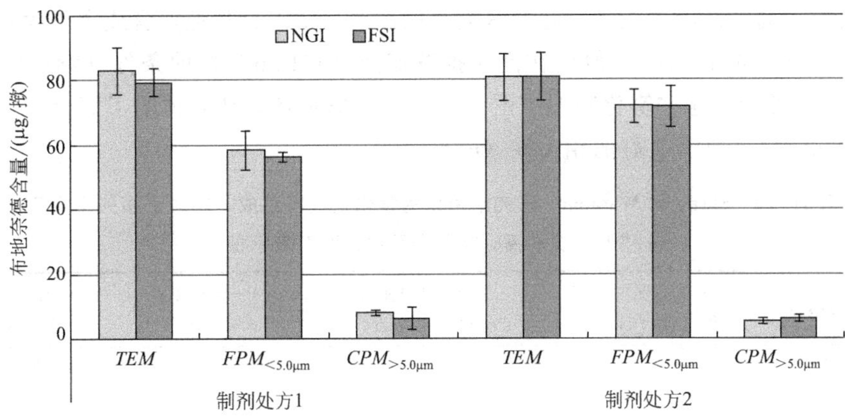

图 10.57　Sheng 和 Watanabe 使用 NGI 和 FSI 在流速 30L/min 条件下测定的 2 种不同 pMDI 处方的 TEM，$CFM_{>5.0\mu m}$ 和 $FPM_{<5.0\mu m}$ 值比较，误差线代表±1SD（各撞击器 $n=3$）[53]

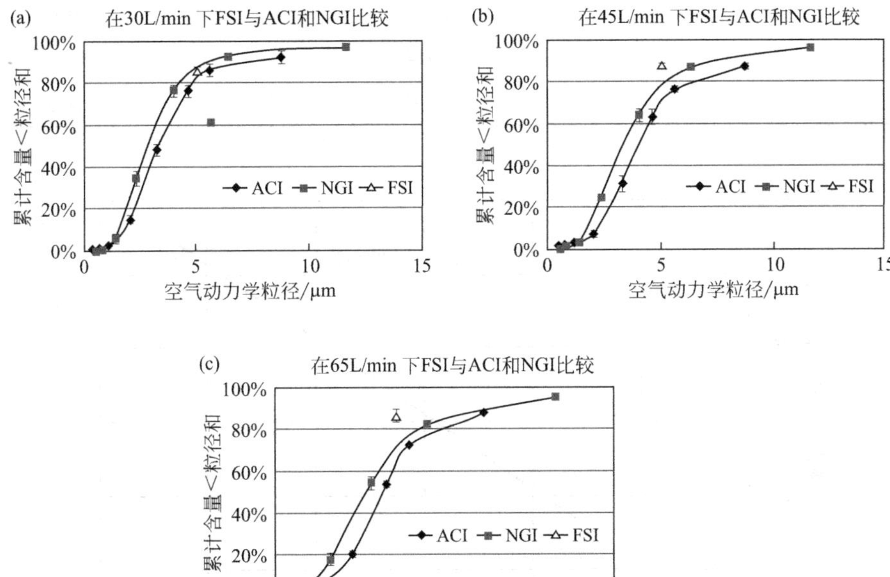

图 10.58　Sheng 和 Watanabe 采用 FSI，NGI 和 ACI 在不同的流速下测得的 pMDI 产生的气溶胶的 $FPF_{<5.0\mu m}$ 值比较：(a) 30L/min，(b) 45L/min，(c) 65L/min，误差线代表±1SD[53]

在第二部分的研究中，他们比较了 8 种雾化制剂的 $FPF_{<5.0\mu m}$，这些制剂含有不同形态的亚微米和超微米大小的布地奈德混悬颗粒，含或者不含有表面活性剂（表 10.16）。他们在高于推荐流速（15L/min）的条件（28～30L/min）下评价了这些雾化制剂（图 10.59），尽管如此，还是证明了简化和全分辨撞击器之间具有良好的相关性（r^2～0.97）。

表 10.16 Sheng 和 Watanabe 研究中用到的雾化剂处方组成，相对于系列平均值，"+" 表示高，"0" 表示中，"0" 表示低

处方编号	基于宽高比的颗粒形态学(－,＋)	表面活性剂类型(0,Ⅰ,Ⅱ)/浓度(＋,－)	原料浓度(－,0,＋)	制剂中粒径大小
A	—	Ⅰ/＋	＋	亚微米
B	—	Ⅰ/＋	＋	亚微米
C	—	Ⅰ/－和Ⅱ/—	—	亚微米
D	—	Ⅰ/0 和Ⅱ/—	0	亚微米
E	—	Ⅰ/＋	＋	亚微米
F	＋	Ⅰ/＋	＋	微米
G	—	Ⅰ/＋	＋	微米
H	—	Ⅰ/＋	＋	微米
I	＋	Ⅰ/＋	＋	微米

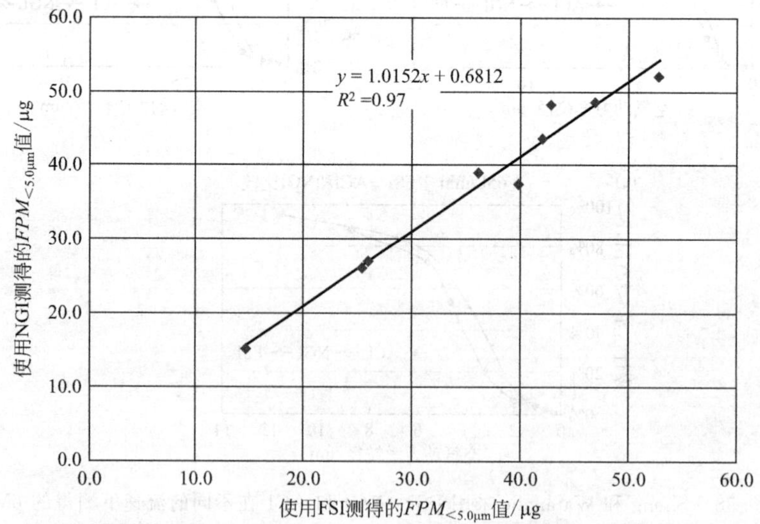

图 10.59 Shen 和 Watanabe 应用 NGI 和 FSI 测得的不同布地奈德雾化吸入制剂（0.5mL）的 $FPM_{<5.0\mu m}$ 值间的相关性（表 10.16）[53]

Sheng 和 Watanabe 还将他们对 FSI 的比较扩展到对振动膜雾化器的评估中（Aeroneb® Go，Aerogen Ltd.，Galway，Ireland），该雾化器使用含 0.5mL 专用皮质类固醇配方的水混悬液进行了吸入测试。

在 NGI（$n=6$）和 FSI（$n=5$）流速为 28.3L/min（图 10.60）条件下，和雾化剂测试的最佳流速 15L/min 的条件下（图 10.61），所测得的 $FPF_{<5.0\mu m}$ 值相似。与 NGI 在较高流速下测定的结果相比，FSI 测试数据的变异性略小。但是，应该指出的是，NGI 和 FSI 均未冷却，因为他们的初步研究表明在 Aeroneb® 系统中采取预防措施来防止与气溶胶液滴传热相关的蒸发损失是不合理的。此外，Dennis 等人对 Aeroneb Go® 和喷射型雾化器（MistyMax™，CardinalHealth，USA）进行的比较研究表明，应用未冷却的 NGI 测得的 *MMAD*、*GSD* 和微细粒子分数的偏差不大（在室温下用此 CI 进行测量与冷却至＋5℃时测量的差异＜10%）[54]。因此，NGI 冷却可能仅用于最精确的测量，这可能取决于相关的配方[55,56]，而 FSI 的低得多的热量可能使这种预防措施在日常工作中更不必要。

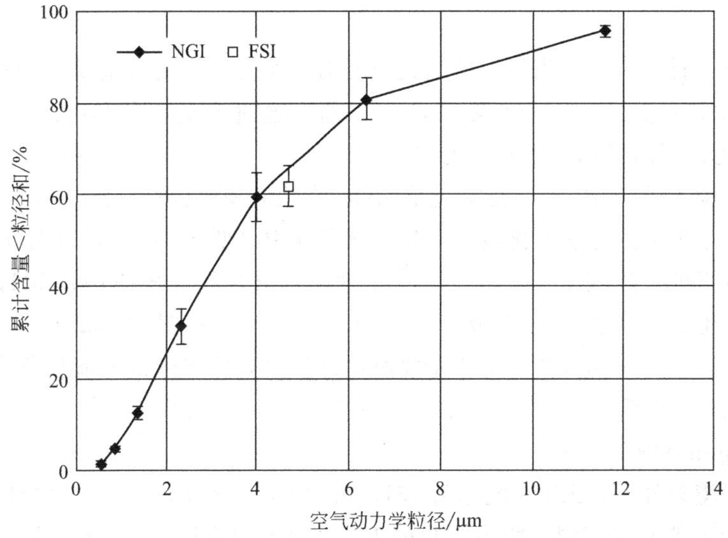

图 10.60　Sheng 和 Watanabe 使用 FSI 和 NGI 对振动筛网和压缩空气雾化产生的雾滴大小比较，测试样品为 0.5mL 的水性混悬液产品，流速为 28.3L/min[53]

但是，当使用 CI 测量喷射型雾化器产生的气溶胶时，液滴蒸发是一个重要的问题，尤其是那些不会将空气带入雾化器液滴流中的装置。当使用 NGI 时，撞击器内相当大的热容会加剧液滴的蒸发。气溶胶的确切传热机制还不清

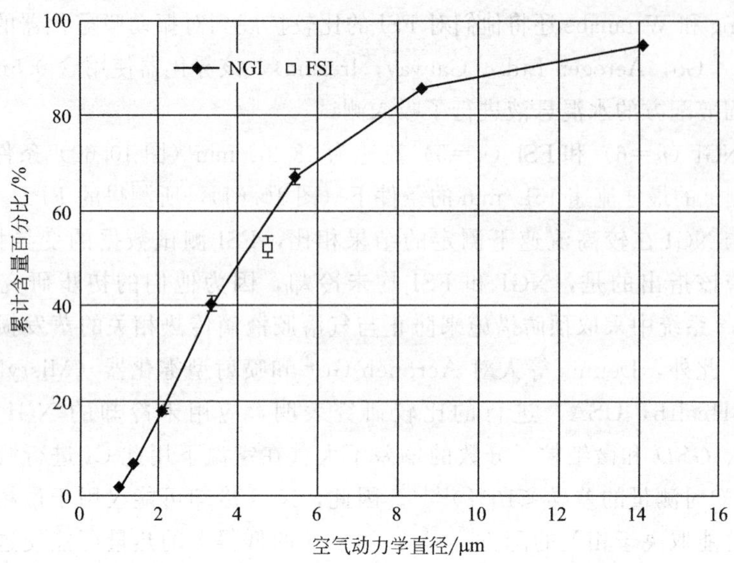

图 10.61 Sheng 和 Watanabe 使用 FSI 和 NGI 对振动筛网和压缩空气雾化产生的雾滴大小比较，测试样品为 0.5mL 的水性混悬液产品，流速为 15L/min[53]

楚，但有一种解释是，当气溶胶通过设备时，水分主要通过金属撞击器的传热蒸发，从而导致处方测试结果偏小[57]。通常通过测量之前和/或过程中冷却 CI 来避免此原因引起的蒸发变化[54]。

在一项旨在评估 FSI 在雾化器中的使用可行性研究中，Tservistas 等人[52] 采用类似的方法，比较了应用冷却的 FSI（低至 18℃），以及在 22℃的环境条件下的 FSI 测得的由 e-Flow® 振动筛网雾化器（PARI GmbH，Starnberg）产生的水性配方的细液滴分数（$FDF_{<5.0\mu m}$）（图 10.62）。有趣的是，他们通过阻塞 FSI 插入物上的六个喷嘴中的三个，将 FSI 的低流量范围扩大到 15L/min，以在该 AIM 装置设计流量的 50%时，层级截止空气动力学直径仍保持在 5μm（图 10.63）。

在环境条件下，FSI 在流速为 15L/min 时测得的 $FDF_{<5\mu m}$ 值与使用冷却 NGI 测得的值基本相同。使用冷却的 FSI 测得的 $FDF_{<5.0\mu m}$ 值较低，虽然差异较小，不到 5%。用激光衍射法（LD）测得的 $FDF_{<5\mu m}$ 值最高。

这些结果表明，FSI 的低热容量（它的质量相对于 NGI 减少了很多）有利于提高其对雾化器生成的水滴粒子大小测量的精度，这是因为由传热引起的蒸发偏差不明显。

由 Tservistas 等人提供的节约测量时间的比较数据进一步证明（表 10.17），与 NGI 相比，冷却的 FSI 在效率方面提高了约 50%。

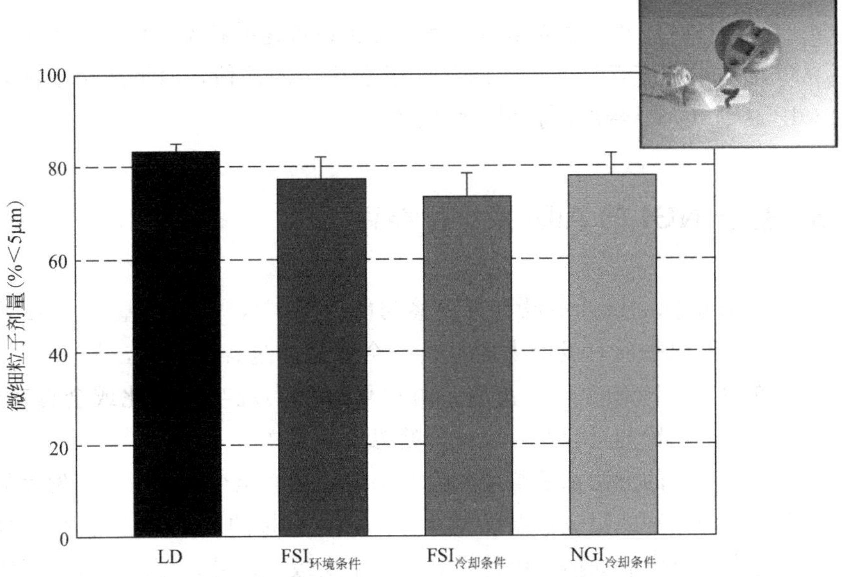

图 10.62　Tservistas 等通过 FSI、NGI 和激光衍射（LD）方法测得的经由振动膜雾化器产生的水性气溶胶 $FPF_{<5\mu m}$ 值（用细液滴分数表示，$FDF_{<5\mu m}$）[52]

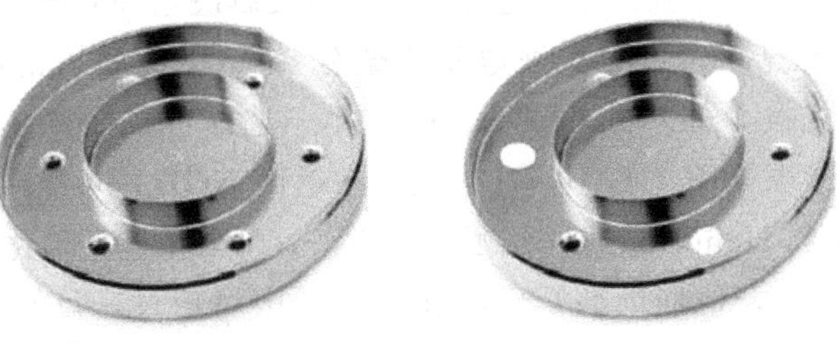

(a) 未改进的FSI组件，用于30L/min截止直径为5μm

(b) 带有可选择性堵塞孔道的FSI组件，用于15L/min检测

图 10.63　Tservistas 等人改进的 FSI 插入组件用于雾化气溶胶的测量，流速 15L/min[52]

表 10.17　重复 6 次测试的简化撞击器和完整撞击器测量所需时间与 Tservistas 等人报道的激光衍射测量时间比较，测量受试品是雾化气溶胶[52]

评估方法	时间分配/h			总计
	检测	API 分析	数据处理	
LD	1.5	N/A	1.0	2.5
FSI(冷却)	7.0	6.5	1.0	14.5
FSI(室温)	5.0	6.5	1.0	12.5
NGI	8.0	18.0	2.0	28.0

正如所预料的那样，激光衍射是迄今为止最快速的技术。但是这种测量方法与 API 的质量没有直接关系，因此仅限于溶液的评估，而不适用于比较复杂的 OIP 制剂（如混悬液，乳剂，脂质体等）[58]。

10.8 基于 NGI 的 AIM 系统性能评估

由于 NGI 的标准设计中没有可以移动的层级[14]，乍一看基于 NGI 几何的简化系统开发似乎没有吸引力而且是一个困难的过程。然而，与 ACI 设计的垂直配置相比，NGI 是水平配置，可以更容易实现半自动化或全自动化，并且简化全分辨配置的过程并不像一开始想象的那样令人生畏。

虽然两种不同的方法都是常用的检测手段，然而至今为止，公开发表的文献中关于这两种方法的报道数据都相对有限。最直接的方法是使用深收集杯，使粒子不能在其收集表面撞击而传递到下一个层级。此外，可以在第一层级的喷嘴内插入一个部件，以减小喷嘴直径达到理想的切割点。但是，由于通过 NGI 的内部流动通道并没有减少，而所谓的深杯法有一个潜在缺点，即增加表面损失。因此，未来验证这一选择的研究需要解决这一问题。

在第二种情况下，更为激进地简化全分辨 NGI 级联撞击器的方法［图 10.64(a)］首先被 Svensson 和 Berg 采用[59]，选择可移动“有效”层级并增加一个滤膜收集器来简化 NGI，这样气流在返回 NGI 主体之前首先通过这些组件。Daniels 和 Hamilton 也采用了这种方法，开展了基于简化 NGI（简称为 rNGI）的研究[46]，他们的数据已经在前一节中讨论过，目的是了解在使用 FSI 测试 DPI 时内部死体积对启动流速特性的影响。他们特殊的 rNGI 设置包括在全分辨 NGI 的层级 3 前连接了一个定制的滤膜器收集级，在此阶段将细颗粒和粗颗粒分离（图 10.45）。这种改变可以在不改变收集杯类型或不穿透 NGI 本身，通过未使用层级来清除流体的情况下进行。Svensson 和 Berg 将这种附加的装置称为“内部过滤器”配置［图 10.64(b)］。

Daniels 和 Hamilton 所采用的 rNGI 方法[46] 克服了对专用收集杯的需求，如果需要在组件之间进行外部连接以实现简化的设计，就像 Svensson 和 Berg 最初在其中一项中提出的那样［图 10.64(c)］。Daniels 和 Hamilton[46] 通过同时清洗第 1 和第 2 层级（代表 LPM），并从层级 3（代表 SPM，也就是 $FPM_{<4.46\mu m}$）之前的定制过滤器中回收沉积 API。通过这种特定的 rNGI 配置获得的 DPI 数据与全 NGI 的测量结果相比更有优势。然而，这两种 NGI 配置与 FSI 数据的比较都不太理想（图 10.46）。后续研究使用 eLung™ 复制

病人吸入曲线之后（图 10.48），发现这种相对较差的情况可能归因于：在原始的 FSI 配置中，其更简单的设置（恒定流速 Q 为 60L/min，吸气时间 4s）可能对 DPI 的启动曲线有影响。

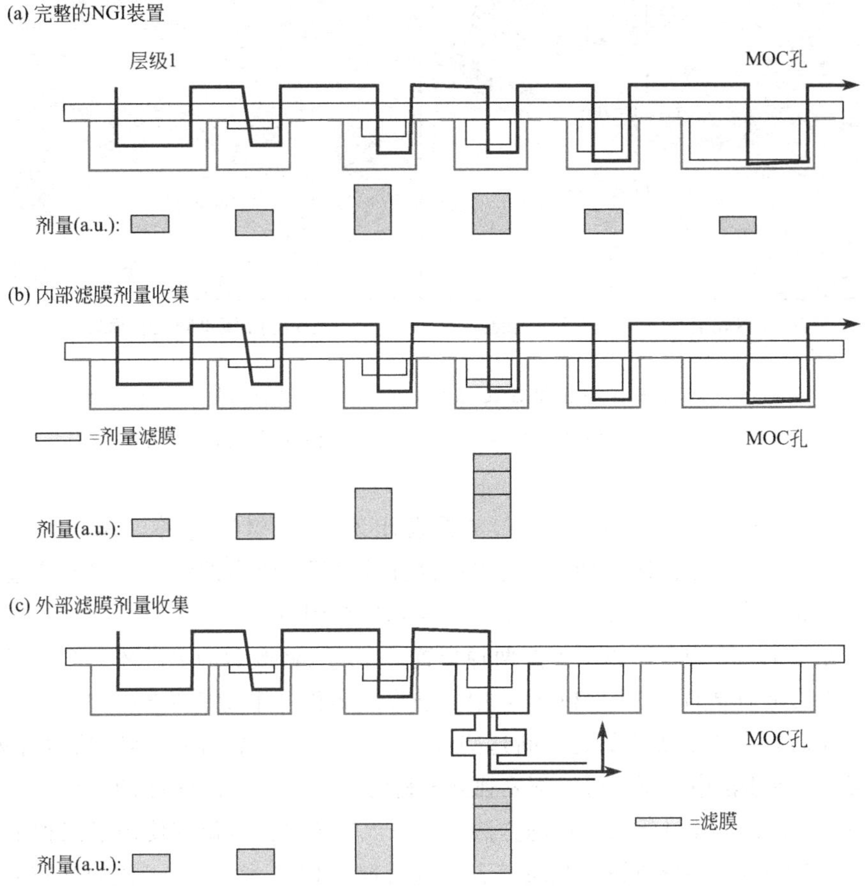

图 10.64　Svensson 和 Berg 用于创建简化 NGI(rNGI) 的三种概念[59]

通过在 rNGI 的不同层级中插入过滤段来移动大颗粒和小颗粒之间的切割尺寸，使其接近 OIP 的重要参数 *MMAD*，对于其用于产品质量控制而言是一个显著优势。Svensson 和 Berg 在对 rNGI[59] 的研究中评估了过滤器放在三个不同层级位置的影响。“内过滤器”或“喷嘴过滤器”设计［图 10.64(b)］［已经在 Daniels 和 Hamilton 的评估中提到（图 10.45）］被开发并引入到适宜层级的密封体后以捕获 *SPM*。应该注意的是，在应用这种简化配置进行测量时，从过滤器到微孔收集器（MOC）的其余层级（过滤器后面）仍然是在

NGI 密封体中。如果使用具有足够低的空气流动阻力的过滤器，可以保证相同的流量-时间曲线，这在 DPI 测试中非常重要。

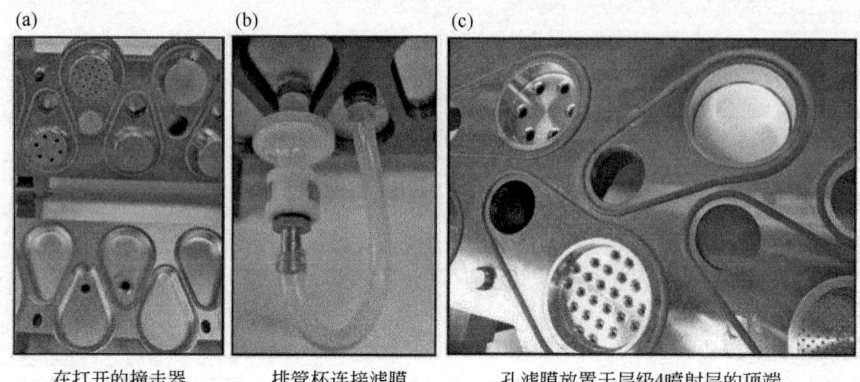

在打开的撞击器中的两个改造收集杯　排管杯连接滤膜　孔滤膜放置于层级4喷射层的顶端

图 10.65　经过 Svensson 和 Berg 改良后的 NGI，可以见到一个“O”形杯［(a) 和 (b)］和内部过滤器选项 (c) 用于吸入产品的简化测试[59]

在另一种外部过滤器或出口过滤器设计［图 10.64(c)］中，Svensson 和 Berg 重新配置了他们的 rNGI，使得从设备简化部分流出的气流被引导通过外部安装的过滤器，然后在通过过滤器后重新定向到 NGI。

在图 10.65 中也可以看到这两种配置：(a) 为修改后的出口杯（对外部过滤器方法是需要的），(b) 和 (c) 中分别为外部和内部过滤器选项。

他们研究的主要目的是判断这些过滤方法是否可以等同于标准的撞击法，在标准的撞击法中，所有层级都是独立分析的。因此使用完整的 NGI 设置开展并行实验，并将其与建议的过滤方法开展等效性测试。本研究使用了三种不同配方的 DPIs 和两种不同的 pMDI 产品（抛射剂为 CFC 和 HFA）。通过比较来自完整 NGI 和相应过滤器方法的共 91 个平均值，对两种方法进行比较（图 10.66）。

每个平均值包含两个或三个撞击实验（完整 NGI）和 5～10 个过滤器样本的数据，总共进行了大约 650 次的独立实验。除了 pMDI，每个 DPI 都是在对应设备 2kPa 和 4kPa 压差的两种不同流量下进行测试，流量范围为 40～77L/min。在相同的粒子大小限制下，*FPM* 的过滤器测量值与全 NGI 测量值之间具有很强的线性关系。喷嘴过滤器的相关系数 $r^2>0.95$，出口杯法的相关系数 $r^2>0.98$。拟合线的斜率接近同一直线，从 0.89 到 1.03 不等。然而作者指出，与其他类型的吸入器相比，由斜率和相关的 r^2 值确定的线性关系对于 DPI-1 来说较弱，并根据他们的研究成果提供了以下的理论依据：

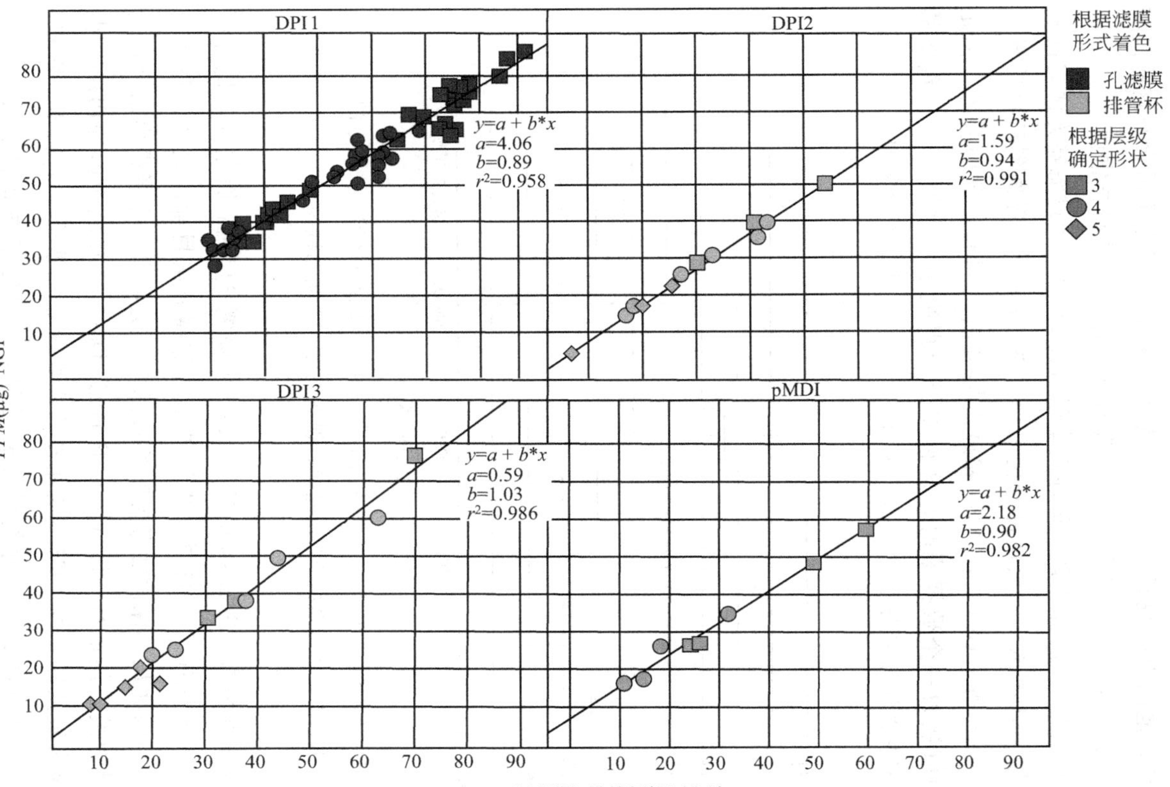

图 10.66　Svenssom 和 Berg 用完整的和简化 NGI 测量的各种 pMDI 和 DPI 产品的 *FPM* 值，每个吸入器类别的数据显示在单独模块，用形状和颜色标记所使用的过滤器类型相对应的不同层级[59]

1）在他们实验室，喷嘴-过滤器方法是一个不太成熟的方法，而出口“O”形杯已经建立并在开发研究中使用了数年。

2）作为一种装置，DPI-1 和该装置中使用的三种配方都源于早期开发阶段，因此与其他处于后期开发阶段的吸入器相比，定量的变异性可能更大。

重要的是，他们没有观察到任何特定层级更适合（或更不适合）这些过滤方法（参见图 10.66 中的标记形状），也没有在数据集中获得异常值。

Svensson 和 Berg 接着计算了每种类型吸入器的 NGI 和过滤器方法之间的平均差异（用 NGI 测试中的质量百分比表示）(图 10.67)。观察到正负差异从＋5％到－2.5％不等。DPI-3 在 NGI 和过滤器方法之间有显著的差异，但是将 91 个平均值视为一个数据集时，这种差异变得很小（大约 1％），重要的是，这两种方法之间没有显著的差异（标准 NGI 与过滤器概念对比）。

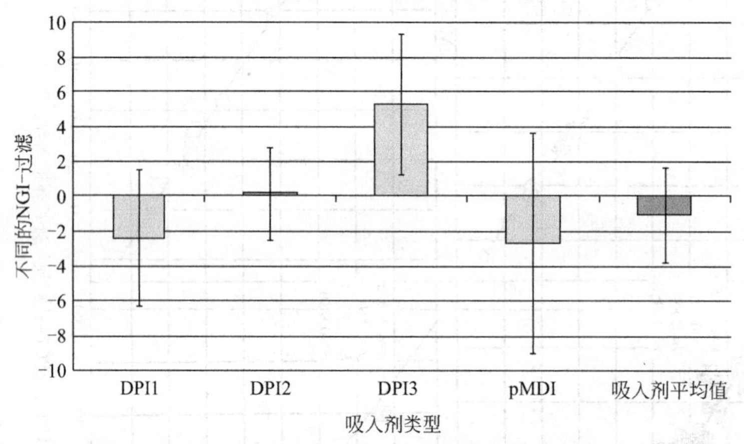

图 10.67　Svensson 和 Berg 的研究中使用完整 NGI 和过滤器方法测定的不同类型吸入器的 *FPM* 差异；误差线为 95％置信区间[59]

从实际的角度来看，Svensson 和 Berg 认为喷嘴-过滤器-简化方法比外部过滤器方法快两倍左右[59]。此外，由于外部过滤器方法目前的设计中包括一次性塑料夹具，因此从环保角度考虑喷嘴过滤器法更可取。作者得出结论，过滤法测定产品的微粒剂量均一性（Fine Particle Dose Uniformity，FPDU）也是可行的；该参数从完整的 NGI 测量中检索非常困难和费力。他们还观察到，有必要将第 1 层级下的粒子尺寸剂量分成两部分，以便于在观察 APSD 变化和通过撞击器入口的剂量方面获得更大的灵敏度。作为在简化的 NGI 中实现两个尺寸分数（和样品）的下一步，目前正在使用改进的 NGI 进行实验，在这个 NGI 实验中，各层级已经在物理上与喷嘴-过滤器方法进行了互换。这种方法应该是能够分别在一个收集杯和一个过滤器中捕获大颗粒（*LPM*）和小颗粒（*SPM*），从而实现一种简洁的方法。

10.9 通过重新排列过滤器位置而创建的短气道 ACI 系统

2012 年，Horodink 等人提出了一种重要的替代方案来替代之前描述的简化 ACI 配置[60]，因为他们的方法避免了移除层级，因此保留了全分辨 ACI 的内部死腔。在他们的特殊配置中，他们将备用过滤层级安置在第二层级的下部。该设备以 60L/min 的速度运行，因此有效的测量组件包括 0 层级、1 层级和过滤器。

全分辨 ACI 提供的正常长度的弹簧夹可用于确保其配置各层级之间的紧密密封，这是另一个优点[60]。因此，他们的层级简化 ACI 的物理外观与全分辨 ACI 系统相当（图 10.68）。

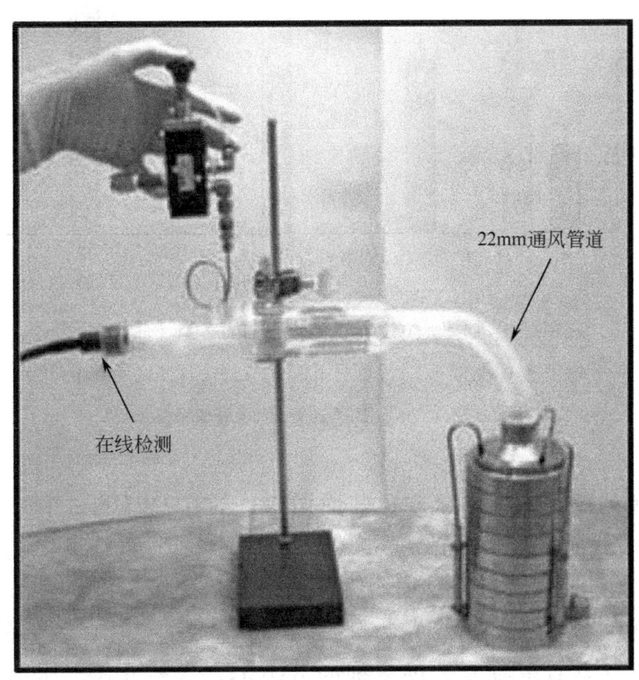

图 10.68　Horodnik 等人[60] 的“短堆栈”装置，其中他们重新配置了一个全分辨 ACI，将过滤器紧接在第 1 层级下面，保留了其他层级[60]

Horodonik 等人继续使用这种方式来评估一种新的 DPI 混合递送系统，该系统含有用于机械通气患者的糠酸莫米松。因此，CI 的入口包括一个设计用于该环境的垫片，其远端由代表呼吸回路部分的一个直径 22 mm 的短管组成而不是欧洲药典/美国药典中所用的导入端口。他们的研究重点是验证一种新的体外方法的概念，以评估 DPI 在临床中的表现。因此，他们没有提供与全分辨 ACI 的比较数据。但是在该 API 回收的质量值很宽泛的范围内，在过滤器层级上得到的 $FPM_{<6.5\mu m}$ 的值（每个条件下重复五次）都是一致的（图 10.69）。

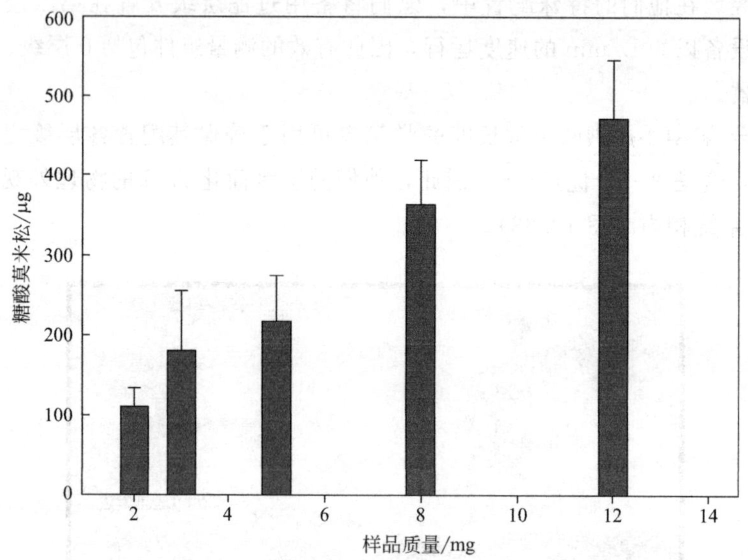

图 10.69　应用“短堆栈”ACI 装置测试的样品莫米松的 $FPM_{<ca.\ 6.5\mu m}$ 值 [$n=5$(平均值±标准偏差)]，总样品量为 12mg（15%莫米松混合物），大约 500μg 递送到过滤器层级[60]

这种简单的配置安排可以避免前面讨论过的在 DPI 测试中采取措施以匹配流速-时间曲线的需求。Horodonik 等人通过将多余的层级放置在过滤器收集级的下方，可以在短气道 ACI 中保留相同数量的级，以使内部死体积与全分辨 ACI 的相同。然而，尽管在测量系统中很重要的总死体积适合 DPI 测试，但如果用于评估含有低挥发性助溶剂的 pMDIs，这种方式可能不会有效。在这种情况下，如 Mitchell 等人所做的那样，在尺寸分级层级之前安置一个或多个多余层级（即不包含收集表面）会更合适[20]，以确保在简化系统中助溶剂挥发与全分辨 CI 相匹配。

10.10 基于 AIM 的检测设备：从验证研究、现状和未来需求中学习

2010 年 12 月，欧洲药用气雾剂协会组织了一个研讨会，会上就 AIM 装置如何开发并走向成熟进行了讨论[61]，本章节前面各节中提供了支持采用 AIM 装置的大量实验数据。在随后的小组讨论中，确定了测量技术的现状并指出了以下几个问题[62]：

（1）应用 AIM 设备对 pMDI 和雾化吸入剂进行测量得到的细颗粒分数，与相应全分辨撞击器（ACI 或 NGI）的测量值基本一致。

（2）在 DPI 测试中，FSI 测量的 *FPF* 值常常高于相应的全分辨测量数据。相比于在 pMDIs 和雾化吸入剂的评价中撞击器均以固定的流量运行，DPI 的测试更为复杂，其测量开始时的流量为零，随着压力增加迅速上升到一个稳定值，使 DPI 和测量系统中压力稳定。以下两个可能的原因需要进一步调查：

a. 简化和全分辨撞击器系统的启动动力学似乎很重要，因为药典方法需要在测量开始时从 DPI 启动流量，因此通过 DPI 装置内的流量是在测定的最初几百毫秒确定的。

b. 与 NGI 相比，FSI 中插入物的切削锐度不同，与 ACI 相比更是如此，ACI 的层级收集效率曲线明显不如 NGI 陡峭，这也可能是观察到的用 FSI 测定的空气动力学直径为 5μm 的细小颗粒分数上升的原因。

需要进一步的工作来理解这两个原因的相对重要性，并确定简化和全分辨 DPI 测量之间的差异有多少是基于 DPI 处方和特定产品的。

（3）双层撞击器（欧洲药典 2.9.18 章节中的装置 A）可能会成为一种合适的候选 AIM 装置。它在 60L/min 流速下，只有一个截止粒径尺寸，为 6.4μm[5]。作为一种撞击器，通过将粒子收集在撞击液中，消除了粉末颗粒反弹和夹带产生偏压的可能性，具有以下内在优势：在某些情况下，无需进一步检查即可从撞击液体中回收药物活性成分。在 MDI 和 DPI 测试的范围内（30～100L/min），在规定的流速下将切割点略微降低到 5μm 是可行的。

开发简化版的 MSLI 可能是更好的方法（如 2 级或 3 级）（图 10.70），该撞击器也可以避免粒子弹跳和二次夹带，其中空气动力学关键部件由金属制成[63]。双层撞击器（图 10.2）和 MSLI 液体撞击器系统都得益于没有层级间损耗，但是 MSLI 液体撞击器优势更加明显，特别是用于 DPIs 测量

时[12]，可以在 30～100L/min 流量范围内进行校准。然而，如果没有设计和制造一系列与流速相关的层级，以在预期的测试流速下给出所需的截止直径（如 FSI 的情况），在整个流速范围内使用简化版本的 MSLI 的可能性将受到限制。

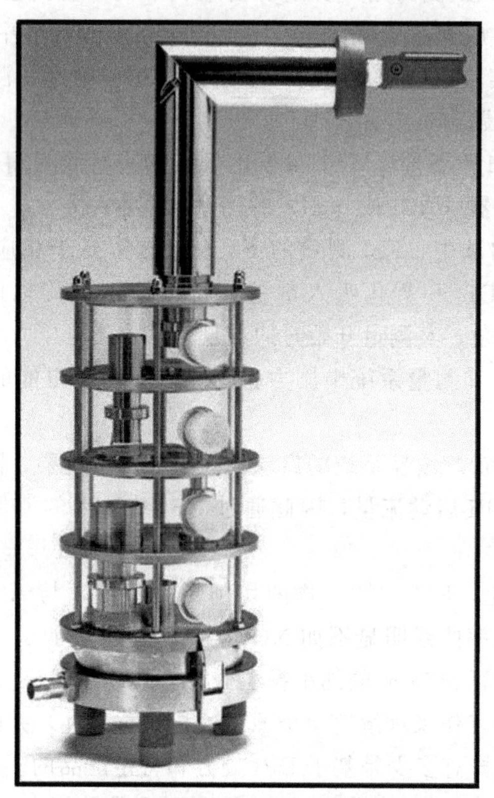

图 10.70　多级液体撞击器：简化撞击器的候选？
（由科普利科技提供）

（4）开发基于 AIM 的装置还应该考虑可能容易实现自动化的设计。然而，在这个阶段，在部分或完全自动化的范围变得清晰之前，需要做更多的工作来理解 AIM 撞击器在经口吸入制剂的生命周期管理中扮演的角色。不久的将来，考虑到自动化 AIM 系统所需的大量金融投资（尽管与全分辨相比相对简单），半自动化的 AIM 装置可能有更好的应用前景。

（5）有一个共识是：AIM 检测本身不太可能被允许在监管机构的报告中递交，因为需要有全分辨的完整空气动力学粒径分布数据，以解释临床批次的安全性和有效性数据。但是，一旦关系建立并进行了适当的验证，AIM 检测就可以被考虑，尤其是在产品质量控制环境中。重点要注意的是，在需要进行规范外的测量的情况下，全分辨 CI 将始终可用于提供过程支持。AIM 检测也可能在加快早期处方筛选中发挥作用，但考虑到基于 AIM 方法测量的有关气溶胶空气动力学微粒的数据量少，可能还需要每家公司给出令人信服的理由。

(6) 这些对未来的观点和建议仍然是当前需要做的工作，尽管在最近的一次美国药典研讨会上与 EDA 一起讨论了 AIM 检测，使人们对简化系统的死体积与全分辨参比撞击器系统的死体积相匹配的重要性有了更多的了解，尤其是在 DPIs 的评价方面[64]。

(7) 本章提供的大量数据从利益相关者的承诺程度上，说明了对应用基于 AIM 的撞击器测量评价所有类型经口吸入气溶胶方面的局限性以及可能更明显的优势的理解。表 10.18 总结了包括 AIM 检测方法的有关扩展良好级联撞击器（GCIP 参见第 4 章）的要点。

表 10.18　实施快速简化级联撞击器测量时应注意的事项

（"√" 重要，"=" 不重要）

PtC	描述	OIP 类别的适用性		
		MDI	DPI	雾化剂/SMI
1	选择一个适当的全分辨撞击器最为基准方法(表 10.19)	√		
2	消除粒子反弹和夹带	√		=
3	使 AIM 系统的压降上升时间与基准撞击器匹配	√		
4	冷却 AIM 和基准撞击器	=		√
5	解决有问题的 AIM 数据的第一步是参考基准撞击器数据	√		

注：在 DPI 测试中，增加第一个撞击层级本身不足以反映全分辨撞击器的体积和流动阻力。然而，在 ACI 的情况下，将多余的层级保留在简化的撞击器中是一种实用的替代方法，但将它们置于过滤层级以下（例如，按照层级顺序：0，2，5，过滤器，1，2，3，5，7）以实现这一目标。

目前，还没有固定的规则来选择最合适的全分辨 CI 以匹配 AIM 检测中的数据。之所以出现这种情况，是因为我们对所有可用于 AIM 检测的各种选择仍然缺乏足够的经验。然而，考虑到存在挥发性物质或匹配 DPI 测试中的启动动力学，显然 AIM 和全分辨设备之间内部死体积的匹配非常重要。

表 10.19 为这一问题提供了指导。随着解决兼容性问题的新方法发表，有兴趣的读者可以继续跟进不断发表的关于良好的快速简化测量方法的文献。

表 10.19 将基于 AIM 的级联撞击器与全分辨基准级联撞击器的匹配

AIM 系统	建议的全分辨级联撞击器
FSA，变异型 T-FSA	安德森 8 级无变化撞击器(ACI)
FPD	安德森 8 级可变撞击器(ACVI)
变异型 rNGI	新一代药用撞击器(NGI)
FSI	没有明显配置的全分辨级联撞击器，因此可与任何级联撞击器一起使用并评估是否需要匹配被测试经口吸入制剂的死体积
其他系统包括简易多级液体撞击器(MSLI)	使用 NGI 作为参考全分辨撞击器可以和 FSI 共享一些组件(如入口和预分离器外壳)，从而降低额外装备的费用。此外，在 FSI 和 NGI 中这些组件在测试中的恢复程序非常相似。使用其他系统时需要应用适当的基准级联撞击器方法进行验证

（沈丹蕾　邵　奇　译）

参考文献

1. European Pharmaceutical Aerosol Group (2010) Workshop on AIM-Based Techniques, Edinburgh, UK. http://www.epag.co.uk/Library/Default2.asp. Accessed 12 Jan 2012
2. International Pharmaceutical Consortium on Regulation and Science (IPAC-RS) (2008) IPAC-RS conference "Bringing value to the patient in a changing world", Rockville, MD, USA. http://www.ipacrs.com/ipac2008.html. Accessed 12 Jan 2012
3. International Pharmaceutical Consortium on Regulation and Science (IPAC-RS) (2010) IPAC-RS conference "Bringing value to the patient in a changing world", Rockville, MD, USA. http://www.ipacrs.com/2011%20Conference.html. Accessed 12 Jan 2012
4. European Directorate for the Quality of Medicines and Healthcare (EDQM) (2002) Preparations for inhalation: aerodynamic assessment of fine particles. Section 2.9.18 – European Pharmacopeia – Apparatus B in versions up to 4th edition, Council of Europe, Strasbourg, France
5. Hallworth GW, Westmoreland DG (1987) The Twin Impinger: a simple device for assessing the delivery of drugs from metered dose pressurized aerosol inhalers. J Pharm Pharmacol 39(12):966–972
6. May KR (1966) Multi-stage liquid impinger. Bact Rev 30:559–570
7. Miller N, Marple VA, Schultz RK, Poon WS (1992) Assessment of the Twin Impinger for size measurement of metered dose inhaler sprays. Pharm Res 9(9):1123–1127
8. Onyechi JO, Martin GP, Marriott C, Murphy L (1994) Deposition of dry powder aerosols in cascade impactors at different flow rates. J Aerosol Med 7(2):181–184
9. Watson JP, Lewis RA (1995) Generic salbutamol metered dose inhalers. Thorax 50(5):590–592
10. Mendes PJ, Pinto JF, Sousa JMM (2007) A non-dimensional functional relationship for the fine particle fraction produced by dry powder inhalers. J Aerosol Sci 38(6):612–624
11. Tougas TP, Christopher D, Mitchell JP, Strickland H, Wyka B, Van Oort M, Lyapustina S (2009) Improved quality control metrics for cascade impaction measurements of orally inhaled drug products (OIPs). AAPS PharmSciTech 10(4):1276–1285
12. Asking L, Olsson B (1997) Calibration at different flow rates of a multistage liquid impinger. Aerosol Sci Technol 27(1):39–49
13. Marple VA, Rubow KL, Olson BA (2001) Inertial, gravitational, centrifugal, and thermal collection techniques. In: Baron PA, Willeke K (eds) Aerosol measurement: principles, techniques and applications, 2nd edn. Wiley Interscience, New York, pp 229–260

14. Marple VA, Roberts DL, Romay FJ, Miller NC, Truman KG, Van Oort M, Olsson B, Holroyd MJ, Mitchell JP, Hochrainer D (2003) Next generation pharmaceutical impactor. Part I: Design. J Aerosol Med 16(3):283–299
15. Van Oort M, Downey B (1996) Cascade impaction of MDIs and DPIs: Induction port, inlet cone, and pre-separator lid designs recommended for inclusion in the general test chapter Aerosols <601> Pharm Forum 22(2):2204–2210
16. Van Oort M, Roberts W (1996) Variable stage-variable volume strategy for cascade impaction. In: Dalby RN, Byron PR, Farr SJ (eds) Respiratory drug delivery-V. Interpharm, Buffalo Grove, IL, pp 418–421
17. Poochikian G, Bertha CM (2002) Regulatory view on current issues pertaining to inhalation drug products. In: Dalby RN, Byron PR, Peart J, Farr SJ (eds) Respiratory drug delivery-VIII. Davis Horwood International, Raleigh, NC, pp 159–164
18. Bowles N, Cahill E, Haeberlin B, Jones C, Mett I, Mitchell J, Müller-Walz R, Musa R, Nichols S, Parkins D, Petterssen G, Preissmann A, Purewal T, Schmelzer C (2007) Application of quality-by-design to inhalation products. In: Dalby RN, Byron PR, Peart J, Suman JD (eds) Respiratory drug delivery–Europe 2007. Davis Healthcare, River Grove, IL, pp 61–69
19. Mitchell JP, Nagel MW, Avvakoumova V, MacKay H, Ali R (2009) The abbreviated impactor measurement (AIM) concept: Part 1—influence of particle bounce and re-entrainment—evaluation with a "dry" pressurized metered dose inhaler (pMDI)-based formulation. AAPS PharmSciTech 10(1):243–251
20. Mitchell JP, Nagel MW, Avvakoumova V, MacKay H, Ali R (2009) The abbreviated impactor measurement (AIM) concept: Part 2—influence of evaporation of a volatile component—evaluation with a "droplet producing" pressurized metered dose inhaler (pMDI)-based formulation containing ethanol as co-solvent. AAPS PharmSciTech 10(1):252–257
21. Mitchell JP, Copley M (2010) Accelerated inhaled product testing. Pharma Mag Jan–Feb: 14–17. http://www.pharma-mag.com/pharma/index.html. Accessed 12 Jan 2012
22. United States Federal Drug Administration (FDA) (1998) Draft guidance: metered dose inhaler (MDI) and dry powder inhaler (DPI) drug products chemistry, manufacturing and controls documentation. United States Federal Drug Administration, Rockville, MD, USA. Docket 98D-0997, http://www.fda.gov/downloads/Drugs/GuidanceComplianceRegulatoryInformation/Guidances/ucm070573.pdf. Accessed 22 Aug 2011
23. Graham SJ, Lawrence RC, Ormsby ED, Pike RK (1995) Particle size distribution of single and multiple sprays of salbutamol metered-dose inhalers (pMDIs). Pharm Res 12(9):1380–1384
24. Kamiya A, Sakagami M, Hindle M, Byron P (2004) Aerodynamic sizing of metered dose inhalers: an evaluation of the Andersen and next generation pharmaceutical impactors and their USP methods. J Pharm Sci 93(7):1828–1837
25. Kamiya A, Sakagami M, Hindle M, Byron PR (2003) Particle sizing with the next generation impactor: a study of Vanceril™ metered dose inhaler. Proc 14th ISAM Congress, Baltimore, MD, USA, J Aerosol Med 16(2):216 (abstract)
26. Mitchell JP, Nagel MW, Doyle C, Ali RS, Avvakoumova V, Christopher D, Quiroz J, Strickland H, Tougas T, Lyapustina S (2010) Relative precision of inhaler aerodynamic particle size distribution (APSD) metrics by full resolution and abbreviated Andersen Cascade Impactors (ACIs): Part 1. AAPS PharmSciTech 11(2):843–851
27. Mitchell JP, Nagel MW, Doyle C, Ali RS, Avvakoumova V, Christopher D, Quiroz J, Strickland H, Tougas T, Lyapustina S (2010) Relative precision of inhaler aerodynamic particle size distribution (APSD) metrics by full resolution and abbreviated Andersen Cascade Impactors (ACIs): Part 2–Investigation of bias in extra-fine mass fraction with AIM-HRT impactor. AAPS PharmSciTech 11(3):1115–1118
28. Keegan GM, Lewis DA (2012) Rapid prototype screening with the Copley fast screening Andersen (FSA). In: Dalby RN, Byron PR, Peart J, Suman JD, Young PM (eds) Respiratory drug delivery 2012. Davis HealthCare, River Grove, IL, pp 469–472
29. Keegan GM, Lewis DA (2012) Formulation-dependent effects on aerodynamic particle size measurements using the fast screening Andersen (FSA). In: Dalby RN, Byron PR, Peart J, Suman JD, Young PM (eds) Respiratory drug delivery 2012. Davis HealthCare, River Grove, IL, pp 465–468

30. Andersen A (1966) A sampler for respiratory health assessment. Am Ind Hyg Assoc J 27(2):160–165
31. Yao MS, Mainelis G (2007) Analysis of portable impactor performance for enumeration of viable bioaerosols. J Occup Environ Hyg 4(7):514–524
32. Chambers FE, Smurthwaite M (2012) Comparative performance evaluation of the Westech fine particle dose (FPD) impactor. In: Dalby RN, Byron PR, Peart J, Suman JD, Young PM (eds) Respiratory drug delivery-2012. Davis HealthCare, River Grove, IL, pp 553–557
33. Guo C, Ngo D, Ahadi S, Doub WH (2011) Evaluation of an abbreviated impactor for fine particle fraction (FPF) determination of inhalation drugs. AAPS Annual Meeting, Washington, DC
34. Roberts DL, Romay F (2009) Design of the fast screening impactor based on the NGI pre-separator. Drug delivery to the lungs-20, The Aerosol Society, Edinburgh, UK, 20:206–209. http://ddl-conference.org.uk/index.php?q=previous_conferences. Accessed 4 Aug 2012
35. Marple VA, Olson BA, Santhanakrishnan K, Mitchell JP, Murray SC, Hudson-Curtis BL (2003) Next generation pharmaceutical impactor (a new impactor for pharmaceutical inhaler testing). Part II: Archival calibration. J Aerosol Med 16(3):301–324
36. Marple VA, Olson BA, Santhanakrishnan K, Mitchell JP, Murray SC, Hudson-Curtis BL (2004) Next generation pharmaceutical impactor: a new impactor for pharmaceutical inhaler testing. Part III. Extension of archival calibration to 15 L/min. J Aerosol Med 17(4):335–343
37. MSP Corporation (2009) Fast Screening Impactor™ for quantifying "large" and "small" particles emitted by inhalable drug devices: user guide. St. Paul, MN, USA. FSI-0185-6002, Revision A, available at: www.mspcorp.com. Accessed 14 Jan 2012
38. Stobbs B, McAuley E, Bogard H, Monsallier E (2009) Evaluation of the fast screening impactor for determining dine particle fraction of dry powder inhalers. Drug delivery to the lungs-20, The Aerosol Society, Edinburgh, UK, 20:158–161. http://ddl-conference.org.uk/index.php?q=previous_conferences. Accessed 4 Aug 2012
39. Copley M, Mitchell J, McAuley E, Russell-Graham D (2010) Implementing the AIM concept. Inhalation 4(1):7–11
40. Russell-Graham D, Cooper A, Stobbs B, McAulay E, Bogard H, Heath V, Monsallier E (2010) Further evaluation of the fast-screening impactor for determining fine particle fraction of dry powder inhalers. Drug delivery to the lungs-21, The Aerosol Society, Edinburgh, UK, 21:374–377. http://ddl-conference.org.uk/index.php?q=previous_conferences. Accessed 4 Aug 2012
41. Copley M, Smurthwaite M, Roberts DL, Mitchell JP (2005) Revised internal volumes to those provided by Mitchell JP and Nagel MW in "Cascade impactors for the size characterization of aerosols from medical inhalers: their uses and limitations". J Aerosol Med 18(3):364–366
42. Pantelides PN, Bogard H, Russell-Graham D, Cooper AD, Pitcairn GR (2011) Investigation into the use of the fast screening impactor as an abbreviated impactor measurement (AIM) tool for dry powder inhalers. In: Dalby RN, Byron PR, Peart J, Suman JD, Young PM (eds) Respiratory drug delivery–Europe 2011. Davis Healthcare, River Grove, IL, pp 391–395
43. Burnell PKP, Small T, Doig S, Johal B, Jenkins R, Gibson GJ (2001) Ex-vivo product performance of Diskus™ and Turbuhaler™ inhalers using inhalation profiles from patients with severe chronic obstructive pulmonary disease. Respir Med 95(5):324–330
44. Roberts DL, Chiruta M (2007) Transient impactor behavior during the testing of dry-powder inhalers via compendial methods. Drug delivery to the lungs-18, The Aerosol Society, Edinburgh, UK, 18:202–205
45. Pantelides PN, Bogard H, Russell-Graham D, Cooper AD, Pitcairn GR (2011) An evaluation of a fast screening impactor (FSI) set-up for abbreviated impactor measurement: quality control (AIM-QC) of dry powder inhalers. UK Academy of Pharmaceutical Sciences (APSGB) Inhalation 2011 meeting, University of Bath, UK, July (abstract)
46. Daniels GE, Hamilton M (2011) Assessment of early screening methodology using the reduced next generation and fast screening impactor systems. In: Dalby RN, Byron PR, Peart J, Suman JD, Young PM (eds) Respiratory drug delivery–Europe 2011. Davis Healthcare, River Grove, IL, pp 327–330
47. Hamilton M, Daniels G (2011) Assessment of early screening methodology using the Next

Generation and Fast Screen Impactor systems. Drug delivery to the lungs-22, The Aerosol Society, Edinburgh, UK, 22:355–358. http://ddl-conference.org.uk/index.php?q=previous_conferences. Accessed 4 Aug 2012
48. Després-Gnis F, Williams G (2010) Comparison of next generation impactor and fast-screening impactor for determining fine particle fraction of dry powder inhalers. Drug delivery to the lungs-21, The Aerosol Society, Edinburgh, UK, 21:386–389. http://ddl-conference.org.uk/index.php?q=previous_conferences. Accessed 4 Aug 2012
49. Rogueda P, Morrical B, Chew YD (2010) Comparison of NGI and the fast screening impactor (FSI) for suitability for analytical drug development. Drug delivery to the lungs-21, The Aerosol Society, Edinburgh, UK, 21:394–397. http://ddl-conference.org.uk/index.php?q=previous_conferences. Accessed 4 Aug 2012
50. Sheng G, Zhang J, Simmons R, Watanabe W (2010) Fast screening impactor (FSI) as a pre-screening tool for MDIs and nebulizers. In: Dalby RN, Byron PR, Peart J, Suman JD, Farr SJ, Young PM (eds) Respiratory drug delivery-2010. Davis Healthcare, River Grove, IL, pp 637–640
51. European Directorate for the Quality of Medicines and Healthcare (EDQM) (2012) Preparations for nebulisation: characterisation, general chapter 2.9.44, Council of Europe, Strasbourg, France
52. Tservistas M, Uhlig M, Mitchell J (2010) Assessment of abbreviated impactor measurement (AIM) methods for nebulizer characterization. Drug delivery to the lungs-21, The Aerosol Society, Edinburgh, UK, 21:378–381. http://ddl-conference.org.uk/index.php?q=previous_conferences. Accessed 4 Aug 2012
53. Sheng G, Watanabe W (2010) Feasibility of fast screening impactor as a screening tool. Drug delivery to the lungs-21, The Aerosol Society, Edinburgh, UK, 21:390–393. http://ddl-conference.org.uk/index.php?q=previous_conferences. Accessed 4 Aug 2012
54. Dennis J, Berg E, Sandell D, Ali A, Lamb P, Tservistas M, Karlsson M, Mitchell J (2008) Cooling the NGI: an approach to size a nebulised aerosol more accurately. Pharm Europa Sci Notes 1:27–30
55. Fowdar N, Hammond M, Solomon D (2010) A comparison of the effect of continuous cooling of an NGI on a solution and suspension based nebulized product. Drug delivery to the lungs-21, The Aerosol Society, Edinburgh, UK, 21:275–279. http://ddl-conference.org.uk/index.php?q=previous_conferences. Accessed 4 Aug 2012
56. Williams K (2010) The influence of ambient relative humidity during cooled NGI Testing. Drug delivery to the lungs-21, The Aerosol Society, Edinburgh, UK, 21:292–294. http://ddl-conference.org.uk/index.php?q=previous_conferences. Accessed 4 Aug 2012
57. Finlay WH, Stapleton K (1999) Undersizing of droplets from a vented nebulizer caused by aerosol heating during transit through an Andersen impactor. J Aerosol Sci 30(1):105–109
58. Mitchell JP, Bauer R, Lyapustina S, Tougas T, Glaab V (2011) Non-impactor-based methods for sizing of aerosols emitted from orally inhaled and nasal drug products (OINDPs). AAPS PharmSciTech 12(3):965–988
59. Svensson M, Berg E (2010) Measuring the fine particle dose using inter-stage filters in the NGI – an overview of two methods. Drug delivery to the lungs-21, The Aerosol Society, Edinburgh, UK, 21:382–385. http://ddl-conference.org.uk/index.php?q=previous_confernces. Accessed 4 Aug 2012
60. Horodnik W, Garber N, Ewing G, Donovan B (2012) The *in vitro* delivery of a dry powder blend using pressurized air and a pMDI designed spacer and actuator combination product (AeroChamber MV) into a ventilator circuit tubing and "short stack" Andersen cascade impactor (ACI) for particle size characterization. In: Dalby RN, Byron PR, Peart J, Suman JD, Young PM (eds) Respiratory drug delivery 2012. Davis HealthCare, River Grove, IL, pp 581–584
61. Mitchell JP, Nichols SC (2011) Drug delivery to the lungs 21 – European Pharmaceutical Aerosol Group Abbreviated Impactor Measurement workshop summary. Therapeut Deliv 2(3):301–305. http://ddl-conference.org.uk/index.php?q=previous_conferences. Accessed 4 Aug 2012

62. Mitchell JP, Nichols SC (2011) European Pharmaceutical Aerosol Group (EPAG): Abbreviated Impactor Measurement (AIM) workshop – December 8th 2010. In: Dalby RN, Byron PR, Peart J, Suman JD, Young PM (eds) Respiratory drug delivery–Europe 2011. Davis Healthcare, River Grove, IL, pp 469–472
63. Bell JH, Brown K, Glasby J (1973) Variation in delivery of isoprenaline from various pressurized inhalers. J Pharm Pharmacol 25(S):32P–36P
64. United States Pharmacopeia (2011) A co-sponsored workshop by USP and AAPS on aerosols–inhalation and nasal drug products, Rockville, MD, USA, December 12–13. http://www.usp.org/meetings/asMeetingIntl/aerosols.html. Accessed 18 Jan 2012

第 11 章

接受 AIM 和 EDA 概念的监管和药典路径

Steven C. Nichols，Jolyon P. Mitchell，Terrence P. Tougas，
J. David Christopher 和 Susan Holmes

摘要：在医药行业广泛接受 AIM 和 EDA 概念之前，监管机构和药典机构对这个概念的接受是非常关键的。这种接受的一个先决条件是汇编一套数据，不仅要密切注意方法本身，而且也应注意它们在尽可能广泛的 OIP 范围内的适用性。如果采用 AIM 仪器检测，重要的是提供每种吸入剂使用多个吸入器的实验数据，以便在全分辨方法的相应典型变异度背景下评估 AIM 检测方法的变异度。无论采用完整 APSD 数据的可靠统计分析，还是采用 AIM CI 生成的 APSD 数据的 EDA 替代现有数据的简约方法（即，层级分组，微细粒子沉积量/总收集量），都需要证明取代的合理性。这一过程的一个重要方面是需要证明 EDA 至少有能力匹配当前的方法，并且在大多数 OIP 的质控背景下最好能够显示出更好的决策能力。AIM 仪器能够提高检测能力，配合科研人员加深对物料和工艺的理解，有助于最终产品之前的中间过程控制，以及减少终产品的质控检测量。以先前的改革为鉴，药典和监管机构对新概念的接受可能需要数年时间。本章首先评估了关于级联撞击器的使用或 APSD 数据的现行监管指南和药典要求。本章的第二部分讨论了制药行业可能必须提供的涉及 OIP 评估的策略和要求，以证明 AIM 和 EDA “符合目的”，从而获得监管机构的认可并成为药典批准的方法。

11.1 现行指南

使用多级联撞击法评估 OIP 产生气溶胶的 APSD 有三个主要目标：

（1）作为产品气溶胶气流动力学性能的衡量指标。

（2）提供一个工具，以评估商业化产品批次放行的产品质量。

（3）通过 IVIVR 或 IVIVC 建立与体内性能的关系。

与达到这些目标相关的一些问题限制了将 APSD 直接应用于需要治疗的患者使用 OIP 的临床现实中。这些问题将在第 12 章中进一步讨论。但是，作为例子，通过 CI 系统的空气使用单一恒定流速不能以原始方式代表病人的吸气特征。此外，在恒定流速的检测条件下产生的气溶胶 APSD 不一定与患者以可变流速-时间特征吸入的气溶胶 APSD 相同。吸入剂的剂型使得吸入的气溶胶特征的表征变得愈加复杂，MDI、DPI 和雾化制剂因剂型不同，药典中所规定的相应检测方法不同。即使忽略了临床方面的复杂因素，如患者间变异度、疾病情况、评价有效性的临床指标相对不敏感，也不能排除目前 OIP 的实验室检测方法因无法建立明确的 IVIVR/IVIVC[1-3] 而存在检测方面的问题。

因此，无论是基于 AIM 的实验室检测方法还是完整 CI 的实验室检测方法，都必须做出许多必要的妥协，并了解其后果。由于参与吸入器体外性能评估方法开发的学术团体对气雾剂物理学和各种检测仪器的局限性有更为深刻的理解，它们有可能会开发出更多方法。但是，新方法要实现的一个目标是，新开发的方法可能普遍适用于各种 OIP，并且拥有相同的或改善的数据质量。

详细回顾这一目标的第一部分，不言而喻的是，用于评估 OIP 气溶胶特性的药典方法在评估许多种类的吸入剂（即 pMDI，DPI 等）方面具有通用性。然而，必须认识到，对基于 AIM 的测量值，减少药典中仪器的数量虽然很有吸引力，但应顾及到一个现实问题，即 OIP 可能涉及多种产品，为了充分评估其体外性能，可能需要为特定产品开发特定的 AIM 仪器。这种情况在药典范围内并不罕见；例如，为了评估某些片剂的溶出度，已经开发了数个溶出体系，每个溶出体系都有其特定的用途、特点和局限性。尽管有上述考虑，在药典方法开发的一开始就应该考虑将 AIM 最少化作为目标，以避免为某类 OIP 的每种吸入剂开发过多的仅有很少差异的检测方法。也就是说，必须认识到，吸入剂治疗的领域是多种多样的，既可以发挥局部作用，也可以发挥全身作用，因此，特定类型的 OIP 在操作模式和配方类型上可能有很大的不同。这些特性可能有助于针对各类吸入剂开发许多方法，但本质上考察的性能属性相同。在采用质量源于设计[4] 等策略所创造的更灵活的环境中，负责产品上市批准的监管机构很可能与那些侧重于确保“市场内”产品质量一致性的监管机构（例如，上市后产品监测）有不同的产品性能检测需求。因此，尽管人们普遍希望限制方法的扩散，但在一个特定的 OIP 生命周期内，可能必须适当地接受不同的体外测试方法——通过完整 CI 或简化 CI 对气溶胶特性进行研究

（见第 6 章）。

目前，许多监管机构要求使用基于药物质量测定的多级级联撞击法来测定 OIP 的 APSD，这是因为各层级上的沉积量很可能是决定递送到肺部并与受体结合的药物的临床性能的主要工具之一。在美国，FDA 于 1998 年发布的 pMDI 和 DPI 化学、制造和质控工业指南草案指出，CI 的选择应该确保测定包括小颗粒分数在内的整个剂量的 APSD[5]。这一要求在 CDRH 提供的与 510(k) 医疗器械上市前审批流程（如面罩、单向储雾器和通用雾化机）相关的同等文件中得到了响应[6]。FDA-CDER 指南草案规定，通过多级 CI 测定 APSD 所需的（吸入器）揿压次数应保持在最低水平，以能够满足定量检测药物沉积量的分析方法的灵敏度为准。在级联撞击器的关键层级上所沉积的药量应足以进行可靠的分析，但不能过量，否则会掩盖揿次间的变异度对结果产生的偏倚。尽管由于实际原因在本指南文件中没有明确说明 CI 的截留粒径，但是需要一个 7 级或 8 级系统来提供 5 层级，这 5 层级拥有的截留粒径范围为 0.5～5.0μm，同时也能获得>5μm 的粗粒径分数信息[7]。对于批准后的产品放行和稳定性样品检测，而不是对首次提交给监管机构的药物产品进行表征，可以对各层级的药物沉积进行分组（所谓的层级分组），并对每个分组都有单独的要求[8]。

在欧洲和加拿大 2006 年联合发布的吸入制剂和鼻喷剂产品药学质量研究指南中提及，采用多级 CI 测量 APSD，并暗示尽可能收集多个层级上的药物沉积量以明确空气动力学粒径<5μm（$FPM_{<5.0\mu m}$）的微细粒子沉积量，确定 *MMAD* 和 *ISM* 的 *GSD*[9,10]。这份指南还做出了如下说明，根据 APSD>5μm 的部分与产品治疗指数的相关性，可能有必要控制 APSD>5μm 的部分，最有可能使用 7 级或 8 级 CI，尽管 5 级多级液体撞击器（欧洲药典专论 2.9.18[11] 仪器 C）已经在申报资料中被使用。同时也允许层级合并（分组），以沙丁胺醇 pMDI 仿制药为例[12]：

（1）L 型连接管代表口咽沉积，因此代表的是吞咽的剂量。

（2）分组 1：0 级、1 级和 2 级代表不能吸入肺内继而沉积在上呼吸道的较大颗粒。

（3）分组 2：第 3、4 和 5 级代表粒径范围为 1.1～4.5μm（≡*FPM* 1.1～4.5μm）的沉积在支气管上的微细粒子剂量（*FPD*），预测体内支气管扩张效应和 C_{max}（肺内生物利用度）。

（4）分组 3：第 6、7 级和滤膜代表的是可能沉积在肺泡中的超细颗粒（$EPM_{<1.1\mu m}$）。

在提交的与 OIP 质量控制相关的申报资料中，AIM 概念作为多级级联撞击系统的直接替代而被接受对行业来说可能是一个具有挑战性的过程，需要大量证据跨越广泛的 OIP 平台和简化系统来支持它被采用。从监管的角度来看，符合以下标准充分证明 AIM 的优势，这对于使 AIM 得到认可至关重要：

（1）与完整 CI 系统相比，AIM 系统的精度和测量偏倚的自由度可与之媲美，甚至可能更好（见第 10 章）。

（2）在整个 OIP 生命周期中的适用性（见第 6 章）。

（3）与层级分组相比，EDA（被提议作为目标度量）对 APSD 微小变化的敏感度与前者相当或者更佳，从而在 QC 环境中支持了批处理决策（参见第 7～9 章）。

目前，当使用完整 CI 并获得超出质量标准的结果时，后续的调查可能会很困难[13]，因为造成误差的潜在原因很多。然而，如果将 AIM 方法用作一线批次放行方法，那么另一个重要的考虑是，在出现不符合质量标准的 AIM-EDA 结果时，可以使用完整 CI 作为主要的诊断辅助工具。这个考虑类似于第 4 章中描述的 CI 质量平衡的测定和讨论[14]，除此之外对于异常 CI 测量值可以应用逻辑故障树分析法。但是，在制定质量标准时需要小心，以避免 AMI 和完整 CI 的测定结果出现不同的限度要求，除非这种情况是不可避免的，但是使用基于 AIM 方法的优势是显而易见的。

11.2 药典要求

药典的一个重要作用是为药品质量评估提供权威的各论标准。人用和兽用药物的欧洲联盟指令 2001/82/EC、2001/83/EC 和 2003/63/EC（修订）强制要求企业在 OIP 的上市许可申请中确保产品符合欧洲药典（European Pharmacopoeia，Ph. Eur.）标准。相比之下，美国药典（US Pharmacopeial，USP）委员会是负责 USP-NF 的非政府组织。然而，FDA 虽然与 USP 密切合作，但在开发或应用 FDA 指导文件时，没有义务使用 USP 规范或检测方法。

涉及 OIP 粒度测定的欧洲和美国药典各论都描述了一系列全分辨 CI 仪器，除了欧洲药典的仪器 A 外，即玻璃二级撞击器［Twin（Glass）Impinger，TI］(表 11.1)。该装置可以作为基于 AIM 的检测系统，如第 10 章所述，对这个撞击器作改进使得 60L/min 流速下粗颗粒与微细颗粒的截留粒径更加灵活[15]。然而，由于在产品上市许可的申报资料中（如美国的 NDA 或欧盟的 MAA）对更高分辨率的 CI 测量值有独特要求，近年来它的地位一直处于审查状态[16]。涵盖了吸入和鼻用产品药学质量的 EMA 指南允许使用替代的撞击器，但是必须说明理由并对方法进行验证[9]。因此，在第 10 章中提出的另一种策略可能是开发一种简化的（例如 2 级或 3 级的）MSLI（欧洲药典的仪器 4 和 USP 仪器 C）。然而，这样的策略将需要有人承担必要的开发工作和简化版 MSLI 作为 AIM 仪器不被认可的相关商务风险。

表 11.1　目前用于评估来自 OIPs 设备的用于气雾剂评估的药典装置

仪器	美国药典	欧洲药典
玻璃二级撞击器(TI)	无	装置 A 用于定量气雾剂，干粉剂，雾化剂
安德森级联撞击器(无预分离器)(ACI)	装置 1 用于定量气雾剂	装置 D 用于定量气雾剂
马普尔-米勒 160(MMI)	装置 2 用于干粉吸入制剂	无
安德森级联撞击器(有预分离器)(ACI)	装置 3 用于干粉吸入制剂	装置 D 用于干粉吸入制剂
多级液体撞击器(MSLI)	装置 4 用于干粉吸入制剂	装置 C 用于定量气雾剂和干粉吸入制剂
新一代药用撞击器(NGI)	装置 5 用于干粉吸入制剂 装置 6 用于定量气雾剂	装置 E 用于定量气雾剂和干粉吸入制剂

11.3　AIM 和 EDA 获得认可

11.3.1　可接受的框架

AIM 仪器提供的空气动力学粒度数据具有以下特性：

(a) API 质量的量度，等于“微细”粒子剂量（质量），即以空气动力学直径 5μm 为截点定义的量。在现行版欧洲药典 2.9.18 章的框架内，限定微细粒子的粒径。在完整 CI 各层级沉积量计算时，使用对数正态曲线，通过插值得到“微细”粒子“剂量”。如果 AIM 仪器在 5μm 处没有精确的截留孔，那么可以采用另一种插值方法，或者证明 AIM 数据中接近 5μm 的 APSD 数据与现行版欧洲药典中的完整 CI 数据插值方法生成的 APSD 相当。

(b) 接近或等于 OIP *MMAD* 的截留粒度。如果要在质量控制环境中接受这些数据，那么 EDA 方法将适合定义与大小相关的指标（即，*LPM*/*SPM* 和 *ISM*），并为这些指标设定质量标准（第 5、6 章）。这与 EMA 的当前要求不符，因为 EMA 要求报告空气动力学直径<5μm 的微细粒子剂量[9]。

(c) 空气动力学直径不等于 5μm 的截留粒径（即 4.7μm，根据以 28.3L/min

操作时 ACI 2 层级的截留粒径计算)。接受 5μm 的替代方法来区分微细粒子和粗粒子将更符合 USP 的当前要求。

考虑到这些因素，因此，利益相关者必须尽早清楚地理解和接受使用 AIM 的目的，以及这些目的对 CI 数据的使用产生的影响。至少有一家制药公司（在欧洲）表示，希望每个特定吸入制剂产品的 APSD 指标能有特定的质量标准，尤其是定义微细粒子的粒径限度 5μm 能有更多的灵活性，当然在产品批准时这需要通过数据的论证证明。

要使 AIM（或 EDA）成为一种可接受的方法，必须满足一些关键性要求，无论接受 AIM 的理由（正如前文所述）如何。这些关键性要求超出了通常的“方法验证”要求，这些需求将是证明方法适用性的重要组成部分，因为验证 AIM（或 EDA）“符合目的”是最基本的。如果没有这样的证据，任何监管机构或药典委员会都不太可能接受这些新方法，即使这些方法具备很多优点（正如前文所述）。

在这种情况下，值得注意的是，“符合目的”并不一定意味着 AIM（或 EDA）将适用于每一种吸入剂型或吸入装置，无论是现在还是将来。例如，它可能不适合用于 APSD 范围很窄（GSD≤1.2，表现为单分散性）的配方和/或吸入器。因此，AIM 概念或实际使用的 AIM 设备的适用性将与目标产品质量概况中的 APSD 质量标准有一定的关系。

在 11.3.2 和 11.4 节中分别讨论了能够证明 AIM 和 EDA“符合目的”的潜在策略。证明 AIM 和 EDA“符合目的”后，可以开展一系列基于证据的研究活动，包括公布详细的方法和数据，采用现行方法和 AIM 方法进行数据对比分析，同行评审的文献和会议报告，通过药典刺激修订各论草案，工业界和管理机构为此将面对一种颇具挑战的方法。在这种情况下，新的可靠的 AIM 方法最终可能成为药典方法。

11.3.2 AIM“符合目的”的策略

实现 AIM“符合目的”的策略的关键部分如图 11.1 所示。

(a) 仪器配置校准数据：我们有理由期望，对于拟采用的每一种特定的 AIM 设备配置，都将提供具有完全可追溯性的国际长度标准的校准数据或者提供其他截留粒度（至少应提供数据论证证明）的校准数据。考虑到过程的复杂性，这些数据很有可能由仪器制造商提供，而不大可能由制药公司提供。一个非常理想的方法是所谓的档案校准，其中将参照 CI 进行校准，使各层级小孔直径尽可能接近 CI 质量标准中的标示量。档案校准避免了因同一 CI 类型的不同校准造成的各层级截留粒径的细微差异放大。在这种情况下，当然最好是将这种校准数据发表在公开的文献中。

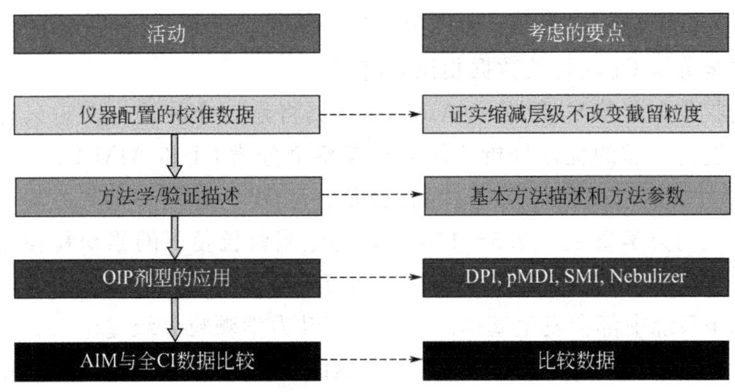

图 11.1　AIM 策略，显示该方法“符合目的”

(b) 方法学和验证描述：至关重要的是，在向药典委员会递交数据时或在公开文献中发表数据时，必须提供关于仪器和方法的完整详细的描述。这一要求之所以重要，主要是为了使其他相关者（监管机构、国家机构和药典委员会等）能够在必要时重复这项工作。然而，也有必要了解 AIM 设备配置是否有任何可能影响由该设备生成数据的特殊性质。这些信息只有通过实践检验才能变得清晰可见。除了 AIM 的这些特定考虑之外，还有一个期望，即 CI 的标准体系适用性验证（如药典中所述）届时也将完成。

(c) OIP 剂型的应用：必须确定 AIM 对各种 OIP 剂型的适用性。实际上，这个步骤可能很复杂，因为 AIM 仪器的性能可能取决于特定的气溶胶和配方特点，例如，现有的辅料类型（含有挥发性物质[17]）以及辅料的成分构成[18] 和/或从特定的吸入器[3] 递送的 APSD。再举一个例子，被动的、由呼吸驱动的 DPI 依赖于病人吸气产生的气流-时间特征，气流推动粉末通过吸入器通路，提供“能量”解聚和分散颗粒，最终提供了有效的药物肺部沉积[19]。因此，气流启动动力学可能会对最终 APSD 有深远的影响[20]。如果 AIM 仪器的入口和/或各层级配置与全分辨 CI 不同，那么采用两种系统时，可能会得到不同的 APSD 数据。这将成为负责药典方法开发的人的担忧之处，这些差异最终会变成依赖于吸入测量系统。因此，申请者需要在提交的资料中提供详细的方法描述，阐述药典采用的特定 AIM 配置，以最大程度减少无意中引入的这种混杂效应的风险。特别需要注意的是进气口的尺寸、内部死体积和各层级配置。综上所述，不能因为在其他地方报道了 AIM 仪器可接受，而且在这种可接受性的研究有局限性的情况下，自然而然地认为AIM仪器自动适合特定的吸入剂型。

(d) 完整CI和AIM仪器的检测数据对比：毫无疑问，提出将基于AIM的方法纳入到药典的申请时，最明显的问题将是“使用AIM仪器的APSD数据与使用全分辨CI获得的数据相比如何?”

大量收集全分辨CI数据和AIM CI数据将是一个关键，因为只有通过对大量数据进行可靠的统计分析才能对比考察全分辨CI和AIM CI的性能。通过API质量平衡来证明系统的适用性也是合理的[21]。此外，在关注的粒径范围内（空气动力学直径为0.5～10μm），特定截留粒径下的累积粒径分布图和API累积收集量能够证明全分辨CI和AIM CI的相似度。考虑到在全分辨CI和AIM CI系统中都会发生基本的物理空气动力学颗粒分级过程（见第3章），可预期的是全分辨CI和AIM CI得出的APSD结果在性质上维持“相似”是正常的。但是，如第10章所述，为了实现目标即全分辨CI和AIM CI得出的APSD结果在量上也是相似的，可能需要注意若干试验因素中的一个或多个因素。因此，如果AIM CI和全分辨CI的初始数据总是不同时，对此我们不应该感到惊讶。重要的是要能够解释为什么存在这样的差异，并尽可能减少造成差异的（可识别的）原因。此外，即使与API在各层级的沉积量成正比的全分辨CI数据和AIM数据的关联度并不能总是达到理想状态，也有可能证明两者存在特定的关系。

因此，论证AIM作为产品质控检测工具的合理性时向监管机构递交的证据需要对比分析全分辨CI的APSD数据和AIM仪器测定的相关指标，以支持拟定的质量标准。

11.3.3 EDA“符合目的”的策略

EDA“符合目的”的策略的关键部分如图11.2所示。

(a) 区分力验证：在OIP开发的“完整CI和AIM CI对比”阶段，当选择EDA时，需要对区分力进行验证（第6章）。如果提出采用替代的AIM仪器生成的指标替代*LPM*/*SPM*和*ISM*则需要注意，应当证明替代AIM仪器对于APSD微小变化的区分力至少与现行检测方法的区分力相当，比如欧洲$FPM_{<5.0\mu m}$或美国的CI层级分组。

(b) EDA在单方产品APSD和复方产品APSD表征中的应用：不应该假设EDA适用于每一种形式的APSD。尽管在EDA作为通用适用性概念的初始开发期间[22,23]，评估了具有不同APSD特征的各种产品，但是不能忽视的重要一点是在评估中，那些符合EDA指标的要求同时也符合考察的各种新产品。

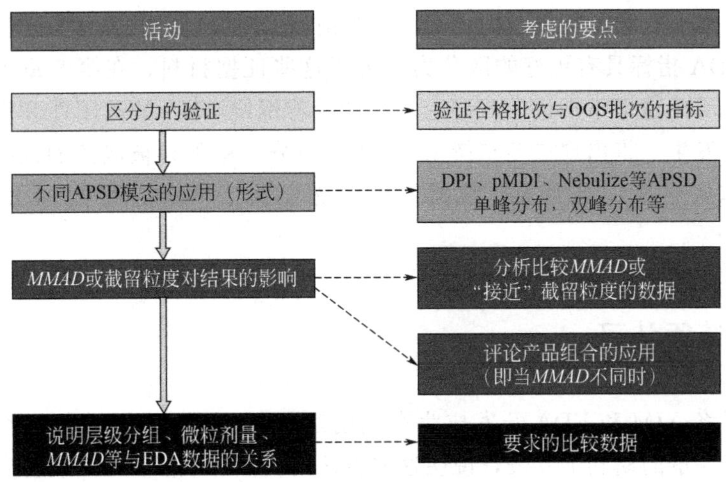

图 11.2　EDA 策略，显示该方法"符合目的"

一个尚待评估的有趣领域是复方产品。显然，使用 AIM 测定"微细粒子剂量（质量）"对于全分辨 CI 和基于 AIM 的仪器（能截留空气动力学粒径为 5μm 的截留粒径）很简单。但是，大颗粒到小颗粒的边界尺寸等于或接近于一个 API 的 *MMAD* 的 EDA 指标可能是有问题的，因为第二个 API 的 *MMAD* 与第一个 API 的 *MMAD* 是明显不同的。类似的考虑可能同样适用于三方吸入产品或更为复杂的复方吸入产品。因此，为 AIM 选择一个适当的截留粒径和证明 EDA 对所有 API 组分的敏感性将是至关重要的。

（c）OIP 气溶胶 *MMAD* 对大颗粒到小颗粒边界尺寸选择的影响：EDA 方法的一个关键属性是区分大颗粒和小颗粒的截留粒径的选择。理想情况下，这个临界粒径与所递送的气雾剂的 *MMAD*"相同"。然而，根据分布的偏态性，这个临界粒径值可能处于 0.3*MMAD*～3.0*MMAD*，这提供了足够的灵敏度来区分 APSD 的微小变化[23]。如果考虑对新 OIP 进行 EDA 评估，全分辨 CI 的 APSD 数据可作为产品 *MMAD* 的基础。然而，除此之外，如果采用 AIM 测定的 *MMAD* 与采用全分辨 CI 测定的产品 *MMAD* 有显著不同，还需要有额外的数据来证明选择区分大小粒径的临界粒径是合理的。可以通过开展相关研究获得额外的证明。例如，为了评估 EDA 方法的灵敏度，有意地引入 APSD 微小扰动，从而引入产品气溶胶 *MMAD* 改变。因此，如果申请者提出采用 AIM CI 检测技术替代全分辨 CI，并计算 EDA 指标，并且两种 CI 测定的 *MMAD* 不同，那么就必须为截留粒径选择提供充分的证据进行论证说明。

（d）CI 层级分组、微细粒子剂量（质量）、*MMAD* 等与 EDA 指标关系的证明：已经有大量的证据[24] 表明，与当前的 CI 层级分组/微细粒子剂量评估相比，EDA 指标具有更好的区分力。关于这些证据材料，在第 8 章中有详细的阐述，因此这里不再进一步讨论。预计随着围绕 EDA 的适用性和局限性的争论不断发生，将出现更多支持 EDA 比层级分组更不易被混淆的证据，而这些数据非常重要，因为这些数据提供了必要验证，支持将 EDA 纳入到药典中。

11.4 监管认可

为了将 AIM 和 EDA 开发成为有用的工具，必须发表验证性研究，最好是在同行评审的期刊上发表，说明这些方法的优点和缺点。一旦行业共享和推进并实现 AIM 和 EDA 两个概念的一系列共同目标后，将在要求的研究方向上取得最大程度的进展。幸运的是，在过去的 5 年，由 IPAC-RS 和 EPAG 组织内的 OIP 体外评估的行业专家组成的团队，已经在许多与 AIM 和 EDA 相关的常见实际问题上展开了合作，并据此编写了各种出版物，本书的诸多章节都参考了这些出版物。

为了确保 AIM 和 EDA 概念得到认可，必要的利益相关者可以基于这些文件就方法问题与欧美的关键药品监管机构展开有意义的讨论，并最终达成共识。

在欧洲和美国，与个别监管机构的初步非正式讨论中，大家谨慎乐观地认为，这些概念在经口吸入剂产品体外评估中可能有未来[25,26]。然而，如果这些概念要从好的想法转变为现实，作为经口吸入产品生命周期的关键组成部分，更多以证据为主导的公开出版物以及可能与主要监管机构和药典章节委员会进行的更正式的直接对话，将是至关重要的。

作为 2011 年春季 RDD 欧洲会议的一部分，在 IPAC-RS-led 卫星会议上各种利益相关者表达了当时对 AIM 和 EDA 的想法[27]。在那次会议上，FDA 代表重申了 FDA 的立场，即更好的科学理念应该促成更好的法规监管。他们还强调，他们愿意就 OIP 质控策略的替代方法问题展开讨论。他们认为，AIM 将是一个有用的研究工具，可以节省时间，提供更大量的数据。与当前的全分辨 CI 法相比，基于 AIM 的方法的环保度更高。从欧洲监管的角度来看，以下方法似乎是一个合适的解决方案[26]：

(1) 欧洲药典各论 2.9.18 方法选项将采纳 AIM 法（没有特定的配置）。AIM 收载于欧洲药典时，应当寻求与 USP/JP 的协调。

(2) 欧洲药典各论 2.9.18 方法选项中纳入 EDA 概念与相关的 *ISM* 和

LPM/*SPM* 指标。

（3）修订欧洲药典吸入制剂各论，将删除强制性检测微细颗粒剂量要求，并将其替换为通用要求，为那些能够区分可接受批次和不可接受批次的参数设定限度。

有迹象表明，AIM/EDA 最终可能被接受，但还有一些问题有待解决。这些担忧大多与 EDA 的统计有关，例如（a）各种 APSD 分数如何与 EDA 指标相关；（b）不同 APSD 是否共享相同的 *LPM*/*SPM* 值；（c）如何用 EDA 类方法解释双峰 APSD。

还有一个主要的问题是，仅使用 EDA 指标是否会丢失全分辨 CI 层级数据中潜在的可用信息。这种考虑在 QC 测试中的相关度最高，在美国，FDA 要求为数个粒度分数（通常至少 4 个）制定质量标准，而 EDA 只提供两个指标，即 *LPM*/*SPM* 和 *ISM*。鉴于这些担忧，制药行业的利益相关者有责任通过联合公开出版物提供有说服力的证据，并在适当情况下直接向监管机构展示这些证据。

从这些与药品监管机构代表的多次对话中可以获得的重要信息是，AIM 和 EDA 在成为可使用的技术方面没有任何重大障碍。的确，在专题研讨会上的问题中，FDA 代表们明确表示，将 AIM 收载于药典将提供一种有用的实用方法，以确保在整个行业中采用统一的检测方法。EMA 专家代表和 FDA 的专家代表对于 AIM 收载入药典的立场基本相似（见上文）。

欧洲吸入制剂企业联盟（the European Pharmaceutical Aerosol Group，EPAG）的代表于 2011 年 6 月就 AIM 概念向英国药物及医疗用品监管局（Medicines and Healthcare Products Regulatory Agency，MHRA）提供了简报，并获得严谨的肯定答复。MHRA 代表的立场与 FDA 代表之前在 2011 年欧洲呼吸药物交流会议上举行的议题为“高效数据分析的前景和作为质量评估工具的简化撞击器测量”的 IPAC-RS 卫星会议上表达的立场类似，即对所有类别的 OIP 全分辨 CI 和 AIM 数据之间的关系需要深刻理解，这对于 AIM 方法的接受至关重要。考虑到检测仪器和数据评估的显著差异，MHRA 将 AIM 视为一种“新技术”，因此，采用 AIM 的理由必须通过适当的验证来支持这种立场。将 AIM 方法纳入欧洲药典各论中需要证明方法有效并且提供理由论证，因为在上市后监测期间一旦出现争议，欧洲药典测试方法将被视为最权威的方法。这些建议进一步凸显了将最终确定的 AIM 方法纳入药典的重要性。

在药典中，负责美国药典总则的气雾剂分委员会——剂型专家委员会和欧洲药典的吸入剂工作组将 AIM 法载入药典的第一步将是从技术上和质控立场上自行评估。预计从一开始，两个小组将共享对话，并采取正式或非正式的行动以“协调”AIM和EDA立场，最终促成协调统一的各论。实现这一目标的最佳途径是通过正式的PDG协调（包括三个主要药典，美国药典、欧洲药典和日本药典），首先协调AIM，然后可能协调EDA。在欧洲，制药行业的利益相关者可以通过游说其各自的国家药典当局来推进这一过程，同时也可以对出现在期刊（*Pharmeuropea Scientific Notes*）上的技术文章和发表在欧洲药典论坛上的各论草案做出回应以参与其中。在美国和加拿大，保持参与的最有效方法是当期刊药典论坛上出现“方法修订诉求”的文章时，做出反馈，而且这些文章未来有可能作为药典草案章节发表在药典论坛中公示。

11.5 结论

目前，AIM仪器有大量的配置选择，正如前文所述，选择使用AIM技术的原因也呈现多样化。很明显，将AIM（可能还有EDA）整合到与OIP检测相关的药典各论中将是AIM/EDA获得药品监管机构认可的关键。虽然目前在药典中描述了数种全分辨CI仪器，但是鉴于这种情况，要描述每种AIM仪器的配置将是一个挑战。然而，可能不需要开展这样的描述工作，因为对于有最低仪器需求的检测相关的AIM和EDA概念进行描述可能是一个合适的替代方法。

在短期内，参与OIP评估的吸入剂制药行业利益相关者渴望看到AIM和EDA被接受作为常规检测，为此他们需要紧密合作以实现以下目标：

(1) 准确地确定AIM和EDA的适用范围，也许更重要的是，确定它们的不适用范围。

(2) 明确地表明AIM和EDA都“符合目的”。

(3) 协助USP和欧洲药典的工作组制定合理的药典方法。

一旦实现了这些目标，后续要实现的目标是在修订这些文件时，在相关的监管指导原则中确认这些概念。在目前的运作模式下，这将使制药行业的利益相关者对技术的应用有信心，同时这也表明，各种监管机构对AIM和EDA的许多（所有）一般担忧和特定担忧的事情已经得到解决。换句话说，在这个成熟的阶段，这些概念将不再被视为“新技术”。

最后的想法是随着法规指南转向QbD方法，可以预期到特定的技术可能不会被详细阐述，因为从用户的角度来看，选择过程应更多地基于基础科学的适应性，而不是仅仅因为一个给定的方法是药典收载的技术。换句话说，在OIP生命周期管理中，AIM和EDA不一定总是最合适的（质量）评估工具，并且申请公司需要对每个阶段的情况进行评估，对于 AIM/EDA 的使用必须向药品监管机构提供科学合理的论证。

（陶红富 田芸倩 李 励 译）

参考文献

1. Newman SP (1998) How well do *in vitro* particle size measurements predict drug delivery *in vivo?* J Aerosol Med 11S1:S97–S104
2. Mitchell JP, Newman SP, Chan H K (2007) *In vitro* and *in vivo* aspects of cascade impactor tests and inhaler performance: a review. AAPS PharmSciTech 8(4):Article 110. http://www.aapspharmscitech.org/articles/pt0804/pt0804110/pt0804110.pdf. Accessed 20 Jan 2012
3. Newman SP, Chan H K (2008) *In vitro/In vivo* comparisons in pulmonary drug delivery. J Aerosol Med 21(1):1–8
4. International Conference on Harmonization of Technical Requirements for Registration of Pharmaceuticals for Human Use (ICH) (2009) Q8(R2): pharmaceutical development. http://www.ich.org/products/guidelines/quality/article/quality-guidelines.html. Accessed 20 Jan 2012
5. US Food and Drug Administration (FDA) (1998) CDER. Draft guidance for industry metered dose inhaler (MDI) and dry powder inhaler (DPI) drug products chemistry, manufacturing, and controls documentation, Rockville, MD, USA. http://www.fda.gov/cder/guidance/2180dft.pdf. Accessed 6 Jan 2012
6. US Food and Drug Administration (FDA) (1993) CDRH. Reviewer guidance for nebulizers, metered dose inhalers, spacers and actuators, Rockville, MD, USA. http://www.fda.gov/downloads/MedicalDevices/DeviceRegulationandGuidance/GuidanceDocuments/ucm081293.pdf. Accessed 20 Jan 2012
7. Marple VA, Roberts DL, Romay FJ, Miller NC, Truman KG, Van Oort M, Olsson B, Holroyd MJ, Mitchell JP, Hochrainer D (2003) Next generation pharmaceutical impactor – Part I: Design. J Aerosol Med 16(3):283–299
8. Adams WP, Christopher D, Lee DS, Morgan P, Pan Z, Singh GJP, Tsong Y, Lyapustina S (2007) Product quality research institute (PQRI) evaluation of cascade impactor profiles of pharmaceutical aerosols, Part 1: Background for a statistical method. AAPS PharmSciTech 8(1): article 4. http://www.aapspharmscitech.org/articles/pt0801/pt0801004/pt0801004.pdf. Accessed 20 Jan 2012
9. European Medicines Agency (EMA) (2006) Guideline on the pharmaceutical quality of inhalation and nasal products. London, UK, EMEA/CHMP/QWP/49313/2005 Final. http://www.ema.europa.eu/pdfs/human/qwp/4931305en.pdf. Accessed 20 Jan 2012
10. Health Canada (2006) Guidance for industry: pharmaceutical quality of inhalation and nasal products. File Number file number: 06-106624-547. http://www.hc-sc.gc.ca/dhp-mps/alt_formats/hpfb-dgpsa/pdf/prodpharma/inhalationnas-eng.pdf. Accessed 20 Jan 2012
11. European Directorate for the Quality of Medicines and Healthcare (EDQM) (2012) Preparations for inhalation: aerodynamic assessment of fine particles. Section 2.9.18 – European Pharmacopeia, Council of Europe, Strasbourg, France
12. European Medicines Agency (EMA) (2008) Overall summary of the scientific evaluation of Salbumalin and associated names. http://www.ema.europa.eu/docs/en_GB/document_library/Referrals_document/Sabumalin_29/WC500007491.pdf. Accessed 27 Jan 2012
13. Bonam M, Christopher D, Cipolla D, Donovan B, Goodwin D, Holmes S, Lyapustina S, Mitchell J, Nichols S, Petterson G, Quale C, Rao N, Singh D, Tougas T, Van Oort M, Walther B, Wyka B (2008) Minimizing variability of cascade impaction measurements in inhalers and nebulizers. AAPS PharmSciTech 9(2):404–413

14. Christopher D, Curry P, Doub B, Furnkranz K, Lavery M, Lin K, Lyapustina S, Mitchell J, Rogers B, Strickland H, Tougas T, Tsong Y, Wyka B (2003) Considerations for the development and practice of cascade impaction testing including a mass balance failure investigation tree. J Aerosol Med 16:235–247
15. Mitchell JP (2008) The abbreviated impactor measurement (AIM) concept for aerodynamic particle size distribution (APSD) in a quality-by-design (QbD) environment. Presentation at IPAC-RS Conference, 2008. http://www.ipacrs.com/PDFs/IPAC-RS%202008%20Conference/Day%203/5-%20IPAC-RS%20Conference%202008%20-%20Jolyon%20Mitchell.pdf. Accessed 20 Jan 2012
16. Mitchell JP, Nagel MW (2003) Cascade impactors for the size characterization of aerosols from medical inhalers: their use and limitations. J Aerosol Med 16(3):341–377
17. Stein SW (2008) Aiming for a moving target: challenges with impactor measurements of MDI aerosols. Int J Pharm 355(1–2):53–61
18. Bosquillon C, Lombry C, Préat V, Vanbever R (2001) Influence of formulation excipients and physical characteristics of inhalation dry powders on their aerosolization performance. J Contr Rel 70(3):329–339
19. Chan H-K (2006) Dry powder aerosol delivery systems: current and future research directions. J Aerosol Med 19(1):21–27
20. Blakey D, Harris D, Wilkins J (2008) The time-dependent effect of airflow profile on DPI performance. Drug Delivery to the Lungs-19, The Aerosol Society, Edinburgh, UK, pp 187–189. http://ddl-conference.org.uk/index.php?q=previous_conferences. Accessed 4 Aug 2012
21. Wyka B, Tougas T, Mitchell J, Strickland H, Christopher D, Lyapustina S (2007) Comparison of two approaches for treating cascade impaction mass balance measurements. J Aerosol Med 20(3):236–256
22. Tougas TP, Christopher D, Mitchell JP, Strickland H, Wyka B, Van Oort M, Lyapustina S (2009) Improved quality control metrics for cascade impaction measurements of orally inhaled drug products (OIPs). AAPS PharmSciTech 10(4):1276–1285
23. Tougas T (2011) Efficient data analysis in quality assessment. In: Dalby RN, Byron PR, Peart J, Suman JD, Young PM (eds) RDD Europe-2011. Davis Healthcare International, River Grove, IL, pp 209–213
24. Christopher D, Dey M (2011) Detecting differences in APSD: efficient data analysis (EDA) vs. stage grouping. In: Dalby RN, Byron PR, Peart J, Suman JD, Young PM (eds) Respiratory Drug Delivery Europe 2011. Davis Healthcare International, River Grove, IL, pp 215–224
25. Peri P (2011) Regulatory perspectives on abbreviated impactor testing (AIM). Presentations and a summary report. http://www.ipacrs.com/CI.html. Accessed 20 Jan 2012
26. Weda M (2011) Regulatory perspectives on EDA and AIM: considerations from a European perspective. Presentations and a summary report. http://www.ipacrs.com/CI.html. Accessed 20 Jan 2012
27. IPAC-RS (2011) Satellite conference at RDD Europe 2011: perspectives on efficient data analysis methods and abbreviated impactor measurements as quality assessment tools. Presentations and a summary report. http://www.ipacrs.com/CI.html. Accessed 20 Jan 2012

第12章

应用简化撞击器概念改进经口吸入制剂体内外关系

JolyonP. Mitchell，Mark Copley 和 Derek Solomon

摘要：之前的章节主要讲述了在经口吸入制剂（OIP）的生命周期中简化撞击器——高效数据分析（AIM-EDA）在质量控制环节中的应用。简化撞击器的方法也适用于将体外空气动力学粒径分布（APSD）与粒子在人呼吸道中可能的沉积行为进行比较，比较理想的是能建立起相关性，而这种沉积行为与临床药效相关联。除了在粗颗粒质量分数和细颗粒质量分数之间选择合适的粒径界限以区分这两种粒子外，也应当考虑改造简化撞击器并增加第三个分布分数，这个分布分数与测量吸入器外的超细微粒子的质量分数相关。另外，调整简化撞击器的概念使其适用于另一种方法，通过使用该方法可以获得更多的临床相关的体外性能，从而使气溶胶传输系统更好地模拟人体解剖学行为。在这个方向上突出的进步将会是用更加合适的接口模型代替美国药典和欧洲药典中（USP/Ph. Eur.）的导入端口，该端口先前主要被设计用来支持经口吸入制剂质量控制相关的测试，改良版接口模型可基于患者的年龄，更好地模拟气溶胶在人体口咽或鼻咽部的流动行为。本章对“与 HRT 沉积相关的参数检测用简化撞击器（AIM-pHRT）”系统在构成上的主要特征进行了描述。前缀“p”代表这种简化撞击器方法的潜在应用。支持这种基于级联撞击器（CI）的测量应用的赞助商将利用他们的产品开展验证研究。这些研究可能会把用 AIM-pHRT 装置获得的测量结果，与全分辨级联撞击器的数据和用成像方法，如 γ 显像、正电子发射断层扫描或磁共振成像获得的粒子沉积行为进行对比。本章的最后部分说明了应用 AIM-pHRT 系统的首个实验室评价结果，该系统是以安德森级联撞击器（ACI）作为实验装置，并配备了最近商业化了的，模拟成人上呼吸道几何形状的“Alberta 人工喉”（Alberta Idealized Throat，AIT）。

12.1 提高实验室中经口吸入制剂的评价指标与临床数据可比性的路线图

一种基于简化撞击器（AIM）的方法可以用来把体外空气动力学粒径分布（APSD）数据和粒子在人呼吸道可能的沉积行为相联系和比较，而粒子沉积行为与其临床疗效相关[1,2]。粒子在人下呼吸道的沉积位置与以气雾形式递送的主药的临床疗效之间的关系取决于主药与呼吸道中不同位置相应受体的作用。一些药物被设计深入渗透于肺部周围[3,4]，然而其他药物可能被设计主要沉降在中央或者上呼吸道以发挥最大药效[5,6]。在第 2 章中已经阐述了，与级联撞击器（CI）相比，人呼吸道对粒径的选择性较差。因此有争议认为，在划分为粗粒子质量（*CPM*）、微细粒子质量（*FPM*）、超细粒子质量（*EPM*）的基础上，任何对粒子粒径的进一步细分从临床的角度讲都是不必要的[7]，将全分辨级联撞击器的原始数据减少为层级分组数据时，通常会用到以上三个参数。值得注意的是，在专业健康领域中只有三个粒径分布分数（鼻咽部、气管支气管部和肺泡部沉积）被用来描述潜在毒性颗粒的吸入行为[8]。

另外，基于颗粒物空气动力学粒径小于 10μm，2.5μm 和 1.0μm 的粒径分布分数（PM_{10}，$PM_{2.5}$ 和 $PM_{1.0}$）定义了大气环境污染物中的颗粒在呼吸道的沉积位置（图 12.1）[8]。虽然关于潜在毒性气雾颗粒吸入的研究只是给我们提供了间接证据，但可以说，在呼吸道递药系统领域对 APSD 更加详细的粒径分级不仅稀释了用于评估临床安全性和有效性的必要信息，而且可能还会夸大内在数据的偏差。

替换在美国药典和欧洲药典中作为导入端口的直角弯管（图 12.2）应该是改进全分辨级联撞击器和简化撞击器测量的首要步骤，用这两种撞击器测量的结果可以与肺内沉积情况进行比较。

虽然直角弯管的内部结构满足经口吸入制剂质量控制的相关需求，但作为方法鲁棒性（robustness）的一个关键因素，强调的是简易性，这个接口与实际情况差异很大[9]。且不说上呼吸道的真实结构会对气溶胶递送过程产生影响，不管最终用户是婴儿、幼童或是成年人，药典中规定的标准导入端口的内部尺寸都是统一的。此外，有大量证据表明，应用配置美国药典和欧洲药典中规定的导入端口的全分辨系统测得的经口吸入制剂的 APSD 与肺部沉积数据存在分歧[10-12]。

早在 20 世纪 90 年代中期，Berg 在一个关于经口吸入制剂测试方法的调

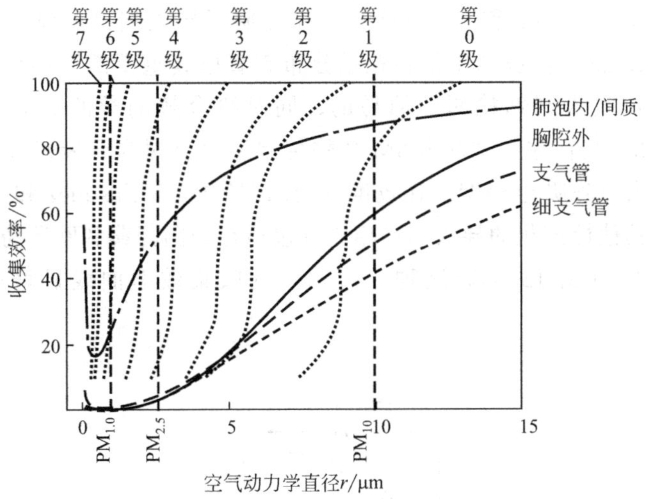

图 12.1　以粒径大小为标准的污染物气雾分级（*PM* 系列），健康男性（吸气峰流速为 28.3L/min；体积为 2L）的 ICRP 肺部沉积分级和固定的 ACI（28.3L/min）粒径八级对比

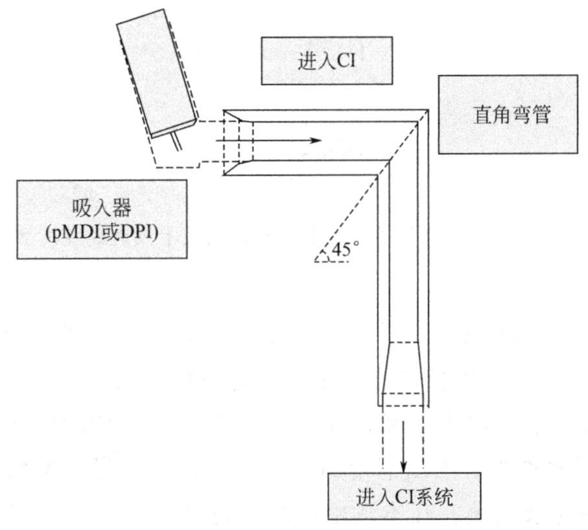

图 12.2　美国药典和欧洲药典导入端口图解

查报告中指出[13]，和标准的玻璃导入端口相比，当时由 Swift 描述的人体咽喉模型能更好地模拟成人和儿童的上呼吸道[12]。所提到的标准玻璃导入端口与美国药典和欧洲药典标准中的导入端口相似，有简化的流通管道。

1998 年，Dolovich 和 Rhem 指出，在证明了导入端口的设计对于最终到达 CI 检测系统的气溶胶的质量和粒径分布有着极其重要的影响后，各种各样的可用于经口吸入制剂检测的简易的、同时符合解剖学的咽喉模型应运而生[9]。图 12.3 是在这个时期由 3M 药物传递系统公司为开展研究工作而研发的一个成年人上呼吸道模型。在校准/验证试验中，Velasquez 和 Gabrio 的研究表明，与其他标准化的导入端口相比（包括在美国药典和欧洲药典中推荐使用的导入端口）(图 12.4)，这种导入端口的收集效率曲线显著地向更细粉移动[14]。

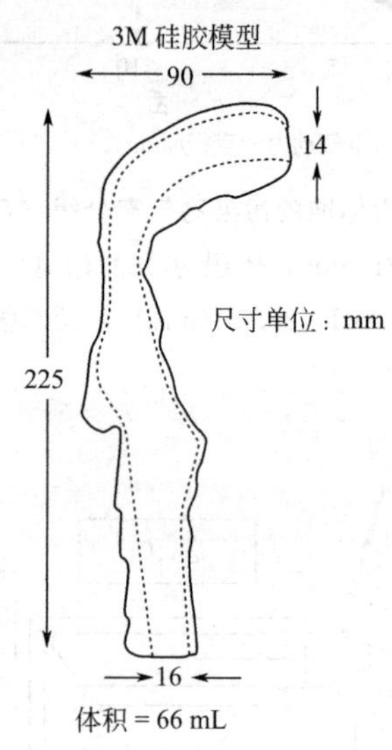

图 12.3　由 3M 药物传递系统研发的成人上气道硅胶模型[9]

基于 Velasquez 和 Gabrio 所获得的数据[14]，可以预见，应用配有符合解剖学咽喉模型的 AIM 级联撞击器将使更少的粗粉进入级联撞击器。对于定量吸入气雾剂而言，这样的人工喉可能会降低对喷射药物的阻止作用，即进入 CI 系统的药物量将增加。喷出剂量的喷射部分包括当抛射剂瞬间蒸发时从接口器中喷出的高速液滴流。在本章中后续讨论 2011 年从商品化 Alberta 人工喉（AIT）中得出的数据时会继续用到这一理念，Alberta 人工喉由加拿大 Alberta 大学的 Finlay 研发。

这个 3M 模型中还包括其他重要的改进，包括实现了气管-支气管树上端与过滤器组合来模拟颗粒沉积入更深的气道中，这在 AIM 型装置中几乎是不能实现的。重要的是，Velasquez 和 Gabrio 应用生理复制品模型所得到的药物在上呼吸道、下呼吸道的沉积量及呼出药物的量，与应用γ闪烁扫描示踪研究药物在成年人呼吸道的局部沉积数据具有高度的一致性。在这两个例子中，他们应用放射同位素标记CFC-沙丁胺醇定量吸入气雾剂［图12.5(a)］和CFC-色甘酸钠定量吸入气雾剂［图12.5(b)］，分别代表含有少量和大量粗颗粒的气雾剂。

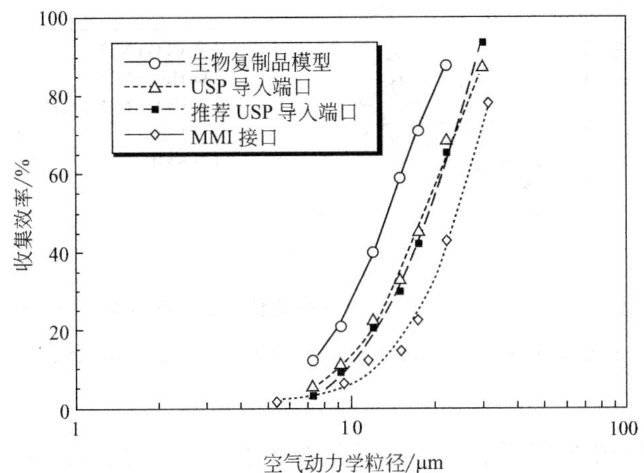

图12.4　在$Q=30$L/min时不同导入端口的收集效率数据；生理复制品模型代表3M导入端口，MMI导入端口代表为Marple-Miller撞击器设计的导入端口。向USP推荐使用的导入端口是新型设计，尚未被采用[14]

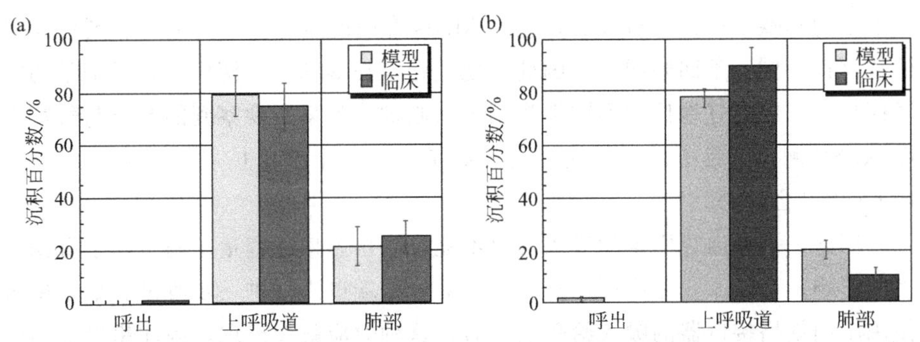

图12.5　3M实体模型的气雾剂沉积模式与临床上人呼吸道沉积数据比较[14]：(a) CFC-沙丁胺醇气雾剂；(b) CFC-色甘酸钠气雾剂

根据Newman和Chan通过比较全肺沉积量和级联撞击器测得的$FPF_{<6.8\mu m}$值所得出的结论（图12.6），可以推测，与更加逼真的上呼吸道模

型联合使用可以部分或全部抵消在级联撞击器测量中的检测偏差[2]。

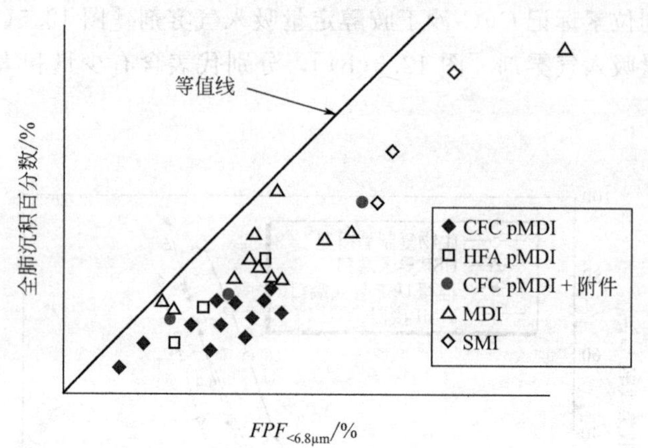

图 12.6　33 个吸入器的全肺沉积平均值（γ 闪烁扫描示踪法）和多级液体撞击器（MSLI）平均 $FPF_{<6.8\mu m}$ 值的相关性[2]

他们在研究中收集了能够代表所有类型经口吸入制剂的 33 个吸入制剂并装配到美国药典和欧洲药典中的导入端口，对所得到的数据进行分析。重要的是，Newman 和 Chan 发现当多级液体撞击器（MSLI）采用玻璃接口时，所有的干粉吸入剂（DPI）的数据都在同一条回归线上，但是定量吸入剂（MDI）组的数据点偏离该线[2]。当把撞击器上的玻璃接口，用非标准的符合解剖学的咽喉模型接口替代后，包括 MDIs 在内的所有类型的吸入制剂所获得的数据都在同一条回归线上。因此，他们建议在 MSLI 上使用符合解剖学的咽喉模型，可以更好地比较不同类型的吸入制剂。如果所观察到的差异与气雾剂在 APSD 测量工具中的上行流动行为有关，将这个结论扩展应用到其他类型的 CI 中是合理的。

因此，那些内径固定的导入端口不能反映出因口腔容量不同对粒子沉积产生的影响，与临床实际应用不符，需要对导入端口进行进一步改进。如果患者使用不同规格接口器的吸入给药装置时，这种效应就会出现，因此患者在用药时需要张大口或张小口[15]。虽然应用具有不同口腔容量的符合解剖学的咽喉模型是显而易见的解决方案，但是应用这种导入端口也存在一些实际问题，例如如何模拟黏膜，如何从凹凸不平的内表面回收药物等。最近根据患者的 3D 核磁共振成像扫描结果研发出的符合解剖学的咽喉模型应该能以较低成本在体外条件下尽可能地模拟气溶胶的体内传输行为[16]。

呼吸道的内部尺寸，建立气溶胶流动路径解剖结构模型的复杂性，以及这两者与体内外相关性（IVIVRs）的关系仍然是一个广受争议的领域[9]。可以预见，随着用于不同年龄段（婴儿、幼童和成年人）患者的导入端口被研发出来[17-19]，这个争议将会更加白热化。

在临床试验中，吸入药物的剂量-反应关系可能在不同患者间存在较大差异[20,21]。此外，由于疾病导致的呼吸道开放程度不同和肺功能的变化也会增加患者间的差异性，但这些因素通常很少被考虑在内[22,23]。因此，在 AIM-pHRT 系统中，根据北美或欧洲的规定，为与全分辨数据相匹配，在与粗粒子质量（*CPM*）、细粒子质量（*FPM*）分布分数相关的粒径范围内，粒径的微小变化，如空气动力学直径的界限是设定在 4.7μm 或 5μm，不太可能产生可测量的临床后果。即使建立了令人信服的体内外相关性（IVIVR），这种情况也真实存在，对于一些支气管扩张的处方，这个问题可能还存在争议[2]。也就是说，现存的利用级联撞击器方法检测 QC 指标所达到的精密度极大超出了相应的临床检测指标所能达到的精密度，如在 1s 内的强力呼气容积（Forced Expiratory Volume in 1s，FEV_1），从肺活量 25%到 75%的用力呼气流量（Forced Expiratory Flow from 25% to 75% of Vital Capacity，$FEF_{25\%\sim75\%}$），和气道通畅类似指标，这些指标可通过完善的肺功能测量获得以评价肺阻塞性疾病[24]。对于其他治疗方法如吸入抗炎产品，体外方法的高精密度显得更为突出，对于这些治疗方法，目前尚未建立起被广泛认可的 IVIVR[2]。

12.2 将简化级联撞击器系统与临床数据对比

为了审核临床批次的经口吸入制剂质量和对某些附加装置（如应用在 MDI 中的储雾器、阀门式储雾器（VHC），这些附加装置会显著影响喷射出气溶胶的粒径进行实验室评估，也需要测量基于空气动力学粒径分布（APSD）的数据，但这些数据并不总是适合有效数据分析（EDA）以获得计量学参数，即大颗粒质量（*LPM*）/小颗粒质量（*SPM*）和撞击器粒子质量（*ISM*）参数。存在这一局限性的主要原因如下：

（1）为了优化这些计量学参数对 APSD 变化的敏感性，*LPM* 和 *SPM* 之间界限的选定要尽量接近产品的质量中值空气动力学直径（*MMAD*）[25]。对于那些尚存在问题的处方，该界限的选定可能显著小于 5μm。按照传统，5μm 的空气动力学直径通常被用来区分沉积到成年人上呼吸道或肺部的颗粒。

(2) *ISM* 值不包括在导入端口（和预分离器中）收集到的药物。这些药物的量在评价附加装置（储雾器、阀门式储雾器）中非常重要[26]，这些附加装置广泛应用于 MDI 中，起到减少药物在上呼吸道沉积的作用。

从这些例子中可以看出，通过对粗粉、细粉和可能的超细粒子的分级测量，简化测量的概念仍然可以应用到经口吸入制剂的表征中（图 12.7）。

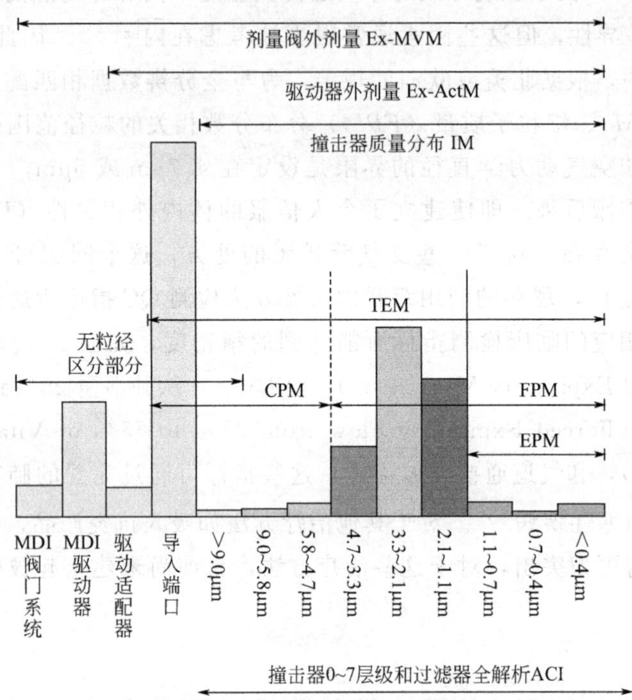

图 12.7 与理解粒子在基于 ACI 设计的拟人呼吸道级联撞击器（pHRT CI）中沉积相关的计量学参数，流速为 28.3L/min

与 AIM-pHRT 类装置相关的计量学参数是基于在气流速度为 28.3L/min 时安德森级联撞击器（ACI）层级的 d_{50} 数值。以 MDI 为例，参数“剂量阀外剂量（Ex-MVM）”“驱动器外剂量（Ex-ActM）”和“撞击器法质量分布（IM）”分别表示在剂量阀外、在吸入装置接口器外和在撞击器中收集到的药物总质量。虽然一些研究已经证明，用符合解剖学的咽喉模型可以得到较好的体内外相关性[9,27]，但是作为预测经口吸入制剂到达肺部剂量的工具（见 12.2 部分），还需要开展更多的实验研究工作以挖掘这种方法的全部优势。尤其是，目前尚无标准的成年人解剖学咽喉/上呼吸道模型。报道称那些根据尸体制备的模型由于局部组织塌陷容易产生偏差，而应用核磁共振成像技术（Magnetic

Resonance Imaging，MRI），根据活体的三维成像制造的咽喉模型前景很被看好[28,29]。

上呼吸道（口、咽和喉）的尺寸因人而异[9]，舌的位置决定了通过口腔吸入气体的速度。这种固有的变异性必然会引起不同患者的上呼吸道中发生惯性撞击量的变化，而惯性撞击量会转而控制能够进入到呼吸道深处和到达肺部的药物量[2]。

考虑到上呼吸道结构对于气溶胶在肺内沉积行为的重要性[30]，显然，对 AIM-pHRT 概念的细化是用符合解剖学的咽喉模型代替药典规定的导入端口。更好的一个例子是口咽联盟在 21 世纪初根据核磁共振成像技术制作的模型，口咽联盟由三家领先药企组成，即阿斯利康研发公司、安万特制药公司和葛兰素史克公司[31]。联盟成员尝试理解人的口咽对经口吸入制剂的反应以及这种反应对吸入药物到达肺部剂量的影响。为实现这些目标，首先需要得到口咽部的结构信息。所得到模型的矢状图如图 12.8 所示，该模型是根据志愿者规范的吸入动作研发出来的[32]。

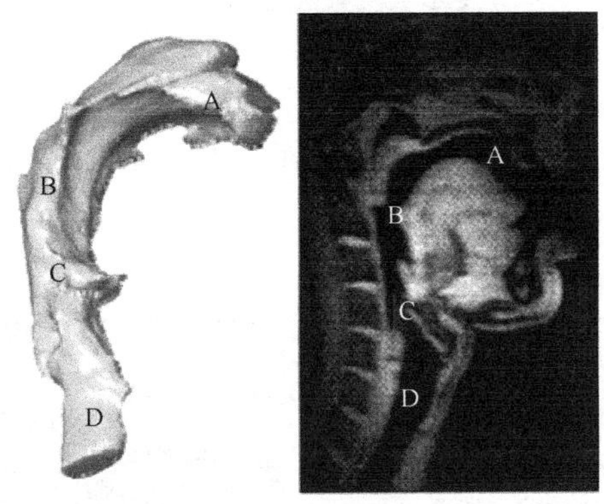

图 12.8　根据核磁共振成像制得的成人上呼吸道模型；区域 A：口腔；区域 B：咽；区域 C：咽喉连接区；区域 D：喉[31,32]

考虑到针对标准成人的上呼吸道生理结构很难达成一致意见以及将该模型进行商业化存在困难，也许应用 Alberta 人工喉（“Alberta” Idealized Adult Anatomic Throat，AIT）模型（图 12.9 和 12.10）会更加方便，该模型于 21 世纪初由 Finlay 及其同事研发并经过验证[33-36]。

即使应用 Alberta 人工喉模型，仍存在局限性。目前市场上尚没有类似的模型可用于婴儿和儿童用经口吸入制剂的体外表征，婴儿和儿童的上呼吸道生理结构与成人有很多差异[37]，包括存在专门的鼻呼吸[38]。然而，在本书写作期间，这个情况可能发生改变［Copley M（2012）Copley Scientific Ltd，personal communication］，近期一种人工儿童上呼吸道导入端口的可行性正在验证中[17]。

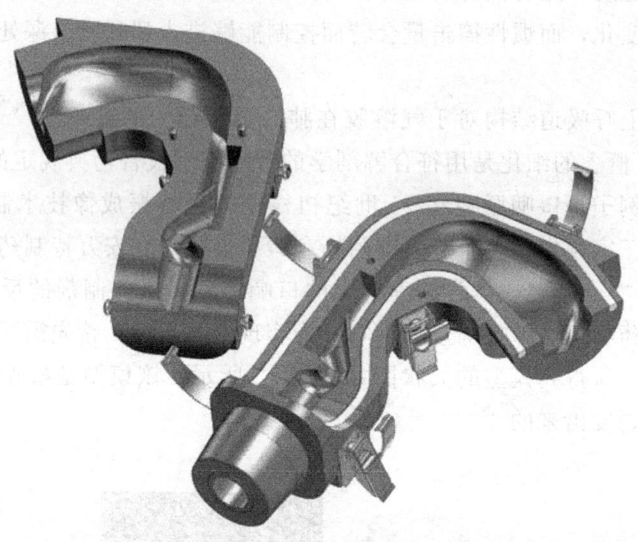

图 12.9　由 Copley 科技有限公司上市的 Alberta 人工（成人）喉（AIT），作为新一代药用撞击器（NGI）的导入端口（由 Copley 科技有限公司提供）

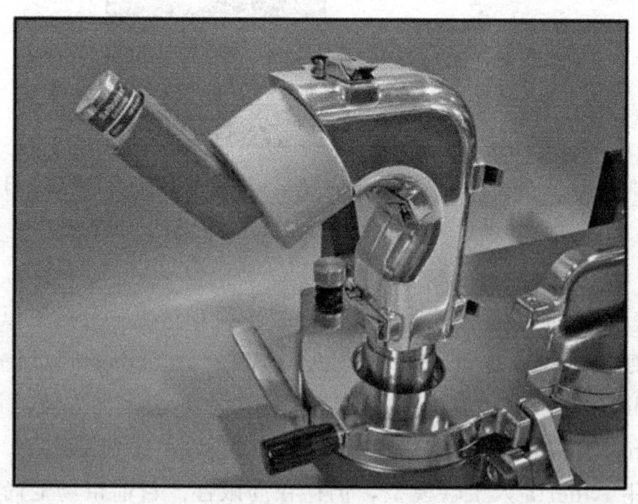

图 12.10　展示气流路径的开放 Alberta 人工（成人）喉（AIT）（由 Copley 科技有限公司提供）

12.3　基于安德森级联撞击器（ACI）的与 HRT 沉积相关的参数检测用于简化撞击器（AIM-pHRT）系统的验证

在第 10 章中，以定量吸入沙丁胺醇制剂作为受试处方[39]，以 ACI 作为参考系统，对 AIM-pHRT 原型的体外评价进行了描述，并按照图 12.7 配置了层级 d_{50} 值，对简化的质控检测撞击器（AIM-QC）系统的精密度和准确度进行了验证。所有的级联撞击器都配置了美国药典和欧洲药典的导入端口，这是因为最初的验证目的是检测这种基于简化撞击器系统的级联撞击器的测量能力，而不是为了比较不同导入端口的影响。此项研究的全部细节在第 10 章中已经讨论过，所以这里总结的主要研究结果仅与 AIM-pHRT 相关。重要的是，这项研究确证了用该系统对细微粒子质量（*FPM*）、粗粒子质量（*CPM*）和撞击器法质量分布（*IM*）进行测量的精密度和准确度和用全分辨 ACI 测得的精密度和准确度相当。

后续研究证明了在 AIM-pHRT 的第二层级需要一个浸润有表面活性剂聚氧乙烯十二烷基醚（Brij35）的过滤器，该过滤器可减少颗粒在撞击器收集盘中的反弹[40]。浸润有表面活性剂的过滤器可降低测定偏差，以使超细粒子质量（*EPM*）的测量值与 ACI 测得数据范围相当。虽然在第一撞击层级中将表面活性剂层用流经气流取代所引起的颗粒反弹不会对测得的细微粒子质量（*FPM*）和粗粒子质量（*CPM*）的数值产生明显影响，但为了使实验尽可能精确，应考虑将浸润表面活性剂的滤器作为这种 AIM-pHRT 系统的预防措施。在第 9 章中还讨论了 Chambers 和 Smurthwaite 近期的工作，关于基于母体安德森活动级联撞击器（AVCI〗〗）（英国 Westech 仪器有限公司）的细颗粒——简化撞击器，包含浸润表面活性剂的过滤器，该工作表明了可以通过这种缓解颗粒反弹的措施减少内部损耗[41]。

一项在 2011 年开展的对比研究，比较了基于 C-FSA 的配置有成年人 Alberta 人工喉（AIT）的 AIM-pHRT 系统，和配置美国药典和欧洲药典标准导入端口的相同的级联撞击器（英国 Copley 科技有限公司，图 12.11）。

鉴于气溶胶中主药的 APSD 应在 1～5μm 空气动力学径范围内[42]，沙丁胺醇定量吸入气雾剂（舒喘宁）被选为受试经口吸入制剂。对此项测试的详细说明以及所获得的数据将在下文列出，因为这类信息可对日常测试中应用 AIM-pHRT 表征经口吸入制剂时，需要哪些细节资料提供指导。

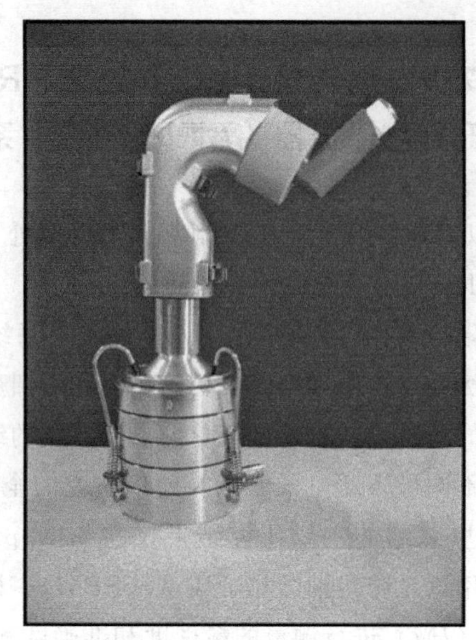

图 12.11　基于 ACI 的配置 Alberta 人工（成人）喉（AIT）的 AIM-pHRT 系统
（由英国 Copley 科技有限公司提供）

在这个研究中，Alberta 人工喉（AIT）的内表面涂有一薄层硅油用来模拟黏膜，Ehtezazi 等也是这样做的，考察了应用不同的符合解剖学的咽喉模型时定量吸入气雾剂递送到级联撞击器的药物量[43]。基于前期简化撞击器（AIM）研究所建立起的规范，级联撞击器的收集盘也用硅油覆盖以减少颗粒反弹和二次夹带[44]。应用全分辨 ACI 作为控制系统，配置美国药典和欧洲药典导入端口或 AIT 所获得的数据，与配置 AIT 的 AIM-pHRT 数据比较列于表 12.1。

表 12.1　ACI 配置美国药典和欧洲药典导入端口，与 HRT 沉积相关的参数检测用简化撞击器（AIM-pHRT）配置美国药典和欧洲药典导入端口和 AIT 端口时每揿喷出的沙丁胺醇剂量（μg）[42]

装置	AIM-pHRT	ACI	
位置	AIT	AIT	美国药典和欧洲药典
吸入接口器和接口	54.7±3.6	52.9±2.3	55.0±4.9
层级 0		2.3±0.3	5.4±0.9
层级 1		1.4±7 0.1	2.5±0.2
层级 2	4.5±0.7	1.9±0.1	2.6±0.4

续表

装置	AIM-pHRT	ACI	
位置	AIT	AIT	美国药典和欧洲药典
层级 3		8.4±0.6	9.6±1.0
层级 4		17.9±1.3	15.7±2.2
层级 5	39.6±4.0	10.5±1.3	8.5±0.8
层级 6		1.0±0.1	1.0±0.1
层级 7		0.3±0.1	0.3±0.1
过滤器	1.7±0.3	0.7±0.3	0.8±0.2
剂量阀外剂量(TM_{exMVM})	100.5±7.7	97.2±4.9	101.5±9.5
撞击器质量分布(IM)	45.8±4.9	44.2±3.0	46.5±4.6

注：$n=5$ 每个装置和导入端口重复试验 5 次；平均值±SD。

沙丁胺醇吸入气雾剂单次试验总质量回收率小于标示量（100μg/喷次）的±16%，大多数数值在标示量的±10%。AIM-pHRT、ACI-AIT 和 ACI-Ph. Eur. /USP 配置组的组间质量回收率值（μg/喷次；平均值±标准偏差）相当（单因素方差分析，$p=0.64$），分别为 100.5±7.7、97.2±4.9 和 101.5±9.5。对于特定的经口吸入制剂，无论采用哪种配置进行评价，这些系统适用性数据都接近期望值，表明了药物的内部损耗是最低的。

每个层级的沉积数据重现性都很好，不同配置间的变异系数（C-of-V）相当，当减小药物绝对质量时，变异系数增加，符合预期，因为这些数值更加接近最低检测限，即 0.1μg 沙丁胺醇/喷。

相应的空气动力学粒径分布（APSD），无论是用计量器外沙丁胺醇总剂量表示［TM_{exMVM}，图 12.12(a)］，还是用从全分辨 ACI 中收集到的药量表示［图 12.12(b) 中的 IM］，都表明用 AIT 代替 USP/Ph. Eur. 中的导入端口会使结果稍微向细粒径偏移，而且通过对几何标准差（GSD）的比较发现，减少了 APSD 的“扩展”。然而，虽然测得的 $MMAD$ 值的减小不显著，但是相应的几何标准差的减小很显著（表 12.2）。

表 12.2 基于撞击器粒子质量（*ISM*）对沙丁胺醇定量吸入气雾剂（100μg/喷次）的累积质量加权 APSD 粒度分布曲线的描述性统计[42]

配置	ACI-AIT 导入端口	ACI-USP/Ph. Eur. 导入端口
$MMAD$/μm	2.7±0.0	3.0±0.1
GSD	1.6±0.0	2.1±0.3

注：$n=5$ 为每个装置和导入端口重复试验 5 次；平均值±SD。

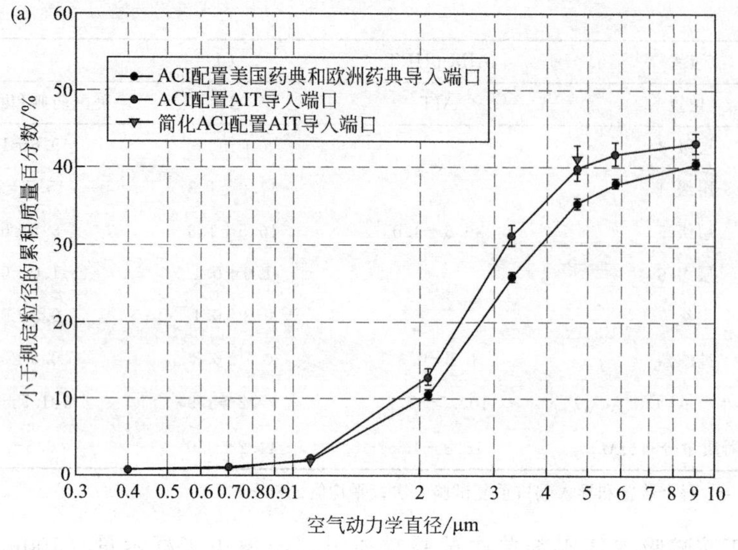

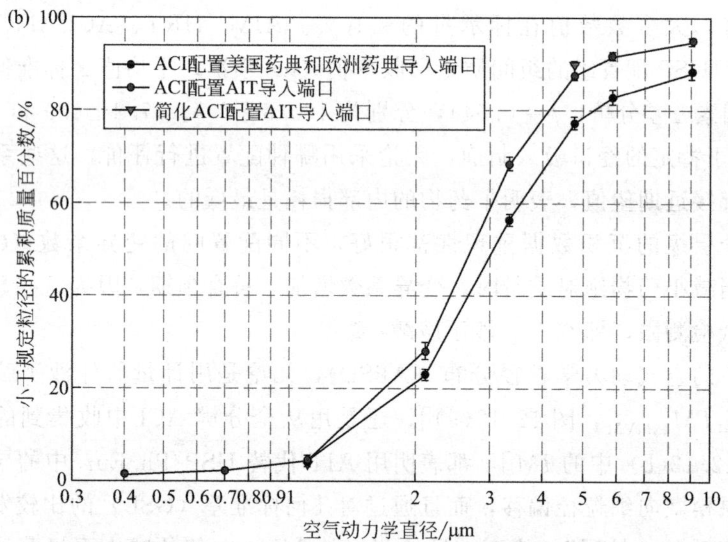

图 12.12 流速为 28.3L/min 时用全分辨 ACI 对沙丁胺醇定量吸入气雾剂累积质量加权 APSD 粒度分布曲线与用配置 AIT 的 HRT 沉积相关的参数检测用简化撞击器（AIM-pHRT）测量的 $FPF_{<4.7\mu m}$ 和 $EPF_{<1.1\mu m}$ 的比较[42]：

(a) 根据剂量阀外剂量（TM_{exMVM}）；(b) 根据撞击器质量分布（IM）

这种现象与之前同组人员用新一代药学撞击器（Next Generation Pharmaceutical Impactor，NGI）对类似的沙丁胺醇定量吸入气雾剂在较高流速下取样（30L/min）时所获得的研究结果一致[45]［图 12.13(a)］。

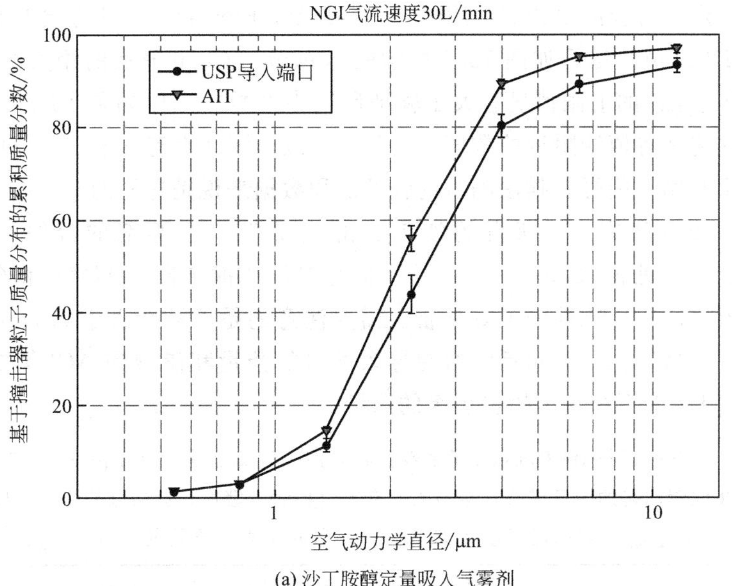

(a) 沙丁胺醇定量吸入气雾剂

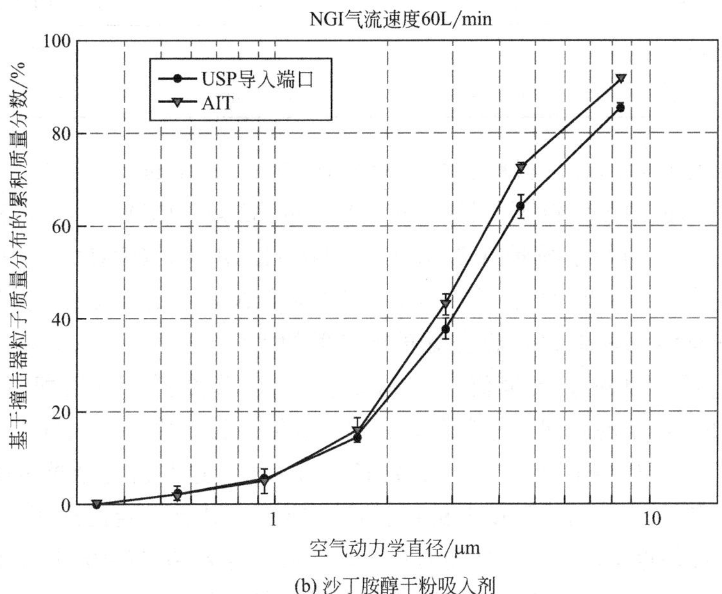

(b) 沙丁胺醇干粉吸入剂

图 12.13 比较配置 Ph. Eur. /US 和 AIT 导入端口的 NGI 测定沙丁胺醇定量吸入气雾剂（气流速度 30L/min）[42]

之前的研究中[45]，在对干粉吸入制剂进行评价时也发现，APSD 值向细粒径方向偏移［图 12.13(b)］。总体而言，这些测量结果表明用配置 AIT 的撞击器测定气溶胶的 APSD 比用配置 USP/Ph. Eur 导入端口的撞击器能得到更高的 FPF 值。尽管如图 12.5 所示的 Newman-Chan 开展的相关性[2] 研究显示 $FPF_{6.8um}$ 的上限值显著大于验证研究中的数值，但如果 FPF 保持在上限值，这将和等值线附近的数值移动趋势一致，因此更有利于证明体内外相关性，至少对用 γ 闪烁扫描法测得的肺部沉积数据来说是这样的。

Copley 等研究[42] 获得的沙丁胺醇定量吸入气雾剂的分组沉积数据（mean±SD）见表 12.3，这些数据可能是对简化撞击器（AIM）和全分辨级联撞击器（CI）可比性的最好评价。需要注意的是，粒径大于 4.7μm 的粗粒子质量（$CPM_{>4.7\mu m}$）包括滞留在导入端口的药量和渗透到 ACI 第二层级或者 AIM-pHRT 系统的上撞击层级的药量。

表 12.3 分别用与 HRT 沉积相关的参数检测用简化撞击器（AIM-pHRT）和全分辨 ACI 配置测得的沙丁胺醇定量吸入气雾剂（100μg/喷次）计量阀外粗粒子质量 $CPM_{>4.7\mu m}$、细微粒子质量 $FPM_{<4.7\mu m}$ 和超细微粒子质量 $EPM_{<1.1\mu m}$[42]

计量学参数（平均值±SD）	配置 AIT 的 AIM-pHRT /(μg/喷次)	配置 AIT 的 ACI /(μg/喷次)	配置 USP/Ph. Eur. 导入端口的 ACI/(μg/喷次)
$CPM_{>4.7\mu m}$	59.2±4.2	58.4±2.4	65.6±5.8
$FPM_{<4.7\mu m}$	41.3±4.2	38.7±3.0	35.9±3.8

粒径大于 4.7μm 的粗粒子质量（Coarse Particle Mass，$CPM_{>4.7\mu m}$）、粒径小于 4.7μm 的细微粒子质量（Fine Particle Mass，$FPM_{<4.7\mu m}$）和粒径小于 1.1μm 超细微粒子质量（Extra-Fine Particle Mass，$EPM_{<1.1\mu m}$）的数值都可通过单一组分沉积数据计算出来，这些数值决定了定量吸入气雾剂阀外剂量，数据总结见表 12.3。将全分辨撞击器的 USP/Ph. Eur. 标准导入端口用 AIT 替代后，粗粒子质量值（$CPM_{>4.7\mu m}$）显著降低，与用配置 AIT 的 AIM-pHRT 测定的相同计量学参数一致。对细微粒子质量（$FPM_{<4.7\mu m}$）和超细微粒子质量（$EPM_{<1.1\mu m}$）的数值影响不大。这些研究结果表明与全分辨级联撞击器相比，配置 AIT 的简化撞击器系统具有一定的适用性。同时，这些研究结果也指出，正如预期的那样，与通过导入端口渗透到 CI 的剂量相比，导入端口的改变对停留在气道部分的剂量有更大的影响。

不同的质量分数值［粗粒子质量（$CPM_{>4.7\mu m}$）、细微粒子质量（$FPM_{<4.7\mu m}$）和超细微粒子质量（$EPM_{<1.1\mu m}$）］见表 12.4，这些数据是根据从接口器、导入端口和撞击器中回收得到的总药量（Total Mass，TM_{exMVM}）计算出来的。$CPF_{>4.7\mu m}$ 和 $FPF_{<4.7\mu m}$ 的变异系数值（C-of-V）小于 5%且重现性好，相应的 $EPF_{<1.1\mu m}$ 的变异系数值在 11.8%～20.0%之

间，表明粒径小于 1.1μm 的药物量很少。不同配置间所测得数据的差异很小（表 12.1），这是因为和药物在撞击器的质量分布（IM）相比，在导入端口的气道内收集到的药物绝对质量大。

表 12.4　分别用与 HRT 沉积相关的参数检测用简化撞击器（AIM-pHRT）和全分辨 ACI 配置测得的基于计量阀外质量（TM_{exMVM}）的沙丁胺醇定量吸入气雾剂（100μg/喷次）的粗粒子质量分数 $CPF_{>4.7\mu m}$、细微粒子质量分数 $FPF_{<4.7\mu m}$、超细微粒子质量分数 $EPF_{<1.1\mu m}$[42]

测得总质量	计量学参数（平均值±SD）	配置 AIT 的 AIM-pHRT/%	配置 AIT 的 ACI/%
TM_{exMVM}	$CPF_{>4.7\mu m}$	58.9±1.8	60.2±1.5
	$FPF_{<4.7\mu m}$	41.1±1.8	39.8±1.5
	$EPF_{<1.1\mu m}$	1.7±0.2	2.0±0.4

如果只是基于在撞击器内收集到的药物质量［表 12.4 中撞击器质量分布（IM）］计算粗粒子质量（$CPM_{>4.7\mu m}$）、细微粒子质量（$FPM_{<4.7\mu m}$）和超细微粒子质量（$EPM_{<1.1\mu m}$）的数值，结果表明，其能更有效地识别不同配置系统间的差异。

因此，现在的 $CPF_{>4.7\mu m}$ 值仅取决于从 ACI 的第 0 到第 2 层级中收集到的药量，或从 AIM-pHRT 系统的第一层级中收集到的药量，与用 ACI-AIT 配置测得的 $CPF_{>4.7\mu m}$ 结果相比（12.5 %±1.0 %），ACI-Ph. Eur. /USP 系统测得的数值显著增加（22.8%±1.4 %）。

由 AIM-pHRT 系统测量得到的粗粒子质量分数（$CPF_{>4.7\mu m}$）值为（9.8±0.6)%，略低于由 ACI-AIT 配置得到的数据。然而，根据去除中间层级对测量效果的影响进行理论分析，可以预期到这样的差异，这是因为实际上撞击器层级对于粒径的选择性并不完善，这从撞击器层级收集效率-粒子空气动力学直径曲线的偏差就可以体现出来，在每个层级合适的有效截止直径是由阶梯函数计算出来的。这一行为已经在第 2 章中详细论述过[46]，并说明了在用简化撞击器系统做最精确的测量时，评估移除层级对 CI 效能影响的重要性。

12.4　完整 AIM-pHRT 系统的进一步改进

有两项措施可以进一步改进所测得的经口吸入制剂的粒径计量学参数与气雾剂临床实际应用间的关联性。第一项措施是模仿吸入过程来操作吸入器[47]，第二项措施是连接导入端口和符合解剖学的婴儿、幼儿和成人脸部模型，用面罩作为与患者的连接界面来测试经口吸入制剂和附加装置[48]。这两项改进措施都同样适用于全分辨和简化的级联撞击器测量。

干粉吸入制剂的测试必然包括吸入模拟，但是药典方法却通过固定压力差（4kPa）和固定取样量（4L）的方式[49,50]来模拟，在这种情况下，吸入剂可能与在患者实际应用时表现出的效能不同，患者的吸气速度-时间曲线会因年龄、阻塞性肺病的严重程度等情况不同而与标准条件有显著差异[51]。虽然将CI与某些类型的呼吸模拟器连接很困难，并且需要确保通过撞击器的气流始终保持恒速，Daniels 和 Hamilton 研究出的电子 e-Lung™[52] 可能会解决这个问题（图 12.14）。在第 10 章已经讨论过他们对于快筛撞击器（FSI）与全分辨 NGI 的比较评估[53]，他们演示了如何应用通过反馈回路连接到电子肺 e-Lung™ 上的一个可编程的波纹管装置，来改变压力降-时间曲线。他们在实验过程中获得了重大发现，在 CI 测试中通过对干粉吸入制剂的“吸入”过程去耦，在恒定流速下取样，就可以避免由于不同的气流速度提升曲线引起的简化和全分辨 CI 测试偏差。

本章需要特别注意的是，他们利用了模型，把符合解剖学的成年人导入端口连接到他们的 DPI 上。另外，他们能够模拟患有哮喘和慢性阻塞性肺病（COPD）患者的实际用药情况[53]。该装置如图 12.14 所示。

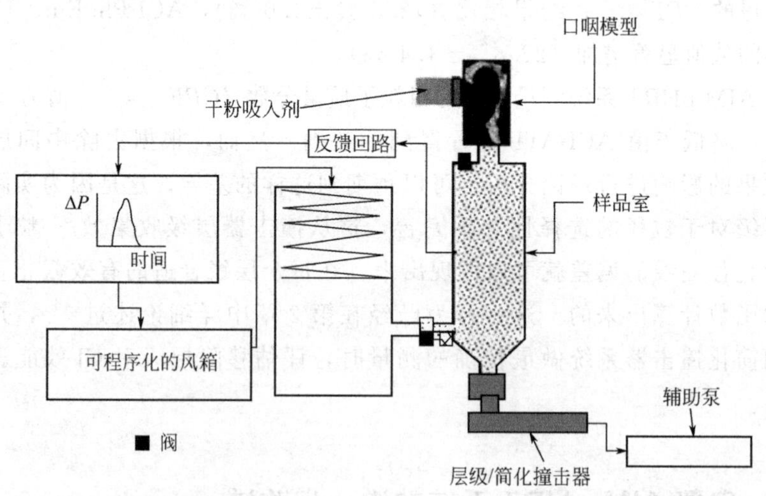

图 12.14 基于可编程的波纹管装置的，能模拟患者压降-呼吸气流变化的电子肺 e-Lung™[53]

另外一个有前景的新进展是混合导入端口，最初由 Miller 研制[54]，现在已经可以在市场上买到（英国 Copley 科技有限公司，也可以通过 RDD 在线和美国弗吉尼亚州立联邦大学购买），这种混合导入端口可插在吸入器和 CI 中间，以便通过呼吸模拟来评价吸入器。为便于讨论，这里把这种装置称为“Miller”混合导入端口。在销售说明书中描述的基本设置里，可以用一呼吸模拟器（图 12.15）调控吸入器里连续可变的气流-时间曲线，该呼吸模拟器可连接到混合器的侧枝上。压缩空气源也向侧枝提供恒定流速的气流（Q_{const}）。采用这种方式，通过撞击器的气流保持恒定在 $Q_{CI\text{-}const}$，确保在即使通过装置本身的流速［$Q_{br\text{-}sim}(t)$］很低时也会有很好的空气动力学特性。另外，在该配置中 $Q_{br\text{-}sim}(t)$ 总是低于 $Q_{CI\text{-}const}$。

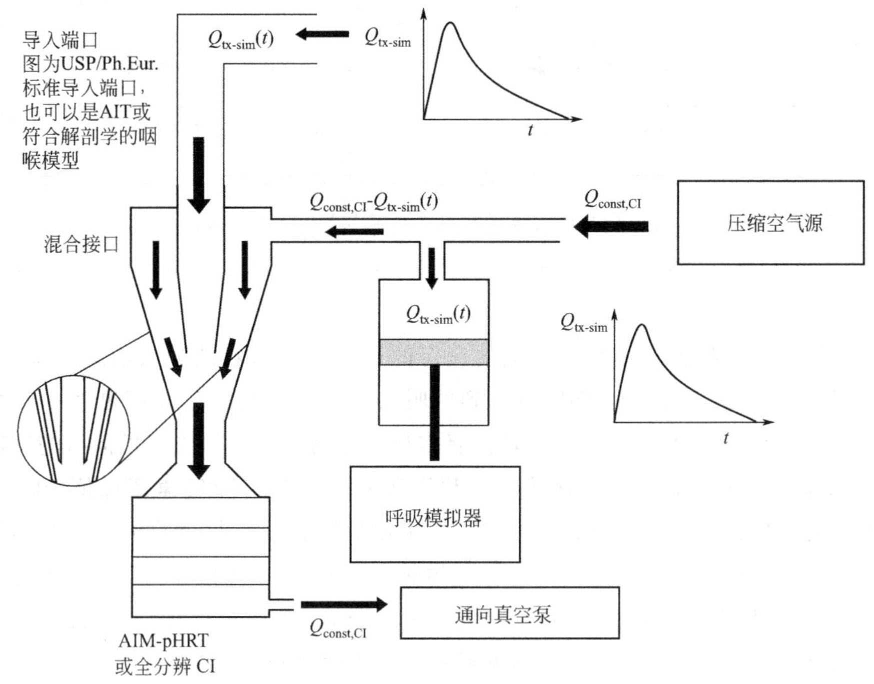

图 12.15　Miller 混合接口，包括呼吸模拟器和 AIM-pHRT CI
（根据 Copley 科技有限公司提供的示意图改编）

这种接口已被 Olson 等[55] 用于干粉吸入剂的评价，在弱、中、强三种不同的成人呼吸环境下，利用真实呼吸道模型评估了干粉吸入剂的性能（表 12.5）。他们与全分辨 NGI 结合使用的实验装置如图 12.16 所示，测试流速为 80L/min。

表 12.5 Olson[55] 等在应用如图 12.15 所示的混合导入端口配置，研究干粉吸入器效能时的吸气曲线参数，其干粉吸入器的流动阻力为 $66Pa^{0.5}/sL$[55]

曲线	呼吸速率峰值，PIFR/(L/min)	气流增加速率，$FIR_{10\sim30L/min}$/(L/s^2)
弱	65	4.0
中	77	5.9
强	92	13.5

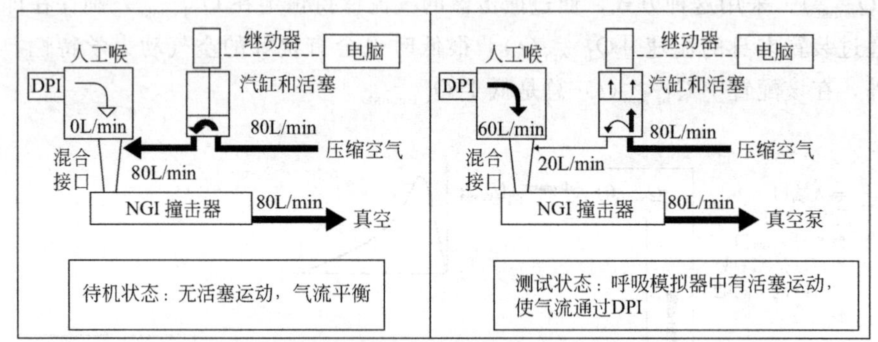

图 12.16 Olson 等人研发出的吸气模拟器，应用 Miller 混合接口，并用全分辨 NGI 代表 CI 系统，也可以用基于 AIM 的 CI[55]

Olson 等人报道，用呼吸模拟器获得的目标成年患者的吸入曲线（虚线）和中等流速下评价的一种 DPI 所得到的吸入曲线（实线）呈现高度的一致性(图 12.17)。他们报道说，当 NGI 的真空机流速与压缩空气流相抵消后的流速在±0.05L/min 时，接口流速为“待机”模式，并且当吸气速率峰值 PIF 为 70L/min，$FIR_{10\sim30L/min}$ 为 8L/s^2 时，呼吸模拟器的吸气曲线的重现性变异系数约为 1%。这些研究结果表明，该配置可满足常规应用中对稳定性和重现性的要求。在本章的介绍中，NGI 能够被基于 AIM 的级联撞击器所取代，其中最方便的是在第 10 章中讨论过的缩减型新一代撞击器（rNGI)。

“Miller” 混合接口还可以用于评价附加装置，如阀门式储雾器（VHC)，因为最好在模拟潮汐呼吸时评价这些装置[56]。Miller 混合接口接入 MDI 和相应的 VHC 体系如图 12.18 所示，需要注意的是，该系统有流进和流出呼吸模拟器的双向流，说明该模拟器将呼吸循环的呼气部分也考虑在内了。在该测试中所使用的呼吸曲线 $Q(t)$，用 $PIFR$ 表示吸气速率峰值，该呼吸曲线可能是由病人产生的，或是一个理想的波形。呼气曲线是否精确并不太重要，因为它的功能是在阀门式储雾器测试中关闭吸气阀和打开呼气阀（如果配备了该阀门)。然而，它的持续时间应该能反映出预期的病人年龄组模型的占空比（吸气时间占呼吸周期总时间的百分比），例如成人为 33%，儿童为 25%。

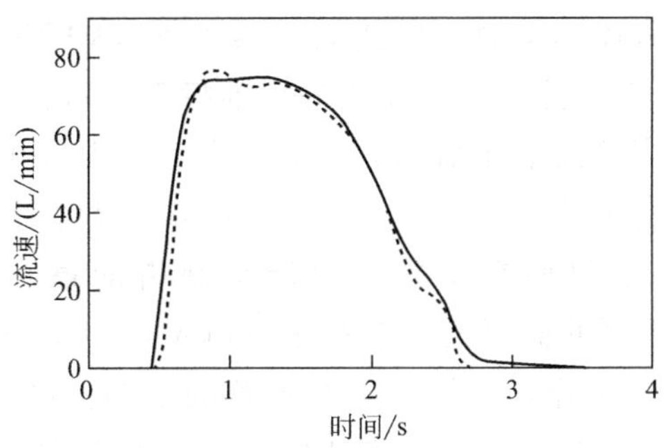

图 12.17　Olson 等人在验证吸入模拟器-混合接口-CI 测量系统时，目标曲线（虚线）与所产生的 DPI 中等流速下吸入曲线（实线）[55]

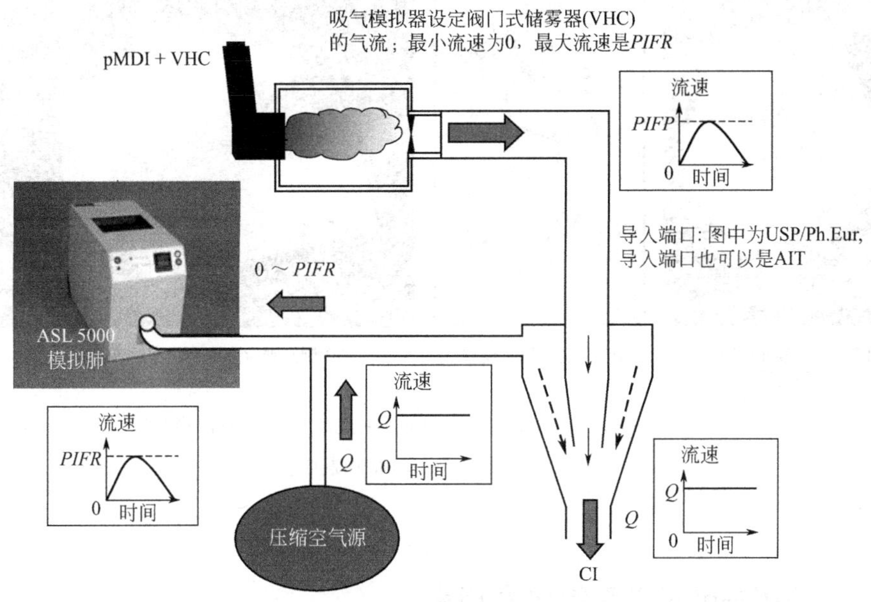

图 12.18　Miller 混合接口接入 MDI 和相应 VHC 的示意图（*PIFR* 表示吸气速率峰值）

这样的配置使得它可以运行超过一个呼吸周期（即在评估拟用于婴儿或小孩的装置时，可能需要一次以上的呼吸才能空腔[57]）。这样的配置原则上可以和 AIM-pHRT 撞击器以及理想化的或符合解剖学的接口联合应用。这种类型的配置在利用实验室装置模拟病人方面反映了当前的发展水平，但仍然需要做大量工作来验证这些方法，以了解它们的局限性。

婴幼儿不能用接口器作为给药接口，必须使用规定的面罩呼吸器[57,58]。尽管已有关于带有人脸面罩时阀门式储雾器面罩（VHC-Facemask）产品的体外性能研究[59]，但仍然没有商业化的标准模型。这样的模型应该包含面部软组织，以保证当该面罩在临床适宜的压力范围内应用时[60]，面罩与脸之间的内部死腔与实际情况相近。如果将它们与符合解剖学的上呼吸道模型联合使用，这可能是目前在实验室里能够获得的最贴近临床实际的方法[61,62]。ADAM-Ⅲ婴儿面部模型是基于 Storey-Bischoff 和他的同事在埃德蒙顿阿尔伯塔大学的工作，应用一个符合解剖学的鼻咽上呼吸道模型，由 Trudell 医学国际研发出来的[63]。图 12.19 是目前这种类型吸入器的工艺模型。

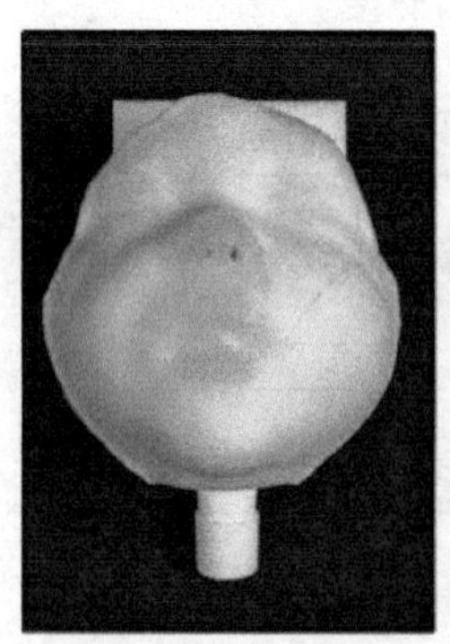
(a) 7个月大婴儿面部模型正面图

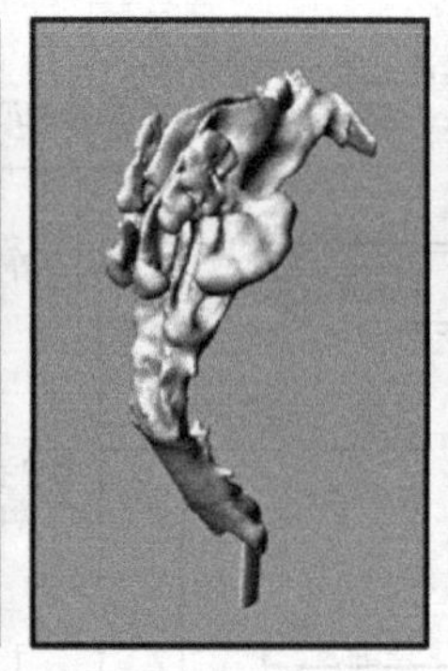
(b) 鼻咽部气道模型

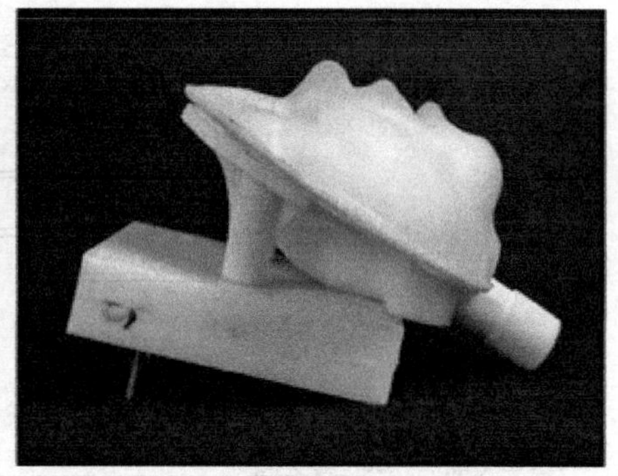
(c) 侧面观察与面部模型相连的呼吸道

图 12.19 配置有符合解剖学鼻咽的 ADAM-Ⅲ婴儿面部模型[61]
（鼻咽模型由 W. Finlay 提供）

12.5 AIM-pHRT 系统研发指南

如果想要优化其他全分辨撞击器（非 ACI 和 NGI）或研发一个新的简化装置，一个阐述 AIM-pHRT 系统构成的指南将会很有帮助。基于迄今为止所获得的相关知识，AIM-pHRT 系统应考虑以下几个方面（参见本章和第 10 章中描述的验证性研究）：

（1）应该使用符合解剖学的接口，如 Alberta 人工喉（成人）模型或符合解剖学的上呼吸道模型。如果使用模型，该模型最好从核磁共振成像获得，而不是直接从尸体的气道获取，以避免可能由于组织塌陷所引起的气道变形。接口的内表面应该用一个适宜的低挥发性液体彻底润湿，以模拟黏膜作为微粒收集媒介的功能。

（2）在撞击器的第一层级前的死腔应尽可能地与作为参考装置的全分辨撞击器相匹配，特别是当测定含有低挥发性物质的 MDI 液体处方或 DPI 时，气流上升速度-时间曲线最好与全分辨撞击器系统完全一致。在 DPI 测试中，添加一个第一撞击层级以匹配全分辨撞击器并不足以模拟出全分辨撞击器的体积和流动阻力。

（3）对于 ACI，在实际应用中可以保留简化撞击器的多余层级，但将它们放在过滤层级下（如：在撞击器中层级的顺序为 0、2、5、过滤器、1、3、4、6、7）来实现这一目标。

（4）第一个粒径分布分数层级能将细微颗粒从粗颗粒中分离出来，应该在预期使用的流速下将 d_{50} 的大小选定为尽可能接近 5μm（空气动力学直径）。但需要注意的是，如果检测用于婴幼儿的 OIP 及其附加装置，空气动力学直径界限选择在接近 3μm 是合理的[64]。

（5）第二个粒径分布分数层级能将超细微颗粒从细微颗粒中分离出来，在预期使用的流速下空气动力学直径 d_{50} 值应选择接近 1.0μm，因为这个数值大小代表了粒径的上限，小于此粒径的大部分颗粒可能被吸入后在肺部没有沉积就被呼出了[65]。

（6）应该有一个备用过滤器用于收集超细微颗粒。需要注意的是，仅当流速大于 30L/min 时，微孔收集器（MOC）才适用于改进的 NGI 中，例如在流速为 15L/min 时评价喷雾系统就不适用[66]。

在此基础上，将快筛撞击器 FSI（美国明尼苏达州圣保罗 MSP 公司）或任何类似的撞击器，改进为 AIM-pHRT 系统都是有局限性的，即使它可以轻松地配置一个符合解剖学的咽喉模型。这是因为它的死体积是固定的，它缺乏用于捕获超微细粒子分数（*EPF*）的第二个粒径分布分数层级。无论如何，这些简化级联撞击器仍然可以用来测定微细粒子分数（*FPF*）/粗粒子分数（*CPF*），固定死体积这一局限性的重要程度可能依 DPI 的不同而不同。

（张　兰　毛世瑞　译）

参考文献

1. Mitchell JP, Newman SP, Chan H-K (2007) In vitro and in vivo aspects of cascade impactor tests and inhaler performance: a review. AAPS PharmSciTech 8(4): article 24 at: http://www.aapspharmscitech.org/view.asp?art=pt0804110. Accessed 23 Jan 2012
2. Newman SP, Chan H-K (2008) In vitro/in vivo comparisons in pulmonary drug delivery. J Aerosol Med 21(1):1–8
3. Gonda I (1990) Aerosols for delivery of therapeutic and diagnostic agents to the respiratory tract. Crit Rev Ther Drug Carrier Syst 7:273–313
4. Patton JS, Bukar JG, Eldon MA (2004) Clinical pharmacokinetics and pharmacodynamics of inhaled insulin. Clin Pharmacokinet 43(12):781–801
5. Usmani OS, Biddiscombe MF, Nightingale JA, Underwood SR, Barnes PJ (2003) Effects of bronchodilator particle size in asthmatic patients using monodisperse aerosols. J Appl Physiol 95(5):2106–2112
6. Usmani OS, Biddiscombe MF, Barnes PJ (2005) Regional lung deposition and bronchodilator response as a Function of β_2-agonist particle size. Am J Respir Crit Care Med 172(12): 1497–1504
7. Dunbar C, Mitchell JP (2005) Analysis of cascade impactor mass distributions. J Aerosol Med 18(4):439–451
8. Vincent JH (1995) The inhalation of aerosols. In: Vincent JH (ed) Aerosol science for industrial hygienists. Pergamon Press, Oxford, pp 136–155
9. Dolovich MB, Rhem R (1998) Impact of oropharyngeal deposition on inhaled dose. J Aerosol Med 11(S1):S112–S115
10. Borgström L, Olsson B, Thorsson L (2006) Degree of throat deposition can explain the variability in lung deposition of inhaled drugs. J Aerosol Med 19(4):473–483
11. Cheng YS, Zhou Y, Chen BT (1999) Particle deposition in a cast of human oral airways. Aerosol Sci Technol 31(4):286–300
12. Swift DL (1992) Apparatus and method for measuring regional distribution of therapeutic aerosols and comparing delivery systems. J Aerosol Sci 23(S1):S495–S498
13. Berg E (1995) In vitro properties of pressurized metered dose inhalers with and without spacer devices. J Aerosol Med 8(S3):S3–S11
14. Velasquez DJ, Gabrio B (1998) Metered dose inhaler aerosol deposition in a model of the human respiratory system and a comparison with clinical deposition studies. J Aerosol Med 11(S1):S23–S28
15. Daley-Yates PT, Parkins DA, Thomas MJ, Gillett B, House KW, Ortega HG (2009) Pharmacokinetic, pharmacodynamic, efficacy, and safety data from two randomized, double-blind studies in patients with asthma and an in vitro study comparing two dry-powder inhalers delivering a combination of salmeterol 50 μg and fluticasone propionate 250 μg: implications for establishing bioequivalence of inhaled products. Clin Thera 31(2):370–385
16. Grgic B, Finlay WH, Burnell PKP, Heenan AF (2004) In vitro intersubject and intrasubject deposition measurements in realistic mouth-throat geometries. J Aerosol Sci 35(8):1025–1040
17. Finlay WH (2012) New validated extrathoracic and pulmonary deposition models for infants and children. In: Dalby RN, Byron PR, Peart J, Suman JD, Farr SJ, Young PM (eds) Respiratory drug delivery-2012. Davis HealthCare International Publishing, River Grove, IL, pp 325–336
18. Golshahi L, Noga ML, Thompson RB, Finlay WH (2011) In vitro deposition measurement of inhaled micrometer-sized particles in nasal airways of children and adolescents during nose breathing. J Aerosol Sci 42(7):474–488
19. Golshahi L, Noga ML, Finlay WH (2012) Deposition of inhaled micrometer-sized particles in oropharyngeal airway replicas of children at constant flow rates. J Aerosol Sci 49(1):21–31
20. Rennard SI (2005) Anticholinergics in combination bronchodilator therapy in COPD. In: Spector SL (ed) Anticholinergic agents in the lower and upper airways. Dekker, New York, NY, pp 97–111

21. Szefler SJ, Martin RJ, King TS, Boushey HA, Cherniack RM, Chinchilli VM, Craig TJ, Dolovich M, Drazen JM, Fagan JK, Fahy JV, Fish JE, Ford JG, Israel E, Kiley J, Kraft M, Lazarus SC, Lemanske RF, Mauger E, Peters SP, Sorkness CA (2002) Significant variability in response to inhaled steroids for persistent asthma. J Allergy Clin Immunol 109(3):S410–S418
22. Everard ML, Dolovich MB (2002) In vivo measurements of lung dose. In: Bisgaard H, O'Callaghan C, Smaldone GC (eds) Drug delivery to the lung. Dekker, New York, NY, pp 173–209
23. Dolovich MB (1993) Lung dose, distribution, and clinical response to therapeutic aerosols. Aerosol Sci Technol 18(3):230–240
24. American Thoracic Society (ATS) (1995) Standardization of spirometry—1994 update. Am J Respir Crit Care Med 152(3):1107–1136
25. Tougas TP, Christopher D, Mitchell JP, Strickland H, Wyka B, Van Oort M, Lyapustina S (2009) Improved quality control metrics for cascade impaction measurements of orally inhaled drug products (OIPs). AAPS PharmSciTech 10(4):1276–1285
26. Mitchell JP, Nagel MW (2003) Cascade impactors for the size characterization of aerosols from medical inhalers: their uses and limitations. J Aerosol Med 16(4):341–377
27. Olsson B, Borgstrom L, Asking L, Bondesson E (1996) Effect of inlet throat on the correlation between measured fine particle dose and lung deposition. In: Dalby RN, Byron PR, Farr SJ (eds) Respiratory drug delivery-V. Interpharm Press, Buffalo Grove, IL, pp 273–282
28. Ehtezazi T, Horsfield MA, Barry PW, O'Callaghan C (2004) Dynamic change of the upper airway during inhalation via aerosol devices. J Aerosol Med 17(4):325–334
29. Ehtezazi T, Southern KW, Allanson D, Jenkinson I, O'Callaghan C (2005) Suitability of the upper airway models obtained from MRI studies in simulating drug lung deposition from inhalers. Pharm Res 22(1):166–170
30. Swift DL (1994) The oral airway—a conduit or collector for pharmaceutical aerosols. In: Byron P, Dalby RN, Farr SJ (eds) Respiratory drug delivery IV. Interpharm Press, Buffalo Grove, IL, pp 187–195
31. COPHIT Consortium (2012) Anatomic oropharyngeal model, at: http://www.isam.org/. Visited 25 June 2012
32. McRobbie DW, Pritchard S, Quest RA (2003) Studies of the human oropharyngeal airspaces using magnetic resonance imaging. I. Validation of a three-dimensional MRI method for producing ex vivo virtual and physical casts of the oropharyngeal airways during inspiration. J Aerosol Med 16(4):401–415
33. Ilie M, Matida EA, Finlay WH (2008) Asymmetrical aerosol deposition in an idealized mouth with a DPI mouthpiece inlet. Aerosol Sci Technol 42(1):10–17
34. Zhang Y, Gilbertson K, Finlay WH (2007) In vivo-in vitro comparison of deposition in three mouth-throat models with Qvar and Turbuhaler inhalers. J Aerosol Med 20(3):227–235
35. Stapleton KW, Guentsch E, Hoskinson MK, Finlay WH (2000) On the suitability of k-turbulence modeling for aerosol deposition in the mouth and throat: a comparison with experiment. J Aerosol Sci 31(6):731–749
36. Grgic B, Finlay WH, Heenan AF (2004) Regional aerosol deposition and flow measurements in an idealized mouth and throat. J Aerosol Sci 35(1):21–32
37. Stocks J, Hislop AA (2002) Structure and function of the respiratory system. In: Bisgaard H, O'Callaghan C, Smaldone GC (eds) Drug delivery to the lung. Dekker, New York, NY, pp 47–104
38. Everard ML (2004) Inhaler devices in infants and children: challenges and solutions. J Aerosol Med 17(2):186–195
39. Mitchell JP, Nagel MW, Doyle C, Ali RS, Avvakoumova V, Christopher D, Quiroz J, Strickland H, Tougas T, Lyapustina S (2010) Relative precision of inhaler aerodynamic particle size distribution (APSD) metrics by full resolution and abbreviated Andersen Cascade Impactors (ACIs): Part 1. AAPS PharmSciTech 11(2):843–851
40. Mitchell JP, Nagel MW, Doyle C, Ali RS, Avvakoumova V, Christopher D, Quiroz J, Strickland H, Tougas T, Lyapustina S (2010) Relative precision of inhaler aerodynamic particle size

distribution (APSD) metrics by full resolution and abbreviated Andersen Cascade Impactors (ACIs): Part 2—Investigation of bias in extra-fine mass fraction with AIM-HRT impactor. AAPS PharmSciTech 11(3):1115–1118

41. Chambers FE, Smurthwaite M (2012) Comparative performance evaluation of the Westech Fine Particle Dose (FPD) impactor. In: Dalby RN, Byron PR, Peart J, Suman JD, Farr SJ, Young PM (eds) Respiratory drug delivery-2012. Davis HealthCare International Publishing, River Grove, IL, pp 553–558
42. Mitchell JP, Copley M, Sizer Y, Russell T, Solomon D (2012) Adapting the Abbreviated Impactor Measurement (AIM) concept to make appropriate inhaler aerosol measurements to compare with clinical data: a scoping study with the "Alberta" Idealized Throat (AIT) inlet. J Aerosol Med Pulm Drug Deliv 25(4):188–197
43. Ehtezazi T, Saleem I, Shrubb I, Allanson ID, O'Callaghan C (2010) The interaction between the oropharyngeal geometry and aerosols via pressurized metered dose inhalers. Pharm Res 27(1):175–186
44. Mitchell JP, Nagel MW, Avvakoumova V, MacKay H, Ali R (2009) The abbreviated impactor measurement (AIM) concept: part 1—influence of particle bounce and re-entrainment—evaluation with a "dry" pressurized metered dose inhaler (MDI)-based formulation. AAPS PharmSciTech 10(1):243–251
45. Copley M, Mitchell J, Solomon D (2011) Evaluating the Alberta throat: an innovation to support the acquisition of more clinically applicable aerosol aerodynamic particle size distribution (APSD) data in oral inhaled product (OIP) development. Inhalation 5(4):12–16
46. Roberts DL, Mitchell JP (2011) Influence of stage efficiency curves on interpretation of abbreviated impactor data. Drug delivery to the lungs-22, The Aerosol Society, Edinburgh, UK, pp 177–180. Available at: http://ddl-conference.org.uk/index.php?q=previous_conferences. Visited 4 Aug 2012
47. Dolovich MB, Mitchell JP (2004) Canadian Standards Association standard CAN/CSA/Z264.1-02:2002: a new voluntary standard for spacers and holding chambers used with pressurized metered-dose inhalers. Can Respir J 11(7):489–495
48. Mitchell JP, Nagel M, Finlay B (2011) Advances in models for laboratory testing of inhalers: there's more to it than meets the nose or mouth—The ADAM face models. In: Dalby RN, Byron PR, Peart J, Suman JD, Farr SJ, Young PM (eds) Respiratory drug delivery Europe-2011. Davis Healthcare International Publishing LLC, River Grove, IL, pp 457–461
49. European Directorate for the Quality of Medicines and Healthcare (EDQM). Preparations for inhalation: aerodynamic assessment of fine particles. (2012) Section 2.9.18—European Pharmacopeia, Council of Europe, 67075 Strasbourg, France
50. United States Pharmacopeial Convention (2012) USP 35-NF 30 Chapter 601: Aerosols, nasal sprays, metered-dose inhalers and dry powder inhalers. Rockville, MD
51. Feddah MR, Brown KF, Gipps EM, Davies NM (2000) *In-vitro* characterisation of metered dose inhaler versus dry powder inhaler glucocorticoid products: influence of inspiratory flow rates. J Pharm Pharm Sci 3(3):317–324
52. Burnell PKP, Malton A, Reavill K, Ball MHE (1998) Design, validation and initial testing of the Electronic Lung™ device. J Aerosol Sci 29(8):1011–1025
53. Hamilton M, Daniels G (2011) Assessment of early screening methodology using the Next Generation and Fast Screen Impactor systems. Drug Delivery to the Lungs-22, The Aerosol Society, Edinburgh, UK, 22:355–358. Available at: http://ddl-conference.org.uk/index.php?q=previous_conferences. Visited 4 Aug 2012
54. Miller NC (2002) Apparatus and process for aerosol size measurement at varying gas flow rates. US Patent 6,435,004-B1
55. Olson B, Berg E, Svensson M (2010) Comparing aerosol size distributions that penetrate mouth-throat models under realistic inhalation conditions. In: Dalby RN, Byron PR, Peart J, Suman JD, Farr SJ, Young PM (eds) Respiratory drug delivery-2010. Davis Healthcare International Publishing, River Grove, IL, pp 225–234

56. Mitchell JP, Dolovich MB (2012) Clinically relevant test methods to establish in vitro equivalence for spacers and valved holding chambers used with pressurized metered dose inhalers (MDIs). J Aerosol Med Pulm Drug Deliv 25(4):217–242
57. Dolovich MB (2004) In my opinion: interview with the expert. Pediatr Asthma Allergy Immunol 17(4):292–300
58. Morton RW, Mitchell JP (2007) Design of facemasks for delivery of aerosol-based medication via pressurized metered dose inhaler with valved holding chamber: Key issues that affect performance. J Aerosol Med 20(S1):S29–S45
59. Finlay WH, Zuberbuhler P (1999) In vitro comparison of salbutamol hydrofluoroalkane (Airomir) metered dose inhaler aerosols inhaled during pediatric tidal breathing from five valved holding chambers. J Aerosol Med 12(4):285–291
60. Shah SA, Berlinski A, Rubin BK (2006) Force-dependent static dead space of face masks used with holding chambers. Respir Care 51(2):140–144
61. Mitchell JP, Finlay JB, Nuttall JM, Limbrick MR, Nagel MW, Avvakoumova V, MacKay H, Ali RS, Doyle CC (2011) Validation of a new model infant face with nasopharynx for the testing of valved holding chambers (VHCs) with facemask as a patient interface. In: Dalby RN, Byron PR, Peart J, Suman JD, Farr SJ (eds) Respiratory drug delivery-2010. Davis Healthcare International Publishing LLC, River Grove, IL, pp 777–780
62. Mitchell JP (2008) Appropriate face models for evaluating drug delivery in the laboratory: the current situation and prospects for future advances. J Aerosol Med 21(1):1–15
63. Storey-Bischoff J, Noga M, Finlay WH (2008) Deposition of micrometer-sized aerosol particles in infant nasal airway replicas. J Aerosol Sci 39(12):1055–1065
64. Newhouse MT (1998) The current laboratory determination of "Respirable Mass" is not clinically relevant. J Aerosol Med 11(S1):S122–S132
65. Labiris NR, Dolovich MB (2003) Pulmonary drug delivery. Part I: physiological factors affecting therapeutic effectiveness of aerosolized medications. Br J Clin Pharmacol 5(12):588–599
66. Marple VA, Olson BA, Santhanakrishnan K, Mitchell JP, Murray SC, Hudson-Curtis BL (2004) Next generation pharmaceutical impactor: a new impactor for pharmaceutical inhaler testing. Part III. Extension of archival calibration to 15 L/min. J Aerosol Med 17(4):335–343

第 13 章

简化撞击器测量（AIM）和高效数据分析（EDA）概念的未来展望

Terrence P. Tougas 和 Jolyon P. Mitchell

摘要：基于 2012 年中期的知识，本书在之前的章节中已经详细介绍了简化撞击器测量（Abbreviated Impactor Measurement，AIM）和高效数据分析（Efficient Data Analysis，EDA）的概念。这两个议题激发了相关人员对经口吸入制剂体外测试的极大兴趣，因而在今后几年很有可能有重大进展。本章首先着眼于 2011 年春季专题座谈会上提出的问题，在该座谈会上，来自工业界、学术界、药典委员会以及监管机构的代表们发表了他们关于这些话题的观点，并对未来可能的发展动态做了预测。本章的后续部分将探讨广泛应用 AIM 和 EDA 概念的一些观点。

（译者注：不同吸入制剂的测试要求需参考 2020 年版中国药典附录，MDI 和 DPI 开发的关键质量属性等内容可参考 2018 年美国 FDA 发布的定量吸入气雾剂（MDI）和干粉吸入剂（DPI）产品质量控制行业指南）

13.1 IPAC-RS 主办会议中讨论的问题：“高效数据分析方法和简化撞击器测量作为质量评估工具的前景”

国际药用气雾剂监管与研究协会（IPAC-RS）于 2011 年 5 月 6 日星期五主持召开了一场 *Respiratory Drug Delivery Europe 2011* 卫星会议，在该会议上，来自监管机构、药典和工业界的代表们做了简短报告。随后他们与听众展开了关于 EDA 和 AIM 技术和统计学方面的讨论，以及如何将 EDA 和 AIM 融入产品开发、注册和生产的生命周期中。大会报告和总结报告的内容都发布在了 IPAC-RS 的公开网站上[1]。首先需要说明的是，会议的任务是探讨经口吸入制剂质量控制的应用，所以不再讨论在 12 章中已经讨论过的关于 AIM 在获取更多合理的临床数据方面的潜在问题。

下面是专家组就“EDA 和 AIM 的技术层面：将 EDA 和 AIM 应用到研发中”这一主题所提出的第一组问题的回答。在需要解释的地方编辑在括号“[ ]”内添加了备注，对于有些回答，也以本书中其他部分的信息为基础添加了解释说明。

（1）每个产品都需要一个单独的撞击器吗？

不是的，我们只需要几个不同的分界点来界定大颗粒和小颗粒，因为 EDA 方法针对分界线（以 Tougas[2] 的研究为例，当 LPM/SPM 值介于 0.3 和 3.0 之间时性能稳定）的变动是稳健的。此外，所有呼吸系统药物都需要进入肺部，因此适宜的粒子大小总是在 2～3μm 空气动力学粒径左右。如果想要控制一个特定范围的粒径分布，可以考虑将分界点设置在一个不同的节点（远低于或远高于 2～3μm）。

（2）对于溶液型定量吸入制剂（MDI），质量控制时需要级联撞击器数据吗？还是测定给药量和粒径就足够了？

溶液剂比混悬剂更简单。激光衍射法可以用来测试液滴粒度，但是仍然需要对有效药物成分追溯以满足规定要求。对于吸入喷雾剂，建立追溯链是有可能的。EDA 也可以扩展应用于吸入喷雾剂中。

（3）如果产品存在问题或对于一个问题产品，EDA 能够检测吗？

简单的回答是能。EDA 是对当前 CI 检测的加强。然而，只有当你定义了“正确”产品的空气动力学粒径分布（Aerodynamic Particle Size Distribution，APSD）之后才能应用。EDA 对于 APSD 的变化比目前的方法更灵敏，所以，如果 APSD 改变了，你会得到“错误”的信号，但是你可能需要使用一种全分辨撞击器和/或其他的检测方法通过调查来判断出错原因。在当前系统中也做了超出标准限度（OOS）的调查。

（4）分析者和管理者需要知道怎样使用 EDA——不仅仅是了解其科学理论和统计数据的处理，还应该掌握实际的操作规范及其内涵，以更好地运用 EDA。我们期待 IPAC-RS 能给出所有的答案。

我们来探讨一下这个目标。为了达到这个目标，首先需要从使用者那里获取反馈信息。我们将会编写一本书作为 EDA 和 AIM 的“基本法则”。欧洲药用气雾剂组织的成员们（European Pharmaceutical Aerosol Group，EPAG）将会与 IPAC-RS 合作共同编写。此外，目前已经发表了一系列的文章[3]，并且更多的文章正在准备中，将会在不久的将来发表。

（5）当截止粒径［大粒子质量粒径（*LPM*）与小粒子质量粒径（*SPM*）的分界点］设置为质量中值空气动力学直径（*MMAD*）时，*LPM*/*SPM* 值特别有用。但是如果远远偏离 *MMAD* 值时，预期的理想 *LPM*/*SPM* 不是 1.0，那么究竟灵敏度出了什么问题？能够偏离 *MMAD* 多远？

只要 *LPM*/*SPM* 值的粒径分界线在 0.3～3.0 范围内，EDA 就能够正常运行。而且，目标（规定）不是使大粒子质量 *LPM* 和小粒子质量 *SPM* 的粒径分界线接近 1.0，而是接近在研发过程中所测定的值，即根据产品的 APSD 选定分界粒径值。

（6）FDA 使用了 EDA 或 AIM 的数据吗？

［Bill Doub，FDA St，Louis，MO］：在我的实验室里，我们研究了 4 种 CFC 定量吸入制剂和 5 种 HFA 定量吸入制剂（第 5 种 CFC 定量吸入制剂已失效）。我们试着通过引入促动间延迟、促动器清除以及研究不同的生命阶段来改变它们的空气动力学粒径分布。我们同时使用安德森级联撞击器（Andersen Cascade Impactor，ACI）研究了微细粒子量。由于患者抱怨 CFC-HFA 的差异性，所以我们开展了这些实验。通过全分辨级联撞击器（Full-Resolution Cascade Impactor，FRCI）看到了统计学上的显著差异，我们同时应用 EDA 来判断是否会产生类似效果。尽管 EDA 的数据还没有经过内部认证，定性地说，我们所观察到的 APSD 变化与使用 FRCI 获取的粒径变化一致。定量地说，EDA 的变化幅度更大，尽管 EDA 的相对标准偏差（RSD）也更大。例如，从 FRCI 得到的清除效应的数据是 4%～11%，而 EDA 的数据为 24%。从 FRCI 得到的延迟效应的数据是 8%，而 EDA 的数据为 21%。*LPM*/*SPM* 值都在 0.2～0.3 之间，所以我们可能超越了 EDA 灵敏度的极限。*MMAD* 是 2.2～2.9μm，大粒子质量与小粒子质量的分界线（*LPM*～*SPM*）设定在了 2.1μm。

（7）如果 *LPM*/*SPM* 值比层级分组更灵敏，那么它还可以用来预测 *MMAD* 吗？

LPM/*SPM* 值对 *MMAD* 的变化比层级分组更灵敏（参见第 8 章）。然而，如果想要预测 *MMAD*，最好应用全分辨撞击器通过测定累积质量加权 APSD 来计算 *MMAD*。或许可以用一种恰当的方法来估算 *MMAD*（例如，概率分析）。另外，美国药典中测定 *MMAD* 的方法中假定一个对数-正态 APSD，这并不总是成立的，因此可能会引起 *MMAD* 评估的偏差[4]。

此外，应用级联撞击器，尤其是安德森级联撞击器（ACI）来更精确评估 *MMAD* 时，考虑每个层级的全程收集效率曲线的影响而不是只考虑相应层级的 d_{50} 值可能更重要。新一代药用撞击器（NGI）受这种效应影响较小，很可能是因为层级间的重叠很少以及每条收集效率曲线几乎以它的 d_{50} 值为中心对称。

(8) 活动级联撞击器和固定级联撞击器，有什么不同吗？

这些差异可能确实是个问题［如果所选择的简化级联撞击器是内部设计不同的全分辨级联撞击器，例如，比较 FSA（它是基于 ACI，有平收集板）和具有培养皿收集表面的安德森活动级联撞击器（ACVI）。目前，几乎无法定量这种差异对经口吸入制剂（OIP）中气雾剂 APSD 测量的影响］。可以用计算机模拟来探究具体平台（基于 CI 和 AIM 的）之间的差异。

(9) 作为 AIM 仪器真正运行前的中间阶段，如何确定合并哪些层级的数据？

研究者可以根据全分辨级联撞击器数据做 EDA，然后把几个层级的物料收集在一起。但在研发阶段，研究者可能还不知道合并哪些层级。从时间和资源方面考虑，它与单独收集和测量每个层级然后将数据加和差别不大。

(10) 1998 年起草的关于定量吸入制剂（MDI）和干粉吸入制剂（DPI）的 FDA 指导原则要求级联撞击器测量值的质量平衡偏差在±15 %内。那么对于 EDA 是如何要求的呢？

对于 EDA，除 *LPM*/*SPM* 值外，还需要控制撞击器粒子质量（Impactor-Sized Mass，ISM）。我们不再详细讨论 EDA 方法中撞击器粒子质量分布（ISM）性能，因为它在全分辨 CI 或 AIM 类的仪器中也是一样的。ISM 包括了大部分质量平衡但并非全部［例如，不包括测定范围外的部分（即沉积在导入端和预分离器的部分）］。然而，这些产品也需要递送剂量均一性（Delivered Dose Uniformity，DDU）检查，而且 DDU 测试确实能控制总喷出剂量，并且比目前应用级联撞击器所得的测量值更加精确。国际药用气雾剂监管与研究协会（IPAC-RS）一直把质量平衡作为“系统适用性”的指征，而不是一种规范。实际的法规要求需要与 FDA（或适当的监管机构）讨论。我们也已经在 *Drug Delivery to the Lungs* 21[5] 发布了关于两用 DDU/APSD 仪器的简报。一旦这种仪器被开发出来，它将能够提供单次测量方法来取代当前的 DDU 和 CI 检查。

(11) ACI 推荐的气流（速度）是 60L/min 和 28.3L/min。如果我们想要将全层级安德森 ACI 的速度调整为 15L/min，该怎么做？AIM 如何在低流速时测量？

对于以上问题，一个参会者（在本章开始提到的学术研讨会中）表明他将会首先关注校正值。他确认全分辨率 ACI 可以在 15L/min 的流速下测量，但是还没有看到校正数据［据共同编者所知，是无法得到这种数据的，尽管

Garmise和Hickey在2008年[6] 发布了在该流速下用CI对鼻吸入气雾剂进行抽样时对−0，−1，−2层级的校正数据（参见第2章）]。然而，应用新一代药用撞击器（NGI）在15L/min的流速下测定的档案校正数据发表于2004年[7]。这位发言者提出，在应用ACI前，我们首先需要有可靠的（校正）数据。当前，（吸入剂检测协会）依托的是该CI厂商操作说明书中提供的旧数据。ACI过去常常由铝制成，但是它会腐蚀。更新的ACI由钢制成，现在我们需要新的（档案校正）数据。

（12）使用AIM有双重目的：开发/表征及质量控制。你是打算发表所有的验证性信息，还是交给每个公司来交叉验证现有的撞击器？

另一个参会者表示，需要让AIM经受时间和经验的考验。如果将这些理念收载入美国药典和欧洲药典花费的时间太长，那么每个公司都应该着手交叉验证这些方法（相关活动的一些结果在第10章中已经介绍了，并且在2012年初，欧洲药典的吸入委员会主动开启了一项新的工作，开发基于AIM系统的验证数据）。

（13）AIM和EDA将是强制性的还是选择性的？

Tougas博士代表专家小组表示，在经口吸入制剂质量控制测试中，相比于当前方法，这两个观念都是选择性的，就其本身而言，它们在产品开发中起强化作用。当然这些以及任何其它方法的使用都是选择性的。

在会议的第二部分中，专家小组回应了议题“针对EDA和AIM的欧洲药典和美国药典观点（Pharmacopeial Perspectives on EDA and AIM—European and US Viewpoints）”中所涉及的问题。

（14）我们不想购买新设备。我们建议可以在欧洲药典和美国药典中发行规则但不要指定设备。

为了便于监督管理，在药典中需要指定一些（简化）设备。

（15）在欧洲药典中，我们使用双冲击式采样器（设备A）。我们需要重新考虑该设备的功能。它能够起到一定的作用，因为其它级联撞击器存在弹跳问题。

这个话题作为将来AIM概念的发展值得考虑（参见第10章）。

（16）为什么药典不能在不指定设备的情况下编写对仪器的要求？例如，如果美国药典正在向质量源于设计（QbD）方法发展，那么我们为什么需要将设备的说明也放入美国药典中？

[Steve Nichols博士]：有人需要去测试产品。监管部门需要规范规则、层级截止粒径、验证信息等。即使是现在，欧洲药典也声明了，你可以使用通过验证的任何方法。但是描述特定的设备是有法律要求的。要想改变要求，那么至少在欧洲，有人会提出需要改变法律。如果有足够的兴趣，IPAC-RS和

EPAG 应该制定一个方案/专论发送给欧洲药典吸入工作组审议。因为美国药典/欧洲药典的协调平均需要 7 年时间，所以最好将提案同时提交给美国药典和欧洲药典。（附属于欧洲药典的同行评议的杂志）*Pharmeuropa* 能发表你的提议。如果你没有提出一份专论，那么欧洲药典的工作组将会提出一份，但结果可能不完全是你想看到的。也应该比较微细粒子剂量（FPD）（欧洲药典中空气动力学径$<5\mu m$ 的微细粒子剂量）要求和 EDA 方法。

（17）你可以对药典的讨论进行一下评论吗？

[Marjolein Weda 博士]：在欧洲药典中，需要使用全分辨撞击器进行表征。对于质量控制，你可以移除一些层级。改变欧洲药典中的质量控制方法是允许的，这经常发生在 HPLC 方法中，例如使用不同的色谱柱。

（18）如果 EDA 能提供更好的区分力，那么预期的样品量是多少？

[Prasad Peri 博士]：首先我们需要看数据，确认它的确能提供更好的区分。如果这点被证实了，而且也通过验证了，FDA 将支持使用 EDA。到目前为止我们得到的数据是充满希望的，我们也将继续努力。

（19）质量源于设计（Quality by Design，QbD）中 APSD 需要作为要求测试吗？

[Prasad Peri 博士]：如果你能把 APSD 和一些“过程（In-Process）”测量联系起来，我个人更支持这种方法而不是做最终产品检测。知识和过程控制越多，越能保证最终产品能够符合质量要求。

（20）考虑到统计学问题，以及你对两个参数可能存在信息缺失的论述：既然这两个计量学参数能够在常规基础上收集较少数据时区分和检测变化——这就是要点，如果我们能够奇迹般地找到一个能够控制 APSD 的单一指标，那就更好了。在开发过程中，你需要所有可能相关的信息，但一旦你已经对产品进行了表征并建立了控制方法，你就不必积累尽可能多的数据了。

[Prasad Peri 博士]：在 EDA 中只有两个指标，*ISM* 和 *LPM/SPM*。如果你能证明这两个指标能够更好地确保、区分和检测你的产品随时间的变化，那么我们将很愿意考虑。但现在我们没有完整的数据。文章在不断发表，会议上有演讲，这个知识库应该继续建立。我们要鼓励更好的分析方法和更好的方法论。我们不想阻碍发展和创新。

（21）FDA 会要求 EDA 和目前的方法相比有相同或更好的性能吗？

[Prasad Peri 博士]：它可以在统计学上是相同的，但在人力和环境影响等方面更好。

（22）最近我们会见到什么指导性文件吗？

[Marjolein Weda 博士]：目前，没有更新 EMA 指导原则的具体计划。然

而，如果 AIM 和 EDA 主题向前推进，那么，EMA/CHMP 可能决定重启指导原则或通过问题与解答方式提供澄清说明和附加信息。

[Bill Doub 和 Prasad Peri 博士]：新指导原则工作正在进行中。我们将有一个内部的 FDA 电话会议讨论指导原则。但是即使是当前源于 1998 年的 MDI/DPI 指导原则草案也允许使用其它替代方法。所以即使指导原则不变，你也可以提议在你的应用中使用 AIM 和 EDA。我们想要制定一个约束性较小的规范，但你不需要等待。我们可能会用其它方法更新指导原则。现在文件正处于更新的过程中。FDA 的一个工作组已经工作 6 个月了，可能还需要几个月。这是一个缓慢的过程，包括书写和其它的程序。你设想 EDA 会做哪些规定/限定？例如，你会设定比率的范围吗？

[Terry Tougas 博士回复 Prasad Peri 博士]：这是一个巨大的困境——设立规定应该以什么为基础？Peri 博士的 ppt 包括了层级分组的“特定的范围”，我们可以以此为基础并把它们转变为 EDA 规格。理想情况下，规格应与临床性能相关联，然而由于缺乏定量的体内外相关性（IVIVC），或者其他能将体外和临床表现联系起来的方法，我们必须按照传统的要求去做。

[Marjolein Weda 博士]：为什么不使用开发阶段批次的数据来设立规定？

[Terry Tougas 博士]：这将是依据能力而不是 QbD 设立规定了。从工程学的角度，这不是一个设定规定的好方法。现在的限制是基于过程能力，但注册阶段只有有限的经验/数据。这对真正的商业过程是一个很大的束缚。我们可以着眼于数据，并把它作为期望性能和标准偏差的一个粗略指导，但是现代工程思维围绕“能力过程”推荐了一种不同的方法（例如，是±6 sigma 而不是±3 sigma）。目前在制药工业中，如果一个发起者开发了一种分布集中的好产品，那么这个发起者将会被处罚去遵守这种非常严格的规格。这与持续改进的精神背道而驰。

所以，尽管对于所有关于 AIM 和 EDA 问题的理解仍不完全，会议的总体成果是探索这两个概念成为经口吸入制剂体外性能测试主流的潜力。

13.2 对未来的展望

关于 APSD 体外表征的整个产品生命周期的管理策略，已在第六章中阐述，这是基于更简单但统计学上更强大高效的数据分析计量学参数。该方法易于与简化撞击器测量结合。EDA/AIM 方法可以作为吸入制剂开发以及质量控制的规范，但其有效实施需要对单一产品逐个进行研究。尽管全分辨级联撞击器检查用于质量控制的目的并不理想，但这些测量方法依然在产品开发的初始阶段拥有一席之地，是超出标准限度（OOS）事件调查以及商业化生产经口吸入制剂时变更管理的首要手段。

与吸入剂生命周期管理相关的思考过程，能潜在地拓展到将剂量含量均一性以及基于 AIM 的 APSD 计量学参数测量集成到一台单独的仪器上（图 13.1[5]）。

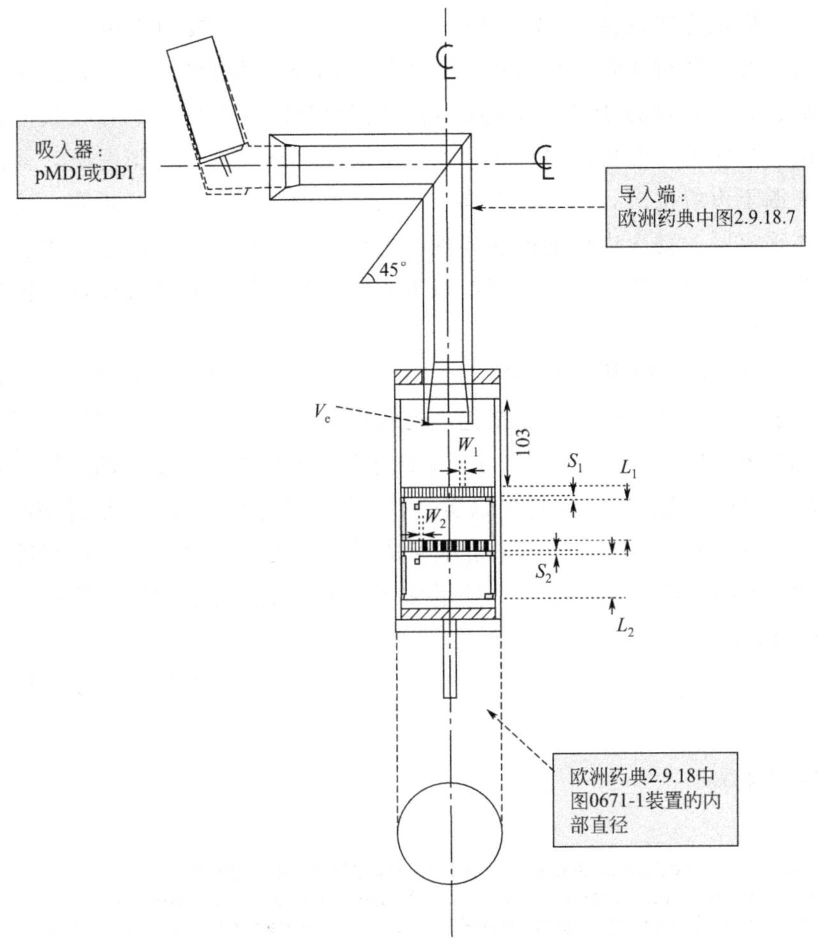

图 13.1 简化撞击器测量（AIM）和递送剂量均一性（DDU）的联合检测装置概念

因此这一联合的测试方案可以在统计学方面达到预期目的，即仅仅通过一次同时测量就可以评估出吸入气雾剂的质量。

这一装置（处于 IPAC-RS 早期开发的概念阶段）在被行业与法规接受之

前，需要对不同的吸入产品进行实验验证。但是，通过测量方法的联合，可以消除单一测量的内在差异性，从而提高整体的测量精度。

早期的实验是由 IPAC-RS 的级联撞击器工作组精心设计的，在第十章已有详细的介绍，该实验评估了从简化与全分辨级联撞击器获得的计量学参数的相对精度，测量了特定生产批次中短时间内生产出的产品，以保证测量的差异性不会受到产品差异性的影响。虽然该方法有助于鉴别简化测量方法的能力，但该方法的主要局限性在于其结果并不能直接用于市售产品的评价，后者必须通过正常批放行测试。更长远的设计实验在 2012 年末到 2013 年初进行，并将致力于解决上述缺陷，实验依然由 IPAC-RS 的级联撞击器工作组负责实施，并协调多个独立实验室共同完成。在这种情况下，药品的样本来源于市售批次，没有根据同一批次样品的生产时间进行预筛，这样就可以体现出同一批次内产品的差异性。可以预见，本次调查的结果将会针对简化技术与全分辨技术用于常规经口吸入制剂质量控制时的可比性，做出更真实的评估。

到目前为止，应用 AIM 和 EDA 这两个概念开展更多高质量的测量，以区分基于 APSD 的计量学参数变化，是问题的核心。鉴于这一属性，可以预见，AIM 和 EDA 这两个概念将在质量源于设计环境下得到更多的应用[8]，即在产品的早期开发阶段开展更多以实验室为基础的评估，以便于设计空间的合理规划和正确理解。这一方法不是单纯依靠对最终产品进行检验，与监管机构[9,10] 当前的想法相契合，并且增加了存在争议的经口吸入制剂的最终 APSD 参数的可靠性。

（王秀花　毛世瑞　译）

参考文献

1. IPAC-RS (2011) Satellite conference at RDD-Europe 2011: Perspectives on Efficient Data Analysis methods and Abbreviated Impactor Measurements as quality assessment tools. Presentations and Summary Report. Available at: http://www.ipacrs.com/CI.html. Accessed 27 Jan 2012
2. Tougas T (2011) Lifecycle aspects of incorporating AIM-EDA into development cycle: Q&A Technical aspects presented at satellite conference at RDD-Europe 2011: Perspectives on efficient data analysis methods and abbreviated impactor measurements as quality assessment tools. Presentations and Summary Report. Available at: http://www.ipacrs.com/CI.html. Accessed 27 Jan 2012
3. Efficient data analysis, abbreviated impactor measurements, aerodynamic particle size distributions: publications and presentations by members of the IPAC-RS Cascade Impaction Working Group and EPAG (2011). Available at: http://www.ipacrs.com/CI.html. Accessed 27 Jan 2012

4. Christopher D, Dey M, Lyapustina S, Mitchell J, Tougas T, Van Oort M, Strickland H, Wyka B (2010) Generalized simplified approaches For *MMAD* determination. Pharm Forum 36(2):812–823
5. Mitchell J, Tougas T, Christopher JD, Lyapustina S (2010) Extension of the Abbreviated Impactor Measurement (AIM) concept to incorporate simultaneous determination of Delivered Dose Uniformity with Efficient Data Analysis metrics pertinent to aerodynamic particle size (AIM-DDU Apparatus). Drug Delivery to the Lungs-21, The Aerosol Society, Edinburgh, 221–214. Available at: http://ddl-conference.org.uk/index.php?q=previous_conferences. Visited 4 Aug 2012
6. Garmise RJ, Hickey AJ (2008) Calibration of the Andersen cascade impactor for the characterization of nasal products. J Pharm Sci 97(8):3462–3466
7. Marple VA, Olson BA, Santhanakrishnan K, Roberts DL, Mitchell JP, Hudson-Curtis BL (2004) Next generation pharmaceutical impactor. Part III: Extension of archival calibration to 15 L/min. J Aerosol Med 17(4):335–343
8. Bowles N, Cahill E, Häberlin B, Jones C, Mett I, Mitchell J, Müller-Walz R, Musa R, Nichols S, Parkins D, Pettersson G, Preissmann A, Purewal T, Schmelzer C (2007) Application of quality by design to inhalation products. In: Dalby RN, Byron P, Peart J, Suman JD (eds) Respiratory drug delivery-Europe 2007. Davis Healthcare International Publishing LLC, River Grove, IL, pp 61–69
9. US Food and Drug Administration (FDA) (2006) Guidance for industry: quality systems approach to pharmaceutical CGMP regulations. Rockville, MD. Accessed 26 June 2012 at: http://www.fda.gov/downloads/Drugs/GuidanceComplianceRegulatoryInformation/Guidances/ucm070337.pdf. Accessed 6 Sep 2012
10. European Medicines Agency (EMA) (2011) EMA-FDA pilot program for parallel assessment of quality by design applications. EMA/172347/2011, London. Available at: http://www.ema.europa.eu/docs/en_GB/document_library/Other/2011/03/WC500103621.pdf. Accessed 26 June 2012

第 14 章

结 论

Terrence P. Tougas，Svetlana A. Lyapustina 和 Jolyon P. Mitchell

摘要：这本书的最后一章是对前面章节整体内容的简要总结，紧随其后的是一个学习要点列表，以帮助说明良好的级联撞击器实践的最重要方面，即 AIM 和 EDA，以帮助新读者及有经验的读者能快速从这些知识中寻找到他们的"掘金"点。

14.1 总结

这本书是关于级联撞击方法作为主要空气动力学颗粒尺寸测量技术的当前知识的汇编（译者注：截至原版书出版前），可用于描述 OIPs 的体外性能。整个结构体系为：首先提供了级联撞击方法概要，然后描述了所发展的一系列用于准备和使用这些设备的互联方法，这些方法被称为"良好的级联撞击器实践"。建立了这个基础知识平台后，在 OIP 质量控制方面探索了快速简化撞击器测量（Abbreviated Impactor Measurement，AIM）和高效数据分析（Effective Data Analysis，EDA）概念的潜力。虽然这些方法很容易一起使用，EDA 同样可以被用于评估全分辨 CI 数据。此外，与当前美国和欧洲质量评估实践中分别用到的沉积层级分组或 $FPM_{<5\mu m}$ 相比，EDA 指标在批处理方面具有更好的辨别能力。

在编写本书时，这两个概念对于业界人士是全新的，因此为使它们能被接受，将需要精心设计验证性研究，就像在考虑如何作为标准技术被认可的章节中所描述的那样。有一章专门回顾了用于 OIPs 的简化撞击测量技术和相关的附加设备的发展史。在提供 APSD 数据的背景下，这些方法变得越来越重要，这些数据的获得可以更紧密地反映病人的使用情况，从而简化与质量控制相关的实验室技术。最后，展望了 AIM 和 EDA 的未来发展，包括在同一个仪器上同时完成基于 AIM 的尺寸指标和含量均匀度测量的潜力。希望本书的内容将推进这些新方法在 OIPs 实验室性能评估中的广泛使用。

14.2 学习要点

写这本书背后的目的是，作者希望为新读者和熟悉级联撞击方法的用户提供一个“一站式”的技术信息，这些技术信息与用于 OIP 测试的 CI 的当前知识有关。这部分的目的是提供一系列的希望读者通过从头到尾阅读本书而获得的学习要点。然而，我们也认识到，大多数用户在任何给定的时间都可能只浏览特定感兴趣的一章或多章，因此以下内容可以帮助读者方便快捷地找到所需要了解的关键科学资料。

第 1 章　介绍了 AIM 和 EDA 的概念，提供了通用的 CI 配置图表作为参考；还介绍了这两个概念可以一起使用或单独使用的思路。

第 2 章　详细解释了与惯性撞击相关的基本理论，以使读者理解 AIM 概念的科学基础及其局限性。本章也是与 CI 设备相关的设计信息的存储库。本章描述了导管口和预分离器的使用，以及在吸入器触发后使用延时装置对 CI 方法的适用性，该延时装置可用于评估 OIP 附加装置，如带阀的保持室。

第 3 章　OIP 气溶胶 APSD 在形成过程和形成后的变化是由许多物理因素引起的；在本章中考察了较重要的物理因素。吸入器驱动后，粒子-粒子的团聚/凝聚持续作用于形成的气溶胶，并可能导致 *MMAD* 和 *GSD* 随着时间增加。在气溶胶初始形成阶段，颗粒浓度最高时团聚/凝聚很重要。惯性撞击过程通过在传输过程中优先去除障碍物或弯道处的最大颗粒以降低 *MMAD* 和 *GSD*；在产品性能测试中，气溶胶从吸入器转移到 CI 系统或在使用中转移到病人身上时，这个机制非常重要。重力沉降，就像聚集一样持续存在，随着时间的推移，选择地从形成的气溶胶中去除最大的粒子。因此，与不存在延迟的最佳条件相比，CI 延迟吸入/采样将导致气溶胶质量浓度降低。像团聚和重力沉降一样，分子扩散在形成的气溶胶中连续运行；然而，扩散只对亚微米范围内的最细粒子很重要。因此，这一过程将对典型的由 OIP 产生的气溶胶的 *MMAD* 或 *GSD* 产生最小的影响。在气溶胶被吸入或采样之前，气溶胶颗粒或其周围表面上的静电荷可能对气溶胶产生重大和不可预测的影响；由于其对 APSD 性能的影响是可变的，因此强烈建议在进行 CI 测量时完全缓解或更好地避免它。蒸发过程要求气溶胶中存在挥发性成分；该过程是高度时间依赖性的，可导致 *MMAD* 和 *GSD* 的减少，*GSD* 的减少可能是因为潜在消除了只包含挥发性物质的最细颗粒。最后，环境中水蒸气的凝结也是一个时间依赖的过程，可能对吸湿粒子很重要，导致 *MMAD* 和 *GSD* 都增加。

第 4 章　级联撞击技术在成功获得测量结果所需具备的技能方面既复杂又苛刻，因此结果重现性好。本章从四个主要方面：人、机器、测量和材料来回顾与这些测量相关的变异的深层原因。总结了在实施基于 CI 的测量方案时需要考虑的因素，包括 OIP 方法开发和常规使用（例如，日常每天），提出了一种基于良好级联撞击器实践（Good Cascade Impactor Practice，GCIP）原则的故障诊断树方法。本章的第二部分探讨了简化全分辨 CI 测量的可能性，并首次介绍了 AIM 的概念。最后，还考虑了以 CI 为基础的测量数据的呈现方式，并利用这些数据推导出能够代表人呼吸道中气溶胶“质量”和可能沉积行为的指标。

第 5 章　调查了引入 AIM 和 EDA 概念的深层原因，以及两个不同但相互关联的 CI 测量的用途，即 OIP 的质量控制和相关的法规监管活动，进而使用这些数据以助于了解 OIP 气溶胶与人呼吸道的相互作用。阐明了 AIM 概念用于知识获取的合理性，并介绍了 EDA 概念在 OIP 气溶胶质量评估中的效用。这个数据分析的概念，虽然与基于 AIM 的系统兼容，但适用于全分辨和简化的基于撞击器的测量。并给出了选择一个适当的基于 AIM 的 CI 系统的指导原则，从目前可广泛选择的实验评估角度，为在第 10 章中提出的详细结果提供了基础。最后，总结了与选择有关的建议；针对正在进行的特定 OIP 气溶胶评估，建议采用基于 AIM 和/或 EDA 的独立方法。

第 6 章　在介绍了 AIM 和 EDA 的概念后，本章考察了它们在整个 OIP 生命周期中的潜在作用，从产品和方法开发，到体外支持，到临床试验，再到监管报告的提交和商业化生产。为适合 OIP 生命周期的每个阶段的基于 CI 的度量和数据分析管理策略奠定了基础，并提出了“为正确的目的选择正确的撞击器”的想法。

第 7 章　EDA 概念的理论基础是测量系统分析（Measurement System Analysis，MSA）理论。本章回顾了在产品质量控制环境中，将 CI 生成的 APSD 作为 OIPs 的关键质量属性进行测量的原因。讨论了不同的质量控制指标（例如，层级分组和 $FPM_{<5\mu m}$ 分组）对 APSD 测量的局限性。然后应用这些来证明 EDA 所提供的一种评估 APSDs 的方法，避免了关键变量 *MMAD* 和 *AUC* 的混淆，从而优化了 EDA 方法的区分能力。

第 8 章　虽然 EDA 方法用于 CI 生成的数据分析原理简单，但它在当前 OIPs 监管环境中的应用需要重新考虑目前已经广泛应用的方法的适用性，这些方法依赖于层级分组作为减少数据的主要手段。本章继续对 EDA 概念进行了理论评估，并与FDA推荐的层级分组方法进行了比较。提出了三种不同的评估APSD数据的技术，并对样本数据进行了分析；它们分别为测量系统分析（Measurement System Analysis，MSA）、操作特性曲线（Operating Characteristic Curves，OCCs）和主成分分析（Principal Component Analysis，PCA）。在基于MSA和OCC的技术中，一个IPAC-RS盲法数据库包含了从8种不同类型的已上市OIPs（MDI和DPI产品的集合）衍生出的数千个CI生成的APSDs，已被用来作为证明EDA优势的例子。同样，由1738个NGI APSDs组成的虽然较小但仍然很重要的数据库已经用于PCA，再次证实了EDA的优势。

第9章 探讨了EDA能够检测基于*MMAD*和/或*AUC*变化的APSDs变化的潜在原因，包括对该概念可能不适用的合理场景做了理论评估。介绍了失效模式和效应分析（Failure Modes and Effects Analyses，FMEA）的结果。这些分析已经确定了在MDI和DPI的不同生产阶段中，发现由于不同原因引起的APSD变化的CI数据分析方法的风险依赖关系。本章通过两个案例研究考察了基于EDA和FDA类型的层级分组的相对性能，这两个案例研究都涉及之前在美国市场上销售的或目前在美国市场上销售的产品。在这两个例子中，发现EDA在识别APSD变化方面具有更大的潜力。

第10章 自2007年以来，许多不同的、独立的研究小组就基于AIM的CI这个主题开发了很多技术。本章的重点是阐明各种基于AIM的CI技术的优势和局限性。每一类的OIP都曾被一个或多个基于AIM的设备评估过，与全分辨CI方法确定的通用APSD衍生的度量标准相比，大多数获得了成功的结果。但是，有几个实际的预防措施需要考虑，特别是以下几点：

（1）减缓粒子反弹和重夹带，这一现象在基于AIM的仪器中更为明显。

（2）在基于AIM的装置中与全分辨CI中，为存在于某些OIPs中的低挥发性物质（例如乙醇）的蒸发提供可比条件。

（3）在简化的系统中保持与全分辨CI中相同的死体积，以保证DPI测试的流量-时间曲线也相似。虽然许多简化的CIs都有相应的父级全分辨仪器（如FSA和ACI），但有些，尤其是FSI，却没有。

然而，只要在方法开发中进行必要的尽职调查以找出潜在的偏差来源，这种限制就不会成为选择FSI等设备的限制因素。但是，对于基于ACI的系统而言，使用与父级撞击器相关的正确的简化CI是很重要的（例如，FSA使用固定的ACI，FPD使用可变的ACI）。这种预防措施是必要的，因为固定的CI的内部死体积明显小于与其相当的可变的CI的设计，这是因为后者使用Petri碟型收集表面代替了固定CI设计中用到的接近平坦的收集板。

第 11 章　AIM 和 EDA 的概念已经为其在 OIP 气溶胶评估中的广泛采用奠定了坚实的基础。然而，现在必须考虑以完善的科学原理为基础并得到证据支持，以便将其纳入药典，甚至最终纳入监管指南中。本章概述了这两个概念为了达到该目标可能会遵循的路径。这些概念与质量源于设计原则相一致，这一事实将有利于管理机构最终接受它们。

第 12 章　简化撞击器（AIM）测定方法的应用，以及撞击器（CI）测试系统的结构改进，特别是导入端口的改进，最终目标是改善目前不尽如人意的经口吸入制剂的体内外相关性（IVIVR）。出于诸多原因，临床上吸入给药时气流速度沿着呼吸道持续降低，这是目前的级联撞击器技术所不能实现的，所以尚不能完全解决气溶胶在撞击器和人呼吸道中行为不一致的矛盾。但是，配置有呼吸模拟器的接口式级联撞击器（全分辨级联撞击器或简化级联撞击器）变得越来越普遍，这是因为越来越多的将气溶胶从接口（此处气流速度持续变化）输送到级联撞击器（此处气体流速必须保持恒定）的鲁棒装置都可实现了。这些发展态势可避免进行平行试验，可利用级联撞击器方法，通过过滤器收集、呼吸模拟及后来的质量分布分数（粗粒子质量分数 *CPF*、细微粒子质量分数 *FPF*、超细微粒子质量分数 *EPF*）确定总药量（*TM*）。必须更认真地考虑经口吸入制剂与测量装置之间的接口，有些情况下，吸入器配置了一个面罩而不仅仅是一个接口器。新的人脸模型能够模拟面部皮肤和皮下组织来抵抗临床实际安装和使用面罩时的作用力，是发展更加符合实际的测试条件的必经之路。

第 13 章　在 2011 年召开的由 IPAC-RS 赞助的主题为“高效数据分析方法（EDA）和简化撞击器测量（AIM）作为质量评估工具的前景”的会议上，根据相关人员在此次会议上提供的反馈信息，审视了 AIM 和 EDA 概念的未来发展方向。

（毛世瑞　译）

附　录

符号或术语说明

符号或术语	解释
A_i	当 $Q=28.3\text{L/min}$ 时，ACI 收集效率-空气动力学直径的曲线拟合双曲正切函数的最佳参数
A_t	多孔 CI 层级孔径分布总面积；单孔层级面积与 A_t 在数值上相同
B_i	当 $Q=28.3\text{L/min}$ 时，ACI 收集效率-空气动力学直径的曲线拟合双曲正切函数的最佳参数
b	线性回归曲线的斜率
C_c	Cunningham 滑移校正因子，该校正因子与悬浮粒子的等容粒径和空气动力学粒径相关
CMD	数量中值直径
CPF	气雾剂粒径分布中的粗粒子分数
CPM	气雾剂粒径分布中粗粒子的质量
$d_{10}, d_{15.1}, d_{84.9}, d_{90}$	与单峰分布 APSD 中 10%、15.1%、84.9%和 90%的累积质量百分数相对应的空气动力学粒径
d_{ae}	悬浮粒子的空气动力学直径
d_{ini}	含有挥发性组分的初始液滴的粒径
d_{p}	粒子的等体积径，即与该粒子等体积的球形粒子的直径
d_{pc}	滑移校正后的粒子直径
d_{50}	单峰分布 APSD 分析中 50%累积质量百分数对应的直径；或在级联撞击器分析中，撞击器层级收集效率为 50%（截止粒径；有效截止直径）的空气动力学直径
D	与粒子惯性运动行为相关的特征粒径
D_{d}	粒子分子（布朗）扩散系数

D_{eff} 多孔 CI 中指定层级的有效直径；当该层级为单孔并且收集效率相同时的孔径即为 D_{eff}

D_i 当粒子具有惯性运动行为时，液滴的初始直径

D_{median} 多孔 CI 中指定层级的面积加权中值直径

D^* 多孔 CI 中指定层级的面积加权平均直径

erf(…) 与计算气雾剂进入全解析（或简化）CI 中指定层级的质量分数相关的误差函数

E；E_{50} 撞击器层级收集效率；层级收集效率为 50%

E_i CI 收集效率曲线中第 i 层级以下的收集分数

ED 吸入制剂的喷出（总）剂量（特指离开装置后的剂量）

EPF 气雾剂粒径分布中的超细粒子分数

EPM 气雾剂粒径分布中的超细粒子质量

E_x-act 吸入制剂驱动装置口接器外的 API 总量

E_x-MVM MDI 定量阀外的 API 总量

F_d 周围流体（空气）对悬浮粒子产生的阻力

F_g 悬浮粒子的重力

$F_m(d_{ae,i})$ CI 系统具有粒径区分力的各层级收集的 API 质量频数

f_N 气雾剂沉积在 CI 第 N 层级的沉积质量分数

FDF 微细液滴分数（雾化器生成的气雾剂）

$FEF_{25\sim75}$ 肺活量法测定肺功能时，用力肺活量法呼气过程中，呼出 25%～75%肺活量的用力呼气流速

FEV_1 肺活量法测定肺功能时，第 1s 用力呼气量

FPD 撞击器（简化层级）中微细粒子剂量

FPF 气雾剂粒径分布中的微细粒子分数

FPM 气雾剂粒径分布中的微细粒子质量

g 重力加速度

GSD，$GSD_{层级}$ 气雾剂粒径分布中的几何标准差，根据收集效率-空气动力学粒径曲线，计算得到的几何标准差代表了碰撞器层级的粒子选择性

h 计算气雾剂进入全解析（或简化）CI 中指定层级的质量分数相关的误差函数中的模型变量

IM 撞击器的收集量，由于 ACI 的粒径上限未定义，该参数包括 ACI（即流速为 28.3L/min 时的 0 层级配置）第一级收集的 API 量

ISM	撞击器分级收集量，当 CI 的粒径上限已经规定（EDA 分析）时，该参数为收集在 CI 具有粒径分级功能的各层级的 API 总量
K；K_{mono}	是指悬浮在气相介质中，普遍具有单峰和对数正态分布特征的微粒系统的平均团聚系数；单分散系中的平均团聚系数
Kn_{p}	粒子克努森（Knudsen）数（亚微米级粒子的重要参数）
k	玻耳兹曼（Boltzmann）常数
L	特定撞击器层级中小孔的深度
LPF	大粒子的质量分数（EDA 分析）
LPM	大粒子的质量（EDA 分析）
m	单个粒子的质量
m_{i}	级联撞击器（CI）第“i”层级 收集的 API 量
M_{EM}	从吸入装置中喷出进入级联撞击器（CI）的 API 量
$MMAD$	气雾剂在级联撞击器（CI）粒径分布测定中的质量中值空气动力学直径
N_{0}；$N(t)$	气雾剂粒子发生团聚时，最初粒子数浓度（密度）；团聚型气雾剂中与时间相关的粒子数浓度
n	撞击器每一层级中小孔的数量
P_{1}；P_{2}；P_{3}	导入口处的气压；撞击器一侧的流量调节阀上的压力（DPI 试验）；真空泵一侧的流量调节阀上的压力（DPI 试验）
p_{a}；p_{accept}	抽检特性曲线（OCCs）数据的接收概率
p_{diff}；p_{sed}	由于分子（布朗）扩散，粒子在单位时间内的均方根（RMS）位移；由于重力沉降作用，粒子在单位时间内的 RMS 位移
$\Delta P_{stage(i)}$	气流通过 CI 第 i 层级时的压力降低值（流阻）
Q；Q_{1}	通过 CI 系统的气体（空气）体积流速；液体体积的补料速率
Q^{2}	可预测的变量（主成分分析）
Q_{const}；$Q_{const\text{-}CI}$	恒定的流速；级联撞击器要求的恒定流速
$Q_{br\text{-}sim}(t)$	由呼吸模拟器提供的与时间相关的流速曲线
R^{2}，r^{2}	判定系数，相关系数

R^2X　主成分分析中的统计学参数，表明用于解释真实数据集变化模型的可靠性

Re_f　流体雷诺（Reynolds）数

RH_{amb}；RH_{op}　室内相对湿度；口咽部的相对湿度

$RMSE$　均方根误差

RSF　相对跨距因子

S　撞击器层级小孔出口端到收集盘的垂直距离

S_{APSD}　展宽的单峰，但不一定呈对数正态的 APSD 分布

SD　标准差

SPF　小粒子质量分数（EDA 分析）

SPM　小粒子质量（EDA 分析）

St；St_{50}　悬浮粒子的斯托克斯（Stokes）常数；CI 粒子收集层收集效率为 50％时的斯托克斯（Stokes）常数

t　粒子移动经历的时间

t'　粒子惯性运动行为的无量纲时间

T　撞击器层级的小孔深度

T^2　在主成分分析中用于建立霍特林（Hotelling）椭圆置信区间的统计学参数

T_{abs}；T_{amb}　开氏（Kelvin）温标的绝对温度；室温

TEM　吸入制剂的总喷出量，包括 CI 系统中不具有粒径区分力的部件，比如 ACI 的导入段、预分离器（如有）、第一级（如有）

TM_{IP}　导入段中沉积的 API 总量

TM_{exMVM}　吸入制剂定量阀外的 API 总量

TOI　撞击器系统收集的 API 总量

U；U_0　粒子在 CI 系统特定位置运动时的线性气体（空气）速率；气流（空气）的平均速率

v'　当粒子具有惯性运动行为，在距加速点一定距离时，相对于气体（空气）平均速率的无量纲粒子速率

v'_{rel}　当粒子具有惯性运动行为，在粒子加速过程中，相对于气体（空气）速率的无量纲粒子速率

v_t　悬浮粒子的末期沉降速率

V_p　粒子体积

W　撞击器层级小孔的宽度（呈圆形分布的小孔的直径）

x	沉积在 CI 特定层级收集盘上的 API 量
X_c	与撞击器层级间消耗相关的参数
Y_i	CI 层级收集效率-空气动力学直径的曲线拟合双曲正切函数的最佳参数
z	CI 层级收集效率-空气动力学直径的曲线拟合双曲正切函数的最佳参数
$\Delta d_{50,i}$	单个 CI 层级的粒径范围（空气动力学粒径范围）
α	Ⅰ型统计学误差（错误地拒绝正确的假设）
β	Ⅱ型统计学误差（错误地接受不正确的假设）
κ-ω	低雷诺（Reynolds）常数下的 Kappa-omega 湍流模型
λ	气雾剂中气体分子（空气）的平均自由路程
η_a；η	空气（气雾剂载液）黏度；液体（特性）黏度
ρ_0；ρ_P；ρ_g	单位（以参考物为基准）密度（厘米-克-秒单位制）；粒子密度；载气（空气）密度
σ_g	假定气雾剂粒子呈单峰和对数正态分布时的几何标准差
τ	粒子弛豫时间
χ	悬浮粒子动态形状系数

索 引

Y

Z

其他